中医四大经典
全|本|全|译|全|注

黄帝内经素问

〜 全本全译全注 〜

吴少祯 ◎ 译注

中国健康传媒集团
中国医药科技出版社

内容提要

　　《黄帝内经》是我国现存医学文献中最早的一部典籍，由《素问》《灵枢》两部分组成，总计162篇，较全面地论述了中医学的基本理论和学术思想，构建了中医学理论体系的框架，为中医学的发展奠定了基础。本书参考诸家注本，对《黄帝内经素问》进行译注。全书共八十一篇，主要包括原文、白话解、注音、注释等内容，其中白话解通俗易懂，在词义、句式、词序上与经文相互对应；对于文中出现的冷僻费解或具有特定含义的字词、术语等内容，进行了必要的注音和注释。此外，本书采用原文和白话解左右对应的排版形式，行格舒朗，层次分明，方便读者诵读学习。本书适合中医药院校学生、中医药临床工作者及广大中医药爱好者参考阅读。

图书在版编目（CIP）数据

　　黄帝内经素问全本全译全注/吴少祯译注. — 北京：中国医药科技出版社，2022.1
（2024.10重印）.

　　（中医四大经典全本全译全注）
　　ISBN 978-7-5214-2706-6

　　Ⅰ.①黄…　Ⅱ.①吴…　Ⅲ.①《素问》–译文　②《素问》–注释　Ⅳ.①R221.1

　　中国版本图书馆CIP数据核字（2021）第204518号

美术编辑　陈君杞
版式设计　友全图文

出版　**中国健康传媒集团**｜中国医药科技出版社
地址　北京市海淀区文慧园北路甲22号
邮编　100082
电话　发行：010-62227427　邮购：010-62236938
网址　www.cmstp.com
规格　787×1092mm ¹/₁₆
印张　25 ¹/₂
字数　620千字
版次　2022年1月第1版
印次　2024年10月第3次印刷
印刷　大厂回族自治县彩虹印刷有限公司
经销　全国各地新华书店
书号　ISBN 978-7-5214-2706-6
定价　**65.00元**

获取新书信息、投稿、为图书纠错，请扫码联系我们。

出版者的话

中医学是中国优秀文化的重要组成部分，传承发展中医药事业是适应时代发展要求的历史使命。中医古籍经典是中医药学发展的根基，中医临床则是其长久发展的核心力量。传承中医，要从读经典入手，文以载道，"自古医家出经典"，中医传统思维尽在于医籍，因此经典要读。

《黄帝内经》《伤寒论》《温病条辨》《金匮要略》并称为中医学四大经典著作，几千年来在中医界有着崇高的地位，是后世所有医书所不能取代的，备受历代医家重视，也是现今中医学者必读的经典著作。

由于经典著作成书较早，文字古奥，语句艰深，为了让现代读者更好地古为今用、理解其核心要义，我社组织出版了"中医四大经典全本全译全注"丛书。本套丛书分为《黄帝内经素问全本全译全注》《黄帝内经灵枢全本全译全注》《伤寒论全本全译全注》《温病条辨全本全译全注》《金匮要略全本全译全注》5个分册。各分册主要包括原文、白话解、注音、注释等内容。其中原文选择公认的善本为蓝本；白话解通俗易懂，在词义、句式、词序上与经文相互对应；对于文中出现的冷僻费解或具有特定含义的字词、术语等内容，进行了必要的注音和注释。此外，为方便读者诵读学习，特将本套丛书设计为原文和白话解左右对应的排版形式，行格舒朗，层次分明。

本次整理，力求原文准确，遴选精善底本，若底本与校本有文字存疑之处，择善而从。整理原则如下。

（1）全书采用简体横排，加用标点符号。底本中的繁体字、异体字径改为规范简体字，古字以今字律齐。凡古籍中所见"右药""右件"等字样中，"右"均改为"上"。

（2）凡底本、校本中有明显的错字、讹字，经校勘无误后予以径改，不再出注。

（3）古籍中出现的中医专用名词术语规范为现通用名。如"藏府"改为"脏腑"，"旋复花"改为"旋覆花"等。

（4）凡方药中涉及国家禁猎及保护动物（如虎骨、羚羊角等）之处，为保持古籍原貌,未予改动。但在临床应用时,应使用相关代用品。

希望本丛书的出版,能够为诵读医籍经典、切于临床实用提供强有力的支持,为培养中医临床人才贡献一份力量。在此过程中,由于编者的知识和水平有限,疏漏之处在所难免,敬请广大读者提出宝贵意见,以便今后修订改进。

中国医药科技出版社

2021年6月

前　言

　　《黄帝内经》与《伤寒论》《金匮要略》《温病条辨》并称为中国传统医学四大经典著作。《黄帝内经》在以黄帝、岐伯、雷公的对话阐述病机病理的同时，主张不治已病治未病，同时主张养生、摄生、益寿、延年。书名虽冠名黄帝，以黄帝与其臣子问答的形式为体裁，但其作者并不是黄帝，而是古代医家假托轩辕黄帝之名联合所作，是数百年间众多医家经验、理论观点的总结和汇总。

　　《黄帝内经》的成书年代虽然观点不一，但至少初步形成于黄帝时代，最晚成书于西汉中晚期（公元前91年至前32年）。

　　《黄帝内经》分为《素问》与《灵枢》两部分。《素问》侧重于基本理论与原则，《灵枢》侧重于针灸、经络等。《素问》原为9卷，但其古书早已亡佚。后经唐代王冰订补，改编为24卷，计81篇，定名为《黄帝内经素问》。其后，又经宋代林亿校正，孙兆改误，称《重广补注黄帝内经素问》。

　　《黄帝内经素问》系统地反映了秦汉以前的医学成就，构建了中医理论体系的基本框架，以人与自然统一观、阴阳学说、五行学说、脏腑经络学说为主线，包含了从阴阳五行、藏象、诊法到治疗、养生等中医学内容的各个方面，集医理、医论、医方于一体，成为中医学发展的基石。

　　《黄帝内经素问》作为中医四大经典之一，几千年来在中医界有着崇高的地位，这是后世所有医书所不能取代的。该书问世以来，倍受历代医家重视，也是现今中医学者必读经典著作之一。但由于其成书较早，文字古奥，语句艰涩，极难使中医初学者理解掌握。为使现代读者更好地学习、理解此书，本书译注者按照原著81篇的顺序，在忠实《素问》原文的基础上，对原文进行注音、注释和白话解。其中，原文以明顾从德翻刻宋本的影印本为底本，以清四库全书本为校本进行互校。白话解采用意译和直译相结合的方式，语言通俗易懂，在词义、句式、词序上与经文相互对应；对于文中出现的冷僻费解或具有特定含义的字词、术语等内容，添加了注音和注释，以帮助读者理解其核心要义。此外，本书采用了原文和白话解左右对应的排版形式，便于读者更直观地阅读学习。

由于译注者水平有限，疏漏之处在所难免，欢迎广大读者提出宝贵意见，以便今后修订改进。

译注者

2021年6月

重广补注黄帝内经素问·序

启玄子王冰　撰

夫释缚脱艰，全真导气，拯黎元于仁寿，济羸劣以获安者，非三圣道则不能致之矣。孔安国序《尚书》曰：伏羲、神农、黄帝之书，谓之三坟，言大道也。班固《汉书·艺文志》曰：《黄帝内经》十八卷。《素问》即其经之九卷也，兼《灵枢》九卷，乃其数焉。虽复年移代革，而授学犹存，惧非其人，而时有所隐，故第七一卷，师氏藏之，今之奉行，惟八卷尔。然而其文简，其意博，其理奥，其趣深，天地之象分，阴阳之候列，变化之由表，死生之兆彰，不谋而遐迩自同，勿约而幽明斯契，稽其言有征，验之事不忒，诚可谓至道之宗，奉生之始矣。假若天机迅发，妙识玄通，蕴谋虽属乎生知，标格亦资于诂训，未尝有行不由径，出不由户者也。然刻意研精，探微索隐，或识契真要，则目牛无全，故动则有成，犹鬼神幽赞，而命世奇杰，时时间出焉。则周有秦公，汉有淳于公，魏有张公华公，皆得斯妙道者也。咸日新其用，大济蒸人，华叶递荣，声实相副，盖教之著矣，亦天之假也。

冰弱龄慕道，夙好养生，幸遇真经，式为龟镜。而世本纰缪，篇目重叠，前后不伦，文义悬隔，施行不易，披会亦难，岁月既淹，袭以成弊。或一篇重出，而别立二名；或两论并吞，而都为一目；或问答未已，别树篇题；或脱简不书，而云世缺；重《经合》（经合：原作"合经"，据离合真邪篇新校正注文及守山阁本改。）而冠《针服》，并《方宜》而为《咳篇》，隔《虚实》而为《逆从》，合"经络"而为"论要"，节《皮部》为《经络》，退《至教》以先针，诸如此流，不可胜数。且将升岱岳，非径奚为，欲诣扶桑，无舟莫适。乃精勤博访，而并有其人，历十二年，方臻理要，询谋得失，深遂夙心。时于先生郭子斋堂，受得先师张公秘本，文字昭晰，义理环周，一以参详，群疑冰释。恐散于末学，绝彼师资，因而撰注，用传不朽，兼旧藏之卷，合八十一篇，二十四卷，勒成一部。冀乎究尾明首，寻注会经，开发童蒙，宣扬至理而已。其中简脱文断，义不相接者，搜求经论所有，迁移以补其处。篇目坠缺，指事不明者，量其意趣，加字以昭其义。篇论吞并，义不相涉，缺漏名目者，区分事类，别目以冠篇首。君臣请问，礼仪乖失者，考校尊卑，增益以光其意。错简碎文，前后重迭者，详其指趣，削去繁杂，以存其要。辞理秘密，难粗论述者，别撰《玄珠》，以陈其道。凡所加字，皆朱书其文，使今古必分，字不杂糅。庶厥昭彰圣旨，敷畅玄言，有如列宿高悬，奎张不乱，深泉净滢，鳞介咸分，君臣无夭枉之期，夷夏有延龄之望。俾工徒勿误，学者惟明，至道流行，徽音累属，千载之后，方知大圣之慈惠无穷。时大唐宝应元年岁次壬寅序。

将仕郎守殿中丞孙兆重改误
朝奉郎守国子博士同校正医书上骑都尉赐绯鱼袋高保衡
朝奉郎守尚书屯田郎中同校正医书骑都尉赐绯鱼袋孙奇
朝散大夫守光禄卿直秘阁判登闻检院上护军林亿

目 录

卷第十三

卷第十四

卷第十五

卷第十六

卷第十七

卷第十八

卷第十九

卷第二十

卷第二十一

卷第二十二

卷第二十三

卷第二十四

上古天真论篇第一

昔在黄帝[1]，生而神灵[2]，弱而能言，幼而徇（xùn）齐[3]，长（zhǎng）而敦敏[4]，成而登天[5]。乃问于天师[6]曰：余闻上古之人，春秋皆度（dù）百岁，而动作不衰；今时之人，年半百而动作皆衰者，时世异耶？人将失之耶？

岐伯对曰：上古之人，其知道者，法于阴阳[7]，和于术数（shù）[8]，食饮有节，起居有常，不妄[9]作劳，故能形与神俱，而尽终其天

从前有一位轩辕黄帝，天生聪明伶俐，从小就善于言辞，年幼时对事物的理解力很强，长大之后，不仅忠厚诚实，而且勤奋聪颖，成年时便登上了天子之位。黄帝向岐伯问道：我听说远古时代的人们，年龄都超过了百岁，且动作灵活不迟缓，没有显示出衰老的迹象；而现代的人，年龄刚过五十，动作就显得衰弱迟缓了。古代人和现代人的这种差距，是由于时代改变所造成的，还是因为现代的人不懂得养生，违反了养生之道造成的呢？

岐伯回答：远古时代的人，大多懂得养生之道，他们按照天地阴阳自然变化的规律，调整体内气血的运行，适应自然界的变化，再配合正确的养生方法，达到良好的养生效果；做到饮食有所节制，生活作息有一定规律，不过度操劳，所以能够保证形体与精神

[1] 黄帝：据《史记》所载，黄帝姓公孙，为有熊国君少典之子，建都于轩辕之丘，所以又称轩辕黄帝。

[2] 神灵：聪明的意思。

[3] 徇齐：指黄帝幼时思维敏捷，反应迅速。徇，周遍；齐，迅速。

[4] 敦敏：忠厚诚实，勤奋聪颖的意思。

[5] 登天：登天子之位，就是当了皇帝。

[6] 天师：黄帝对岐伯的尊称。

[7] 法于阴阳：效法自然界的阴阳变化以调节人体的阴阳，维护健康。

[8] 和于术数：恰当地运用各种修身养性的方法如呼吸、导引、按跷、静坐等以调养精神。

[9] 妄：乱也。

年[1]，度百岁乃去。今时之人不然也，以酒为（wéi）浆，以妄为常，醉以入房，以欲竭其精，以耗散其真[2]，不知持满[3]，不时御神[4]，务快其心，逆于生乐，起居无节，故半百而衰也。

夫上古圣人之教下也，皆谓之虚邪贼风[5]，避之有时，恬惔（tián dàn）虚无[6]，真气从之，精神内守，病安从来。是以志闲而少欲，心安而不惧，形劳而不倦，气从以顺，各从其欲，皆得所愿。故美其食，任其服，乐其俗，高下不相慕，其民故曰朴。是以嗜欲不能劳其目，淫邪不能惑其心，愚智贤不肖[7]，不惧于物，故合于道。所以能年皆度百岁而动作不衰者，以其德全不危[8]也。

相互协调、相互统一，做到形神俱旺而不衰，享受上天赋予的寿命，超过百岁才离开人世。现在的人就不再这样做，他们将酒当汤水一样，滥饮无度，生活毫无规律，醉酒后又行房事，恣情纵欲，致使阴精枯竭、真气耗散，不知道保持精气充满，不善于调控精神，只为贪图一时之快，违背养生之道，起居作息没有规律，所以活到五十岁左右就衰老了。

远古时代那些懂得养生之道的人，在教导普通人时，都会提到：对于外界的各种致病因素，都应及时回避，思想要保持清净淡泊，没有杂念妄想，做到真气调和顺畅、精神内守而不耗散，疾病就不会发生。所以，远古时代的人们心志安闲，少有欲望，心境安逸，没有恐惧，身体虽然劳作却不感到疲倦，真气顺畅，人们自得其乐且能够满足自己的愿望。人们觉得吃到的食物都是美味，穿的衣服都很舒适，喜爱当地的风俗习惯，也不会因社会地位不同而羡慕他人，远古时代的人们生活十分质朴。因此，不良的嗜好都不会吸引他们的视听，淫乱邪魅的事情也不能惑乱他们的心志。无论愚笨还是聪明，无论贤德还是不才，他们都能做到不受外界事物的干扰，这是符合养生之道的。他们之所以能够超过百岁而动作仍不显衰老，正是因为他们领会和掌握了养生之道，不致有疾病的危害。

---

[1] 天年：指自然寿命。

[2] 真：指先天元气。

[3] 持满：意思是保护先天元气，应当像端着盛满东西的器皿一样小心谨慎。

[4] 御神：指动脑筋。

[5] 虚邪贼风：指一切反常的气候及外在的致病因素。因邪气常趁人体之虚而入侵，故称"虚邪"；常于不知不觉中偷袭人体，故为"贼风"。

[6] 恬惔虚无：指内心安闲清净，没有杂念。恬，安静；惔，朴素；虚无，无杂念和妄想。

[7] 愚智贤不肖：泛指各种各样的人。愚，无知的人；智，多知的人；贤，品德高尚的人；不肖，不如人，指无才无德的人。

[8] 德全不危：指全面掌握养生之道，才能保全真气不受到伤害。德，即"得"，指养生有所心得。

帝曰：人年老而无子者，材力[1]尽邪？将[2]天数[3]然也？

岐伯曰：女子七岁，肾气盛，齿更（gēng）发长；二七而天癸（guǐ）[4]至[5]，任脉通，太冲脉[6]盛，月事以时下，故有子；三七，肾气平均，故真牙[7]生而长极；四七，筋骨坚，发长极，身体盛壮；五七，阳明脉衰，面始焦，发始堕；六七，三阳脉衰于上，面皆焦[8]，发始白；七七，任脉虚，太冲脉衰少，天癸竭，地道不通[9]，故形坏而无子也。

丈夫八岁，肾气实，发长齿更；二八，肾气盛，天癸至，精气溢泻，阴阳和[10]，故能有子；三八，肾气平均，筋骨劲强，故真牙生而长极；四八，筋骨隆盛，肌肉满壮；五八，肾气衰，发

黄帝问：人年老后就不能生育子女，这是因为生殖能力衰竭了，还是受人体自然规律的限定呢？

岐伯答道：女子以七年为一个发育阶段。女子到了七岁，肾气逐渐旺盛，此时开始更换乳牙，头发也开始茂密；十四岁时，促进人体生殖功能的物质——天癸产生，此时任脉开始通畅，冲脉的气血也逐渐旺盛，表现为月经按时来潮，并具备了生育能力；二十一岁时，肾气充满，智齿长出，全部牙齿也已长齐；二十八岁时，筋骨强健有力，头发生长最为浓密，此时身体也最为强壮；三十五岁时，阳明经脉的气血逐渐衰弱，面部开始憔悴，头发开始脱落；四十二岁时，走行于头面的太阳、阳明、少阳经脉的气血逐渐衰退，面部憔悴无华，头发开始变白；四十九岁时，任脉空虚，冲脉气血衰弱，天癸随之枯竭，月经停止来潮，机体衰老，也就失去了生育能力。

男子以八年为一个发育阶段。男子到了八岁，肾气逐渐充实，头发开始茂密，乳牙也开始更换；十六岁时，肾气旺盛，天癸产生，体内精气充满而能外泄，如果此时男女交合，就能生育子女；二十四岁时，肾气充盛，筋骨强壮有力，此时智齿长出，牙齿全部长齐；三十二岁时，筋骨强劲有力，肌肉丰满健壮，此时身体是最为健壮的时期；四十岁时，肾气逐渐衰退，头发开始脱落，牙齿也开始松动；四十八岁时，人体

[1] 材力：即指精力。

[2] 将：同抑，当"还是"讲。

[3] 天数：指生命的自然生长规律。

[4] 天癸：一般指藏于肾精之中，能促进生殖功能成熟的物质。天，指先天；癸，为天干之一，在五行中属水，在五脏中属肾。

[5] 至：极也，有充盛、发挥作用之意。

[6] 太冲脉：即冲脉。

[7] 真牙：智齿，第三恒磨牙，俗称尽头牙。

[8] 焦：憔悴。

[9] 地道不通：月经停止来潮。

[10] 阴阳和：指男女交媾。阴阳，这里指男女。

堕齿槁（gǎo）；六八，阳气衰竭于上，面焦，发鬓（bìn）颁白[1]；七八，肝气衰，筋不能动，天癸竭，精少，肾脏衰，形体皆极；八八，则齿发去。

肾者主水[2]，受五脏六腑之精而藏（cáng）之，故五脏盛，乃能泻。今五脏皆衰，筋骨解（xiè）堕[3]，天癸尽矣，故发鬓白，身体重，行步不正，而无子耳。

帝曰：有其年已老而有子者何也？

岐伯曰：此其天寿过度，气脉常通，而肾气有余也。此虽有子，男子不过尽八八，女子不过尽七七，而天地之精气皆竭矣。

帝曰：夫道者年皆百数，能有子乎？

岐伯曰：夫道者能却老而全形，身年虽寿，能生子也。

黄帝曰：余闻上古有真人[4]者，提挈（qiè）天地[5]，把握阴

上部的阳气开始衰竭，面部憔悴没有光泽，头发和两鬓也出现花白；五十六岁时，肝气衰弱，肝血不能养筋，使筋的活动不能灵活自如，天癸枯竭，精气亏少，肾气大衰身体已疲极；六十四岁时，表现为牙齿、毛发脱落。

肾主水，接受五脏六腑的精气并贮藏起来，所以五脏的功能旺盛，精气充盛，才能使肾脏中的精气充盈，适时外泄。到了老年时期，五脏均已衰退，筋骨懈怠无力，天癸也已枯竭，所以发鬓变白，身体沉重，步态蹒跚不稳，不能再生育子女。

黄帝问道：有的人已经老了，但是仍能生育子女，这是为什么呢？

岐伯回答：这是他先天禀赋超过常人，气血经脉保持畅通，肾气也比一般人充实的缘故。一般来说，这样的人虽然可以生子，但其生子的年龄，男子不会超过六十四岁，女子不会超过四十九岁，因为，超过这个年龄，天癸皆已枯竭。

黄帝问：那些掌握养生之道的人，都可以活到一百岁左右，他们还能生育吗？

岐伯答道：那些掌握养生之道的人，可以延缓衰老并且保持身体健康，虽然年寿已高，但仍能生育子女。

黄帝说：我听说在远古时代，有称为真人的人，他们掌握了天地阴阳变化的规律，吸取自然界的精纯清

---

[1] 颁白：即斑白。

[2] 肾者主水：此处指肾藏精的功能。

[3] 解堕：即懈堕，指懈怠。

[4] 真人：指养生水平最高的人，他们能够把握天地阴阳变化规律，善于保全精气神。

[5] 提挈天地：指掌握天地变化的规律。

阳，呼吸精气，独立守神，肌肉若一，故能寿敝（bì）天地[1]，无有终时，此其道生。

中古之时，有至人[2]者，淳德全道，和于阴阳，调于四时，去世离俗，积精全神，游行天地之间，视听八达之外，此盖益其寿命而强者也，亦归于真人。

其次有圣人者，处天地之和，从八风之理[3]，适嗜欲于世俗之间，无恚（huì）嗔（chēn）之心，行不欲离于世，被（pī）服章[4]，举不欲观于俗，外不劳形于事，内无思想之患，以恬愉为务，以自得为功，形体不敝，精神不散，亦可以百数。

其次有贤人[5]者，法则天地，象似日月[6]。辨列星辰，逆从[7]阴阳，分别四时，将从上古合同于道，亦可使益寿而有极时。

气，能自主地控制和调节精神，使神不妄耗，肌肤始终保持青春状态而不衰老，所以他们的寿命能与天地相同而没有终老，这是他们懂得养生之道的结果。

中古时代，有称为至人的人，他们朴实贤德，能够全面地掌握养生之道，协调和顺应自然四时阴阳的变化，远离世俗社会的干扰，积蓄精气，保全精神，使其心神驰骋于天地之间，其所见所闻能远达八方之外，这就是他们延长寿命，延缓衰老，强健身体的方法，这种人也可以归于真人的行列。

其次有称为圣人的人，他们安居于天地自然之中，顺从八风的变化规律，使自己的嗜好同世俗社会相适应，没有恼怒怨恨之情，行为举止不脱离现实环境，穿着朴素得体，也没有向世俗炫耀的地方，在外不使形体因为事物而劳累，在内不使精神因为思虑惦念而为患，以安静和愉悦为目的，以悠然自得为满足，这样，他们的形体不易衰老，精神不易耗散，寿命也可达到百岁左右。

再者有称为贤人的人，他们能够依据天地的变化、日月的升降、星辰的位置，以顺从自然界的阴阳消长和四时变迁，追随上古真人，学习他们的养生方法，使自己的生活符合养生之道，这样的人也可以延长寿命，但有一定限度。

[1] 寿敝天地：指与天地同寿。形容真人的寿命最长。
[2] 至人：指次于真人的人，也能保精全真，长有天命。
[3] 处天地之和，从八风之理：意为安处天地之和气，顺从八风之规律，即顺应自然气候的变化。八风，指东、南、西、北、东南、西南、东北、西北八个方位的风。
[4] 被服章：穿着规定的服饰和装饰一定的花纹。被，穿；服，衣服；章，指颜色和花纹。
[5] 贤人：贤能多才的人，这里指次于圣人的人。
[6] 象似日月：指顺应日月盈亏的变化。
[7] 逆从：偏义复词，偏"从"义，顺从、适应的意思。

四气调神大论篇第二

春三月，此谓发陈[1]，天地俱生，万物以荣[2]，夜卧早起，广步于庭[3]，被发缓形[4]，以使志生，生而勿杀，予而勿夺，赏而勿罚，此春气之应，养生之道[5]也。逆之则伤肝，夏为寒变，奉长者少[6]。

夏三月，此谓蕃（fán）秀[7]，天地气交，万物华（huā）实，夜卧早起，无厌于日[8]，使志无怒，使华（huá）英[9]成秀，使气得泄，若所爱在外，此夏气之应，养长之道也。逆之则伤心，秋为痎（jiē）疟[10]，奉收者少，冬至重病。

秋三月，此谓容平[11]，天气

春季的三个月，是万物复苏、推陈出新的季节。天地万物，都富有生气，欣欣向荣。人们应该入夜即睡，早些起床，披散头发，宽松衣带，使身体舒缓不受拘束，迈开步子在庭院中漫步，让精神愉快，心胸舒畅，顺应春生之性而充满生机。要保持生机而不要随意损害，要给予而不是剥夺，要奖励而不是惩罚，这就是适应春季的季节特性，保养生发之气的养生方法。如果违逆了春生之气，便会损伤肝脏，使阳气生发不足，导致提供夏季使用的阳气不足，所以到夏季就会发生寒性疾病。

夏季的三个月，自然界万物繁茂秀美。此时，天地阴阳之气相互交通，植物开花结果，长势旺盛。人们应该在夜晚睡眠，早些起床，不要因夏季昼长而有厌恶之情，应保持心情愉悦而不轻易发怒，使精神像树木、花草一样旺盛、秀美，气机宣畅，使阳气宣发自如，精神外向，对外界事物有浓厚的兴趣，这就是适应夏季的季节特性，保护长养之气的养生方法。如果违逆了夏长之气，便会损伤心脏，提供给秋收之气的条件不足，到秋季就会发生疟疾之类的疾病，到了冬季也容易加重。

秋季的三个月，自然界呈现出丰收而平定的景象。

[1] 发陈：指万物生发，推陈出新。

[2] 天地俱生，万物以荣：指天地间生气勃勃，万物欣欣向荣。

[3] 广步于庭：即在庭院大步行走。广，大也。

[4] 被发缓形：被，通披，披发，即解开束发；缓形，即放松形体。

[5] 养生之道：指保养春生之气的方法。

[6] 奉长者少：春生是夏长的基础，春天养生不当，则生气不足以提供夏长所需，故曰奉长者少。奉，供给的意思。

[7] 蕃秀：形容自然界万物生长繁荣的状态。蕃，茂盛之意；秀，植物吐穗开花曰秀。

[8] 无厌于日：不要厌恶夏季昼长天热。

[9] 华英：指神气，精神。

[10] 痎疟：疟疾的总称。

[11] 容平：指秋季的三个月万物华秀，处于收容平定的季节。容，收容；平，平定。

以急，地气以明[1]，早卧早起，与鸡俱兴，使志安宁，以缓秋刑[2]，收敛神气，使秋气平，无外其志，使肺气清，此秋气之应，养收之道也。逆之则伤肺，冬为飧（sūn）泄[3]，奉藏者少。

冬三月，此谓闭藏[4]。水冰地坼（chè）[5]，无扰乎阳，早卧晚起，必待日光，使志若伏若匿，若有私意，若已有得，去寒就温，无泄皮肤[6]，使气亟（qì）夺[7]。此冬气之应，养藏之道也。逆之则伤肾，春为痿（wěi）厥[8]，奉生者少。

天气清净光明者也，藏德不止[9]，故不下[10]也。天明则日月不明，邪害空窍[11]，阳气者闭塞（sāi），地气者冒明[12]，云雾不

天高风急，地气清肃。人们应该早睡早起，与鸡的活动时间相仿，保持神志安定平静，可以减缓秋季肃杀之气对人体的影响，收敛思绪与情志，避免神志外驰，以适应秋气容平的特性，保持肺气的清肃功能，这就是适应秋季的特性而保养人体收敛之气的养生方法。如果违逆了秋收之气，就会伤及肺脏，使提供给冬藏之气的条件不足，到了冬季就要发生腹泻病。

冬季的三个月，是生机潜伏、万物蛰藏的季节。天气寒冷，结水成冰，大地开裂，此时，应减少活动，不要扰动体内的阳气。人们应该早睡晚起，一定要等阳光照耀时再起床为好，使自己的情志也伏藏、隐匿起来，安静自若，深藏不露，如同将秘密封存起来，严守而不外泄，又如同得到了渴望得到的东西，把它密藏起来一样。在冬季，要躲避寒冷，注意保暖，不要使皮肤的汗毛孔张开而使阳气散失，这样才能适应冬季的季节特性，从而获得保养人体闭藏功能的养生方法。如果违逆了冬季的闭藏之气，就要损伤肾脏，使提供给春天的生发之气不足，春天就会发生痿和厥一类的疾病。

天气是清净光明的，它推动宇宙万物运动变化的力量是隐藏而不外露的，正是因为它运行不息，含蓄不露，才会永生不灭，亘古不衰。如果这种力量没有蕴藏而是过分显露，就会使日月昏暗，失去光辉，使阴霾邪气侵害山川。阳气闭塞不通，大地昏蒙不明，

[1]天气以急，地气以明：指天空秋风劲急，大地清肃明净。
[2]秋刑：形容秋气肃杀，万物凋零。
[3]飧泄：指完谷未化的泄泻。
[4]闭藏：形容冬季阳气收敛，生物潜藏。
[5]坼：裂开。
[6]无泄皮肤：指不要使腠理过度开泄出汗。
[7]使气亟夺：指使阳气频频夺失。亟：频数；夺，失。
[8]痿厥：指四肢软弱无力而逆冷的病证。
[9]藏德不止：指自然界中化生万物的能量藏而不露并健运不息。
[10]下：衰减的意思。
[11]空窍：此处指天地之间。空，同孔。
[12]冒明：不明。

精[1]，则上应白露（lù）不下。交通不表，万物命故不施（yì），不施则名木[2]多死。恶气不发[3]，风雨不节，白露不下，则菀（yùn）槁[4]不荣。贼风数至，暴雨数起，天地四时不相保，与道相失，则未央绝灭[5]。惟圣人从之，故身无奇病，万物不失，生气不竭。

逆春气，则少阳不生，肝气内变。逆夏气，则太阳不长，心气内洞。逆秋气，则太阴不收，肺气焦满。逆冬气，则少阴不藏，肾气独沉。

夫四时阴阳者，万物之根本也。所以圣人春夏养阳，秋冬养阴[6]，以从其根，故与万物沉浮于生长之门。逆其根，则伐其本，坏其真矣。故阴阳四时者，万物之终始也，生死之本也，逆之则灾害生，从之则苛（kē）疾[7]不

云雾弥漫，日色无光，正常的雨露不能按时而下。地气不升，天气不降，阴阳上下无以交通，万物的生命难以延续。这样，即使是高大的树木也会死亡。恶劣的气候发作，风雨无时，雨露当降而不降，草木不得滋润，茂盛的禾苗也会枯槁不荣。邪风频至，暴雨不时而作，自然界四时的变化失去了秩序，破坏了万物正常的生长规律，使得万物的生命未到一半就中途死亡了。只有圣人能够适应自然变化，注重养生之道，所以不会发生疾病，如果自然万物也不失规律，能够适应这种变化，那么他们的生命也不会枯竭。

少阳为春季阳气，如果违背了春生的这种特性，人体内少阳之气就不能生发，以致肝气抑郁而发生病变。太阳为夏季阳气，如果违背了夏长的这种特性，人体内太阳之气就不能旺盛，以致心气内虚而发生病变。太阴是秋季阴气，如果违背了秋收的这种特性，体内的太阴之气就不能收敛，以致邪热灼肺而出现胸闷喘息的病变。少阴为冬季阴气，如果违背了冬藏的这种特性，少阴之气就不能潜藏，以致肾气不蓄而出现注泄等病变。

四时阴阳之气的变化，是万物生命的根本。所以，圣人在春夏两季保养阳气以适应生、长的需要，在秋冬两季保养阴气以适应收、藏的需要，顺从了生命发展的根本规律，能够同自然界的万物一样，在四时阴阳变化的环境之中，维持正常的生命活动。如果违背了这个规律，就会克伐生命力，破坏身体的真气。因此，四时阴阳之气的变化，是万物生、长、收、藏的根本，也是万物盛衰存亡的根本。如果违逆了它，就会产生灾害；若顺从了它，则不会发生重病，这样就是懂得养生之道了。对于养生之道，圣人能够加以实行，而愚笨的人则

---

[1]精：通晴。

[2]名木：指高大的树木。

[3]发：通废。

[4]菀槁：指茂盛的禾苗。

[5]与道相失，则未央绝灭：指人违背了四时调神养生之道，则寿命未至其半就要死亡。未，即中，一半的意思。

[6]春夏养阳，秋冬养阴：指春夏季节顺应自然界生长的规律调养阳气，秋冬季节顺应自然界收藏的规律调养阴气。即春夏养生养长，秋冬养收养藏。

[7]苛疾：指重病。

起，是谓得道。道者，圣人行之，愚者佩[1]之。

从阴阳则生，逆之则死，从之则治，逆之则乱。反顺为逆，是谓内格[2]。是故圣人不治已病治未病，不治已乱治未乱，此之谓也。夫病已成而后药之，乱已成而后治之，譬犹渴而穿井，斗而铸锥[3]，不亦晚乎！

生气通天论篇第三

黄帝曰：夫自古通天[4]者，生之本，本于阴阳。天地之间，六合之内[5]，其气九州、九窍[6]、五脏、十二节[7]，皆通乎天气。其生五[8]，其气三[9]，数犯此者，则邪气伤人，此寿命之本也。

苍天之气，清净则志意治，顺之则阳气固，虽有贼邪，弗（fú）能害也，此因时之序。故圣人

时常背道而驰。

顺从阴阳的变化规律，便可以生存，违背了这一规律，则会患病，甚至导致死亡。顺从阴阳的变化规律，生命活动就能正常，违逆了它，就会发生混乱，出现人体内的功能与外在环境的阴阳变化相互格拒这种情况，可称之为内格。所以圣人不会等到疾病发生了再去治疗，而是在疾病尚未出现之时就加以防治。犹如治理国家一样，不要等到乱事已经发生再去平定，而是在出现动乱之前就妥善处理，以防止动乱的发生，说的就是这个道理。如果等到疾病已经发生，然后再去治疗，或者国家已经发生了动乱，然后再去治理，这就如同感到口渴了才去挖井，战争已经发生了才去制造兵器，岂不是太晚了吗！

黄帝说：自古以来，都认为人的生命活动与自然界是密切关联的，生命的根本源于天地之间的阴阳之气。天地之间，四方上下之内，无论是九州大地，还是人体的九窍、五脏、十二关节，都与自然界天地之气相通。天地阴阳之气相互交通、变化而产生了木、火、土、金、水五行，又根据阴阳二气的盛衰消长的不同，分出三阴三阳。如果经常违背自然界的三阴三阳之气和五行的变化规律，邪气就会伤害人体。因此，适应自然变化的规律是健康长寿的根本。

自然界的阴阳之气清净平和，就会使人的精神安定，心情舒畅，如果顺应阴阳之气的变化，就可以使阳气充足，固守于外，即使有贼风邪气，也难以侵犯人体，这是因为人体顺应了四时气候变化的规律。所

[1]佩：通背，违背的意思。
[2]内格：人体内在的功能活动与自然界四时阴阳变化不相协调。
[3]锥：这里指兵器。
[4]通天：指人与自然息息相通。
[5]六合之内：指天地之间。六合，指四方上下。
[6]九窍：指五官七窍和下二阴两窍。
[7]十二节：指四肢十二个大关节，即两腕、两肘、两肩、两髀、两膝、两踝。
[8]其生五：指阴阳二气衍生木、火、土、金、水五行。
[9]其气三：指阴阳二气各分为三，即太阴、少阴、厥阴与太阳、阳明、少阳。

传[1]精神，服[2]天气，而通神明[3]。失之则内闭九窍，外壅肌肉，卫气散（sàn）解（xiè），此谓自伤，气之削也。

阳气者，若天与日，失其所，则折寿而不彰，故天运[4]当以日光明。是故阳因而上，卫外者也。

因于寒，欲如运枢，起居如惊[5]，神气乃浮[6]。因于暑，汗，烦则喘喝（hè）[7]，静则多言[8]，体若燔（fán）炭，汗出而散（sàn）。因于湿，首如裹，湿热不攘（rǎng），大筋緛（ruǎn）短，小筋弛长[9]，软短为拘，弛长为痿。因于气[10]，为肿，四维相代[11]，阳气乃竭。

以，圣人能够调摄精神，使精神专一，并且顺应自然之气变化的规律，通达阴阳变化的道理。如果违背这一原则，在内可使人体九窍闭塞不通，于外可使肌肉壅滞，卫气涣散不固。这是由于人们没有遵从自然变化规律，使阳气受到削弱的缘故，故称之为"内伤"。

人身的阳气，就像天上的太阳一样，如果太阳不能正常运行，自然界的万物都会消亡，如果人体内的阳气失常，就会减短寿命或夭折，生命功能也会削弱。所以，天体的正常运行，万物的生长发育，离不开太阳提供的光明和热量，而人体阳气的作用，也如同太阳一般，具有向上向外的作用，以保护体表，抵御外邪的侵犯。

如果处于冬季，感受了寒邪，人体的阳气应该如同户轴在门臼中转动一样活动于体内。如果生活起居的规律失常，就会扰动阳气，使神气不能内守而浮越于外。感受了暑邪，就会出现多汗、烦躁不安，甚至呼吸喘促气粗的表现，如果暑热之气内攻，影响神明，身形虽不烦躁，但会出现多言多语，若身体高热像炽热的炭火一样，采取令其出汗的治疗方法，使邪气随汗而出，则热自然就消散了。感受湿邪，头部像是有东西包裹一样沉重。如果湿热邪气相兼且长时间不能祛除，就会使筋脉受到伤害，出现筋脉短缩不伸而造成肢体关节拘挛，或松弛不收而造成肢体痿软不能随意活动。感受了风邪，就会引起浮肿。以上的寒、湿、暑、风四种邪气交替伤害人体，就会导致阳气衰竭。

---

[1] 传："专"的古字，指专一。

[2] 服：指服从，顺应。

[3] 通神明：即达到天人阴阳变化协调统一。神明，指阴阳的变化。

[4] 天运：指天体的运行。

[5] 起居如惊：指生活作息没有规律。

[6] 神气乃浮：指阳气开合失度而浮越耗散。

[7] 烦则喘喝：指暑热内盛导致烦躁，气喘喝喝有声。

[8] 静则多言：指暑热伤及心神所致的神昏、多言。

[9] 大筋緛短，小筋弛长：此为互文，意为大筋、小筋或者收缩变短，或者松弛变长。緛，通软，收缩之意。

[10] 气：此指风邪。

[11] 四维相代：指寒、暑、湿、风四时邪气更替伤人。

阳气者，烦劳则张，精绝，辟（bì）积[1]于夏，使人煎厥[2]。目盲不可以视，耳闭不可以听，溃溃乎[3]若坏都[4]，汩（gǔ）汩[5]乎不可止。

阳气者，大怒则形气绝，而血菀于上，使人薄（bó）厥[6]。有伤于筋，纵，其若不容[7]，汗出偏沮（jǔ）[7]，使人偏枯[9]。汗出见湿，乃生痤（cuó）[10]痱（fèi）[11]。高梁之变，足生大丁[12]，受如持虚。劳汗当风，寒薄为皶（zhā）[13]，郁乃痤。

阳气者，精则养神，柔则养筋[14]。开阖不得，寒气从之，乃生

人体过度劳累，体内的阳气就会亢盛而外张，使得阴精逐渐耗竭。如果长期如此，阳气会越来越亢盛，而阴气则会越来越亏虚，到夏季暑热之时，自然界的阳气助使人体内的阳气更加亢盛，进一步煎熬阴精，最终会使人发生厥病，表现为眼睛昏蒙看不见东西，耳朵闭塞听不到声音，病势危急的时候，就像决堤的水流，汹涌不止，一发不可收拾。

人的阳气，在大怒时，会亢逆上冲，血液会随着阳气的上逆而郁积于人体头部，与身体其他部位阻隔不通，使人发生厥病。如果损伤筋脉，则使筋脉松弛无力，不能随意运动。如果半身出汗，而另半身无汗，日久之后就可能发生半身不遂的偏枯病。出汗的时候，汗孔张开，遇到湿邪的侵袭，就容易生成小的疖疮或痱子。经常偏食肥甘厚味的人，则易发生疔疮，这种人得病就如同拿着空的容器盛纳东西一样容易。在劳动出汗时，感受了风寒之邪，寒气郁闭体表阳气，会形成酒渣鼻，或郁积日久化热，使面部生痤疮。

人体的阳气，既可温养精神，使精神聪慧，又能温养筋脉，使诸筋柔韧灵活。汗孔的开闭调节失常，寒气就会乘机侵入，进一步损伤阳气，致筋脉拘急，

---

[1]辟积：指重复积累。辟，通襞，裙褶的意思。

[2]煎厥：古病名。指阳气亢盛，煎熬阴精，虚火上炎，阴精竭绝而致气逆昏厥的一种病证。

[3]溃溃乎：形容水流决口的样子。

[4]坏都：指堤防崩决。

[5]汩汩：水流不止的样子。

[6]薄厥：古病名。指因大怒而迫使气血上逆所致的昏厥证。

[7]其若不容：指肢体不能随意运动。容，通用。

[8]汗出偏沮：指应汗而半身无汗。沮，阻止的意思。

[9]偏枯：指半身不遂，偏瘫。

[10]痤：指小疖疮。

[11]痱：指汗疹。

[12]高梁之变，足生大丁：指过食肥甘厚味之品，会使人产生疔疮。高梁，同膏粱。膏，指油腻的食物；梁，指精美的食物。

[13]皶：指粉刺，长于面部。

[14]精则养神，柔则养筋：当作"养神则精，养筋则柔"解。精，指精神爽慧；柔，即筋脉柔和，活动自如。

大偻（lóu）[1]。陷脉为瘘，留连肉腠（còu），俞（shù）气化薄，传为善畏，及为惊骇。营气不从，逆于肉理，乃生痈肿。魄汗[2]未尽，形弱而气烁（shuò），穴俞以闭，发为风疟[3]。故风者，百病之始也，清静则肉腠闭拒，虽有大风苛毒[4]，弗（fú）之能害，此因时之序也。

故病久则传化，上下不并，良医弗为。故阳畜（xù）积病死，而阳气当隔，隔者当泻，不亟（jí）正治，粗乃败之。故阳气者，一日而主外，平旦人气生，日中而阳气隆，日西而阳气已虚，气门[5]乃闭。是故暮而收拒，无扰筋骨，无见雾露，反此三时，形乃困薄。

岐伯曰：阴者，藏精而起亟[6]也；阳者，卫外而为固也。阴不胜其阳，则脉流薄[7]疾，并乃

屈伸不利，造成身体佝偻不能直立。寒气深陷血脉之中，使气血不通而郁积，久之形成瘘疮。留滞在肌肉腠理之间，通过腧穴侵入体内，而影响五脏，损伤神志，出现恐惧和惊骇的症状。由于寒气的郁积，使营气不能正常运行，阻滞于肌肉之间，就会发生痈肿。人体汗出的时候，皮肤汗孔疏松，形体与阳气都会被削弱，如果风寒侵袭，腧穴闭阻，致使邪气留于体内，就会发生寒热交迫的风疟病。所以，风邪是引起各种疾病的原因。但是，只要遵循精神安定和劳逸适度的养生原则，就能够抵抗外邪的侵袭，虽有风邪、毒邪的侵袭，也不会受到伤害，这正是顺应四时阴阳变化的规律，保养阳气的结果。

疾病久而不愈，邪气留于体内，就会发生传变并进一步加重，如果到了上下不通、阴阳阻隔的时候，即使遇到很高明的医生，也无能为力了。所以，阳气过分蓄积，导致上下不通，也是死证。当阳气蓄积，阻隔不通时，应采用通泻的方法治疗，如果没有迅速采取正确的治疗，而被医术低劣的医生耽误病情，就会导致死亡。因此，人身的阳气，白天运行于体表，早晨的时候，阳气开始生发，到了中午，阳气最为旺盛，太阳西落的时候，体表的阳气逐渐减少，汗孔也开始闭合。所以，到了晚上，阳气收敛，拒守于体内，这时就不要扰动筋骨，也不要接触雾露。如果违反了一天之内这三个时间的阳气活动规律，就会遭到邪气侵扰，使身体憔悴衰弱，而产生疾病。

岐伯说：人体的阴精藏于体内，并不断地充养着外部的阳气；阳气卫护体表，使阴精内守而不外泄。如果阴不胜阳，阳气亢盛，就会逼迫血脉，使血流急迫，假如再感受热邪，阳气更盛，则会引起发狂。如果阳不

---

[1] 大偻：指阳气不能温养筋脉所导致的形态伛偻，不能直立的病证。

[2] 魄汗：魄，通白；白汗，指自汗。

[3] 风疟：指因夏季阴暑内伏，复感风邪而发的一种疟疾。

[4] 大风苛毒：泛指致病作用剧烈的外来邪气。

[5] 气门：指汗孔。

[6] 藏精而起亟：指阴精不断地起而与阳气相应。

[7] 薄：通迫，快速急迫的意思。

狂[1]。阳不胜其阴，则五脏气争[2]，九窍不通。是以圣人陈阴阳，筋脉和同，骨髓坚固，气血皆从。如是则内外调和，邪不能害，耳目聪明，气立如故[3]。

风客淫气，精乃亡，邪伤肝也。因而饱食，筋脉横解[4]，肠澼（pì）为痔[5]。因而大饮，则气逆。因而强力，肾气乃伤，高骨[6]乃坏。

凡阴阳之要，阳密乃固[7]，两者不和，若春无秋，若冬无夏。因而和之，是谓圣度。故阳强不能密，阴气乃绝。阴平阳秘[8]，精神乃治，阴阳离决，精气乃绝。

因于露风，乃生寒热。是以春伤于风，邪气留连，乃为洞泄[9]；夏伤于暑，秋为痎疟；秋

胜阴，阴气亢盛，就会使五脏之气不调，以致九窍闭塞不通。所以，圣人能够调和阴阳，使阴阳平衡，从而达到筋脉调和，骨髓坚固，血气畅顺。这样，人体内外协调统一，邪气不能侵害身体，使人耳聪目明，气机运行正常。

风邪侵犯人体，邪气由体表入里，伤及阴精，使阴精损伤，这是由于风邪伤肝所致；如果饮食过饱，损伤肠胃，影响脾胃升降气机，会使筋脉发生弛纵，出现痢疾或痔疮；如果饮酒过量，会造成气机上逆；如果疲劳过度或房事不节，会损伤肾气，腰部脊柱骨也会受到损伤。

凡阴阳协调的关键，以阳气致密于外最为重要。阳气致密，阴气才能固守于内。如果阴阳之气不相协调，就像一年之中，只有春天而没有秋天，只有冬天而没有夏天一样。因此，维持阴阳的协调平衡，是养生保健最好的法则。所以，若阳气过于亢盛，不能固密于外，使内在阴气损伤，则阴气竭绝。只有阴气和平内守，阳气固密外守，人的精神才会平和旺盛。如果阴阳相互分离，不能协调相交，人的精气也会随之竭绝，使生命终止。

由于感受了外邪的侵袭，则会产生寒热的疾病。春天伤于风邪，邪气留滞，到了夏天，可能会出现较剧烈的腹泻病；夏天感受暑邪，到了秋天，可能会发生疟疾之类的疾病；秋天感受湿邪，邪气上逆犯肺，可能会引发

---

[1] 并乃狂：指阳邪入于阳分，阳热内盛，扰乱神明而发为狂病。

[2] 五脏气争：指五脏功能失调，气机失和。

[3] 气立如故：指脏腑经络之气运行如常。

[4] 筋脉横解：即筋脉弛纵不收。横，放纵也；解，通懈。

[5] 肠澼为痔：指便下脓血和痔疮一类的疾病。肠澼，即痢疾；为，犹与也。

[6] 高骨：指腰间脊骨。

[7] 阳密乃固：阳气致密于外，阴精才能固守于内。

[8] 阴平阳秘：互文，即阴阳平秘，意为阴阳平和协调。

[9] 洞泄：指水谷不化，下利无度的重度泄泻。

伤于湿，上逆而咳，发为痿厥；冬伤于寒，春必温病。四时之气，更伤五脏。

阴之所生，本在五味；阴之五宫[1]，伤在五味。是故味过于酸，肝气以津[2]，脾气乃绝；味过于咸，大骨气劳，短肌[3]，心气抑；味过于甘[4]，心气喘满，色黑，肾气不衡；味过于苦，脾气不濡（rú）[5]，胃气乃厚[6]；味过于辛，筋脉沮弛，精神乃央。是故谨和五味，骨正筋柔，气血以流，腠理以密，如是则骨气以精。谨道如法，长（cháng）有天命。

咳嗽，或者发展成为痿厥之类的疾病；冬天伤于寒气，寒邪郁积，到了春季，可以发生温病。四时之气失常，产生邪气，交替伤害人体五脏。

人体阴精的产生，来源于饮食五味；但是，贮藏阴精的五脏，也会因五味太过而受到伤害。所以过食酸味的食物，会使肝气亢盛，克伤脾土，进而使脾气衰竭；过食咸味的食物，会损伤骨骼，使肌肉软弱无力，亦会导致水气凌心，使心气抑郁；过食甜味的食物，会引起心胸满闷，气逆作喘，面色发黑，肾气失去平衡；过食苦味的食物，会使脾气过燥而不濡润，使胃部气滞，发生胀满；过食辛味的食物，使筋脉损伤而变得松弛不能伸缩，精神萎靡不振。因此，谨慎地调整饮食五味，使五味调配得当，这样会使骨骼强健，筋脉柔和，气血通畅，肌肉丰满，腠理致密，身体强壮健康。所以，重视养生之道，按正确的养生方法调和五味，就可以享受自然赋予的寿命。

金匮真言论篇第四

黄帝问曰：天有八风[7]，经有五风[8]，何谓？岐伯对曰：八风发邪以为经风，触五脏，邪气发病。所谓得四时之胜者，春胜长夏，

黄帝问道：自然界有八风，而人体经脉受邪，有五风病变的说法，这是为什么呢？岐伯回答：自然界的八风，如果太过或不及，就可能成为致病邪气，侵犯人体经脉，产生经脉的风病，进而侵害五脏，使五脏发生病变。一年四时的气候之间有相克关系，如春能胜长夏，

[1] 阴之五宫：指藏蓄阴精的五脏。
[2] 肝气以津：肝气亢盛之意。津，溢也，过盛之意。
[3] 短肌：指肌肉短缩。
[4] 甘：《黄帝内经太素》与下文"苦"互换。
[5] 脾气不濡：指脾气温滞不运。《黄帝内经太素》无"不"字。
[6] 胃气乃厚：指胃气胀满。
[7] 天有八风：指东、南、西、北与东南、西南、东北、西北的八方之风。天，指自然界。
[8] 经有五风：经，指经脉，经脉连属五脏，故经有五风，是指五脏经脉均因风邪侵入发生疾病，即肝风、心风、脾风、肺风、肾风五脏之风。

长夏胜冬，冬胜夏，夏胜秋，秋胜春，所谓四时之胜也。

东风生于春，病在肝，俞在颈项[1]；南风生于夏，病在心，俞在胸胁；西风生于秋，病在肺，俞在肩背；北风生于冬，病在肾，俞在腰股；中央为土，病在脾，俞在脊。

故春气者病在头，夏气者病在脏，秋气者病在肩背，冬气者病在四肢。故春善病鼽（qiú）衄（nù）[2]，仲夏善病胸胁，长夏善病洞泄寒中[3]，秋善病风疟，冬善病痹厥。故冬不按跷（qiāo）[4]，春不鼽衄，春不病颈项，仲夏不病胸胁，长夏不病洞泄寒中，秋不病风疟，冬不病痹厥、飧泄而汗出也。夫精者，身之本也。故藏于精者，春不病温。夏暑汗不出者，秋成风疟。此平人脉法也。

故曰：阴中有阴，阳中有阳。平旦至日中，天之阳，阳中之阳也；

长夏能胜冬，冬能胜夏，夏能胜秋，秋能胜春，这就是四时相胜的规律。

东风常发于春季，疾病多发生在肝脏，肝经的经气输注于颈项部，所以肝的气血盛衰可以在颈项部反映出来；南风常发于夏季，疾病多发生在心脏，心经的经气输注于胸胁，所以心的气血盛衰情况常在胸胁部反映出来；西风常发于秋季，疾病多发生在肺脏，肺经的经气输注于肩背，所以肺的气血盛衰可以在肩背部反映出来；北风常发于冬季，疾病多发生在肾脏，肾经的经气输注于腰股，所以肾的气血盛衰情况可以在腰股部反映出来；长夏季节和中央的方位在五行中属土，疾病多发生在脾脏，脾经的经气输注于脊背，所以脾脏的气血盛衰可以反映在脊背部。

所以，春季邪气伤人，症状多表现在头部，夏季邪气伤人，疾病部位多在心脏，秋季邪气伤人，症状往往出现在肩背部，冬季邪气伤人，疾病多发生在四肢。春天容易发生鼻塞、鼻中出血，夏天多发胸胁部的疾患，长夏易患里寒所致的腹泻病，秋天则多发生风疟病，冬天易发生痹病和厥病。如果冬天不做按跷等扰动阳气的活动，那么来年春天就不会发生鼻塞、鼻中出血和颈项部的疾病，夏天就不会发生胸胁的疾患，长夏就不会出现腹泻一类的里寒病，秋天就不会发生风疟病，冬天也不会发生痹病、厥病、飧泄、汗出过多等疾病。阴精是人体的根本，所以使阴精内藏而不妄泄，春天就不会发生温温热病。夏季气候炎热，如果不能正常排汗散热，到秋天就会发展成为风疟病。这是诊察普通人四时疾病的一般规律。

所以说，阴阳之中，还可以再分阴阳。比如，白天为阳，从天亮到中午，为阳中之阳；从中午到黄

---

[1] 俞在颈项：指针刺治疗取颈项处的腧穴。俞，通输、腧，即腧穴。

[2] 鼽衄：鼽，指流清涕；衄，指鼻出血。

[3] 寒中：即内寒。

[4] 按跷：即按摩术、导引术等活动。

日中至黄昏，天之阳，阳中之阴
也；合夜至鸡鸣，天之阴，阴中
之阴也；鸡鸣至平旦，天之阴，
阴中之阳也。故人亦应之。

昏，为阳中之阴；黑夜为阴，从天黑到鸡鸣，为阴中
之阴；从鸡鸣到天亮，为阴中之阳。人的情况也与此相
对应。

夫言人之阴阳，则外为阳，内
为阴。言人身之阴阳，则背为阳，
腹为阴。言人身之脏腑中阴阳，
则脏者为阴，腑者为阳。肝、心、
脾、肺、肾五脏皆为阴，胆、胃、
大肠、小肠、膀胱、三焦六腑皆
为阳。所以欲知阴中之阴、阳中
之阳者何也？为冬病在阴，夏病
在阳[1]，春病在阴，秋病在阳[2]，
皆视其所在，为施针石也。故背
为阳，阳中之阳，心也；背为阳，
阳中之阴，肺也；腹为阴，阴中
之阴，肾也；腹为阴，阴中之阳，
肝也；腹为阴，阴中之至阴，脾
也。此皆阴阳、表里、内外、雌
雄相输应也。故以应天之阴阳也。

如果以整个人体来划分阴阳的话，那么外部属阳，
内部属阴；如果以躯干划分阴阳的话，则背部为阳，腹
部为阴；如果将脏腑划分阴阳，则肝、心、脾、肺、肾
五脏属阴，胆、胃、大肠、小肠、膀胱、三焦六腑属
阳。为什么要懂得阴阳之中复有阴阳的道理呢？这是因
为诊断和治疗疾病需要，如冬季病在阴，夏季病在阳，
春季病在阴，秋季病在阳，治疗时根据不同的部位以及
阴阳的变化，合理运用针刺或砭石施治。所以，背部属
阳，阳中之阳为心，阳中之阴为肺；腹部属为阴，阴中
之阴为肾，阴中之阳为肝，阴中的至阴为脾。以上这些
都是人体阴阳、表里、内外、雌雄相互联系又相互对应
的关系，所以人与自然界的阴阳是相对应的。

帝曰：五脏应四时，各有收

黄帝问：我们知道了五脏与自然界的四时相应，除

---

[1] 冬病在阴，夏病在阳：前文有"北风生于冬，病在肾"，冬病在肾，肾为阴中之阴，故谓"冬病在阴"；
前文有"南风生于夏，病在心"，夏病在心，心为阳中之阳，故谓"夏病在阳"。

[2] 春病在阴，秋病在阳：前文有"东风生于春，病在肝"，春病在肝，肝为阴中之阳，故谓"春病在阴"；
前文有"西风生于秋，病在肺"，秋病在肺，肺为阳中之阴，故谓"秋病在阳"。

受[1]乎?

岐伯曰:有。东方青色,入通于肝,开窍于目,藏精于肝,其病发惊骇,其味酸,其类草木,其畜(chù)鸡,其谷麦,其应四时,上为岁星[2],是以春气在头也,其音角,其数八[3],是以知病之在筋也,其臭[4]臊。

南方赤色,入通于心,开窍于耳,藏精于心,故病在五脏,其味苦,其类火,其畜羊,其谷黍(shǔ),其应四时,上为荧惑星[5],是以知病之在脉也,其音徵(zhǐ),其数七,其臭焦。

中央黄色,入通于脾,开窍于口,藏精于脾,故病在舌本,其味甘,其类土,其畜牛,其谷稷(jì),其应四时,上为镇星[6],是以知病之在肉也,其音宫,其数五,其臭香。

此之外它们各自还有其他相类似的事物可以归纳起来吗?

岐伯答:有。比如东方和青色,与肝相通,肝与九窍中的两目最为密切,精气内藏于肝,发病常表现为惊骇,在五味为酸,与草木同类,在五畜为鸡,在五谷为麦,四时中与春季相应,在天体与岁星相应。因为春天阳气上升,所以疾病多发于头部;在五音为角,其成数为八,又由于肝主筋,所以肝有病时,也会累及筋;在嗅味为臊。

南方和赤色,与心相通,心与九窍中的耳关系最为密切,精气内藏于心,因为心为五脏之主,所以心病可以影响到五脏;在五味为苦,五行中与火相类,在五畜为羊,在五谷为黍,四时中与夏季相应,在天体与荧惑星相应;因为心主血脉,所以夏季患病多发生在脉;在五音为徵,其成数为七,在嗅味为焦。

中央黄色,与脾相通,脾与九窍中的口关系最为密切,精气内藏于脾,脾的经脉与舌根相连,所以脾病可反映在舌体;在五味为甘,脾在五行中与土相类,在五畜为牛,在五谷为稷,四时中与长夏相应,在天体为镇星;因为脾有主管肌肉的功能,所以他的疾病多发生在肌肉;在五音为宫,其生数为五,在嗅味为香。

---

[1]五脏应四时,各有收受:意思是五脏与四时相应.五脏分别能接收和藏纳四时之气。收,接收;受,受纳,藏纳。

[2]岁星:指木星。

[3]其数八:在五行学说中,用数字一、二、三、四、五分别表示水、火、木、金、土五行的生数,六、七、八、九、十则分别表示其成数。其中的奇数为天数,属阳;偶数为地数,属阴。生数中的天、地之数只是孤阴或孤阳,必须分别与成数中属阴的地数和属阳的天数依次配合,才能起生化作用。河图数,天一生水,地六成之;地二生火,天七成之;天三生木,地八成之;地四生金,天九成之;天五生土,地十成之。即是此意。

[4]臭:同嗅,气味的意思。

[5]荧惑星:指火星。

[6]镇星:指土星。

西方白色，入通于肺，开窍于鼻，藏精于肺，故病在背，其味辛，其类金，其畜马，其谷稻，其应四时，上为太白星[1]，是以知病之在皮毛也，其音商，其数九，其臭腥。

北方黑色，入通于肾，开窍于二阴，藏精于肾，故病在溪，其味咸，其类水，其畜彘（zhì）[2]，其谷豆，其应四时，上为辰星[3]，是以知病之在骨也，其音羽，其数六，其臭腐。

故善为脉者，谨察五脏六腑，一逆一从，阴阳、表里、雌雄之纪，藏之心意，合心于精。非其人勿教，非其真勿授，是谓得道。

西方白色，与肺相通，肺与九窍中的鼻最为密切，精气内藏于肺，所以肺病可反映在背部；在五味为辛，五行与金相通，在五畜为马，在五谷为稻，四时与秋季相应，在天体为太白星；因为肺有主管皮毛的功能，所以疾病多发生在皮毛；在五音为商，其成数为九，在嗅味为腥。

北方和黑色，与肾相通，肾与九窍中的前后二阴关系最为密切，精气内藏于肾，由于肾主骨，所以疾病多发生在与骨相连的较小肌肉和肌肉会合的部位；在五味为咸，在五行为水类，在五畜为猪，在五谷为豆，四时与冬季相应，在天体为辰星；肾脏的疾病多累及骨；在五音为羽，其成数为六，其嗅味为腐。

所以，善于诊治疾病的医生，能够谨慎细心地审查病人五脏六腑的变化，判断疾病的预后情况，综合阴阳、表里、脏腑、雌雄与人体的关系，并进行归纳，将这些精深的道理铭记心中。这些诊断疾病的道理十分宝贵，对于那些不具备高尚品德的人，不要传授给他们，而对于应该接受教导的人，要把全部的医学知识传授给他，这才是对医学事业做出了真正的贡献。

---

[1] 太白星：指金星。

[2] 彘：猪。

[3] 辰星：指水星。

阴阳应象大论篇第五

黄帝曰：阴阳者，天地之道[1]也，万物之纲纪，变化之父母[2]，生杀之本始[3]，神明之府[4]也。治病必求于本。

故积（jī）阳为天，积阴为地。阴静阳躁[5]，阳生阴长，阳杀阴藏[6]。阳化气，阴成形。寒极生热，热极生寒，寒气生浊，热气生清。清气在下，则生飧泄；浊气在上，则生䐜胀[7]。此阴阳反作，病之逆从也。

黄帝说：阴阳，是自然界的一般规律，是一切事物的纲领，万物变化的起源，也是其生发、发展和灭亡的根本，自然界一切事物都是在阴阳对立统一的变化中体现出来的，所以诊断治疗疾病一定要从阴阳变化这一根本规律着手。

清阳之气聚于上，而为天，浊阴之气积于下，而为地。安静属阴，而躁动属阳；阳主生发，阴主生长；阳主肃杀，阴主收藏。阳主动，所以可以化生为气，阴主收敛，所以可以构成形体。阴阳在一定条件下可以相互转化，比如寒到极点可以转化成热，热到极点可以转化成寒。寒气收敛，能产生浊阴，热气发散，能产生清阳。人体的清阳之气应升不升而在下，就会发生完谷不化的泄泻。浊阴之气应降不降而在上，就会发生胸膈胀满。这就是阴阳失常之后引起人体产生疾病的原因。

---

[1] 天地之道：指自然界的法则和规律。

[2] 父母：指起源或根源。

[3] 生杀之本始：本始作父母讲，是说阴阳是一切事物生长衰亡的根本动力。

[4] 神明之府：意为宇宙万物间事物变化是极其微妙的，有的明显可见，有的隐匿难测，但是都出自阴阳。变化莫测为神；事物昭著为明；凡物积聚的地方为府。

[5] 阴静阳躁：阴性柔而主安静，阳性刚而主躁动。

[6] 阳生阴长，阳杀阴藏：阴阳既为生杀之本，亦为长藏之本。阳既能生万物，亦能杀万物；阴既能长万物，亦能藏万物。

[7] 䐜胀：指胸膈胀满。

故清阳为天，浊阴为地；地气上为云，天气下为雨；雨出地气，云出天气。故清阳出上窍，浊阴出下窍[1]；清阳发腠理，浊阴走五脏；清阳实四支，浊阴归六腑。

水为阴，火为阳，阳为气，阴为味。味归形，形归气，气归精，精归化，精食[2]气，形食味，化生精，气生形。味伤形，气伤精，精化为气，气伤于味。阴味出下窍，阳气出上窍。味厚者为阴，薄为阴之阳。气厚者为阳，薄为阳之阴。味厚则泄，薄则通[3]。气薄则发泄，厚则发热[4]。壮火之气衰，少火之气壮[5]。壮火食气，气食少火[6]。壮火散气，少火生气。气味辛甘发散为阳，酸苦涌泄为阴。

所以大自然的清阳之气升腾而为天，浊阴之气下降凝聚而为地。地气蒸发上升为云，天气凝聚下降为雨；雨水是地气上升之云转变而成的，云则是由天气蒸发水气而成的。人体的变化也是这样，清阳之气从上窍而出，如呼吸、声音、视觉、听觉等，都要依靠清阳之气；浊阴之气从下窍而出，如二便等排出体外；清阳之气发泄于皮肤和腠理，厚浊的阴精分别贮藏于五脏；清阳之气充实于四肢，饮食物则归入六腑。

水火分为阴阳，水性寒凉而润下，则属阴，火性温热而炎上，则属阳。以药物与饮食的气味分阴阳，则气属于阳，味属于阴。药物与饮食五味可以滋养形体，而形体又依赖于元气的充养，药物与饮食之气生成人体的阴精，而阴精又是由气化而产生的。也就是说，阴精吸收着饮食中的气，形体取养于饮食中的味；通过气化能将饮食的精华转变为阴精，再经过气化作用滋养形体。如果饮食不节，则会损伤形体，也可以使精气耗伤；阴精可化生人体的元气，但元气也可因为药物或饮食不节而受损伤。味属于阴，饮食的糟粕由下窍排出；气属于阳，轻清的阳气升发于上窍。味之厚者为纯阴，味之薄者，属阴中之阳。气之厚者为纯阳，气之薄者，属阳中之阴。味厚纯阳者，可以泄下，味薄则可通利。气薄者可有宣发清泄作用，气厚者则能发热。气味醇厚的药物能使人体正气衰弱，气味温和的药物能使人体正气充足。所以，大热的药物消耗人体正气，正气需要温和的药物来补养。也就是说，亢盛的阳气同样会消耗正气，温和的阳气可以补养正气。气味辛甘而具有发散作用的药物，属于阳；气味酸苦而具有涌泄作用的药物，属于阴。

---

[1]清阳出上窍，浊阴出下窍；清阳，指呼吸之气以及发声和视、听、嗅、味觉等功能赖以发挥作用的精微物质；浊阴，指大小便及男精、女血等；上窍，指耳、目、口、鼻等头面五官七窍；下窍，指前后二阴。

[2]食：给养、供养的意思。

[3]味厚则泄，薄则通：味厚的药物有泻下作用，如大黄、芒硝之类；味薄的药物有通利小便的作用，如泽泻、木通之属。

[4]气薄则发泄，厚则发热：气薄的药物有发散宣泄作用，如麻黄之类；气厚的药物有助阳发热之功，如附子之属。

[5]壮火之气衰，少火之气壮：气味纯阳的药物、食物可使人体正气虚衰，气味温和的药物、食物可使人体正气强盛。

[6]壮火食气，气食少火：前"食"字是侵蚀消耗的意思，后"食"字是给养、供养的意思。本句意为药食气味纯阳者能消蚀耗散人体正气，人体正气仰赖药食气味温和者的补养。

阴胜则阳病，阳胜则阴病[1]。阳胜则热，阴胜则寒[2]。重寒则热，重热则寒。寒伤形，热伤气。气伤痛，形伤肿。故先痛而后肿者，气伤形也；先肿而后痛者，形伤气也。

风胜则动[3]，热胜则肿，燥胜则干，寒胜则浮[4]，湿胜则濡泻[5]。天有四时五行，以生长收藏，以生寒暑燥湿风。人有五脏化五气，以生喜怒悲忧恐。故喜怒伤气，寒暑伤形。暴怒伤阴，暴喜伤阳[6]。厥气[7]上行，满脉去形。喜怒不节，寒暑过度，生乃不固。故重阴必阳，重阳必阴。故曰：冬伤于寒，春必温病；春伤于风，夏生飧泄；夏伤于暑，秋必痎疟；秋伤于湿，冬生咳嗽。

如果阴气偏盛则会损伤阳气；阳气偏盛则会损伤阴气。阳气偏盛则表现为热性病证，阴气偏盛则表现为寒性病证。寒到极点可以转变为热，热到极点可转变为寒。寒能伤人的形体，热能伤人身之气；气受伤，可以产生疼痛的症状；形体受伤，可发生肿胀。所以，先痛而后肿的，是气先伤而形体后伤；先肿而后痛的，是形体先病而气后病。

风邪太过，则能引发肢体痉挛动摇；热邪太过，则能导致红肿热痛；燥气太过，则伤害人体津液，出现干枯的症状；寒气太过，则会发生浮肿；湿气太过，则能引起大便泄泻不爽的症状。自然界有四时交替的变化，有木、火、土、金、水五行生克的变化，产生了寒、暑、燥、湿、风的气候更替，形成了万物生、长、化、收、藏的规律。人体有肝、心、脾、肺、肾五脏，五脏之气化生五志，产生了喜、怒、悲、忧、恐五种不同的情志活动。喜怒等情志变化，可以伤人五脏之气，寒暑等气候的变化，可以伤人体之形。暴怒伤人体之阴，暴喜伤人体之阳气。若气机逆乱而上行，充满经脉，导致阳气脱离形体而散失，出现昏厥或死亡。所以喜怒不加以节制，寒暑不善于调摄，生命就不能强固。阴极可以转化为阳，阳极可以转化为阴。所以冬季感受寒邪，春天就容易发生温病；春天感受风邪，夏季就容易发生腹泻；夏季感受暑邪，秋天就容易发生疟疾；秋季感受湿邪，冬天就容易发生咳嗽。

帝曰：余闻上古圣人，论理人

黄帝问道：我听说远古时代的圣人，研究人体的

---

[1] 阴胜则阳病，阳胜则阴病：指过用酸苦涌泄，则机体阳气损伤；过用辛甘发散药，则机体阴精耗损。后世医家对此又有发挥，认为阴邪偏胜，则伤人的阳气；阳邪偏胜，则伤人的阴气。

[2] 阳胜则热，阴胜则寒：指过用辛甘发散药，就产生热病；过用酸苦涌泄药，就产生寒病。后世医家对此又有发挥，认为阳邪胜伤人易致热病，阴邪胜伤人易致寒病。

[3] 动：动摇，指痉挛、眩晕等症状。

[4] 浮：此处指浮肿。

[5] 濡泻：指腹泻而黏滞不爽的疾病。

[6] 暴怒伤阴，暴喜伤阳：怒为肝志，暴怒伤肝，使肝气横逆而血乱，故伤阴；喜为心志，暴喜伤心，使心气弛缓而神逸，故伤阳。

[7] 厥气：指厥逆不顺之气。

形，列别脏腑，端络经脉[1]，会通六合[2]，各从其经；气穴[3]所发，各有处名；溪谷属骨[4]，皆有所起；分部逆从，各有条理；四时阴阳，尽有经纪[5]，外内之应，皆有表里。其信然乎？

岐伯对曰：东方生风，风生木，木生酸，酸生肝，肝生筋，筋生心，肝主目。其在天为玄（xuán）[5]，在人为道[7]，在地为化[8]。化生五味，道生智，玄生神[9]，神在天为风，在地为木，在体为筋，在脏为肝，在色为苍，在音为角（jué），在声为呼，在变动为握，在窍为目，在味为酸，在志为怒。怒伤肝，悲胜怒；风伤筋，燥胜风；酸伤筋，辛胜酸。

南方生热，热生火，火生苦，苦生心，心生血，血生脾。心主舌。其在天为热，在地为火，在

形态，辨别内在的脏腑，了解经脉的分布，把十二经脉分为表里相合的六对，并辨别其循行路线；气穴的出处，各有名称；肌肉以及关节，各有其起点；分属部位或逆或顺，各有条理；四时阴阳的变化，都有一定规律；外界环境与人体内部相关联，也都有表里相合的关系。以上这些说法都正确吗？

岐伯回答：东方是风气生发的地方，风气产生木气，促进草木生长，木气能生酸味，酸味能滋养肝气，肝气又能滋养筋脉，筋脉柔和又能生心脏，肝与目有密切关系，所以说肝主管目。五行的变化在自然界是深远微妙而无穷的，在人表现为认识事物的规律，在地表现为万物的生化。生化能产生一切事物；认识了事物的规律，就能产生出智慧；深远无边的宇宙，是变化莫测的。变化在天空中为风，在地面上为木，在人体为筋，在五脏为肝，在五色为青，在五音为角，在五声为呼，在疾病症状为抽搐痉挛，在孔窍为目，在五味为酸，在情志为怒。怒气伤肝，悲能抑制怒；风邪能伤筋，燥气能够抑制风气；过食酸味也能伤筋，辛味能抑制酸味。

南方产生热气，热盛而生火，火热能产生苦味，苦味能滋养心气，心气能生血，血充足，则又能生脾，心与舌有密切关系，所以说心主管舌。五行的变化在天为暑热，在地为火气，在人体为血脉，在五脏为心，在颜

[1]端络经脉：审查经脉相互联系的意思。
[2]会通六合：会，会合；通，贯通；六合，即十二经脉之阴阳配合。
[3]气穴：经气所注之处，即指穴位。
[4]溪谷属骨：肉之大会为谷；肉之小会为溪；属骨，为骨相连属处。
[5]经纪：同纲纪，比喻事物有纲有目，此处指阴阳变化的常规。
[6]玄：比喻天体变化深远微妙。
[7]在人为道：指人的生命活动，亦具有阴阳变化之理。
[8]在地为化：指阴阳变化之理，在地即表现为化生万物。化，生化，即生长化收藏。
[9]神：变化出乎自然，非人力所能左右的称为神，即所谓阴阳不测谓之神。

体为脉，在脏为心，在色为赤，在音为徵，在声为笑，在变动为忧，在窍为舌，在味为苦，在志为喜。喜伤心，恐胜喜；热伤气，寒胜热；苦伤气，咸胜苦。

中央生湿，湿生土，土生甘，甘生脾，脾生肉，肉生肺，脾主口。其在天为湿，在地为土，在体为肉，在脏为脾，在色为黄，在音为宫，在声为歌，在变动为哕（yuě），在窍为口，在味为甘，在志为思。思伤脾，怒胜思；湿伤肉，风胜湿；甘伤肉，酸胜甘。

西方生燥，燥生金，金生辛，辛生肺，肺生皮毛，皮毛生肾，肺主鼻。其在天为燥，在地为金，在体为皮毛，在脏为肺，在色为白，在音为商，在声为哭，在变动为咳，在窍为鼻，在味为辛，在志为忧。忧伤肺，喜胜忧；热伤皮毛，寒胜热；辛伤皮毛，苦胜辛。

北方生寒，寒生水，水生咸，咸生肾，肾生骨髓，髓生肝，肾主耳。其在天为寒，在地为水，在体为骨，在脏为肾，在色为黑，在音为羽，在声为呻，在变动为栗，在窍为耳，在味为咸，在志为恐。恐

色为赤，在五音为徵，在五声为笑，在疾病症状为忧心忡忡，在孔窍为舌，在五味为苦，在情志为喜。暴喜能伤心，恐惧能抑制喜；热能伤气，寒能抑制热；苦能伤气，咸味能抑制苦味。

中央产生湿气，湿能生土，土气能产生甘味，甘味能滋养脾气，脾气能滋养肌肉，肌肉丰满，肌肉又能养肺，脾与口有密切关系。五行的变化在天为湿气，在地为土气，在人体为肌肉，在五脏为脾，在五色为黄，在五音为宫，在五声为歌，在疾病症状为干哕，在孔窍为口，在五味为甘，在情志为思。思虑过度则伤脾，怒气能抑制思虑；湿气能伤肌肉，风气能抑制湿气；甘味能伤肌肉，酸味能抑制甘味。

西方产生燥气，燥能生金，金能产生辛味，辛味能滋养肺气，肺气又能滋养皮毛，皮毛润泽则能养肾，肺与鼻有密切关系。五行的变化在天为燥气，在地为金气，在人体为皮毛，在五脏为肺，在五色为白，在五音为商，在五声为哭，在疾病症状为咳嗽，在孔窍为鼻，在五味为辛，在情志为忧。过度忧伤能伤肺，喜能抑制忧；热气能伤皮毛，寒能抑制热；辛味能伤皮毛，苦味能抑制辛味。

北方产生寒气，寒能生水，水气能产生咸味，咸味能滋养肾气，肾气能滋长骨髓，骨髓充满，则又能养肝，肾与耳有密切关系。五行的变化在天为寒气，在地为水气，在人体为骨髓，在五脏为肾，在五色为黑，在五音为羽，在五声为呻，在疾病症状为战栗，在孔窍为耳，在五味为咸，在情志为恐。过度惊恐能伤肾，思能够抑制恐；寒能伤血，燥气能够抑制寒气；咸也能伤血，甘味能抑制咸味。

伤肾，思胜恐；寒伤血，燥胜寒；咸伤血，甘胜咸。

故曰：天地者，万物之上下也；阴阳者，血气之男女[1]也；左右[2]者，阴阳之道路也；水火者，阴阳之征兆也；阴阳者，万物之能始[3]也。故曰：阴在内，阳之守也，阳在外，阴之使也[4]。

帝曰：法阴阳奈何？岐伯曰：阳盛则身热，腠理闭，喘粗为之俯仰[5]，汗不出而热，齿干以烦冤[6]，腹满死，能冬不能夏。阴胜则身寒汗出，身常清，数栗而寒，寒则厥，厥则腹满死，能夏不能冬。此阴阳更胜之变，病之形能[7]也。

帝曰：调此二者奈何？岐伯曰：能知七损八益[8]，则二者可

所以说：天在上为阳，地在下为阴，万事万物的变化在天地之间；气属阳，血属阴，气与血都是阴阳相互作用而生成的；左与右是阴阳运行不息的道路；水性寒，火性热，是阴阳的象征；总之，阴阳的变化是万物生长的根本。阴阳既是相互对立的，又是互相为用的，阴气在内，为阳气镇守；阳气在外，为阴气役使。

黄帝问道：如何将阴阳变化的规律运用在医学上呢？岐伯回答：阳气偏盛，则身体发热，腠理紧闭，气粗喘促，呼吸困难，甚至身体俯仰，无汗而发热较甚，牙齿干燥，心中烦闷，如果见到腹部胀满，则是死证，此类病人在冬天尚能支持，而到了夏天就不能耐受了。阴气过盛，则身冷汗出，时常恶寒战栗，甚至手足厥逆，如果见手足厥逆而腹部胀满者，是死证，此类病人在夏天尚能支持，到了冬天就不能耐受了。这就是阴阳偏盛的变化以及疾病的临床表现。

黄帝问道：应该怎样调摄阴阳呢？岐伯回答：如果懂得了七损八益的原则，则人身的阴阳就可以调摄，如

---

[1]男女：此处借指男女形容阴阳相对。

[2]左右：人面向南，则左为东，右为西。古人认为太阳运动方向，由东到西，即从左到右。

[3]能始：能，"胎"的借字，胎始，本源的意思。

[4]阴在内，阳之守也；阳在外，阴之使也：阴气藏于内，为阳气之镇守；阳气行于外，为阴气之役使。说明阴为阳之基，阳为阴之用，阴阳二者为互根互用的关系。守，镇守；使，役使。

[5]俯仰：形容呼吸困难的状态。

[6]烦冤：烦乱郁闷。冤，同悗。

[7]能：通耐，耐受的意思。

[8]七损八益：为房中术，即有七种方式是损伤人体精气，有八种方法是补益人体精气的。

调,不知用此,则早衰之节也。年四十,而阴气自半也,起居衰矣。年五十,体重,耳目不聪明矣。年六十,阴痿,气大衰,九窍不利,下虚上实,涕泣俱出矣。故曰:知之则强,不知则老,故同出而名异耳。智者察同,愚者察异,愚者不足,智者有余,有余则耳目聪明,身体轻强,老者复壮,壮者益治。是以圣人为无为之事,乐恬淡之能,从欲快志于虚无之守,故寿命无穷,与天地终,此圣人之治身也。

天不足西北,故西北方阴也,而人右耳目不如左明也。地不满东南,故东南方阳也,而人左手足不如右强也。

帝曰:何以然?岐伯曰:东方阳也,阳者其精并[1]于上,并于上则上明而下虚,故使耳目聪明而手足不便[2]也。西方阴也,阴者其精并于下,并于下则下盛而上虚,故其耳目不聪明而手足便也。故俱感于邪,其在上则右甚,在下则左甚,此天地阴阳所不能全也,故邪居之。

果不懂得这个道理,就会发生早衰现象。一般的人,年龄到了四十岁,肾气已经衰减一半,起居动作也渐渐衰退;到了五十岁,身体觉得沉重,耳目也不灵敏了;到了六十岁,阴痿不用,阳气大衰,九窍功能减退,出现下虚上实的现象,会时常流眼泪和鼻涕。所以说:懂得养生调摄的人身体就强健,不懂得养生调摄的人身体就容易衰老;本来是同样的身体,结果却出现了强弱不同的两种情况。懂得养生之道的人,注意人与天地阴阳之气具有协调性;不懂得养生之道的人,只有出现了强壮与衰弱的不同结果时,才知道注意。不善于调摄的人,正气不足;而重视调摄的人,正气旺盛,耳目聪明,精力充沛,身体轻快强健,即使已经年老,仍可以保持身体强壮,而本来身体就强壮的人,就会更加强健了。所以圣人不做勉强的事情,不胡思乱想,顺其自然,有乐观愉快的态度,过着宁静的生活,使自己的精神保持无忧无虑的境界,所以能够寿命无穷,尽享天年。这是圣人的养生方法。

西北方的阳热之气不足,而阴寒之气偏盛,所以说西北方属阴,人也是如此,右侧耳目不及左侧的聪明;东南方的阴寒之气不足,而阳热之气偏盛,所以东南方属阳,人的左手足不及右边的灵活。

黄帝问道:这是什么道理呢?岐伯回答:东方属阳,左亦属阳,是阳气上升的方位,所以人体的精气集合于上部,下部的精气则虚弱,所以左侧耳目聪明但手足不灵活。西方属阴,右亦属阴,是阳气下降的方位,所以人体的下部较盛,上部的精气则虚弱,所以右侧耳目不聪明但手足灵活。虽然左右同样感受了外邪,但在上部则身体的右侧较重,在下部则身体的左侧较重,这是因为天地阴阳之气不能均衡,总会有偏盛或偏衰。同样,人的身体上也有上下、左右的不同,所以邪气就能乘虚而入,停留于体内形成疾病。

---

[1]并:聚合的意思。

[2]便:便利的意思。

故天有精，地有形，天有八纪[1]，地有五里[2]，故能为万物之父母。清阳上天，浊阴归地，是故天地之动静，神明为之纲纪，故能以生长收藏，终而复始。惟贤人上配天以养头，下象地以养足，中傍人事以养五脏。天气通于肺，地气通于嗌（yì），风气通于肝，雷气通于心，谷气通于脾，雨气通于肾。六经为川，肠胃为海，九窍为水注之气。以天地为之阴阳，阳之汗，以天地之雨名之；阳之气，以天地之疾风名之。暴气象雷，逆气象阳。故治不法天之纪，不用地之理，则灾害至矣。

天有无形的精气，地有有形的物质，能够与天气配合；天有立春、立夏、立秋、立冬、春分、秋分、夏至、冬至八个节气，地有东、南、西、北、中五个区域，与天气相配。天地阴阳之气相互交通，形成了万物。无形的清阳之气上升于天，有形的浊阴之气下归于地，所以天地的运动与静止，是由阴阳变化的规律所决定的，且能使万物春生、夏长、秋收、冬藏，终而复始，循环不休。懂得这些道理的人，法象天地自然，在上部配合天气以养头，在下部取象地气以养足，在中部傍人事以养五脏。天地间的各种现象与人体各脏腑经络之气相通应，天的轻清之气通于肺，地的水谷之气通于咽喉部，风木之气通于肝，雷火之气通于心，山谷之气通于脾，雨水之气通于肾。人体三阳、三阴六经经脉运行的气血，犹如地上的河流；肠胃贮藏饮食水谷，犹如大海；上下九窍为水津之气贯注之处。如果以天地的阴阳来比类人体，人身的阳气发泄的汗，犹如天之降雨；人体内的阳气，犹如天地间的疾风，流动不止；人的暴怒之气，犹如天之雷霆；人体中的逆上之气，犹如自然界的阳气向上蒸腾。所以调养身体而不效法于自然的规律，不懂得天有不同的节气，地有不同的地域，就会发生疾病。

故邪风之至，疾如风雨，故善治者，治皮毛，其次治肌肤，其次治筋脉，其次治六腑，其次治五脏。治五脏者，半死半生也。故天之邪气，感则害人五脏；水谷之寒热，感则害于六腑；地之湿气，感则害皮肉筋脉。

所以外感致病邪气侵袭人体，其速度之快如暴风骤雨，不仅会随时引发疾病，而且病情变化较为迅速。善于治病的医生，能抓住时机，在邪气刚侵入皮毛的时候，就给予治疗；技术较差的医生，在邪气侵入到肌肤时才给予治疗；再差一些的医生，则当邪气侵入筋脉时才给予治疗。更差一些的医生，待疾病侵入六腑时才给予治疗。最差的医生，直到邪气侵入五脏时才给予治疗。而当邪气深入五脏时，病势已经相当严重了，这时治疗起来会非常困难，治愈的希望也只有一半。所以自然界的邪气侵袭人体，可以伤害五脏；饮食寒热不当，就会损害人的六腑；感受地之湿气，就会伤害皮肉和筋脉。

---

[1] 八纪：指立春、立夏、立秋、立冬、春分、秋分、夏至、冬至八节大纪。

[2] 五里：指东、南、西、北、中五方之分里。

故善用针者，从阴引阳，从阳引阴[1]，以右治左，以左治右，以我知彼，以表知里，以观过与不及之理，见微得过[2]，用之不殆。

所以善于用针的医生，能够掌握阴阳的道理，通过针刺阴分而引出阳分的邪气，针刺阳分而引出阴分的邪气；针刺右侧以治疗左侧的疾病，针刺左侧以治疗右侧的疾病，以自己的正常状态来衡量病人的异常状态，通过在表的症状，了解内部的病变；并且判断病性的虚实状况，就能在疾病初起的时候，知道病邪之所在，依此施治，就不会发生错误。

善诊者，察色按脉，先别阴阳；审清浊，而知部分；视喘息，听音声，而知所苦；观权衡规矩[3]，而知病所主；按尺寸，观浮沉滑涩，而知病所生。以治无过，以诊则不失矣。

善于诊断疾病的医生，通过诊察病人的面色和脉象的变化，先辨别疾病的阴阳属性；审察五色的明润或晦暗，而知道疾病发生的部位；观察病人的呼吸，听病人发出的声音，可以得知他的痛苦所在；诊察四时脉象的变化，就能分析疾病在何脏腑；切按寸口，从其浮、沉、滑、涩，来了解疾病所产生的原因。这样在诊断上就不会有错误，治疗也就不会出现过失。

故曰：病之始起也，可刺而已；其盛，可待衰而已。故因其轻而扬之，因其重而减之，因其衰而彰之。形不足者，温之以气；精不足者，补之以味。其高者，因而越之；其下者，引而竭之；中满者，泻之于内。其有邪者，渍形以为汗；其在皮者，汗而发之；其慓（piāo）悍者，按而收之；其实者，散而泻之。审其阴阳，以别柔刚。阳病治阴，

所以说，在疾病初起的时候，用针刺方法就可治愈；在病势正盛的时候，要等到病势稍微衰退后，再行针刺治疗方能取效。如果病情较轻，可以使用发散轻扬的方法治疗；如果病情较重，可以使用逐渐消减的方法治疗；如果疾病属于正气衰弱的虚证，可以采用补益的方法治疗。如果形体虚弱，要用益气的药物加以温补；如果阴精不足，要用厚味的药物来滋补。如果病位在上，可以用吐法；如果病位在下，可以用泻法、利法；如果病位在中部，出现胀满症状的，可以用辛开苦降的方法；如果邪气在表，可用药汤洗浴的方法，发汗而祛邪；如果邪气在皮毛，可以用汗法发散邪气；如果病势暴急，要察清病情，迅速加以控制；如果疾病属于实证，邪气在表可以用散法，邪气在里可以用泻法。通过审察疾病的阴阳属性，从而分

[1] 从阴引阳，从阳引阴：引，针刺引导经络之气。阴、阳在此含义较广，阴泛指内脏、五脏、阴经、胸腹部、下部等；阳泛指体表、六腑、阳经、背部、上部等。由于人身的阴阳气血是内外上下交相贯通的，所以针刺阳分或阴分可以调节相对一方的虚实。

[2] 见微得过：指在疾病初起的时候，就要通过在外的细微变化、表现，以诊察病变的所在。微，作疾病之微解释；过，指过失，即疾病之所在。

[3] 权衡规矩：即诊察脉象应结合四时阴阳的变化。

阴病治阳。定其血气，各守其乡，血实宜决之，气虚宜掣引之[1]。

别采用滋补和攻泻的药物治疗。阳病应当治阴，阴病应当治阳。确定病邪在气在血，要防止血病伤气，气病伤血。对于血瘀属实的病证，应当采用刺血疗法；对于气虚不足的病证，应当采用导引疗法。

阴阳离合论篇第六

黄帝问曰：余闻天为阳，地为阴，日为阳，月为阴。大小月三百六十日成一岁，人亦应之。今三阴三阳不应阴阳，其故何也？

岐伯对曰：阴阳者，数（shǔ）[2]之可十，推[3]之可百，数之可千，推之可万，万之大不可胜数，然其要一也。天覆地载，万物方生，未出地者，命曰阴处[4]，名曰阴中之阴；则出地者，命曰阴中之阳[5]。阳予之正，阴为之主[6]。故生因春，长因夏，收因秋，藏因冬。夫常则天地四塞[7]。阴阳之变，其在人者，亦数之可数。

黄帝问道：我听说天属阳，地属阴，日属阳，月属阴，大月和小月合起来共三百六十天而成为一年，人体也应当与此相应。但是，人体却称为三阴三阳，和天地阴阳之数不相符合，这是什么道理呢？

岐伯回答：天地阴阳的应用范围极其广泛，阴阳又具有可分性，经过进一步推演，可以由一到十，由十到百，由百到千，由千到万，甚至推演到无穷无尽，然而总的原则仍是阴阳的对立统一。天地之间的阴阳之气相互交通，生成了万物。当万物初生，未长出地面的时候，叫作居于阴处，称之为阴中之阴；如果已经长出地面的，叫作阴中之阳。阳气是万物生发的动力，阴气是万物成形的基础。所以万物的发生，因于春气的温暖；万物的盛长，因于夏气的炎热；万物的收成，因于秋气的清凉；万物的闭藏，因于冬气的寒冷。如果四时阴阳失序，气候变化无常，天地之间生、长、收、藏的变化就要停止。这种阴阳变化的道理，对人来说，也是有一定规律可循的，并且是可以推算出来的。

帝曰：愿闻三阴三阳之离合

黄帝说：我希望听您讲一讲三阴经与三阳经的离合

[1] 气虚宜掣引之：气虚的，宜采用升提补气的方法治疗。掣，牵引，升提的意思。

[2] 数：计数。

[3] 推：推广演绎。

[4] 阴处：即伏居于地下。

[5] 则出地者，命曰阴中之阳：万物以已出地面和未出地面来分阴阳，未出地面者属阴，已出地面者属阳，刚出地面，故曰阴中之阳。

[6] 阳予之正，阴为之主：意为阳气赋予万物生机，阴气给予万物形体。予，同与；正，即正气，此指生机，有阳气，万物才能生长；主，即主持，阴主其质，有阴气的供养，万物才能成形。

[7] 天地四塞：指天地间生长收藏的变化停止。塞，停止的意思。

也。岐伯曰：圣人南面而立，前曰广明[1]，后曰太冲[2]。太冲之地，名曰少阴，少阴之上，名曰太阳[3]，太阳根起于至阴，结于命门[4]，名曰阴中之阳。中身而上，名曰广明。广明之下，名曰太阴。太阴之前，名曰阳明。阳明根起于厉兑，名曰阴中之阳。厥阴之表，名曰少阳。少阳根起于窍阴，名曰阴中之少阳。是故三阳之离合也，太阳为开，阳明为阖，少阳为枢。三经者，不得相失也，搏而勿浮，命曰一阳。

帝曰：愿闻三阴。岐伯曰：外者为阳，内者为阴，然则中为阴，其冲在下，名曰太阴，太阴根起于隐白，名曰阴中之阴。太阴之后，名曰少阴，少阴根起于涌泉，名曰阴中之少阴。少阴之前，名曰厥阴，厥阴根起于大敦，阴之绝阳，名曰阴之绝阴。是故三阴之离合也，太阴为开，厥阴为阖，少阴为枢。三

情况。岐伯说：圣人面向南方站立，南为阳，北为阴，人面向南，所以人体前部为阳，称为广明，人体后面为阴，称为太冲。行于太冲部位的经脉，叫作少阴经，在少阴经上面的经脉，名叫太阳经，太阳经的下端起于足小趾外侧的至阴穴，上端结于目内眦的睛明穴。因为太阳为表，少阴为里，所以称太阳经为阴中之阳。以人体上下部分划分阴阳，上半身属于阳，称为广明，下本身属于阴，称为太阴，太阴经前面的经脉，叫作阳明经，阳明经的下端起于足二趾端的厉兑穴，因为阳明经与太阴经相合，互为表里，所以称阳明经为阴中之阳。厥阴为里，少阳为表，少阳经下端起于足四趾外端的窍阴穴，因少阳居厥阴之表，所以称为阴中之少阳。因此，三阳经的离合情况，分开来说，太阳主表为开，阳明在里为合，少阳介于表里之间为枢。但是三者之间是相互紧密联系的，是协调统一的，反映在脉象上表现为搏动有力而不过浮，所以合称为一阳。

黄帝说：愿意再听您讲一讲三阴的离合情况。岐伯说：在肢体外侧的经脉属于阳，在肢体内侧的经脉则属于阴，所以在内的经脉称为阴经，行于冲脉上部的经脉称为太阴经，太阴经的下端起于足大指内侧的隐白穴，太阴经又称为阴中之阴。太阴经后面的经脉，称为少阴经，少阴经的下端起于足心的涌泉穴，少阴经为阴中之少阴。少阴经前面的经脉，称为厥阴经，厥阴经的下端起于足大趾端的大敦穴，由于这条经脉有阴而无阳，所以称之为阴之绝阴。因此，三阴经之离合情况，分开来说，太阴为三阴之表为开，厥阴在里为阖，少阴位于太阴、厥阴之间为枢。但三者之间是紧密联系、协调统一的，反映在脉象上表现为搏动

[1] 广明：阳盛的样子，此指属阳的部位。以身体前后而言，则前为广明；以身体上下而言，则上半身为广明。

[2] 太冲：指属阴的部位。

[3] 少阴之上，名曰太阳：少阴与太阳互为表里，少阴在里，太阳在表，阴气在下，阳气在上，故称"少阴之上，名曰太阳"。

[4] 命门：此处指睛明穴。

经者，不得相失也，搏而勿沉，名曰一阴。阴阳霪（chòng）霪[1]，积传为一周，气里形表而为相成也。

有力而又不过于沉伏，所以三阴合起来称为一阴。阴阳之气，运行不息，递相传注于全身，这样，气运行于里而形立于表，形气二者是相辅相成的。

阴阳别论篇第七

黄帝问曰：人有四经[2]十二从[3]，何谓？岐伯对曰：四经应四时，十二从应十二月，十二月应十二脉。

黄帝问道：人有四经十二从，这是什么意思？岐伯回答：四经，是指人体的肝、心、肺、肾与四时的春、夏、秋、冬相应的正常脉象；十二从，是指与十二个月相应的十二经脉。

脉有阴阳，知阳者知阴，知阴者知阳。凡阳有五[4]，五五二十五阳[5]。所谓阴者，真脏也，见则为败，败必死也。所谓阳者，胃脘（wǎn）之阳也。别于阳者，知病处（chù）也；别于阴者，知死生之期。三阳在头，三阴在手[6]，所谓一也。别于阳者，知病忌时；别于阴者，知死生之期。谨熟阴阳，无与众谋。所谓阴阳者，去

脉有阴阳之分，了解了什么是阳脉，就能知道什么是阴脉，了解了什么是阴脉，就能知道什么是阳脉。阳脉有五种，分别代表五脏的正常脉象，就是肝脉微弦，心脉微钩，脾脉微缓，肺脉微毛，肾脉微石，五时各有五脏的阳脉，所以五时配合五脏，则为二十五种阳脉。所谓阴脉，是指脉中没有胃气的真脏脉，真脏脉反映五脏中的真气已经暴露出来，出现衰竭之象，就必然会引起死亡。所谓阳脉，就是指脉中有胃气，脉象从容和缓。辨别阳脉的情况，就可以知道疾病发生的部位；辨别真脏脉的情况，就可以推断出死亡的日期。诊察三阳经脉的虚实变化，其部位在颈部的人迎脉，诊察三阴经脉的虚实变化，其部位在手腕部的寸口脉，虽然诊的部位不同，但是这两处脉是相互补充、相互统一的。辨别阳脉时，可以根据自然界时令气候的变化规律推断出疾病的轻重变化；辨别阴脉时，可以知道病人的死生日

[1] 霪霪：往来流行不息的意思。

[2] 四经：指四时正常的脉象，即春脉弦、夏脉洪、秋脉浮、冬脉沉。

[3] 十二从：指手足三阴三阳之十二经脉，从手太阴肺经起顺行至足厥阴肝经，与一年的十二个月相应。从，顺从之意。

[4] 阳有五：指阳脉有五种。阳，指阳脉，即胃气冲和之脉。五，指春微弦，夏微钩，长夏微缓，秋微毛，冬微石。

[5] 五五二十五阳：指五脏在五时各有正常的脉象。如春时感心、肝、脾、肺、肾之脉皆有微弦之胃脉，夏时感心、肝、脾、肺、肾之脉皆有微钩之胃脉等。

[6] 三阳在头，三阴在手：指诊人迎可以察三阳经的虚实，诊寸口可以察三阴经的虚实。在，作"察"解；头，指位于颈部的人迎脉；手，指位于手腕部的寸口脉。

者为阴，至者为阳；静者为阴，动者为阳；迟者为阴，数（shuò）者为阳。

凡持真脉之脏脉者，肝至悬绝[1]急，十八日死；心至悬绝，九日死；肺至悬绝，十二日死；肾至悬绝，七日死；脾至悬绝，四日死。

曰：二阳[2]之病发心脾，有不得隐曲[3]，女子不月；其传为风消[4]，其传为息贲[5]者，死不治。

曰：三阳为病发寒热，下为痈肿，及为痿厥腨（shuàn）㾓（yuān）[6]；其传为索泽[7]，其传为㿉疝（shàn）[8]。

曰：一阳发病，少气善咳善泄；其传为心掣[9]，其传为隔。二阳一阴发病，主惊骇（hài）背痛，善噫善欠，名曰风厥。二阴一阳发病，善胀，心满善气[10]。三阳三阴发

期。谨慎而熟练地辨别阴脉与阳脉，临床应用时就不会出现疑惑而需要同他人商量了。所谓脉象的阴阳，还有其他的含义，脉去时称为阴，脉来时称为阳；脉象沉静属阴，脉象躁动属阳；脉搏频率慢的为阴，脉搏频率快的为阳。

凡是诊脉见到无胃气的真脏脉，如肝脉孤悬，胃气断绝，十八日之后便会死亡；心脉来时胃气断绝，九日之后便会死亡；肺脉来时，胃气断绝，十二日之后便会死亡；肾脉来时，胃气断绝，七日之后便会死亡；脾脉来时，胃气断绝，四日之后便会死亡。

一般地说，阳明经发病，可影响心脾，病人往往会有大小便不通畅的感觉，女子就会出现月经不调，甚至经闭；疾病日久传变，可导致身体发热、瘦削干枯，成为风消病；或者呼吸短促，喘息胸闷，形成息贲病，疾病发展到这种程度，是较难治疗，甚至会导致死亡的。

一般地说，太阳经发病，多有发热恶寒的症状，或者下肢痈肿，或者出现两足痿弱无力的痿厥病，或者出现腿肚酸胀疼痛。疾病日久传变，会引发皮肤干燥而不润泽，或发生阴囊肿痛的㿉疝病。

一般地说，少阳经发病，往往会出现气少无力，容易患咳嗽或泄泻。疾病日久传变，或出现心掣病，或饮食不下，大小便阻塞不通的隔病。阳明经与厥阴经同时发病，出现易受惊骇，背部疼痛，时常嗳气、打呵欠的症状，叫作风厥病。少阴经和少阳经同时发病，则会出现腹部及两胁胀满，心下满闷，时时叹气

[1] 悬绝：指脉来孤悬将绝，胃气衰败之象。
[2] 二阳：指阳明经脉，包括手阳明大肠和足阳明胃经。
[3] 隐曲：此处指大小便。
[4] 风消：病名。因热生风而津液消烁枯竭，肌肉消瘦。
[5] 息贲：指喘息气逆。
[6] 腨㾓：指腓肠肌酸痛不适。腨，即腿肚；㾓，酸痛的意思。
[7] 索泽：指精血津液枯竭而致皮肤干燥不润泽。
[8] 㿉疝：即阴囊肿痛之病。
[9] 心掣：即心悸。
[10] 善气：指时常太息。

病，为偏枯痿易[1]，四肢不举。

鼓一阳[2]曰钩，鼓一阴曰毛，鼓阳胜急曰弦（xián），鼓阳至而绝曰石，阴阳相过曰溜（liù）[3]。

阴争于内，阳扰于外，魄汗未藏，四逆而起，起则熏肺，使人喘鸣。阴之所生，和本[4]曰和。是故刚与刚，阳气破散，阴气乃消亡。淖（nào）则刚柔不和，经气乃绝。

死阴[5]之属，不过三日而死；生阳[6]之属，不过四日而死[7]。所谓生阳死阴者，肝之心谓之生阳，心之肺谓之死阴，肺之肾谓之重阴，肾之脾谓之辟（bì）阴[8]，死不治。

结阳者，肿四肢。结阴者，便血一升，再结二升，三结三

的症状。太阳经和太阴经同时发病，则会出现半身不遂的偏枯病，或肌肉松弛，痿弱无力，或者四肢不能举动。

脉搏动有力，来时旺盛，去时衰弱，这种脉象叫作钩脉；脉的搏动稍显无力，来势轻虚而浮，这种脉象叫作毛脉；脉搏有力而紧张，如按琴弦，这种脉象叫作弦脉；脉搏有力而需重按，轻按时却取不到，这种脉象叫作石脉；脉的搏动，柔和有力，来去自如，这种脉象叫作溜脉，也称作滑脉。

阴阳失去平衡，阴气胜于内，使五脏功能紊乱，阳气浮于外，使皮肤腠理不能固密，汗出不止，出现四肢厥冷，同时也会扰动肺气，引起喘鸣的症状。阴气之所以能不断地生化，是由于阴阳的平衡，且阳气固密。如果阳气太盛，阳气破散于外，阴气也随之消亡；如果阴气太盛，阴阳不和，独阴不长，会使经脉气血败绝。

属于死阴一类的病，不过三日就会死亡；属于生阳一类的病，不超过四天就会痊愈。所谓生阳，就是疾病按五行相生的顺序发展变化，例如肝病传心，为木生火，得其生气，叫作生阳；所谓死阴，就是疾病按照五行相克的顺序发展变化，例如心病传肺，为火克金，金被火消亡，叫作死阴。此外，肺病传肾，肺、肾同属阴脏，从阴传阴，叫作重阴病；还有肾病传脾，疾病发展变化的顺序与五行相克的顺序相反，肾水反侮脾土的现象，叫作辟阴病，是不治的死证。

邪气郁结于阳经，阳经的气血郁滞不畅，引起四肢浮肿；邪气郁结于阴经，阴经的气血郁滞不畅，则会出

[1] 易：变易。
[2] 鼓一阳：鼓，指脉搏跳动。一阳，指脉搏形态而言，有力为阳，稍微有力称一阳。
[3] 溜：溜脉，其象如水流滑利。
[4] 和本：即阴阳平衡之意。本，指阴阳。
[5] 死阴：指五脏的病变按相克的次序传变，毫无生机。
[6] 生阳：指五脏的病变按相生的次序传变，还有生机。
[7] 四日而死：新校正云："按别本作'四日而生'。"可从之。
[8] 辟阴：指肾脏的病邪传到脾脏。辟，此有反克的意思。肾属水，脾属土，土本克水，今肾反伤脾，故称为"辟阴"。

升。阴阳结斜[1]，多阴少阳曰石水[2]，少腹肿，二阳结谓之消，三阳结谓之隔，三阴结谓之水，一阴一阳结谓之喉痹。

现大便下血，郁者较轻的，便血量少，稍重者便血量多，重者会出现大量便血；阴经阳经的气血都有郁滞，而偏重于阴经方面的，就会发生石水病，表现为少腹肿胀；如果阳明经的气血郁滞不畅，则大肠与胃受病，形成消渴病；如果太阳经的气血郁滞不畅，则膀胱与小肠受病，会出现大小便闭塞的隔病；如果太阴经的气血郁滞不畅，则肺与脾受病，多表现为水肿；如果少阳、厥阴两经的气血郁滞不畅，则肝胆受病，多为喉肿而闭阻气道的喉痹病。

阴搏阳别[3]谓之有子。阴阳虚肠澼死。阳加于阴谓之汗。阴虚阳搏谓之崩[4]。三阴俱搏，二十日夜半死；二阴俱搏，十三日夕时死；一阴俱搏，十日死。三阳俱搏且鼓，三日死；三阴三阳俱搏，心腹满，发尽不得隐曲，五日死；二阳俱搏，其病温，死不治，不过十日死。

诊脉时，如果妇女的尺脉搏动有力，与寸脉有明显的区别，这是妊娠的脉象；阴阳脉都表现出虚弱无力，又患有大便脓血的肠澼病，是不能治愈的死证；如果在阴脉的部位出现阳脉的脉象，这是里热熏蒸的表现，会有汗出过多的表现；如果沉取明显不足，而浮取脉象旺盛，为火迫血行，妇人表现为血崩。手太阴肺与足太阴脾之脉，都搏击于指下，则病人大约会在二十天后的半夜时死亡；手少阴心与足少阴肾之脉，都搏击于指下，则病人大约会在十三天后的傍晚时死亡；手厥阴心包经与足厥阴肝经之脉，都搏击于指下，则病人大约会在十天后死亡；足太阳膀胱经与手太阳小肠经之脉，都搏击于指下，且鼓动较甚，病人大约三天后就会死亡；手足太阳、太阴四条经脉的搏动有力且太过，腹部极度胀满，阴阳之气发泄已尽，大小便闭塞不通，病人大约会在五天后死亡；足阳明胃与手阳明大肠之脉，都搏击于指下，若是患有温病的人出现这种脉象，那么是无法治疗的死证，不会超过十天就要死亡。

---

[1] 斜：通邪，即邪气。

[2] 石水：水肿病的一种。

[3] 阴搏阳别：阴即少阴脉，搏即搏击应手，阳别即寸脉搏动异常。

[4] 崩：下血多而速，谓之崩。

卷第三

灵兰秘典论篇第八

黄帝问曰：愿闻十二脏之相使[1]，贵贱[2]何如？岐伯对曰：悉乎哉问也！请遂言之。心者，君主之官也，神明[3]出焉。肺者，相傅之官，治节[4]出焉。肝者，将军之官，谋虑出焉。胆者，中正之官，决断出焉。膻（dàn）中[5]者，臣使之官，喜乐出焉。脾胃者，食廪（lǐn）[6]之官，五味出焉。大肠者，传道之官，变化出焉。小肠者，受盛之官，化物出焉。肾者，作强（qiáng）[7]

黄帝问道：我想听一听人体十二脏腑的生理功能以及它们之间的相互关系，是否有高低贵贱之分呢？岐伯回答：您问得真详细呀！请让我介绍一下。心是人体的主宰，就像君主一样，它主导和统帅全身各脏腑的功能活动，并且人体的精神意识思维活动也由心而产生。肺的位置在心旁边，像是辅佐君主治理国家的宰相，主一身之气而调节全身的活动。肝具有决断、谋虑的作用，如同将军一样的勇武，人们的深谋远虑，就是肝的重要功能之一。胆如同中正之官，人们能对事物做出评判与决定，都是从胆发出来的。膻中，也就是心包，它维护心脏并接受命令，如同内臣一样，心志的喜乐，可以靠心包传达出来。脾和胃，有接受饮食和消化饮食的功能，比作主管粮食的官职，是仓廪之官，饮食物靠它们的作用得以消化、吸收和运输。大肠是传化糟粕的通道，所以称之为传道之官，它能传送食物的糟粕，使其变化为粪便排出体外。小肠接受胃中下行的食物而进一

---

[1] 相使：相互联系，相互为用。使，联系，使用。

[2] 贵贱：这里是主从的意思，指脏腑功能的主次之分。

[3] 神明：此指心所主的人的精神、意识、思维活动。

[4] 治节：治理调节。比喻肺佐心以调气血、行营卫、治理诸脏的功能。

[5] 膻中：指心包络。

[6] 食廪：储藏未脱壳的谷粒为仓，储藏已脱壳的谷粒为廪。

[7] 作强：指精力充沛，强于所用。

之官，伎巧[1]出焉。三焦者，决渎（dú）[2]之官，水道出焉。膀胱者，州都[3]之官，津液藏焉，气化则能出矣。凡此十二官者，不得相失也。故主明则下安，以此养生则寿，殁（mò）世不殆，以为天下则大昌。主不明则十二官危，使道[4]闭塞而不通，形乃大伤，以此养生则殃（yāng），以为天下者，其宗大危，戒之戒之！

步消化吸收，所以称它为受盛之官。肾中储藏的精气，可以化生骨髓而滋养骨骼，使人体强壮有力，精巧能干，发挥强力而产生各种技巧，所以称之为作强之官。三焦，可以通调全身水道，人体水液的正常排泄都离不开三焦的作用，所以称三焦为决渎之官。膀胱蓄藏津液，通过气化作用，将尿液排出体外，如同州都之官。以上十二脏腑，虽有不同的分工，但它们的作用必须协调统一，而不能相互脱节。所以心的主宰作用十分重要，君主如果英明，则下属也会安定正常，十二脏腑才会很好的发挥功能作用。用这样的道理来养生，就可以使人长寿，终生不会发生较为严重的疾病。如果这样治理天下，就会使国家昌盛繁荣。相反，如果心的功能失常，那么包括其本身在内的十二脏腑的功能就会紊乱失常，各脏腑发挥正常作用的途径闭塞不通，形体就要受到严重伤害。用这种方法来养生，只会招致灾殃，缩短寿命。同样，以这种方法来治理天下，那政权就会动摇，国家就有败亡的可能，千万要警惕呀！

至道在微，变化无穷，孰知其原！窘（jiǒng）[5]乎哉，消[6]者瞿（jù）瞿[7]，孰知其要。闵（mǐn）闵[8]之当，孰者为良！恍惚之数，生于毫氂（lí）[9]，毫氂之数，起于度量，千之万之，可以益大，推之大之，其形乃制。

至深的道理是微妙难测的，其变化也是没有穷尽的，谁能清楚地知道它的本源？实在是困难得很呀！有学问的人勤勤恳恳地探讨和研究它，可是谁能知道它的精华之处呢？虽然深深地忧虑着那些理论的晦涩难懂，但是谁又能了解它的精华所在呢？复杂的事物都是建立在简单的事物之上的，虽然起于毫厘，但把它们千万倍地积累与扩大，不断地繁衍与延伸，就演变成了形形色色的世界。

---

[1] 伎巧：指人的智巧能力。伎，通技。
[2] 决渎：即疏通水道之意。决，开决；渎，水道。
[3] 州都：通洲渚，是水湿聚集的地方。
[4] 使道：指联系十二脏腑的气血运行通道。
[5] 窘：困难的意思。
[6] 消：《黄帝内经太素》作"肖"，肖，小、微的意思。
[7] 瞿瞿：《黄帝内经太素》作"濯濯"，不易审察的意思。
[8] 闵闵：王冰注："深远也。"
[9] 毫氂：形容极微小。氂，同厘。

黄帝曰：善哉，余闻精光[1]之道，大圣之业，而宣明大道，非斋戒择吉日，不敢受也。黄帝乃择吉日良兆，而藏灵兰之室，以传保焉。

黄帝说：讲得很好啊！我听到了精纯明澈的道理，这真是安邦定国、养生长寿的根本啊。对于这明白而宏大的理论，如果不斋戒沐浴，专心修省并且选择吉日良辰，实在不敢接受它。于是，黄帝便选择了吉日良辰，把这些著作珍藏在灵台兰室保存起来，以便流传后世。

六节藏象论篇第九

黄帝问曰：余闻天以六六之节[2]，以成一岁，人以九九制会[3]，计人亦有三百六十五节[4]，以为天地久矣，不知其所谓也？岐伯对曰：昭乎哉问也！请遂言之。夫六六之节、九九制会者，所以正天之度[5]、气之数[6]也。天度者，所以制日月之行也；气数者，所以纪[7]化生之用也。天为阳，地为阴；日为阳，月为阴；行有分纪[8]，周有道理[9]。日行一度，月行十三度而有奇焉，故大小月

黄帝问道：我听说天体的运行是以六个甲子周构成一年，人体以九九极数的变化来配合天度，而人又有三百六十五节，与天地相应，这些说法，已听到很久了，但不知是什么道理？岐伯回答：您提的问题很高明啊！请让我就此问题谈谈看法。六六之节和九九制会，是用来确定天度和气数的。天度，是计算日月行程的。气数，是标志万物化生之用的。天属阳，地属阴，日属阳，月属阴。它们的运行有一定的轨道和秩序。每一昼夜，日行一度，月行十三度有余，所以大月、小月合起来三百六十五天成一年，由于月份的不足，节气有盈余，于是产生了闰月。确定了岁首冬至并以此为开始，用圭表测量日影长度的变化，计算日月运行的度数，并根据日月的运行而推算节气的盈余，直到岁尾，整个天度的变化就可以完全计算出来了。

---

[1] 精光：纯粹光明的意思。

[2] 六六之节：指六个甲子以成一年。古人以十天干和十二地支两两相配之法纪日，六十日为一个周期，即一个甲子，是为一节。"六六"，就是六个甲子，为一年。

[3] 人以九九制会：指人与地以九窍、九州为准度，以配合天之六六之节。

[4] 节：指腧穴，是人体气血交会出入的地方。

[5] 天之度：指周天365度。

[6] 气之数：指一年二十四节气的常数。

[7] 纪：通记，标记的意思。

[8] 分纪：即天体所划分的区域和度数。

[9] 周有道理：指日月环周的运行有一定的轨道。周，指环周；道理，指轨道。

三百六十五日而成岁，积气余而盈
闰矣。立端[1]于始，表正[2]于中，
推余于终，而天度毕矣。

帝曰：余已闻天度矣。愿闻气
数何以合之？岐伯曰：天以六六为
节，地以九九制会，天有十日[3]，
日六竟而周甲[4]，甲六复而终岁，
三百六十日法也。夫自古通天者，
生之本，本于阴阳。其气九州九窍，
皆通乎天气。故其生五，其气三。
三而成天，三而成地，三而成人，
三而三之，合则为九。九分为九野，
九野为九脏，故形脏四[5]，神脏
五[6]，合为九脏以应之也。

帝曰：余已闻六六、九九之会
也，夫子言积气盈闰，愿闻何谓
气？请夫子发蒙解惑焉。岐伯曰：
此上帝所秘，先师传之也。

帝曰：请遂闻之。岐伯曰：五

黄帝说：我已经明白了天度的道理，还想知道气
数是怎样与天度配合的。岐伯说：天以六个甲子周期
为一周天，地以九九之数，配合天道的准度。天有十
干，代表十日，十天干循环六次而成一个甲子周，六
个甲子就是一年，这是三百六十日的计算方法。从古
至今，一切生命都与自然相关联，生命的根本源于阴
阳的变化。地的九州，人的九窍，都与天气相通。因
天地阴阳之气的运动变化，产生了木、火、土、金、
水五行和三阴三阳之气。三气合而成天，三气合而成
地，三气合而成人，合而成为九气，在地划分为九州，
在人体划分为九脏，也就是胃、大肠、小肠、膀胱四
个盛贮有形物质的"形脏"和肝、心、脾、肺、肾五
个藏精神的"神脏"，合为九脏，与天度节气相应。

黄帝说：我已经明白了"六六""九九"配合的道
理，但您说气的盈余积累成为闰月，我想听您讲一下
什么叫作气？请您来启发我的蒙昧，消除我的疑惑！
岐伯说：这是前代帝王所保密珍藏的理论，是我的先
师传授给我的。

黄帝说：就请您详细地讲给我听吧。岐伯说：五

---

[1] 立端：即确定岁首。端，指岁首，即冬至节。

[2] 表正：指古代天文仪器，用以测量太阳射影角度，来确定日月的行程和校正时令的节气。表，即圭表，
正，校正或确定的意思。

[3] 天有十日：天，指天干。古代天干纪日，天干有十，所以说天有十日。

[4] 日六竟而周甲：即十个天干和十二地支（子、丑、寅、卯、辰、巳、午、未、申、酉、戌、亥）相合，
凡六十日为甲子的一周，甲子经过六周，称为周甲。

[5] 形脏四：指藏有形之物的4个脏器，即胃、大肠、小肠、膀胱。

[6] 神脏五：指藏神的5个脏器，即五脏。

日谓之候，三候谓之气，六气谓之时，四时谓之岁，而各从其主治焉。五运相袭，而皆治之，终朞（jī）[1]之日，周而复始，时立气布[2]，如环无端，候亦同法。故曰：不知年之所加，气之盛衰，虚实之所起，不可以为工矣。

帝曰：五运之始，如环无端，其太过不及如何？岐伯曰：五气更立，各有所胜，盛虚之变，此其常也。帝曰：平气何如？岐伯曰，无过者也。帝曰：太过不及奈何？岐伯曰：在经有也。

帝曰：何谓所胜？岐伯曰：春胜长夏，长夏胜冬，冬胜夏，夏胜秋，秋胜春，所谓得五行时之胜，各以气命其脏。帝曰：何以知其胜？岐伯曰：求其至也，皆归始春，未至而至，此谓太过，则薄所不胜，而乘所胜也，命曰气淫。至而不至，此谓不及，则所胜妄行，而所生受病，所不胜薄之也，命曰气迫。所谓求其至

日称为一候，三候称为一气，六气称为一时，四时称为一岁。一年四时，各随其五行的配合而分别当旺。五运是以木、火、土、金、水五行随时间的变化而轮流主宰气候变化的。到一年终结时，再从头开始循环。一年分为四时，四时分布节气，逐步推移，如环无端，节气中再分候，也是这样推移下去。所以说，不了解一年中的客气加临、气的盛衰、虚实的起因等情况，就不能成为高明的医生。

黄帝问：五运之气的更迭推移，周而复始，如环无端，它的太过与不及是怎样的呢？岐伯答：五运之气更迭主宰时令，所以会有旺盛之时，也有相互克制之时，从而产生了太过、不及，以及盛衰的变化，这是正常的现象。黄帝问：平气是怎样的呢？岐伯答：就是没有太过和不及。黄帝问：太过和不及的情况怎样呢？岐伯答：这些情况在经书中都有所记载。

黄帝问：什么是所胜？岐伯答道：春胜长夏，长夏胜冬，冬胜夏，夏胜秋，秋胜春，这就是五行之气的相互克制在季节的情况。同时，四时五行之气的属性也会影响到人体各脏。黄帝问：怎样知道它们之间的相胜情况呢？岐伯答道：首先要推求气候到来时间的早晚。一般从立春开始向下推算。如果时令未到而相应的气候先期到来，称为太过。某气太过，就会侵犯自己所不胜之气，而加倍克制自己所胜之气，这就叫作气淫。如果时令到来而气候未到，称为不及。某气不及，就不能克制所胜之气而使其妄行，而所生之气，因缺乏资助而困弱，自己所不胜之气，则更会加以侵迫，这就叫作气迫。想要知道太过和不及，就是要根据时令推算气候到来的早晚，要谨慎严格地按照四时交替顺序去观察时令的变化，才能够准确地进行预期。如果搞错了时令或违

[1] 朞：一周年的意思。
[2] 时立气布：即岁立四时，时布节气的意思。

者，气至之时也。谨候其时，气可与期，失时反候，五治不分，邪僻内生，工不能禁也。

帝曰：有不袭乎？岐伯曰：苍天之气，不得无常也。气之不袭，是谓非常，非常则变矣。帝曰：非常而变奈何？岐伯曰：变至则病，所胜则微，所不胜则甚，因而重感于邪，则死矣。故非其时则微，当其时则甚也。

帝曰：善。余闻气合而有形，因变以正名。天地之运，阴阳之化，其于万物，孰少孰多，可得闻乎？岐伯曰：悉哉问也，天至广不可度，地至大不可量。大神灵问[1]，请陈其方。草生五色，五色之变，不可胜视；草生五味，五味之美，不可胜极，嗜欲不同，各有所通。天食人以五气，地食人以五味。五气入鼻，藏于心肺，上使五色修明，音声能彰。五味入口，藏于肠胃，味有所藏，以养五气，气和而生，津液相成，神乃自生。

反了时令与气候相合的关系，就不能分辨出五行之气当旺的时间，那么，当邪气内扰，病及于人的时候，虽然有高明的医生，也难以控制疾病的产生和传播。

黄帝问：五行之气会有不按次序更替而紊乱的情况吗？岐伯答：自然界的五行变化，不能没有规律。五行之气不按照次序而相交替，就是反常，反常就会使人发生病变。黄帝问：反常会发生怎样的变异？岐伯回答：变异之气会导致疾病的产生。如果某一时令出现的反常气候，为当旺之气之所胜者，疾病就较轻微；如果为当旺之气之所不胜者，疾病就较深重；如果同时感受其他邪气，则会造成死亡。所以，反常气候出现在它不能克制的时令时，病情就较为轻微，如果出现在它所克制的时令时，病情就比较严重。

黄帝说：讲得好。我听说由于天地之气的相合而产生万物的形体，又由于天地之气变化多端以至万物形态各异，从而确定万物不同的名称。天地的气运，阴阳的变化，它们对于万物的生成，哪个作用大，哪个作用小，可以给我讲一讲吗？岐伯说：您问得很详细呀。天之广阔，不容易测度，地之博大，也很难计量，既然您提出了这样一个深奥又微妙的问题，就请让我陈述一下吧。自然界的植物，有青、赤、黄、白、黑五种基本颜色，而这五种颜色相互组合，其中的变化是难以看尽的；植物产生酸、苦、甘、辛、咸五种滋味，而这五种滋味相互组合，其中的变化是难以品尝完全的。人们对色味的嗜欲不同，而各色味是分别与五脏相通的。天属阳，供给人们寒、暑、湿、燥、风五气；地属阴；供给人们酸、苦、甘、辛、咸五味。五气由鼻吸入，贮藏于心与肺，心主血，肺主气，心肺功能正常，可以使人面部明润，声音洪亮。五味由口进入，贮藏于肠胃之中，经消化吸收，营养物质滋养五脏之气，五脏之气和谐，能够生成气血津液，则神气自然就健旺了。

[1]大神灵问：指所提问题涉及天地阴阳，是变幻莫测、微妙难穷的大问题。

帝曰：藏象[1]何如？岐伯曰：心者，生之本，神之变[2]也，其华在面，其充在血脉，为阳中之太阳，通于夏气。肺者，气之本，魄之处也，其华在毛，其充在皮，为阳中之太阴[3]，通于秋气。肾者，主蛰[4]，封藏之本，精之处也，其华在发，其充在骨，为阴中之少阴[5]，通于冬气。肝者，罢（pí）极[6]之本，魂之居也，其华在爪，其充在筋，以生血气，其味酸，其色苍，此为阳中之少阳[7]。通于春气。脾、胃、大肠、小肠、三焦、膀胱者，食廪之本，营之居也，名曰器，能化糟粕，转味而入出者也，其华在唇四白[8]，其充在肌，其味甘，其色黄，此至阴之类，通于土气。凡十一脏，取决于胆也。

黄帝问：藏象中有哪些内容呢？岐伯答：心脏，是生命的根本，是神所居之处，主宰全身的精神意识活动，统率全身，心的荣华表现于面部，心的功能是充养和温煦血脉，为阳之太阳，与夏气相通。肺脏，是气的根本，主管全身的气，是魄所居之处，肺的荣华表现在皮肤上的毫毛，肺脏的功能是充养和滋润皮肤，是阳中之太阴，与秋气相通。肾脏主蛰伏，是封藏精气的根本，是精所居之处，肾的荣华表现在头发，肾脏的功能是充实和滋养骨骼，为阴中之少阴，与冬气相通。肝脏，是耐受疲劳的根本，贮藏血液，是魂所居之处，肝的荣华表现在爪甲，肝脏的功能是充实和滋养筋，可以生养血气，其味酸，其色苍青，为阳中之少阳，与春气相通。脾、胃、大肠、小肠、三焦、膀胱，是储藏"粮食"的根本，是营气所居之处。他们的功能类似盛贮食物的器皿，又能吸收水谷精微，化生为糟粕，管理饮食五味的转化、吸收和排泄，他们的荣华表现在口唇的周围，能够充实和营养全身的肌肉，其味甘，其色黄，属于至阴之类，与土气相通。以上十一脏功能的发挥，都取决于少阳胆气的升发。

---

[1]藏象：指人体内的脏腑及其呈现在外的功能表现。藏，指藏于体内的脏腑；象，指脏腑功能表现于外的生理病理征象。

[2]神之变：主神志的变化，一说"变"作"处"。

[3]阳中之太阴：根据《黄帝内经太素》《针灸甲乙经》，应作"阳中之少阴"为是。

[4]蛰：指冬眠蛰伏的动物。这里有"藏"的意思。

[5]阴中之少阴：根据《黄帝内经太素》《针灸甲乙经》，应作"阴中之太阴"为是。

[6]罢极：罢，同能，耐受的意思；极，疲困。

[7]阳中之少阳：《灵枢·九针十二原》和《灵枢·阴阳系日月》二篇均作"阴中之少阳"。由于肝在下焦属阴，且具生发之气，故作阴中之少阳为是。

[8]唇四白：口唇四周的白肉。

故人迎一盛病在少阳，二盛病在太阳，三盛病在阳明，四盛以上为格阳。寸口一盛病在厥阴，二盛病在少阴，三盛病在太阴，四盛以上为关阴。人迎[1]与寸口俱盛四倍以上为关格，关格之脉嬴[2]，不能极于天地之精气，则死矣。

五脏生成篇第十

心之合[3]脉也，其荣[4]色也，其主[5]肾也。肺之合皮也，其荣毛也，其主心也。肝之合筋也，其荣爪也，其主肺也。脾之合肉也，其荣唇也，其主肝也。肾之合骨也，其荣发也，其主脾也。

是故多食咸，则脉凝泣[6]而变色；多食苦，则皮槁（gǎo）而毛拔；多食辛，则筋急而爪枯；多食酸，则肉胝（zhī）䐃（zhù）而唇揭[7]；多食甘，则骨痛而发落。此

颈部两侧人迎脉的变化，反映三阳经的盛衰，手部寸口脉的变化，反映三阴经的盛衰。如果人迎脉的脉搏力量大于寸口脉一倍，则说明病在少阳；如果大于寸口脉两倍，则说明病在太阳；如果大于寸口脉三倍，则说明病在阳明；如果大四倍以上，则说明阳气太过，不能与阴气相通，称为格阳。如果寸口脉的脉搏力量大于人迎脉一倍，则说明病在厥阴；如果大于人迎脉两倍，则说明病在少阴；如果大于人迎脉三倍，则说明病在太阴；如果大四倍以上，则说明为阴气太过，不能与阳气相交，称为关阴。若人迎脉与寸口脉俱大于常时四倍以上，称为关格。脉象上出现关格脉，说明阴阳极亢，不再适应天地阴阳精气平调的状态，很快就会死去。

心与脉相配合，它的荣华表现在面部的色泽上，肾属水，心属火，所以肾制约心。肺与皮肤相配合，它的荣华表现在毫毛，心属火，肺属金，所以心制约肺。肝与筋脉相配合，它的荣华表现在爪甲，肺属金，肝属木，所以肺制约肝。脾与肌肉相配合，它的荣华表现在口唇周围，肝属木，脾属土，所以肝制约脾。肾与骨相配合，它的荣华表现在头发，脾属土，肾属水，所以脾制约肾。

因此，过食咸味食物，则会伤及心脏，出现血脉凝塞不畅，面色也发生变化。过食苦味食物，则会伤及肺脏，出现皮肤枯槁，毫毛脱落。过食辛味食物，则会伤及肝脏，出现筋脉拘急，爪甲干枯。过食酸味食物，会伤及脾脏，出现肌肉粗厚皱缩，失去弹性，口唇干裂起皮。过食甘味食物，则会伤及肾脏，出现骨骼疼痛甚至不能站立，头发脱落。这些都是由于偏

[1] 人迎：切脉的部位，在颈部两侧（颈动脉），属足阳明胃经。
[2] 嬴：作"有余"或"太过"解。
[3] 合：配合的意思。
[4] 荣：荣华表现的意思。
[5] 主：受制约的意思。
[6] 泣：通涩。
[7] 肉胝䐃而唇揭：即皮肉坚厚皱缩，口唇干裂，表皮掀起。胝，皮厚的意思；䐃，皱缩的意思；揭，掀起的意思。

五味之所伤也。故心欲苦，肺欲辛，肝欲酸，脾欲甘，肾欲咸，此五味之所合也。

食五味所造成的。所以心喜欢苦味，肺喜欢辛味，肝喜欢酸味，脾喜欢甘味，肾喜欢咸味，这就是五味分别与五脏之气相宜的缘故。

五脏之气，故色见青如草兹[1]者死，黄如枳实者死，黑如炲（tái）[2]者死，赤如衃（pēi）[3]血者死，白如枯骨者死，此五色之见死也。青如翠羽者生，赤如鸡冠者生，黄如蟹腹者生，白如豕（shǐ）膏者生，黑如乌羽者生，此五色之见生也。生于心，如以缟裹朱；生于肺，如以缟（gǎo）[4]裹红；生于肝，如以缟裹绀（gàn）[5]；生于脾，如以缟裹栝楼实；生于肾，如以缟裹紫。此五脏所生之外荣也。

面部的颜色变化，是五脏之气盛衰的反映。比如面色出现青色犹如死草，枯暗无华，为死证；面色黄犹如枳实，为死证；面色黑犹如烟灰，为死证；面色红如凝血，为死证；面色白如枯骨，为死证。这是五种危重证候的面色。面部色青如翠鸟羽毛，主生；面部色红如鸡冠，主生；面部色黄如蟹腹，主生；面部色白如猪脂，主生；面部色黑如乌鸦羽毛，主生。这五种是有生机的面色。心有生气，面色就像细白的薄绢包裹着朱砂一样；肺有生气，面色就像细白的薄绢裹着粉红色的东西一样；肝有生气，面色就像细白的薄绢裹着青色的东西一样；脾有生气，面色就像细白的薄绢裹着瓜蒌实一样；肾有生气，面色就像细白的薄绢裹着紫色的东西一样。这些色泽都是五脏生气显露于外的表现。

色味当五脏：白当肺、辛，赤当心、苦，青当肝、酸，黄当脾、甘，黑当肾、咸。故白当皮，赤当脉，青当筋，黄当肉，黑当骨。

五色、五味与五脏的相应关系：白色和辛味合于肺，赤色和苦味合于心，青色和酸味合于肝，黄色和甘味合于脾，黑色和咸味合于肾。因五脏与筋、骨、脉、肌、皮相联系，所以白色应于皮，赤色应于脉，青色应于筋，黄色应于肉，黑色应于骨。

诸脉者，皆属于目；诸髓者，

人体中所有经脉的经气都上注于目，所有的精髓都

---

[1] 兹：指死草色，即青中带有枯黑之色。

[2] 炲：煤烟的灰。

[3] 衃：凝聚的血。

[4] 缟：生绢，色白质薄而光润。

[5] 绀：青中浮现着赤色的丝织品。

皆属于脑；诸筋者，皆属于节[1]；诸血者，皆属于心；诸气者，皆属于肺，此四支八溪[2]之朝夕也。故人卧血归于肝，肝受血而能视，足受血而能步，掌受血而能握，指受血而能摄。卧出而风吹之，血凝于肤者为痹，凝于脉者为泣，凝于足者为厥，此三者，血行而不得反其空[3]，故为痹厥也。人有大谷[4]十二分，小溪[5]三百五十四名，少十二俞，此皆卫气之所留止，邪气之所客也，针石缘[6]而去之。

汇聚于脑，所有的筋脉都与骨节相联系，所有的血液都由心统率，所有的气都由肺主管。四肢以及肘、腕、膝、踝称为八溪的部位，又是气血运行的场所。所以当人睡眠时，对血液的需求量减少，血液贮藏到肝，肝血盛，目得到血的濡养，才能看见事物；足得到血的濡养，才能够行走；手掌得到血的濡养，才能够灵活抓握；手指得到血的濡养，才能够灵活拿取。如果刚刚睡醒就受到风邪的侵袭，使血液的运行凝滞，如果凝滞于肌肤，就会发生痹证；如果凝滞于经脉，就会发生气血运行滞涩的瘀血病；如果凝滞于足部，就会发生两脚冰冷的厥病。这三种疾患，都是由于气血运行不畅，血液不能正常回流而造成的，所以会出现痹、厥等病。全身有大的经脉十二处，小的络脉三百五十四处，这里除去了十二个分布在脊背的脏腑腧穴数目。它们都是卫气运行的地方，也是邪气停留的地方，因此是双方斗争的场所，若有邪气侵袭，可用针刺或砭石祛除。

诊病之始，五决[7]为纪，欲知其始，先建其母。所谓五决者，五脉也。是以头痛颠疾，下虚上实，过在足少阴、巨阳，甚则入肾。徇蒙招尤[8]，目冥耳聋，下实上虚，过在足少阳、厥阴，甚则入肝。腹满䐜胀，支[9]膈胠（qū）胁，下厥

诊病时，要以五脏的脉象作为纲纪。想要了解疾病是从何脏产生的，必须明确疾病发生的原因。所谓五决，就是通过辨别五脏的脉象，来诊断疾病的部位和性质。比如头痛等颠顶部位的疾患，属于下虚上实，病变在足少阴经和足太阳经，病情进一步发展，可内传于肾。头晕眼花、身体摇晃、目暗耳聋等疾患，属于下实上虚，病变在足少阳经和足厥阴经，病情进一步发展，可内传于肝。腹部胀满，胸膈和胁肋有支撑的感觉，属于阴浊之气上冲，病变在足太阴经和足阳明

---

[1] 节：骨节。

[2] 八溪：就是肘、腕、踝、膝关节，共计八处，故称为八溪。

[3] 空：同孔。

[4] 大谷：肉之大会为谷，指分肉间大的空隙。

[5] 小溪：肉之小会为溪，指分肉间小的空隙。

[6] 缘：因循的意思。

[7] 五决：指根据五脏的脉息来判断疾病。

[8] 徇蒙招尤：即头晕昏花，振摇不定的感觉。徇，作眴，古时眴通眩；蒙，通矇，即视物昏花不清；招，摇晃的意思；尤，摇的意思。

[9] 支：支撑的意思。

上冒[1]，过在足太阴、阳明。咳嗽上气，厥在胸中，过在手阳明、太阴。心烦头痛，病在膈中，过在手巨阳、少阴。

经。咳嗽气喘，胸中气机逆乱，病变在手阳明经和手太阴经。心烦头痛，胸膈不适，病变在手太阳经和手少阴经。

夫脉之小大，滑涩浮沉，可以指别。五脏之象，可以类推。五脏相音[2]，可以意识。五色微诊，可以目察。能合脉色，可以万全。

赤，脉之至也，喘[3]而坚。诊曰有积气在中，时害于食，名曰心痹[4]，得之外疾，思虑而心虚，故邪从之。白，脉之至也，喘而浮，上虚下实，惊，有积气在胸中，喘而虚，名曰肺痹。寒热，得之醉而使内也。青，脉之至也，长而左右弹，有积气在心下，支胠，名曰肝痹，得之寒湿，与疝同法，腰痛足清头痛。黄，脉之至也，大而虚，有积气在腹中，有厥气，名曰厥疝，女子同法，得之疾使四肢汗出当风。黑，

脉象的小、大、滑、涩、浮、沉等，可以凭手指分辨出来；五脏的生理功能表现于外，可以通过多方面的比类事物体现出来；五音与五脏相联系，可以通过病人声音的变化来推断出五脏的状况；五色的微小变化，可以通过眼睛观察，并加以区分。在诊病时，如果能将色、脉两者结合起来一同分析，就能万无一失。面部出现赤色，脉来急疾而坚实，可诊为邪气积聚于胸中，表现为饮食不振，这种疾病叫作心痹，多是由于思虑过度，劳伤心气，加上外邪侵袭，邪气停于胸中所造成的。面部出现白色，脉来急疾而浮，可诊断为邪气积聚于胸中，表现为惊骇，并且呼吸气喘，时常发热恶寒，这种病叫作肺痹，其寒热多是由于醉酒后行房而诱发。面部出现青色，脉来长而左右搏击手指，可以诊断为病邪积聚于心下，并且支撑胁肋，这种病叫作肝痹，多是因感受寒湿，发病机制与疝气相同，症状有腰痛、头痛、两足冰冷等。面部出现黄色，且脉来缓大，这是病邪积聚在腹中，由于脾虚而受肝制约加倍，所以有气逆上冲的感觉，这种疾病叫作厥疝，不仅男子能得此病，女子也能发生这种情况，多是由于四肢剧烈活动汗出时受风所致。面部出现黑色，脉象坚实而大，这是病邪积聚在小腹与前阴，这种疾病叫作肾痹，多是因为冷水沐浴后睡卧，寒湿之气侵入人体所致。

---

[1]下厥上冒：上，指足太阴；下，指足阳明。胃以下行为顺，现在病在足阳明，所以应下行者变而为厥逆；脾宜升清，现在病在足太阴，清气不升，而变为浊气上冒。

[2]五脏相音：指五脏各自对应的声音，如肝音角、心音徵、脾音宫、肺音商、肾音羽。相，本为类似皮鼓的乐器名称，古代用指夯歌一类的劳动号子，这里泛指人发出的声音。

[3]喘：此处形容脉象搏动急数。

[4]痹：此处指闭塞而气不通达的意思。

脉之至也，上坚而大，有积气在小腹与阴[1]，名曰肾痹，得之沐浴清水而卧。

凡相五色之奇脉[2]，面黄目青，面黄目赤，面黄目白，面黄目黑者，皆不死也。面青目赤，面赤目白，面青目黑，面黑目白，面赤目青，皆死也。

观察面部颜色的异常变化来诊断疾病，比如：面黄目青、面黄目赤、面黄目白、面黄目黑，因面带黄色，说明仍有胃气，都不是死证。如见面青目赤、面赤目白、面青目黑、面黑目白、面赤目青，因面无黄色，说明胃气已绝，都是死亡的征象。

五脏别论篇第十一

黄帝问曰：余闻方士[3]，或以脑髓为脏，或以肠胃为脏，或以为腑。敢问更相反，皆自谓是，不知其道，愿闻其说。岐伯对曰：脑、髓、骨、脉、胆、女子胞，此六者地气之所生也，皆藏于阴而象于地，故藏而不泻，名曰奇恒之腑[4]。夫胃、大肠、小肠、三焦、膀胱，此五者，天气之所生也，其气象天，故泻而不藏，此受五脏浊气，名曰传化之腑，此不能久留，输泻者也。

黄帝问道：我听说懂得一些医学道理的人，他们有些人认为脑髓为脏，有些人认为肠胃为脏，还有些人把这些都称为腑。即使向他们提出相反的意见，他们会仍然坚持自己的看法。我不知道究竟应该如何区分脏与腑，希望您讲一讲这个问题。岐伯回答：脑、髓、骨、脉、胆、女子胞，这六种器官是禀承地气而生的，都具有贮藏阴精的特性，就像大地包藏万物一样，而不像六腑那样具有传导排泄的生理特点，它们藏而不泻，被称作奇恒之腑。胃、大肠、小肠、三焦、膀胱，这五种器官是禀承天气所生的，它们像天一样健运周转，以传导排泄为生理特点，它们泻而不藏，称为传化之腑。六腑接收人体的代谢产物，且浊气不能停留过久，而必须经过六腑，及时地排出体外。此外，肛门也是排泄糟粕的器官，为五脏排泄浊物。这样，水谷糟粕就不会久留于体内。所谓五脏，它们的

[1] 阴：此处指前阴。
[2] 奇脉：指脉色异常。
[3] 方士：即懂得方术的人，此处指医生。
[4] 奇恒之腑：指脑、髓、骨、脉、胆、女子胞六者，其功能特点，异于肠胃等脏腑。奇，异也，恒，常也。

魄门亦为五脏使[1]，水谷不得久藏。所谓五脏者，藏精气而不泻也，故满而不能实[2]。六腑者，传化物而不藏，故实而不能满[3]也。所以然者，水谷入口，则胃实而肠虚；食下，则肠实而胃虚。故曰实而不满，满而不实也。

帝曰：气口[4]何以独为五脏主？岐伯说：胃者，水谷之海，六腑之大源也。五味入口，藏于胃，以养五脏气，气口亦太阴也。是以五脏六腑之气味，皆出于胃，变见[5]于气口。故五气入鼻，藏于心肺，心肺有病，而鼻为之不利也。凡治病必察其下[6]，适其脉，观其志意，与其病也。拘于鬼神者，不可与言至德[7]。恶于针石者，不可与言至巧[8]。病不许治者，病必不治，治之无功矣。

功能是贮藏阴精，所以五脏充满精气不传泻水谷，因此，看似精气充满，但永远达不到满实而外溢的程度。所谓六腑，它们的功能是将食物加以消化、传导排泄糟粕，所以它们经常有物充实在内，却不能永远保持盛满。比如，刚刚吃过饭后，食物进入胃中，胃充实了，但此时肠道是相对空虚的；食物下行进入肠道，肠道充实了，但胃就出现了空虚的情况。只有这样相互交替传递，六腑才能保持通畅，所以六腑有水谷食物充实其中，但不能阻塞不通；五脏是贮藏精气，看似满达不到充实仍可继续存入精气。

黄帝问道：为什么单独切按手太阴肺经气口的脉象，就可以诊断五脏的病变呢？岐伯回答：胃是水谷之海，是盛纳饮食水谷的器官，为生成营养物质的泉源。饮食从口而入，腐熟于胃，化生营养物质，经过足太阴脾的运化输转，以充养五脏之精气。脾为足太阴经，主输布津液，而肺起于中焦，气口不仅属于手太阴肺经，也与足太阴脾经有密切联系，所以五脏六腑的精气，都来源于胃，变化反映于气口处，所以自然界的清气由鼻而入，藏留于心肺，如果心肺有了病变，就会影响到鼻的功能，出现呼吸不畅或嗅觉失灵。凡是治疗疾病，必须观察周身上下的变化，审视脉候的虚实，观察病人的精神状态，以及其他症状。对那些迷信鬼神的病人，无须与他们谈论至深的医学理论。对那些厌恶针石治疗的病人，无须与他们谈论高超的医疗技术。对于不愿接受治疗的病人，即使勉强接受治疗，也不会收到很好的疗效。

---

[1] 魄门亦为五脏使：肛门的启闭除受胃肠等传化之腑的控制外，也受五脏的影响。魄门，即肛门；使，使役。

[2] 满而不能实：意为五脏精气宜盈满，但不能壅实不行。满，指精气的盈满；实，指精气的壅实、呆实。

[3] 实而不能满：意为六腑水谷和糟粕宜暂时充实，但不能滞满不行。实，指水谷和糟粕暂时充实；满，指水谷和糟粕滞满不行。

[4] 气口：又称寸口、脉口。指两手腕部桡骨内侧桡动脉搏动的诊脉部位。

[5] 见：通现，表现的意思。

[6] 下：《黄帝内经太素》作"上下"，为是。上，指头面五官；下，指二便。

[7] 至德：此指高深的医学理论。至，极、最的意思。

[8] 至巧：此指高超的医疗技术。巧，技术、技巧。

异法方宜论篇第十二

黄帝问曰：医之治病也，一病而治各不同，皆愈何也？岐伯对曰：地势[1]使然也。故东方之域，天地之所始生也。鱼盐之地，海滨傍水，其民食鱼而嗜咸，皆安其处，美其食。鱼者使人热中，盐者胜血[2]，故其民皆黑色疏理[3]。其病皆为痈疡（yáng），其治宜砭（biān）石[4]。故砭石者，亦从东方来。

西方者，金玉之域，沙石之处，天地之所收引也。其民陵居而多风，水土刚强，其民不衣而褐荐[5]，其

黄帝问道：医生采取各种不同的治疗方法治疗同一种疾病，都能使病人痊愈，这是什么道理呢？岐伯回答：这是因为地理环境不同，而治法各有所异的缘故。例如东方地区，是天地之气开始发生的地方，气候温和，是出产鱼和盐的地方，由于地处海滨，所以他们多吃鱼类而喜欢咸味，他们安居此地，以鱼盐为美食。然而，由于多吃鱼类会使人体内积热，且过食盐味，又会耗伤血液，所以当地居民大多皮肤色黑，肌肉纹理疏松，多发痈疡一类的疾病。对于此地疾病的治疗，大多采用砭石刺血的方法。因此，砭石疗法也是从东方传来的。

西方地区，盛产金玉，遍地沙石，这里的自然环境，类似秋季肃杀收敛之气。那里的人们依山而住，其地多风，水土的性质坚硬强悍，而他们不讲究衣着，以毛布为衣，以细草为席，多食用鲜美的酥酪骨肉之

---

[1]地势：泛指地理环境诸因素的差异。

[2]盐者胜血：盐味咸，多食之则伤血。

[3]黑色疏理：血脉滞涩导致皮肤色深而黑，腠理稀疏。

[4]砭石：用石料做成的楔形针具，石针。

[5]不衣而褐荐：不衣，指不穿一般的棉绸衣服；褐，指兽毛或粗麻制成的粗衣；荐，指草席；褐荐，指简陋的皮毛、草席。

民华食[1]而脂肥，故邪不能伤其形体，其病生于内，其治宜毒药[2]。故毒药者，亦从西方来。

类的食物，因而肌肤致密，外邪不易侵犯机体，所以发生的疾病多属内生，多采取药物治疗。因此，药物疗法是从西方传来的。

北方者，天地所闭藏之域也。其地高陵居[3]，风寒冰冽（liè），其民乐野处而乳食，脏寒生满病，其治宜灸焫（ruò）。故灸焫[4]者，亦从北方来。

北方地区，自然气候具有类似冬季天地闭藏之气的特性。那里的地形较高，气候严寒，人们过着游牧生活，经常处在风寒冰冽的环境中，多吃乳类食物，因此内脏受寒，易生脘腹胀满一类的疾病，多采用艾火灸灼治疗。因此，艾灸疗法是从北方传来的。

南方者，天地所长养，阳之所盛处也。其地下，水土弱，雾露之所聚也，其民嗜酸而食胕（fū）[5]，故其民皆致理而赤色，其病挛（luán）痹，其治宜微针[6]。故九针[7]者，亦从南方来。

南方地区，自然气候适宜长养万物，是阳气最盛的地方。那里地势低下，水土薄弱，因此雾露经常聚集。当地的居民，喜欢吃发酵和酸味的食物，所以他们的皮肤腠理致密而色红，易发生筋脉拘急、麻木不仁一类的疾病，治疗多采用微针针刺以疏通经络。因此，九针疗法是从南方传来的。

中央者，其地平以湿，天地所以生万物也众。其民食杂而不劳，故其病多痿厥寒热，其治宜导引按跷，故导引按跷者，亦从中央出也。

中央地区，地形平坦，气候湿润，适宜万物生长，物产丰富。当地的食物种类繁多，人们生活安逸，所以易发生四肢痿弱、厥逆、寒热一类的疾病，治疗多采取导引按跷的方法。因此，导引按跷疗法是从中央之地传来的。

故圣人杂合以治[8]，各得其所

所以，一个高明的医生，应该掌握不同的治疗方法，

---

[1] 华食：指鲜美的酥酪、肉类食物。

[2] 毒药：泛指能治病的各种药物。

[3] 陵居：指依丘陵而居。陵，高地。

[4] 灸焫：用艾火烧灼，或火针、火罐治病的方法。

[5] 胕：同腐，此指经过发酵制成的鱼肉、豉酱之类的食物。

[6] 微针：细针。与砭石相对，针形细小，故称微针。

[7] 九针：金属针具分为九种形状。

[8] 杂合以治：根据病人所患疾病不同，综合各种方法进行治疗。

宜，故治所以异而病皆愈者，得病之情，知治之大体也。

根据具体病情，灵活运用，使病人得到最适宜的治疗。之所以用不同的方法治疗疾病而都能使疾病痊愈，是因为医生掌握了与疾病相关的全部情况，并能运用适宜的治疗方法的缘故。

移精变气论篇第十三

黄帝问曰：余闻古之治病，惟其移精变气[1]，可祝由[2]而已。今世治病，毒药治其内，针石治其外，或愈或不愈，何也？岐伯对曰：往古人居禽兽之间，动作以避寒，阴居以避暑，内无眷慕之累，外无伸宦[3]之形，此恬惔之世，邪不能深入也。故毒药不能治其内，针石不能治其外，故可移精祝由而已。当今之世不然，忧患缘其内，苦形伤其外，又失四时之从，逆寒暑之宜，贼风数至，虚邪朝夕，内至五脏骨髓，外伤空窍肌肤，所以小病必甚，大病必死，故祝由不能已也。

黄帝问道：我听说远古时治病，只要转移病人的精神，改变机体气血的运行，用"祝由"的方法，疾病就可以治愈了。当今之世治疗疾病，虽有服用药物的内治法和用针刺、砭石的外治法，但结果是有的疾病可以治愈，有的疾病却不能治愈，这是什么原因呢？岐伯回答：远古时候的人们，在禽兽之间追逐生存，天气寒冷了，就通过活动身体来避除寒冷；天气热了，就躲到阴凉的地方避除暑热。既没有眷恋羡慕的情志牵挂，也没有奔走忙碌的劳累形体，人们生活在这样一个安静淡薄、不谋势利的时代里，精力充沛，气血坚实，所以邪气是不容易侵犯人体的。因此，治疗时既不需要药物，也不需要针刺和砭石，只要用"祝由"的方法转移病人的精神，疾病就可以治愈了。现在的人们为忧患所牵累，折磨他们的精神；艰苦的劳役伤害他们的形体；他们又不能顺从四时阴阳的变化来调整自身的生活规律，违背了防寒避暑的养生方法，就会遭受到邪气的侵袭，从而引发疾病，并且邪气侵袭，深入五脏骨髓，外伤孔窍肌肤，因此小病会发展成重病，重病就难免死亡，所以单纯用"祝由"的方法是不能治愈疾病的。

帝曰：善。余欲临病人，观死生，决嫌疑，欲知其要，如日月光，可得闻乎？岐伯曰：色脉者，上帝之所贵也，先师之所传也。上古使

黄帝说：很好！我想在临诊病人的时候，能够认识病情的轻重和预后，辨别使人疑惑的疾病。掌握了这一要领，心中如同日月之光一样豁然明朗，您可以把这种诊断方法讲给我听吗？岐伯回答：望诊和脉诊的诊察方法，是远古帝王所珍重的，它是由先师传授

---

[1]移精变气：运用某种方法，移易病人的精神，改变脏腑气机紊乱的状态，从而达到治疗的目的。移，转移，变更；精，指精神意志；变，改变。

[2]祝由：是古代用祝说病由以治疗疾病的方法。

[3]伸宦：引申为追求名利。伸，伸曲的意思；宦，当官的意思。

僦（jiù）贷季[1]，理色脉而通神明，合之金木水火土四时八风六合[2]，不离其常，变化相移，以观其妙，以知其要，欲知其要，则色脉是矣。色以应日，脉以应月，常求其要，则其要也。夫色之变化，以应四时之脉，此上帝之所贵，以合于神明也。所以远死而近生。生道以长，命曰圣王。

中古之治病，至而治之，汤液十日，以去八风、五痹[3]之病，十日不已，治以草苏草荄（gāi）之枝[4]，本末为助，标本已得，邪气乃服。暮世[5]之病也则不然，治不本四时，不知日月[6]，不审逆从，病形已成，乃欲微针治其外，汤液治其内，粗工凶凶[7]，以为可攻，故病未已，新病复起。

帝曰：愿闻要道。岐伯曰：治

的。远古有位名医叫僦贷季，帝王委托他研究望诊和脉诊的道理。他通达神明，能够将面色与脉象和五行、四时、八风及六合联系起来，从正常的规律和异常的变化来综合分析，观察其中微妙的变化，从而抓住其中的要领。如果要研究疾病的发展、预测疾病的生死，就要研究色、脉的理论。人的面色就像太阳一样，有阴有晴；脉息就像月亮一样，有盈有亏，所以从色脉中得到要领，正是诊病的关键。人体面色的变化与四时脉象的变化是相应的，是符合自然界阴阳变化规律的，所以上古帝王十分重视。如果能明白其中的道理，用来指导疾病诊治，就可以远离死亡而保卫生命；用来指导养生保健，就可以健康长寿而达天年。所以远古帝王被推崇为"圣王"。

中古时代的人们，疾病一发生，就能得到及时治疗。治疗的方法，是先服用粮食熬成的汤液十日，以祛除"八风""五痹"等病邪。如果十日后不能痊愈，再用草药治疗，根据不同的病情，配伍使用草药的根、茎、叶。明确了病人为"根本"，医生和药物为"标"的道理，医生就能够掌握病情，处理得当，所以邪气被征服，疾病也就会痊愈。后世的医生治病就不是这样了，他们诊断疾病，不根据四时阴阳的变化，不辨识阴阳色脉的关系，也不审查病情的顺逆及预后，等到疾病已经发展到了严重的程度，才用针刺的方法从外治疗、口服汤药的方法从内治疗。若遇到了医术浅薄、工作粗心的庸医，更不审查病情，只盲目地使用攻法，以至原来的疾病没有痊愈，反而产生了新的疾病。

黄帝问：我愿听听有关诊断疾病的重要理论。岐伯

[1] 僦贷季：古代的医生，相传是岐伯的祖师。

[2] 六合：指东、南、西、北、上、下。

[3] 五痹：指皮痹、肉痹、筋痹、骨痹、脉痹五种痹病。

[4] 草苏草荄之枝：苏，叶；荄，草根；枝，茎。

[5] 暮世：末世。

[6] 不知日月：日有阴晴，月有盈亏，即不知应四时阴阳变化。

[7] 粗工凶凶：凶凶，鲁莽的样子；粗工，指医术不高明的医生。

之要极[1]，无失色脉，用之不惑，治之大则。逆从倒行，标本不得，亡神失国。去故就新，乃得真人。

说：诊治疾病的关键就是不要在望诊及脉诊上出现错误。要做到能够运用望色和切脉而没有丝毫疑惑，从而做出正确的判断，这才是诊察疾病的重要原则。如果没有掌握这一原则，则对病情的顺逆不能很好地判断，甚至出现顺逆颠倒的危险，像这样倒行逆施，必然会导致死亡。所以，诊断疾病一定要摒弃浅陋的知识，不断地学习与钻研，努力进取，才可以达到远古真人的地步。

帝曰：余闻其要于夫子矣，夫子言不离色脉，此余之所知也。岐伯曰：治之极于一。帝曰：何谓一？岐伯曰：一者因得之。帝曰：奈何？岐伯曰：闭户塞（sāi）牖（yǒu），系之病者，数问其情，以从其意，得神者昌，失神者亡。帝曰：善。

黄帝说：我已听到您讲的这些重要道理，您说的关键就是在诊断时不能离开望诊与脉诊，这一点我知道了。岐伯说：其实，诊治疾病的关键只有一点。黄帝问：这一点是什么呢？岐伯答：这一关键就是问清病情。黄帝问：怎样去做呢？岐伯答：选择一个安静的环境，关好门窗，医生要全神贯注，耐心细致地询问病情，要使病人毫无顾虑，详尽地介绍病情，通过这种方法获得病人真实的情况。观察病人的神色，如果病人能如实说出病情，并且面色润泽，脉象和缓，就是得神，预后良好；如果病人语言颠倒，面色黯淡，脉象不协调，就是失神的表现，预后不良。黄帝说：讲得很好。

汤液醪醴论篇第十四

黄帝问曰：为五谷[2]汤液及醪（láo）醴（lǐ）[3]奈何？岐伯对曰：必以稻米，炊之稻薪，稻米者完，稻薪者坚。帝曰：何以然？岐伯曰：此得天地之和，高下之宜，故能至完，伐取得时，故能至坚也。

黄帝问道：怎样用五谷来做成汤液及醪醴呢？岐伯回答：必须要用稻米做原料，以稻秆做燃料，因为稻米的气味最完备，稻秆又最坚实。黄帝问道：为什么是这样呢？岐伯说：因为稻是得到天地四时阴阳和平之气而生成，生长于高低适宜的地方，所以得到的天地之气最完备；稻秆在秋时收割，具有秋季坚韧的性质，所以稻秆最坚实。

帝曰：上古圣人作汤液醪醴，

黄帝问：远古时代的医生，做好汤液和醪醴后却

---

[1] 要极：极重要的意思。

[2] 五谷：指麦、黍、稷、稻、豆。

[3] 汤夜及醪醴：均为用五谷制作而成的酒类，其清稀者为汤夜，稠浊者称醪醴。醪，浊酒；醴，甜酒。

为而不用何也？岐伯曰：自古圣人之作汤液醪醴者，以为备耳。夫上古作汤液，故为而弗服也。中古之世，道德[1]稍衰，邪气时至，服之万全。帝曰：今之世不必已何也？岐伯曰：当今之世，必齐[2]毒药攻其中，镵（chán）石[3]针艾治其外也。

帝曰：形弊血尽[4]而功不立者何？岐伯曰：神不使也。帝曰：何谓神不使？岐伯曰：针石，道也。精神不进，志意不治，故病不可愈。今精坏神去，荣卫不可复收。何者？嗜欲无穷，而忧患不止，精气弛坏，荣泣卫除[5]，故神去之而病不愈也。

帝曰：夫病之始生也，极微极精[6]，必先入结于皮肤。今良工

并不使用，这是什么道理？岐伯说：远古时代的医生，做好汤液和醪醴是以备万一的。因为远古时代的人们重视养生之道，又注意调摄精神，所以那时的人们身心康泰，很少发生疾病，因此虽制成了汤液，却作为备用而不需要服用。到了中古时代，讲究养生之道的人少了，人们的身心比较虚弱，因此外界侵袭人体，但只要服用汤液、醪醴，病就可以好。黄帝问：当今社会的人，虽然服了汤液、醪醴，但病却不一定痊愈，这是什么原因呢？岐伯说：当今社会的人和古时的人不同了，他们已经不重视养生之道了，因此，一旦发生疾病，就必须服用药物，用砭石、针灸治疗，疾病才能痊愈。

黄帝问：病人病情发展到了形体衰败、气血竭尽的地步，尽管各种治疗手段都用上了，但疾病仍不能痊愈，这是什么道理呢？岐伯说：这是因为病人的精神气血衰败，针药治疗已经不能发挥应有作用了。黄帝问：为什么精神气血衰败，不能使针药治疗发挥作用呢？岐伯说：针灸、砭石以及药物治疗等，只不过是一种治疗方法而已。病人的精神气血已经衰败，意志已经散乱，不能对针药治疗做出反应，而精神气血发挥不出作用，疾病就不能痊愈。现在的病人，为什么会严重到精神败坏，神气离去，营卫气血不可恢复的地步呢？这是由于现在的人们不懂得养生之道，嗜好欲望无穷无尽，忧愁患难无休无止，以至于人的阴津耗散，经气败坏，营血枯涩，卫气消失，神气丧失，所以神气离开形体而疾病不能被治愈。

黄帝说：在疾病初起时，一般疾病的表现都较为轻微，容易治疗，因为邪气多先侵袭人体皮肤等浅表部位。此时医术高明的医生，都说病情已经很严重，发展

----

[1] 道德：这里指养生的法则。

[2] 齐：通剂，配伍之意。

[3] 镵石：指锐利的石针。

[4] 形弊血尽：是说病情很严重，已经到了气血竭尽的地步了。弊，坏或困乏的意思；尽，竭的意思。

[5] 精气弛坏，荣泣卫除：精气衰败，营气运行涩滞，卫气丧失了正常的功能。弛，同"弛"，松弛，引申为衰败。

[6] 极微极精：指疾病早期，疾病清浅而又单纯。

皆称曰：病成名曰逆，则针石不能治，良药不能及也。今良工皆得其法，守其数，亲戚兄弟远近音声日闻于耳，五色日见于目，而病不愈者，亦何暇不早乎？岐伯曰：病为本，工为标[1]，标本不得，邪气不服[2]，此之谓也。

和预后都较差，使用针灸、砭石不能治愈，吃汤药也无济于事。现在医术高明的医生都能懂得治疗疾病的原则与方法，能够正确地使用针灸、砭石进行治疗，与病人像兄弟姐妹一样亲近，随时了解病情。每日都能听到病人声音的变化，每日都能看到病人气色的变化，然而却不能使病人痊愈，这是因为治疗不够及时吗？岐伯说：病人的神机为本，医生的治疗方法和措施为标，如果病人的神机衰败，对医生的治疗措施不起反应，邪气就不能被制伏。这就是病不愈的道理。

帝曰：其有不从毫毛而生，五脏阳以竭也，津液充郭[3]，其魄独居[4]，精孤于内[5]，气耗于外，形不可与衣相保，此四极急而动中，是气拒于内，而形施于外，治之奈何？岐伯曰：平治于权衡，去宛（yù）陈莝（cuò）[6]，微动四极，温衣，缪（miù）刺[7]其处，以复其形。开鬼门，洁净府[8]，精以时服；五阳已布，疏涤五脏，故精自生，形自盛，骨肉相保，巨气乃平。帝曰：善。

黄帝说：有的病不是因为邪气从外表毫毛而侵入人体的，是由于五脏的阳气衰竭或阻塞不通，阳气不能化津，以致水气充满皮肤，而阴气旺盛，独居于内，使阳气更加耗散，造成身体浮肿，以致原来的衣服也显得瘦小而不能穿进去了。不仅四肢浮肿，胸腹腔也充满水液，水气逼迫肺脏，出现咳嗽气喘。水气充斥人体内外，身体浮肿胀满的这种疾病，应该怎样治疗呢？岐伯答道：治疗这样的疾病，要权衡病情缓急，调节阴阳平衡，根据病情，可以使用去除瘀血、疏通经脉、驱除体内积水的方法治疗；并指导病人适当进行肢体运动，使阳气恢复；穿衣服也要温暖一些，帮助病人恢复肌表的阳气。还可以用缪刺的方法去除体内水肿，以恢复原来的形态；用发汗和利小便的方法去除水邪。开汗孔，泻膀胱，使阴精平复，五脏阳气输布，疏通体内五脏的郁积。这样，精气产生了，形体也强盛起来，骨骼与肌肉也可以保持常态，人体的正气也就恢复正常了。黄帝说：讲得很好。

---

[1] 病为本，工为标：病人的神机为本，医生的治疗方法和措施为标。

[2] 标本不得，邪气不服：病人的神机衰败，不能使医生的治疗方法和措施发挥作用，邪气就不能被制伏。

[3] 津液充郭：指水气充满于皮下、胸腹腔。

[4] 其魄独居：魄，指阴精，精得阳化，则气化水行，现在阳气衰竭而不化，则阴精凝积，水液潴留，所以说其魄独居。

[5] 精孤于内：指由于阳气郁而不能化气，导致阴精转化为水液废料。孤，损削。

[6] 去宛陈莝：宛，郁积；莝，除也；陈，陈旧之物。去宛陈莝，是说驱除郁积已久的水液或瘀血。

[7] 缪刺：指针刺治疗络脉，且左病刺右，右病刺左的针刺方法。

[8] 开鬼门，洁净府：是指发汗利小便的方法。鬼门，指汗孔；净府，指膀胱。

玉版论要篇第十五

黄帝问曰：余闻《揆（kuí）度（duó）》《奇恒》[1]，所指不同，用之奈何？岐伯对曰：《揆度》者，度病之浅深也。《奇恒》者，言奇病也。请言道之至数[2]，《五色》《脉变》《揆度》《奇恒》，道在于一[3]。神转不回，回则不转，乃失其机。至数之要，迫近以微[4]，著之玉版，命曰合玉机。

容色[5]见上下左右，各在[6]其要。其色见浅者，汤液主治，十日已。其见深者，必齐[7]主治，二十一日已。其见大深者，醪酒主治，百日已。色夭面脱，不治，百日尽已。脉短气绝死，病温虚甚死。

色见上下左右，各在其要。上为逆，下为从[8]。女子右为逆，

黄帝问道：我听说《揆度》《奇恒》这两部书中，关于诊治疾病的方法有很多，而且内容也各不相同，究竟要怎样运用呢？岐伯回答：《揆度》记载的是权衡和度量疾病深浅的内容。《奇恒》记载的是辨别那些异常疾病的内容。请让我讲一讲其中最重要的道理。《五色》《脉变》《揆度》《奇恒》虽然所指不同，但其中最关键的就是"神"，这是一样的。人体气血阴阳，随四时的变化而不断运行，反映到面色和脉象上，就表现出"有神"；如果人体气血阴阳不能正常运行而停滞或逆转，反映到面色和脉象上，就表现为"无神"，无神也就失去了生机。诊病的至理，浅显易见的是色脉，而其微妙之处却在于神。把它记录在玉版上，以便与《玉机真脏论》相互参考应用。

面部颜色的变化，表现在上下左右不同的部位，应该分别诊察其主病浅深顺逆。如果颜色浅，说明病情尚轻，用五谷汤液调治，大约十天就可以治愈；如果颜色深，说明病情较重，须用药剂来治疗，大约二十一天可以治愈；如果病色过深，说明病情深重，必须用药酒治疗，大约一百天才能治愈；如果面色枯槁不泽，面庞瘦削，此为不治之症，一百天后就会死亡。如果脉象短促无力，是阳气虚脱的表现，此为死证；如果温热病病人阴精枯竭，同样是死证。

根据面部上下左右不同部位的颜色不同，审查疾病的顺逆变化，是有一定的要领的。病色向上延伸，反映疾病逐渐严重，属于逆；病色下移且颜色渐浅，说明病

---

[1]《揆度》《奇恒》：古书名。

[2]至数：指重要的理论，这里指色脉的内容。

[3]道在于一：言以上诸经，内容虽有不同，但重视人体神气的道理却是统一的。一，即下文所说的神。

[4]迫近以微：指色脉的诊察，虽属切近之事，但其中含有极其微妙的道理。

[5]容色：面部的气色。

[6]在：察也。

[7]齐：通剂，即药剂、汤药。

[8]上为逆，下为从：谓面部气血上行为逆，下行为顺。逆，预后不良；从，预后良好。

左为从；男子左为逆，右为从[1]。易[2]，重阳[3]死，重阴[4]死。阴阳反他[5]，治在权衡相夺，奇恒事也，揆度事也。

搏脉痹躄（bì）[6]，寒热之交。脉孤为消气，虚泄为夺血[7]。孤为逆，虚为从。行奇恒之法，以太阴始[8]。行所不胜曰逆，逆则死；行所胜曰从，从则活。八风四时之胜，终而复始，逆行一过[9]，不复可数，论要毕矣。

诊要经终论篇第十六

黄帝问曰：诊要何如？

岐伯对曰：正月二月，天气始方[10]，地气始发，人气在肝。三月

情逐渐减轻，属于顺；女子病色在右侧的为逆，在左侧的为顺；男子病色在左侧的为逆，在右侧的为顺。如果病色变更，由顺变为逆，男子色见于左则为重阳，是死证，女子色见于右则为重阴，也为死证。如果阴阳出现反常，人就要生病，应尽快权衡病情的轻重，采取适当的治疗措施，使阴阳趋于平衡，这就是《奇恒》《揆度》中记载的诊病方法。

脉象搏击指下，说明邪盛正衰，其所主或为痹证，或为足不能行，或为寒热之气交合为病。见到毫无冲和之象的孤脉是阳气耗散的表现。脉见虚弱而搏动无力，这是阴血损伤的表现。凡见孤脉，病情为逆，预后多不良；见虚弱脉象，则病情为顺，尚可治愈。运用《奇恒》的方法，从手太阴肺经寸口部位的脉象来研究，如果出现"所不胜"的脉象叫作逆，预后不良；出现"所胜"的脉象叫作从，预后良好。自然界八风在四时各以其所旺之时而胜，有正常规律，终而复始。一旦四时气候失常，就会出现特殊情况，且变化多端，应该针对所出现的现象具体分析，而不是用常理来推断。以上就是《揆度》《奇恒》中的全部要点。

黄帝问道：诊病的关键是什么？

岐伯回答：正月和二月，天气开始生发，地气开始萌动，这时候人体的肝脏之气与之相应；三月和四月，天气正当明盛，地气正应万物华茂而欲结实之时，

[1]女子右为逆，左为从；男子左为逆，右为从：阴阳之道女子属阴，右侧亦为阴，故色见于右侧为逆，见于左侧为顺；男子属阳，左侧亦为阳，故色见于左侧逆，见于右侧为顺。

[2]易：变易的意思。

[3]重阳：男子（阳人）病色见于左侧（阳位）叫重阳。

[4]重阴：女子（阴人）病色见于右侧（阴位）叫重阴。

[5]阴阳反他：指阴阳二气反其常态。

[6]痹躄：痹，指以下肢疼痛为主的病证。躄，指下肢瘫弱不能行的病证。

[7]虚泄为夺血：虚泄，指脉虚而搏动无力；夺血，指阴血脱失。

[8]以太阴始：指诊脉部位以太阴寸口为主，这是因为肺朝百脉，五脏六腑之气，皆变见于气口，所以寸口可以作为行齐恒之法的标准。

[9]逆行一过：指四时气候失常。

[10]始方：指天气开始旺盛。方，盛。

四月，天气正方，地气定发，人气在脾。五月六月，天气盛，地气高，人气在头。七月八月，阴气始杀，人气在肺。九月十月，阴气始冰，地气始闭，人气在心。十一月十二月，冰复[1]，地气合[2]，人气在肾。

这时候人体的脾脏之气与之相应；五月和六月，天气盛极，地气亦在高位，这时候人体的头部之气与之相应；七月和八月，阴气开始肃杀，这时候人体肺脏之气与之相应；九月和十月，阴气渐盛，开始结冰，地气也随着闭藏，这时候人体的心脏之气与之相应；十一月和十二月，冰冻坚厚，地气闭密，这时候人体的肾脏之气与之相应。

故春刺散俞[3]，及与分理，血出而止，甚者传气，间者环也[4]。夏刺络俞[5]，见血而止。尽气闭环[6]，痛病必下。秋刺皮肤，循理，上下同法，神变而止。冬刺俞窍于分理，甚者直下，间者散下。

所以春天的针刺方法，应该针刺散布在经脉上穴位，深度达到分肉腠理，使之出血后就可以停针。如果疾病比较重，留针时间要长一些，等到经脉之气传布以后再出针；疾病较轻的可短暂留针，等到经气循环一周，就可以出针了。夏天的针刺方法，应该针刺络脉的腧穴，见到出血后立即停针，使邪气尽去，就以手指按闭针孔，等到经脉之气循行一周，病痛就可解除了。秋天的针刺方法，应该针刺皮肤，顺着肌肉的纹理针刺，不论上部或下部，都用这个方法，针刺时要观察病人神情变化，如果与针刺前比稍有改变，就可以停针了。冬天的针刺方法，应该深刺分肉腠理间的穴位，病重的可直刺深入，病情较轻的，可以向左右上下不同的方向针刺，进针要缓慢。

春夏秋冬，各有所刺，法其所在。春刺夏分，脉乱气微，入淫骨髓，病不能愈，令人不嗜食，又且少气。春刺秋分，筋挛，逆气环为咳嗽，病不愈，令人时惊，

春夏秋冬四季不同，应用的针刺方法也有所不同，须根据人体脏腑之气聚集的部位来确定针刺部位或腧穴。如果春天刺了夏天的部位，会损伤心气，可使脉象散乱而心气微弱，邪气反而深入骨髓之间，疾病就很难治愈了，心火微弱，火不生土，使人不思饮食，而且伴有少气无力的症状。春天刺了秋天的部位，会损伤肺气，春病在肝，肺气受损则不能制约肝脏，而发为筋

---

[1] 复：厚的意思。

[2] 地气合：地气闭合。

[3] 散俞：即散在各经络的一般腧穴。

[4] 甚者传气，间者环也：甚，指病重；间，指病轻；传气，指针刺时需要经气传布；环，周也，即经气在体内循环一周。

[5] 络俞：指各经浮络浅在的腧穴。

[6] 尽气闭环：尽气，尽去其邪气；闭环，指去针后以手按闭针孔，时间约经气循行一周。

又且哭。春刺冬分，邪气著藏，令人胀，病不愈，又且欲言语。

夏刺春分，病不愈，令人解堕[1]。夏刺秋分，病不愈，令人心中欲无言，惕（tì）惕如人将捕之。夏刺冬分，病不愈，令人少气，时欲怒。

秋刺春分，病不已，令人惕然欲有所为，起而忘之。秋刺夏分，病不已，令人益嗜卧，且又善梦。秋刺冬分，病不已，令人洒洒时寒。

冬刺春分，病不已，令人欲卧不能眠，眠而有见。冬刺夏分，病不愈，气上，发为诸痹。冬刺秋分，病不已，令人善渴。

凡刺胸腹者，必避五脏。中心者环死[2]，中脾者五日死，中肾者，七日死，中肺者，五日死。中膈者，皆为伤中，其

挛，邪气上逆于肺，发生咳嗽，不但疾病不能被治愈，反而出现容易惊恐和悲伤哭泣的症状。春天刺了冬天的部位，会损伤肾气，以致邪气深入而贮藏于内，出现腹部胀满，春病在肝，肾气损伤则水不涵木，肝失所养，疾病不但不能被治愈，反而出现多言的症状。

夏天刺了春天的部位，会损伤肝气，不但疾病没有被治愈，反而出现筋脉松弛、全身乏力倦怠的症状。夏天刺了秋天的部位，损伤肺气，不但疾病没有被治愈，反而会使肺气虚弱，使人不愿说话，肺属金，肾属水，肺金受伤，肾水失养，使病人出现恐惧，心中惊惕不安，好像即将被逮捕的样子。夏天刺了冬天的部位，损伤肾气，不但疾病没有被治愈，反而因肾气伤而少气无力，肾属水，水虚不能涵养肝木，会出现时常发怒的症状。

秋天刺了春天的部位，损伤肝气，不但疾病没有被治愈，反因肝气不能养心而心气不足，出现惕然不宁和健忘的症状。秋天刺了夏天的部位，损伤心气，不但疾病没有被治愈，反因心火不能温暖脾土而致脾虚嗜卧，因心不藏神而多梦。秋天刺了冬天的部位，损伤肾气，不但疾病没有被治愈，反使肾阳亏虚，阴气上扰，出现时时发冷的表现。

冬天刺了春天的部位，损伤肝气，不但疾病没有被治愈，反而由于肝气虚，魂不藏，使人困倦而不得眠或一旦入眠，梦中会出现怪异的事物。冬天刺了夏天的部位，损伤心气，不但疾病没有被治愈，反而由于心气受伤，脉气外泄，邪气侵入脉中，发生各种痹证。冬天刺了秋天的部位，损伤肺气，不但疾病没有被治愈，反而由于损伤肺气而不能散布津液，出现经常口渴的症状。

凡刺胸腹部时，必须要避免开五脏。假如刺伤了心脏，会立即死亡，或者在经气环身一周后死亡；假如刺伤了脾脏，五日便会死亡；假如刺伤了肾脏，七日便会死亡；假如刺伤了肺脏，五日便会死亡；假如刺伤了膈膜，五脏都会受损，即使当时病情虽有好转，但不过一年，也会死亡。

---

[1]解堕：解堕，指倦怠乏力。解，通懈。

[2]中心者环死：意思是说刺中心脏，顷刻间就会死亡。

病虽愈，不过一岁必死。刺避五脏者，知逆从也。所谓从者，鬲（gé）与脾肾之处，不知者反之。刺胸腹者，必以布憿（jiǎo）[1]著之，乃从单布上刺，刺之不愈复刺。刺针必肃，刺肿摇针，经刺勿摇，此刺之道也。

针刺胸腹注意避免刺伤五脏，关键就在于要知道下针的逆从。所谓"从"，就是要知道膈肌和脾肾等内脏的解剖位置，应该避开；如果不知道重要器官的位置，针刺时很有可能就会刺伤内脏，那就是"逆"。凡针刺胸腹部时，应先用布巾覆盖其处，然后透过布巾进行针刺，以免针刺过深，伤及内脏。如果针刺不愈，可以再刺，但不可为了取得一时效果，而进针过深。在针刺治病时，必须注意安静严肃，精神专一，以候其气；如针刺治疗脓肿一类的疾病时，可以用摇针手法，以促进脓血排出；如针刺经脉的疾病时，就不要摇针，以免损伤经脉之气。这些都是针刺的法则。

帝曰：愿闻十二经脉之终奈何？

黄帝说：我想要知道十二经脉之气败绝的情况是怎样的？

岐伯曰：太阳之脉，其终也戴眼反折瘈（chì）疭（zòng）[2]，其色白，绝汗[3]乃出，出则死矣。少阳终者，耳聋百节皆纵，目睘（qióng）绝系[4]。绝系一日半死，其死也，色先青白，乃死矣。阳明终者，口目动作，善惊妄言，色黄。其上下经盛，不仁[5]，则终矣。少阴终者，面黑齿长[6]而垢，腹胀闭，上下不通而终矣。太

岐伯说：太阳经脉之气败绝的时候，病人两目上视，目睛不动，角弓反张，手足抽搐，面色发白，出绝汗，如果绝汗一出，很快就会死亡。少阳经脉之气败绝的时候，病人会出现耳聋，全身骨节松懈无力，两目直视如惊恐状，此乃目系绝，出现目系绝，一日半便会死亡；这类病人面色先见青白，很快就会死亡。阳明经脉之气败绝的时候，病人口眼牵引歪斜而抽动，容易惊恐，胡言乱语，面色发黄，当阳明经脉上下所循行的部位都出现脉动急躁盛大及肌肉麻木不仁时，便会死亡。少阴经脉之气败绝的时候，病人面色发黑，齿长而多垢，腹部胀满，上下之气不相通，便要死了。太阴经脉之气败绝的时候，病人腹胀闭塞不通，呼吸困难，时时嗳气、呕吐，呕吐会使气上逆，气上逆则引发面赤；假如气不

---

[1]憿：缠绕的意思。

[2]戴眼反折瘈疭：戴眼，目睛上视不动的样子；反折，角弓反张的意思；瘈，指筋急挛缩；疭，指筋脉弛缓不收；瘈疭，形容手足时伸时缩，抽搐不已的症状。

[3]绝汗：指汗出如油，如珠。这是死亡的征象。

[4]目睘绝系：目琼绝系，指两目上视，说明目与脑相联的"目系"之气已绝。睘，形容两目直视如惊恐状。

[5]不仁：指肢体失去知觉。

[6]齿长：指因牙龈萎缩而牙齿似乎增长。

阴终者，腹胀闭不得息，善噫（ài）善呕，呕则逆，逆则面赤，不逆则上下不通，不通则面黑皮毛焦而终矣。厥阴终者，中热嗌干，善溺（niào）心烦，甚则舌卷卵上缩[1]而终矣。此十二经之所败也。

上逆，则上下之气不相通，当出现面色发黑且皮肤毫毛枯焦的时候，就会死亡。厥阴经脉之气败绝的时候，病人胸中发热，咽喉干燥，小便频数，心烦，严重时出现舌体卷曲、睾丸上缩的情况，这样就预示快要死亡了。以上就是十二经脉之气败绝时的表现。

---

[1]卵上缩：即睾丸上缩。卵，指睾丸。因肝脉下络阴器，故厥阴气绝则睾丸上缩。

卷第五

脉要精微论篇第十七

黄帝问曰：诊法[1]何如？

岐伯对曰：诊法常以平旦[2]，阴气未动，阳气未散[3]，饮食未进，经脉未盛，络脉调匀，气血未乱，故乃可诊有过之脉。切脉动静而视精明[4]，察五色，观五脏有余不足，六腑强弱，形之盛衰，以此参伍[5]，决死生之分。

夫脉者，血之府也。长则气治[6]，短则气病[7]，数则烦心，

黄帝问道：诊脉的方法是怎样的呢？

岐伯回答：诊脉通常是在清晨时进行，此时人还没有开始劳作，阴气未被扰动，阳气尚未耗散，并且没有进食，经脉之气还未充盛，络脉之气协调匀静，全身气血未受到扰乱，这样就可以较容易地诊察出有病的脉象。在诊察脉搏动静变化的同时，还要观察病人双眼的神气，诊察面部五色的变化，以审察脏腑之气的强弱虚实及形体的盛衰，互相参考，以判断疾病预后的吉凶转归。

脉是血液汇聚的地方。长脉反映气血流畅和平，是健康的脉象；短脉反映气不足；数脉为热，会出现心中烦热的症状；大脉为邪气过盛，说明病势正在发展；上

---

[1] 诊法：此处指诊脉法。

[2] 平旦：指清晨日出之时。

[3] 阴气未动，阳气未散：互文，言平旦初窹，人既未劳心，亦未劳形，体内阴阳之气未被扰动、耗散。

[4] 视精明：观察眼睛的视觉功能及眼神的变化。五脏六腑的精气皆上注于目，故通过观察眼睛的视觉功能及眼神变化，可以了解人体脏腑气血的功能状态。

[5] 参伍：意思是彼此相参，互相印证，反复参合。

[6] 长则气治：长，指长脉，脉来搏动的位置上见于寸，下见于尺，超过本位；气治，就是气平，代表健康状态。

[7] 短则气病：短，是指短脉，不及本位；气病，气虚或气滞的意思。

大则病进[1]。上盛则气高，下盛则气胀，代则气衰，细则气少，涩则心痛，浑浑革至如涌泉，病进而色弊，绵绵其去如弦绝，死。

部脉象充盛，为邪壅于上，可见到呼吸急促、喘满的症状；下部脉象充盛，是邪滞于下，可见到腹部胀满的症状；如果见到脉象缓慢，时有停止，停止有一定次数的，称为代脉，是元气衰弱的表现；细脉为正气衰少；涩为血少气滞，会出现心痛的症状。脉来大而急速如泉水上涌，反映气血紊乱，是病势加剧，必形色败坏。脉象细小无力，隐约不现，而又如琴弦断绝，再也切按不到，反映气血已绝，生机已断，是死亡的征象。

夫精明五色者，气之华也。赤欲如白裹朱[2]，不欲如赭；白欲如鹅羽，不欲如盐；青欲如苍璧之泽[3]，不欲如蓝；黄欲如罗裹雄黄[4]，不欲如黄土；黑欲如重漆色，不欲如地苍。五色精微象见矣，其寿不久也。夫精明者，所以视万物，别白黑，审短长。以长为短，以白为黑，如是则精衰矣。

双目的神采与面部的颜色，都是五脏精气的外部表现。面部出现红色，要像帛绢裹着朱砂一样，红润光泽而不显露，不应该像赭石一样，暗红发紫且没有光泽；面部白色，应该像鹅的羽毛一样白而光洁，不应该像食盐那样白而晦暗；面部青色，应该像碧玉一样莹润光泽，不要像蓝色那样青而晦暗；面部黄色，应该像丝绢包裹雄黄一样，黄而明润，不要像黄土那样，枯暗无华；面部黑色，应该像重漆一样黑而透亮，不要像泥土一样，枯暗如尘。不论面部是什么颜色，只要有明润含蓄的特点，就是精气未衰的表现，表示预后良好；假如五脏真色暴露于外，晦暗无光泽，这是真气外脱的现象，人的寿命也就不长了。如果五脏精气充足，就能滋养双目，使眼睛精明，能够准确地观察万物，分辨颜色，审察事物长短；如果视觉障碍，发展到长短不分，黑白颠倒的程度，说明五脏精气已经衰竭。

五脏者，中之守也[5]。中盛脏满，气盛伤恐者，声如从室中言，是中气之湿也；言而微，终日乃复言者，此夺气也；衣被不敛，言语善恶，不避亲疏者，此神明之乱也；

五脏的功能是贮藏神与精气，使其不外泄，并且能够在体内各司其职。如果邪盛于中而见脘腹胀满，喘息气急，容易惊恐，讲话声音重浊不清，像在密室中说话一样，这是中焦有湿邪的表现。如果语音低微且不断重复，或很长时间才断断续续地说出一句话，这是因为正气被劫的表现。如果病人不知用衣服遮盖，言语不分好坏，又不辨亲疏远近，这是神明错乱的表

---

[1]大则病进：大，指脉象满指而大，大而有力表示邪气充盛，大而无力表示正气极度亏虚，均代表病情的进展。

[2]白裹朱：指如同帛裹着朱砂那样，隐约红润不外露。白，同帛，丝绸织品的总称；朱，即朱砂。

[3]苍璧之泽：指色泽青而明润。璧，即玉。

[4]罗裹雄黄：指色黄而明润。罗，是丝织品，柔软而有疏孔。

[5]五脏者，中之守也：五脏是人体精气、神气内守之处。中，即内、里；守，守护。

仓廪不藏者，是门户不要也；水泉不止[1]者，是膀胱不藏也。得守者生，失守者死。

夫五脏者，身之强也。头者精明之府，头倾视深，精神将夺矣；背者胸中之府，背曲肩随，府将坏矣；腰者肾之府，转摇不能，肾将惫矣；膝者筋之府，屈伸不能，行则偻附[2]，筋将惫矣；骨者髓之府，不能久立，行则振掉，骨将惫矣。得强则生，失强则死。

岐伯曰：反四时者，有余为精，不足为消。应太过，不足为精；应不足，有余为消。阴阳不相应，病名曰关格。

帝曰：脉其四时动奈何？知病之所在奈何？知病之所变奈何？知病乍在内奈何？知病乍在外奈何？请问此五者，可得闻乎？

岐伯曰：请言其与天运转大

现。如果脾胃不能贮藏水谷精气，而大便泄利不止，这是中气失守，肛门不能约束的缘故。如果小便不禁，是膀胱不能闭藏的缘故。五脏功能正常，贮藏神与精气，即使有病，也能够好转痊愈；五脏功能失常，不能守护神与精气，就会导致死亡。

五脏精气充足，是身体强健的根本。头部是精气汇聚，神明所在的地方，所以称为精明之府。如果见到头部低垂不能抬起，眼睛凹陷没有光泽，这是精神将要衰败的表现。背部是胸中器官所在的地方，称为胸中之府。如果见到背部弯曲而两肩下垂，是心肺的精气衰败的表现。腰部是肾脏所在的地方，称为肾之府。如果见到腰部不能转侧摇动，是肾气将要衰惫的表现。膝关节是筋汇聚的地方，所以称为筋之府。如果膝关节屈伸不便，需要依拐而行，这是筋气衰惫的表现。骨为髓之府，如果见到不能久立，行走震颤摇摆，这是骨气衰惫的表现。如果形体强健，说明脏气未衰，虽有疾病，预后也较好；如果形体困惫衰弱，说明脏气衰败，病情不能挽回，有死亡的可能。

岐伯说：见到脉气与四时阴阳之气相反，脉象盛大有余的，表示邪气强盛；脉象细小而微的，表示正气消耗虚损。阳邪过盛的疾病，脉象本应表现为旺盛，反而出现不足，这是因为邪气闭阻气血，使气血不通畅的缘故；阴邪过盛的疾病，本应出现沉细微弱的脉象，反而较为旺盛，是因为正气消耗虚损，而浮散于外的缘故。这种阴阳不相顺从，气血阻滞不通的疾病名叫"关格"。

黄帝问道：脉象是怎样应四时的变化而变化的呢？怎样从脉诊上知道病变的所在部位呢？怎样从脉诊上知道疾病的发展变化呢？怎样从脉诊上知道疾病在内？怎样从脉诊上知道疾病在外？这五个问题，可以给我解答一下吗？

岐伯说：让我讲一讲人体的脉象变化与天体运动规

---

[1]水泉不止：即小便不禁。

[2]行则偻附：指筋病后，行走不便，走路时屈背扶杖方可。附，依赖于他物而行。

也。万物之外，六合之内，天地之变，阴阳之应，彼春之暖，为夏之暑，彼秋之忿（fèn），为冬之怒，四变之动，脉与之上下，以春应中规[1]，夏应中矩[2]，秋应中衡[3]，冬应中权[4]。是故冬至四十五日，阳气微上，阴气微下；夏至四十五日，阴气微上，阳气微下。阴阳有时，与脉为期，期而相失，知脉所分，分之有期，故知死时。微妙在脉，不可不察，察之有纪，从阴阳始，始之有经，从五行生，生之有度，四时为宜，补泻勿失，与天地如一，得一之情，以知死生。是故声合五音，色合五行，脉合阴阳。

是知阴盛则梦涉大水恐惧，阳盛则梦大火燔灼。阴阳俱盛，则梦相杀毁伤；上盛则梦飞，下盛则梦堕；甚饱则梦予，甚饥则梦取；肝气盛则梦怒，肺气盛则梦哭；短虫多则梦聚众，长虫多则梦相击毁伤。

律之间的道理。万物之外，六合之内，天地间的变化，阴阳四时与之相应。如春天的气候温暖，发展为夏天的气候暑热，秋天的凉风劲急，发展为冬天的寒冷之气，这种四时气候的变化，反映了自然界阴阳的变化规律，同样，人体的脉象也随之出现相应的改变。春季的脉象如圆规划出的弧线一样圆滑；夏季的脉象如矩形一样有棱有角，洪大方正；秋季的脉象如秤杆一样，轻轻飘浮；冬季的脉象如秤砣一样，沉下而不浮。四时阴阳变化的情况也是如此，冬至到立春的四十五天，阳气微升，阴气微降；夏至到立秋的四十五天，阴气微升，阳气微降。四时阴阳之气的升降有一定的规律，人体脉象的变化亦与之相应。如果脉象变化与四时阴阳的规律不相适应，根据脉象的异常变化就可知道病属何脏，再根据脏气的盛衰和四时衰旺的时期，就能判断出疾病和死亡的时间。脉象上的微妙变化，不可不加以仔细审察。诊脉的最大原则，是先从辨别脉象阴阳开始，结合五行生克的规律来分析，分析脉象是否与四时阴阳的变化相适应。如果脉象出现不足，则为虚证，要用补法来治疗；如果脉象出现有余，则为实证，要用泻法来治疗。补泻的治疗方法不能用错，才能促使人体的阴阳与自然界的阴阳恢复一致。掌握人与天地阴阳相一致的道理，以及分析脉象的方法，就能够判断疾病的预后吉凶。所以，五声与五音是相应合的，五色与五行是相应合的，而脉象与阴阳是相应合的。

阴气过盛，则会梦见涉渡大水而恐惧；阳气过盛，则会梦见大火烧灼；阴阳之气俱盛的人，则会梦见相互残杀而毁坏受伤；上部气盛的人，则会梦见飞腾；下部气盛的人，则会梦见向下堕坠；如果吃的过饱，就会梦见送食物给别人；如果饥饿，就会梦见拿取食物；肝气过盛，则会梦见发怒；肺气过盛，则会梦见悲哀啼哭；腹内短虫过多，则会梦见众人集聚；腹内长虫过多，则会梦见打架而受伤。

[1]春应中规：形容春季脉象圆滑流畅。中，合乎的意思；规，为圆之器。
[2]夏应中矩：形容夏季脉方正而盛。矩，为方之器。
[3]秋应中衡：马莳注："秋季浮毛，轻涩而散，如衡之象，其取在平，故曰秋应中衡也。"衡，秤杆。
[4]冬应中权：形容冬季脉沉石内伏，如权之象。权，秤锤。

是故持脉有道，虚静为保。春日浮，如鱼之游在波；夏日在肤，泛泛乎万物有余；秋日下肤，蛰虫将去；冬日在骨，蛰虫周密，君子居室。故曰：知内者按而纪之，知外者终而始之，此六者，持脉之大法。

心脉搏坚而长，当病舌卷不能言；其耎（ruǎn）而散者，当消环自己。肺脉搏坚而长，当病唾血；其耎而散者，当病灌汗[1]，至令不复散发也。肝脉搏坚而长，色不青，当病坠若搏，因血在胁下，令人喘逆；其耎而散色泽者，当病溢饮，溢饮者渴暴多饮，而易入肌皮肠胃之外也。胃脉搏坚而长，其色赤，当病折髀（bì）[2]，其耎而散者，当病食痹[3]。脾脉搏坚而长，其色黄，当病少气；其耎而散色不泽者，当病足胻（héng）肿[4]，若水状也。肾脉搏坚而长，其色黄而赤者，当病折腰；其耎而散者，当病少血，至令不复也。

所以诊脉是有一定方法和要求的，但其中最基本的一条是平心静气，精神集中，这样才能保证诊察的正确。春天的脉浮，像鱼浮游于水波之中；夏天的脉充盛于皮肤，洪大而浮，像夏天万物生长繁荣茂盛的状态；秋天的脉象处于皮肤之下，像蛰虫将要伏藏；冬天的脉象沉伏在骨，像冬眠的蛰虫闭藏不出，又好像人们深居密室之中。因此，要想知道内脏的情况，可以从脉象的变化上测知；要想知道外在经脉之气的情况，可以从经脉循行的经络上诊察而知其终始。春、夏、秋、冬、内、外这六个方面，是诊脉时必须注意的法则。

心脉搏击于指下，有力而坚硬，脉体过长，为心经邪气亢盛，会出现舌体卷缩而不能言语的症状；如果脉象柔软而乱散，是心气不足的反映，当有消渴的表现，等到心气恢复后会自然痊愈。肺脉搏击于指下，有力而坚硬，脉体过长，为肺经邪气亢盛，病人会出现痰中带血的症状；如果脉象柔软而散乱，是肺气虚的反映，当见汗出不止，在这种情况下，不可再用发散的方法治疗。肝脉搏击于指下，有力而坚硬，脉体过长，为肝经邪气亢盛，如果面部不出现青色，是由于跌坠或搏击所伤，瘀血停积于胁下，阻碍肺气升降，导致气逆，因而使人喘息；如果脉象柔软而散乱，是肝气不足的反映，见到面色鲜泽，则是溢饮的表现。溢饮病的出现，是由于口渴暴饮，水液不能正常排出体外，而泛溢于肌肉皮肤之间、肠胃之外的缘故。胃脉搏击于指下，有力而坚硬，脉体过长，为胃经邪气亢盛，病人会出现面色红赤，大腿疼痛如折断一样的症状；如果脉象柔软而散乱，是胃气不足的反映，会患有食痹病。脾脉搏击于指下，有力而坚硬，脉体过长，又见面部色黄，是脾气不运的表现，病人会出现少气无力的症状；如果脉象柔软而散乱，面色不泽，是脾气虚的反映，病人会出现小腿浮肿如水肿病的表现。肾脉搏击于指下，有力而坚硬，脉体过长，又见面部发黄而红赤，是心脾之邪盛侵犯肾脏的表现，病人会出现腰部疼痛如折断一样的症状；如果脉象软柔而散乱，是精血亏虚的表现，并且不易恢复。

---

[1]灌汗：指自汗或盗汗。因肺脉软而散是肺虚，肺合皮毛，肺虚则皮毛不固，故盗汗。

[2]折髀：形容大腿疼痛如折。髀，指大腿部。

[3]食痹：病名，即胸膈闭阻闷痛，饮食不下之证。

[4]足胻肿：指小腿连及足部浮肿。胻骨，位于小腿内侧。

帝曰：诊得心脉而急，此为何病？病形何如？

岐伯曰：病名心疝[1]，少腹当有形也。

帝曰：何以言之？

岐伯曰：心为牡脏[2]，小肠为之使，故曰少腹当有形也。

帝曰：诊得胃脉，病形何如？

岐伯曰：胃脉实则胀，虚则泄。

帝曰：病成而变何谓？

岐伯曰：风成为寒热，瘅（dàn）成为消中[3]，厥成为颠疾，久风为飧泄，脉风成为疠[4]，病之变化，不可胜数。

帝曰：诸痈肿筋挛骨痛，此皆安生？

岐伯曰：此寒气之肿，八风之变也。

帝曰：治之奈何？

岐伯曰：此四时之病，以其胜治之愈也。

黄帝问道：诊脉时，如果见到心脉劲急，这是什么病？疾病的症状又是怎样的呢？

岐伯回答：这种病名叫心疝，少腹部位一定有形征出现。

黄帝问道：这是什么道理呢？

岐伯回答：心脏的性质属阳，与小肠在经络上相互联络，是互为表里的脏腑，因此，心脏有病就会下移给小肠，小肠受到病气的影响，就会出现少腹部的症状。

黄帝问道：诊察时见到胃脉异常，会出现什么症状呢？

岐伯回答：胃脉实则邪气有余，将会出现腹部胀满；胃脉虚则胃气不足，将会出现腹泻病。

黄帝问道：疾病的形成及其发展变化又是怎样的呢？

岐伯回答：风邪引起的疾病，可发展为寒热病；热邪引起的疾病，可成为消中病；气机紊乱而气逆上冲，可形成头晕、头痛等病证；风邪经久不愈，深入于里，影响脾脏可出现完谷不化的飧泄病；如果风邪侵入血脉，经久不去，就会变成疠风病；疾病的发展变化是难以言尽的。

黄帝问道：各种痈肿、筋挛、骨痛的病变，是怎样产生的呢？

岐伯回答：这都是因为寒气聚集和八风邪气侵犯人体后而发生的变化。

黄帝问道：要怎样治疗呢？

岐伯回答：这是由于四时不正常的气候变化引起的病变，根据五行相胜的规律来确定治则，疾病就可以痊愈。

---

[1] 心疝：病名，是因寒邪侵犯心经而致的一种急性痛证，症见下腹有形突起，气上冲胸，心暴痛，脉弦急。

[2] 牡脏：指五脏中属于阳者。牡，雄性动物，代指阳性。

[3] 瘅成为消中：意思是因为热邪郁积于中，则变为善食易饥而消瘦的消中病。

[4] 疠：古通癞，即指麻风病。

帝曰：有故病，五脏发动，因伤脉色，各何以知其久暴至之病乎？

岐伯曰：悉乎哉问也！征[1]其脉小色不夺[2]者，新病也；征其脉不夺其色夺者，此久病也；征其脉与五色俱夺者，此久病也；征其脉与五色俱不夺者，新病也。肝与肾脉并至，其色苍赤，当病毁伤不见血，已见血；湿若中水也。

尺内两旁，则季胁[3]也，尺外以候肾，尺里以候腹，中附上，左外以候肝，内以候鬲；右外以候胃，内以候脾。上附上，右外以候肺，内以候胸中；左外以候心，内以候膻中。前以候前，后以候后。上竟上者，胸喉中事也；下竟下者，少腹腰股膝胫足中事也。

粗大者，阴不足阳有余，为热中也。来疾去徐，上实下虚，为厥颠疾；来徐去疾，上虚下实，

黄帝问道：无论是五脏久病，还是触动邪气引发的新病，都会影响到脉象和面部气色而发生变化，怎样区别它是久病还是新病呢？

岐伯回答：您问得很详细啊！如果脉象虽小但气色不失于正常，就是新病；如果脉象虽无明显变化，但气色已经失常了，那么就是久病；如果脉象与气色均失于正常，也是久病；如果脉象与面色都不失于正常，就是新病。脉象沉弦，是肝脉与肾脉并至，面色苍赤，是由于外伤，而使筋骨血脉受损所致，这种情况下，无论有没有出血，形体都会发生肿胀，好像因湿邪引起水肿一样。

前臂内侧自腕至肘的皮肤叫尺肤。尺肤分为三段，在接近肘部的下段，它的内侧反映季胁的情况，外侧反映肾脏的情况，中侧反映腹部的情况。尺肤部的中段，左臂外侧反映肝脏的情况，内侧反映鬲部的情况；右臂的外侧反映胃腑的情况，内侧则反映脾脏的情况。尺肤部的上段，右臂外侧反映肺脏的情况，内侧则反映胸中的情况；左臂外侧反映心脏的情况，内侧反映膻中的情况。尺肤部的前面，反映身前胸腹的情况；尺肤部的后面，反映后背部的情况。从尺肤上段至鱼际的部位，反映胸部及喉咙的情况；从尺肤下段至肘横纹的部位，反映少腹、腰、大腿、膝、小腿、足等处的情况。

脉象洪大者，是阴精不足而阳有余的反映，多为里热之病。脉象来时急疾而去时徐缓者，是上部邪气壅滞而下部正气不足的反映，气逆上冲，多发为颠顶疼痛一类的疾病。脉象来时徐缓而去时急疾者，是由于上部正

---

[1] 征：验看、检查的意思。

[2] 夺：训失，即失于正常状态的意思。

[3] 季胁：即胁肋之下部。

为恶风也。故中恶风者，阳气受也。有脉俱沉细数者，少阴厥也；沉细数散者，寒热也；浮而散者为眴（xuàn）仆[1]。诸浮不躁者皆在阳，则为热；其有躁者在手。诸细而沉者皆在阴，则为骨痛；其有静者在足。数动一代者，病在阳之脉也，泄及便脓血。诸过者切之，涩者阳气有余也，滑者阴气有余也。阳气有余为身热无汗，阴气有余为多汗身寒，阴阳有余则无汗而寒。推而外之，内而不外，有心腹积也。推而内之，外而不内，身有热也。推而上之，上而不下，腰足清也。推而下之，下而不上，头项痛也。按之至骨，脉气少者，腰脊痛而身有痹也。

平人气象论篇第十八

黄帝问曰：平人[2]何如？

岐伯对曰：人一呼脉再动，一吸脉亦再动，呼吸定息[3]脉五动，闰以太息[4]，命曰平人。平人者，

气不足而下部邪气壅滞所致，多为厉害的风邪引起的疾病。患这种病的原因，是因为阳气虚而失去捍卫的功能，所以才感受邪气而发病。两手脉均见沉细数者，是少阴厥病。如果脉象见沉细数而且散乱者，是阴盛阳虚或阴虚火旺的反映，多为虚劳寒热之病。如果脉象浮而散乱，是气血不足的反映，多发为眩晕仆倒之病。如果见到脉象浮而不急躁者，是病邪在表的表现，病在足三阳经，多发为热性疾病；如果脉象浮而急躁者，也是病邪在表的表现，病在手三阳经。如果见到脉象细而沉者，是病在里的表现，多发为骨节疼痛，病在手三阴经；如果见到脉象细沉而静者，也是病在里的表现，病在足三阴经。如果脉象数动而见一次歇止的，是病在三阳经的表现，为阳热郁滞，可出现泄利或大便带脓血的疾病。诊察到各种异常脉象时，如见涩脉是阳气有余的反映；如见滑脉是阴气有余的反映。阳气有余则表现为发热而无汗；阴气有余则表现为多汗而身寒；阴气与阳气均有余则出现无汗而身寒的症状。如果按脉浮取不见，而沉取则脉沉而不浮，是邪气在内的表现，多为心腹有积的里证。如果重按脉动不明显，轻按脉象浮而不沉，是邪气在外的表现，多为发热恶寒的表证。如果脉的上部有搏动，但搏动只见于上部，说明上实下虚，所以出现腰足清冷的症状。如果脉的下部有搏动，但搏动只见于下部，说明上虚下实，所以出现头项疼痛的症状。如果重按至骨，而脉微欲绝，是阳气虚弱的表现，所以出现腰脊疼痛及身体局部麻木不仁的痹证。

黄帝问道：正常人的脉象是怎样的呢？

岐伯回答：正常人一次呼气脉跳动两次，一次吸气脉也跳动两次，呼气与吸气间隔的时间内，脉又跳动一次，这样一息脉跳动五次。此外，人们呼吸偶尔有一次长吸气，脉又跳动一次。一次呼吸，脉搏跳动

---

[1] 眴仆：指因眩晕而仆倒的症状。眴，通眩。

[2] 平人：指健康无病之人。

[3] 呼吸定息：指两次呼吸之间的间歇。

[4] 闰以太息：在此时间内脉一动，称为闰以太息。闰，余也，犹闰月之谓；太息，为长的呼吸。

不病也。常以不病调病人，医不病，故为病人平息以调之为法。人一呼脉一动，一吸脉一动，曰少气。人一呼脉三动，一吸脉三动而躁，尺热曰病温，尺不热脉滑曰病风，脉涩曰痹。人一呼脉四动以上曰死，脉绝不至曰死，乍（zhà）疏乍数曰死。

平人之常气禀于胃，胃者平人之常气也，人无胃气曰逆，逆者死。

春胃[1]微弦曰平，弦多胃少曰肝病，但弦无胃曰死。胃而有毛曰秋病，毛甚曰今病。脏真散于肝，肝藏筋膜之气也。夏胃微钩[2]曰平，钩多胃少曰心病，但钩无胃曰死，胃而有石曰冬病，石甚曰今病。脏真通于心，心藏血脉之气也。长夏胃微耎弱曰平，弱多胃少曰脾病，但代无胃曰死，耎弱有石曰冬病，弱甚曰今病。脏真濡于脾，脾藏肌肉之气也。秋胃微毛[3]曰平，毛多胃少曰

五六次，这是正常人的脉象。所谓平人，就是健康无病的人。通常以无病之人的呼吸为标准，来衡量病人脉搏的至数。医生是没有病的，可以用自己的呼吸来衡量病人脉搏的次数。如果一呼与一吸脉各跳动一次，脉象过迟，反映正气不足。如果一呼与一吸脉各跳动三次，脉象急疾，并且尺肤发热，是温病的表现；如果脉象急疾且滑利，而尺肤不热，是感受风邪而发生的病变；如果脉象涩滞，是患痹证的表现。如果见到一呼一吸脉跳动八次以上，脉象极数，是阳气盛极而阴精枯竭的死脉；如果脉搏中断，绝而不来，是正气衰竭的死脉；如果脉搏忽快忽慢，是阴阳气血败绝紊乱的死脉。

健康人的脉气都来源于胃，胃为水谷之海，是人体气血生化之源，所以胃气为健康人的脉气。人如果没有胃气，就是危险的现象，甚者导致死亡。

胃气盛衰变化，可以在四时五脏的脉象中表现出来：春天有胃气的脉象是弦而柔和的，是无病的表现；如果脉象弦而缺少和缓柔和之象，说明肝脏患病；如果见到弦而无和缓柔和之象的真脏脉，主死；如果脉中虽有胃气而兼见浮散之象，是春季见到秋季的脉象，可以预测到秋天就会生病；如果浮散的现象过甚，则说明春木之气被秋金之气所伤，会立即发病。肝气旺于春，春天五脏之气散于肝，而滋养筋膜，所以说肝藏筋膜之气。夏天有胃气的脉象是缓和带有洪象，是无病的表现；如果脉象洪且缺少缓和之象，说明心脏患病；如果见到洪大而无柔和之象的真脏脉，主死；如果脉中胃气而兼见沉象，是夏季见到冬季的脉象，可以预测其到了冬天就会生病；如果沉脉过甚，则说明夏火之气被冬水之气所伤，会立即发病。心气旺于夏，夏天五脏之气通于心，心主血脉，滋养血脉，所以说心藏血脉之气。长夏有胃气的脉象是缓中带有柔软，是无病的表现；如果脉象柔软且缺少缓和之象，说明脾脏患病；如果见到柔软而无和缓之象的真脏脉，主死；如果柔软脉中兼

---

[1] 胃：指胃气。

[2] 钩：即脉来洪大，有来盛去衰如钩端微曲之象。

[3] 毛：即形容脉来轻虚以浮有如按在毛上之感。

肺病，但毛无胃曰死，毛而有弦曰春病，弦甚曰今病。脏真高于肺，以行荣卫阴阳也。冬胃微石[1]曰平，石多胃少曰肾病，但石无胃曰死，石而有钩曰夏病，钩甚曰今病。脏真下于肾，肾藏骨髓之气也。

见沉象，这是长夏季节见到冬季的脉象，是土气虚衰而水反侮土的脉象，说明病人体内脾土之气不足，而寒水之气过盛，可以预测其到了冬天就会生病；如果沉弱脉过甚，说明脾脏虚极，而水寒过盛，就会立即发病。脾气旺于长夏，长夏五脏之气通于脾，脾主肌肉，滋养肌肉，所以说脾藏肌肉之气。秋天有胃气的脉象浮而和缓，无病的表现；如果脉象浮而缺少和缓柔和之象，说明肺脏患病；如果见到浮而无和缓柔和之象的真脏脉，主死；如果浮脉中兼见弦象，是金气衰而木气反侮的现象，可以预测其到了春天就会生病；如果弦象过甚，木气过盛，就会立即发病。肺旺于秋而居上焦，秋天五脏之气藏于肺，肺主气而朝百脉，有助于营卫阴阳之气的运行。冬天有胃气的脉象是沉而和缓的，是无病的表现；如果脉象沉而缺少和缓柔和之象，说明肾脏患病；如果见到沉而无和缓柔和之象的真脏脉，主死；如果沉脉中兼见洪脉，是水气衰而火气反侮的现象，可以预测其到了夏天就会生病；如果洪象过甚，是由于肾气太虚，而火气极盛，所以会立即发病。肾旺于冬而居人体的下焦，冬天五脏之气藏于肾，肾主骨，滋养骨髓，所以说肾藏骨髓之气。

胃之大络。名曰虚里[2]，贯鬲络肺，出于左乳下，其动应衣，脉宗气也。盛喘数绝者，则病在中；结而横，有积矣；绝不至曰死。乳之下其动应衣，宗气[3]泄也。

胃经的大络，名叫虚里。此络脉从胃贯膈而上络于肺，出于左乳下，搏动时手可以感觉得到，这是积于胸中的宗气鼓动其脉跳动的表现。如果虚里处搏动急促不柔和兼有短时中断的现象，是宗气不守，病在胸中的反映；如果虚里搏动结实有力，横挺指下，时而一止，主有积病；如果搏动停止不再到来，这就是死亡的表现；如果虚里跳动剧烈而外见于衣，这是宗气失藏而外泄的现象。

欲知寸口太过与不及，寸口之脉中手短者，曰头痛；寸口脉中手长者，曰足胫痛；寸口脉中手促上击者，曰肩背痛；寸口脉沉而坚者，曰病在中；寸口脉浮

欲从寸口脉太过和不及来识别疾病，寸口脉象应指而短，会出现头痛。寸口脉应指而长，会出现足部及小腿部疼痛。寸口应指急促而有力，搏击于指下，会出现肩背疼痛。寸口脉沉而坚硬，是邪气在内的反映。寸口脉浮而盛大，是邪气在表的反映。寸口脉沉而弱，会出现寒热、疝瘕积聚及少腹疼痛等病变。寸口脉沉而横居，说明胁下有积聚，或腹中有积块。寸口脉沉而急促，会出现寒

[1] 石：即形容坚而沉的脉象。

[2] 虚里：位于左乳下，心尖搏动之处。

[3] 宗气：即水谷所生精气，加上肺吸入自然之清气，积于胸中，为脉之所宗，故称宗气。

而盛者，曰病在外。寸口脉沉而弱，曰寒热及疝瘕（jiǎ）少腹痛。寸口脉沉而横，曰胁下有积，腹中有横积痛。寸口脉沉而喘，曰寒热。脉盛滑坚者，曰病在外。脉小实而坚者，病在内。脉小弱以涩，谓之久病。脉滑浮而疾者，谓之新病。脉急者，曰疝瘕少腹痛。脉滑曰风，脉涩曰痹。缓而滑曰热中。盛而紧曰胀。

脉从阴阳，病易已；脉逆阴阳，病难已。脉得四时之顺，曰病无他；脉反四时及不间脏[1]，曰难已。臂多青脉，曰脱血。尺脉缓涩，谓之解（xiè）㑊（yì）[2]。安卧脉盛谓之脱血，尺涩脉滑，谓之多汗。尺寒脉细，谓之后泄。脉尺粗常热者，谓之热中。

肝见庚辛死，心见壬癸死，脾见甲乙死，肺见丙丁死，肾见戊己死。是谓真脏见皆死。

颈脉[3]动喘疾咳，曰水。目

热之病。脉盛大滑而坚，主病在外。脉小实而坚，主病在内。脉小弱而涩，是为久病。脉来滑利浮而疾数，是为新病。脉来紧急，会出现疝瘕及少腹疼痛。脉来滑利，多由风邪引起。脉来涩滞，会出现痹证。脉来缓而滑利，为脾胃有热，主中焦病热。脉来盛紧，为寒邪亢盛，主腹部胀满。

脉象与疾病阴阳属性一致，就容易痊愈；若脉象与疾病的阴阳属性相反，则很难痊愈。脉象与四时阴阳相应为顺，即使患病，也没有什么危险；脉象与四时阴阳相反，以及不间脏而传变的，则疾病很难痊愈。臂上多有青筋出现，是血少脉空的表现，见于脱血之证。尺肤缓而脉来涩，反映气血不足的反映，多表现为倦怠懈惰。病人久卧不起脉象数急而大鼓，是血去气无所主征象，见于脱血之证。尺肤涩而脉象滑，是阳气有余而阴血虚少的反映，会有多汗的症状。尺肤寒而脉象细，是阴气盛于内而阳气虚衰的反映，会出现腹泻。脉见粗大而尺肤常热的，反映阳盛于内，多表现为里热证。

如果五脏出现毫无胃气的真脏脉，就会死于其所不胜之日。肝脏的真脏脉出现，到庚辛日就会死亡；心脏的真脏脉出现，到壬癸日就会死亡；脾脏的真脏脉出现，到甲乙日就会死亡；肺脏的真脏脉出现，到丙丁日就会死亡；肾脏的真脏脉出现，到戊己日就会死亡。这就是说出现真脏脉，均主死亡。

颈部的人迎脉搏动过甚，且气喘咳嗽，是水气上凌

---

[1] 不间脏：指传其所克之脏。如心病传肺，肺病传肝，肝病传脾，脾病传肾，肾病传心。

[2] 解㑊：即懈急懒惰的意思。解，同懈；㑊，易也，特殊、异常之意。

[3] 颈脉：指人迎脉，即颈动脉搏动处。

裹[1]微肿如卧蚕起之状[2]，曰水。溺黄赤安卧者，黄疸。已食如饥者，胃疸[3]。面肿曰风。足胫肿曰水。目黄者曰黄疸。妇人手少阴脉动甚者，妊子也。

心肺的反映。眼睑浮肿如卧蚕一样光亮，为水肿病的表现。小便颜色黄赤，且嗜睡喜卧，是黄疸病的表现。饮食后，很快又饥饿，是胃疸病的表现。面部浮肿明显，为风水病的表现。小腿及两足浮肿，是由水湿引起的水肿病。眼白发黄，也是黄疸病的表现。妇人手少阴心脉搏动明显，是怀孕的征象。

脉有逆从四时，未有脏形[4]。春夏而脉瘦[5]，秋冬而脉浮大，命曰逆四时也。风热而脉静，泄而脱血脉实，病在中脉虚，病在外脉涩坚者，皆难治，命曰反四时也。

脉象不与四时相应的，就见不到本脏应时的正常脉象。例如春夏季不见弦、洪脉，而反见沉、涩脉；秋冬季不见毛、石脉，而反见浮大脉，这都是与四时相反的脉象。风热为病，脉象应浮大反而沉静；患有泄利以及失血病，津血受伤，脉象应虚细反而实大；疾病在内，脉象应沉反而浮虚；疾病在外，脉象应浮反而坚涩，以上都是脉证相反的难治之病，叫作"反四时"。

人以水谷为本，故人绝水谷则死，脉无胃气亦死。所谓无胃气者，但得真脏脉[6]不得胃气也。所谓脉不得胃气者，肝不弦肾不石也。

人依靠水谷的营养而生存，所以当断绝水谷后，就会死亡；胃气化生于水谷，如果脉中没有胃气，人也要死亡。所谓脉中没有胃气，就是出现了真脏脉，而见不到胃气的表现。所谓见不到胃气，就是指春天肝脉无微弦之象，冬天肾脉无微石之象等。

太阳脉至，洪大以长[7]；少阳脉至，乍数乍疏，乍短乍长[8]；阳明脉至，浮大而短[9]。

人体之脉气，随时令的改变而变化，如五月、六月太阳之气旺盛，脉象洪大而长，为阳气旺盛的反映；正月、二月少阳之气旺盛，脉象忽快忽慢，忽短忽长，为阳气初生的反映；三月、四月阳明之气旺盛，脉象浮大而短，为阳气将盛而未大盛的反映。

夫平心脉来，累累如连珠，如

正常的心脉，圆润像珠子一样，连续不断地流动

---

[1] 目裹：即上下眼胞。

[2] 卧蚕起之状：蚕眠之后必蜕皮，蜕皮之后其皮肤润泽有光。

[3] 胃疸：胃热之意，由于胃热盛则善消谷，故胃疸的症状为已食如饥。疸，热也。

[4] 脏形：五脏应时的正常脉象。

[5] 脉瘦：指脉象沉细。

[6] 真脏脉：指脉无胃气而真脏之气独见的脉象，如但弦无胃等。

[7] 太阳脉至，洪大以长：太阳主五月、六月，是时阳气大盛，故脉搏应指洪大而长。

[8] 少阳脉至，乍数乍疏，乍短乍长：少阳主正月、二月，是阳气尚微，阴气未退，故脉来进退未定，出现忽快、忽慢、忽短、忽长阴阳互见的脉象。

[9] 阳明脉至，浮大而短：阳明主三月、四月，是时阳气未盛，阴气尚存，故脉虽大而仍兼短象。

循琅（láng）玕（gān）[1]，曰心平。复以胃气为本。病心脉来，喘喘[2]连属，其中微曲，曰心病。死心脉来，前曲后居[3]，如操带钩，曰心死。

平肺脉来，厌厌聂（niè）聂，如落榆荚，曰肺平，秋以胃气为本。病肺脉来，不上不下，如循鸡羽，曰肺病。死肺脉来，如物之浮，如风吹毛，曰肺死。

平肝脉来，奭（ruǎn）弱招招，如揭长竿末梢[4]，曰肝平，春以胃气为本。病肝脉来，盈实而滑，如循长竿，曰肝病。死肝脉来，急益劲，如新张弓弦，曰肝死。

平脾脉来，和柔相离，如鸡践地，曰脾平，长夏以胃气为本。病脾脉来，实而盈数，如鸡举足，曰脾病。死脾脉来，锐坚如乌之喙，如鸟之距，如屋之漏，如水之流，曰脾死。

着，又像抚摸美玉琅玕那样柔滑，这就是心脏的平脉。夏天以胃气为本，脉象当柔和而微洪。如果脉来急促，在连续急促之中，带有微曲之象，这是心的病脉。将死的心脉来时，脉初来时有曲回之象，后则端直，如抚摸衣带上的钩子一样坚硬，全无和缓之意，这是心的死脉。

正常的肺脉来时，轻虚而浮，像榆荚下落一样的轻浮和缓，这是肺的平脉。秋天以胃气为本，脉当柔和而微浮。有病的肺脉来时，不上不下，如抚摸鸡毛一样，这是肺的病脉。将死的肺脉来时，轻浮而无根，如物体漂浮在水面上，又像风吹茅草一样，飘忽不定，散动无根，这是肺的死脉。

正常的肝脉来时，柔软而弦长，犹如高举的长竿末梢那样柔软而长，这是肝的平脉。春天以胃气为本，脉象柔和而微弦。有病的肝脉来时，弦长坚硬而滑，如同抚摸长竿一样，坚硬而不柔和，这是肝的病脉。将死的肝脉来时，弦急而坚劲，好像新张弓弦一样紧绷而强劲，这是肝的死脉。

正常的脾脉来时，从容和缓，至数均匀分明，好像鸡足缓缓落地那样轻缓而从容不迫，这是脾的平脉。长夏以胃气为本，脉当和缓。有病的脾脉来时，脉象充实硬满而数，好像鸡举足那样急疾，这是脾的病脉。将死的脾脉来时，或短硬而尖锐，如同鸟的嘴和爪子；或时动复止而没有规律，如同屋顶漏水；或去而不返，如同水流之逝，这是脾的死脉。

---

[1]琅玕：指玉石。

[2]喘喘：形容脉来如喘气急促的样子。

[3]前曲后居：形容心脉失却冲和之气，但钩无胃之象。

[4]奭弱招招，如揭长竿末梢：形容长而有力、坚韧柔和的脉象。

平肾脉来，喘喘累累如钩，按之而坚，曰肾平，冬以胃气为本。病肾脉来，如引葛，按之益坚，曰肾病。死肾脉来，发如夺索[1]，辟（pi）辟如弹石[2]，曰肾死。

正常的肾脉来时，沉而滑利，连续不断而又有曲回之象，按之坚实，这是肾的平脉。冬天以胃气为本，脉象应当柔软而微沉。有病的肾脉来时，如牵引葛藤一样，越按越坚硬，这是肾的病脉。将死的肾脉来时，好像两个人争夺绳索一般，坚硬而劲急，又如同以指弹石那样，急促而坚硬，这是肾的死脉。

---

[1] 夺索：形容脉象，如两人争夺的绳索坚紧而长。
[2] 弹石：形容脉象的坚实。

卷第六

玉机真脏论篇第十九

黄帝问曰：春脉如弦，何如而弦？

岐伯对曰：春脉者肝也，东方木也，万物之所以始生也，故其气来，耎弱轻虚而滑，端直以长，故曰弦，反此者病。

帝曰：何如而反？

岐伯曰：其气来实而强，此谓太过，病在外；其气来不实而微，此谓不及，病在中。

帝曰：春脉太过与不及，其病皆何如？

岐伯曰：太过则令人善忘[1]，忽忽[2]眩冒而颠疾；其不及则令人胸痛引背，下则两胁胠（qū）[3]满。

黄帝问道：春天的脉象如弦，怎样才算弦呢？

岐伯回答：春天的脉主应肝脏，肝在五方属东方，在五行属木，春天是万物开始生长的季节，因此脉气来时，软弱轻虚而滑，端直而长，如弓弦一样，所以叫作弦。与此相反的脉象就是病脉。

黄帝问道：怎样才算反常的脉象呢？

岐伯回答：脉气来时过于强劲有力，这叫作太过，主病在外；脉气来时不充实且微弱无力，叫作不及，主病在里。

黄帝又问：春脉太过与不及，会发生怎样的病变？

岐伯说：春脉太过会使人健忘，精神恍惚，头昏头痛，且会发生颠顶部位的疾病；春脉不及会使人胸部作痛，牵连背部，向下则两侧胁肋部位胀满。

---

[1] 忘：不少注家如王冰、张景岳等均认为"忘"当作"怒"。
[2] 忽忽：指精神恍惚不定。
[3] 胠：指腋下胁肋空软处。

帝曰：善。夏脉如钩，何如而钩？

岐伯曰：夏脉者心也，南方火也，万物之所以盛长也，故其气来盛去衰，故曰钩，反此者病。

帝曰：何如而反？

岐伯曰：其气来盛去亦盛，此谓太过，病在外，其气来不盛去反盛，此谓不及，病在中。

帝曰：夏脉太过与不及，其病皆何如？

岐伯曰：太过则令人身热而肤痛，为浸淫[1]；其不及则令人烦心，上见咳唾，下为气泄[2]。

帝曰：善。秋脉如浮，何如而浮？

岐伯曰：秋脉者肺也，西方金也，万物之所以收成也。故其气来轻虚以浮，来急去散，故曰浮，反此者病。

帝曰：何如而反？

岐伯曰：其气来，毛而中央坚，两旁虚，此谓太过，病在外；其气来，毛而微，此谓不及，病在中。

黄帝说：讲得好。夏天的脉象如钩，怎样才算钩呢？

岐伯回答：夏天的脉主应心脏，心在五方属南方，在五行属火，夏天是万物生长茂盛的季节，因此脉气来时充盛，去时轻微，犹如钩的形状，所以叫作钩。与此相反的脉象就是病脉。

黄帝又问：怎样才算反常的脉象呢？

岐伯答道：脉气来时充盛，去时仍然充盛，这叫作太过，主病在外；脉气来时不充盛，去时反而充盛，这叫作不及，主病在里。

黄帝又问：夏脉的太过与不及，会发生怎样的病变？

岐伯答道：太过会使人身体发热，肌肤疼痛，热邪侵淫成疮；不及会使人心烦不安，上及于肺，会出现咳吐涎沫，气下陷会出现矢气过多。

黄帝说：讲得好。秋天的脉象如浮，怎样才算浮呢？

岐伯答：秋天的脉主应肺脏，肺在五方属西方，在五行属金，秋天是万物收获的季节，因此脉气来时轻虚以浮，来急去散，所以叫作浮。与此相反的脉象就是病脉。

黄帝问道：怎样才算反常的脉象呢？

岐伯回答：脉气来时浮而中央坚，两旁空虚，这叫作太过，主病在外；脉气来时浮而微，这叫作不及，主病在里。

---

[1] 浸淫：指火盛所致皮肤疮痛。
[2] 气泄：指矢气，俗称放屁。

帝曰：秋脉太过与不及，其病皆何如？

黄帝又问：秋脉太过与不及，会发生怎样的病变？

岐伯曰：太过则令人逆气而背痛。愠（yùn）愠然[1]，其不及则令人喘，呼吸少气而咳，上气见血，下闻病音[2]。

岐伯答：秋脉太过会使人气上逆，背部作痛，胸中郁闷而不舒畅；秋脉不及会使人呼吸短气，咳嗽气喘，气上逆而出现咳血，喉间有喘鸣的声音。

帝曰：善。冬脉如营[3]，何如而营？

黄帝说：讲得好。冬天的脉象如营，怎样才算营呢？

岐伯曰：冬脉者肾也。北方水也，万物之所以合藏（cáng）也，故其气来沉以搏[4]，故曰营，反此者病。

岐伯说：冬天的脉主应肾脏，肾在五方属北方，在五行属水，冬天是万物闭藏的季节，因此脉气来时沉而濡，如同军队的营垒，沉静而内含生机，所以叫作营。与此相反的脉象就是病脉。

帝曰：何如而反？

黄帝问：怎样才算反常的脉象呢？

岐伯曰：其气来如弹（dàn）石者，此谓太过，病在外；其去如数者，此谓不及，病在中。

岐伯答：脉气来时如弹石一般坚硬，这叫作太过，主病在外；脉气去时似数而非数，这叫作不及，主病在里。

帝曰：冬脉太过与不及，其病皆何如？

黄帝问道：冬脉太过与不及，会发生怎样的病变？

岐伯曰：太过则令人解㑊，脊脉痛而少气不欲言；其不及则令人心悬如病饥，䏚（miǎo）中清[5]，脊中痛，少腹满，小便变。

岐伯回答：冬脉太过会使人倦怠无力，脊背疼痛，气短懒言；不及则使人心中空虚如有饥饿的感觉，胁下空软的部位清冷，脊背疼痛，少腹胀满，小便异常。

---

[1]愠愠然：指郁闷而不舒畅的样子。

[2]下闻病音：指喘息的时候喉咙中有声音。

[3]冬脉如营：指冬季脉气营居于内，即指沉脉而言。

[4]搏：《针灸甲乙经》作"濡"，软之意，可从。

[5]䏚中清：䏚，是季肋下挟脊两旁的空软处。䏚中清，指此处有清冷的感觉。

帝曰：善。

帝曰：四时之序，逆从之变异也，然脾脉独何主？

岐伯曰：脾脉者土也，孤脏以灌四傍[1]者也。

帝曰：然则脾善恶可得见之乎？

岐伯曰：善者不可得见，恶者可见。

帝曰：恶者何如可见？

岐伯曰：其来如水之流者，此谓太过，病在外。如鸟之喙者，此谓不及，病在中。

帝曰：夫子言脾为孤脏，中央以灌四旁，其太过与不及，其病皆何如？

岐伯曰：太过则令人四肢不举；其不及，则令人九窍不通，名曰重强[2]。

帝瞿（qù）然而起，再拜而稽首曰：善。吾得脉之大要，天下至数，五色脉变，揆（kuí）度奇恒，道在于一，神转不回，回则不转，

黄帝说：讲得好。

黄帝说：春、夏、秋、冬四时的脉象，分别于肝、心、肺、肾四脏相通，有逆有从，变化各异，但是脾脏的脉象与哪个时令相通呢？

岐伯说：脾脉属土，位居中央为孤脏，具有灌溉、滋养其余四脏的作用。

黄帝问道：脾脏的正常与异常，可以从脉象上看出来吗？

岐伯回答：正常的脾脉是看不到的，而脾脏的病脉是可以见到的。

黄帝问道：脾脉的病脉是怎样的呢？

岐伯回答：脉气来时，如水流那样滔滔洪盛，这叫作太过，主病在外；如果像鸟喙一样短硬尖锐，这叫作不及，主病在内。

黄帝说：先生讲到，脾为孤脏，位居中央属土，具有灌溉四旁脏腑的作用，那么它的太过和不及各会发生什么样的病变？

岐伯说：太过会使人四肢沉重不能举动，不及则使人九窍闭塞不通，病名为重强。

黄帝惊悟起身，再次行礼说：太好了！我懂得诊脉的要领了，这是天下最重要的道理。审察脉象的变化，结合五色的表现，分析正常与异常，关键就在于一个"神"字。人体气血阴阳是神的物质基础，随着四时的推移而运转不息，永不停息，倘若紊乱不能正

---

[1] 孤脏以灌四傍：指脾土居于中央，寄旺于四季，主运化水谷精微营养肝心肺肾四脏。孤脏，肝、心、肺、肾分别于春夏秋冬相配，唯独脾无所配，故称之为"孤脏"。

[2] 重强：王冰认为脏气重叠为之重，气行不顺谓之强，即脏气重迭逆乱之意。

乃失其机，至数之要，迫近以微，著之玉版，藏之脏腑，每旦读之，名曰"玉机"。

常运转，就失去了生机。这是极其重要的道理，而且非常微妙，要把它镌刻在玉版上面，藏于枢要内府，每天早上诵读，所以称它为"玉机"。

五脏受气于其所生，传之于其所胜，气舍于其所生，死于其所不胜。病之且死，必先传行至其所不胜，病乃死。此言气之逆行也，故死。肝受气于心，传之于脾，气舍于肾，至肺而死。心受气于脾，传之于肺，气舍于肝，至肾而死。脾受气于肺，传之于肾，气舍于心，至肝而死。肺受气于肾，传之于肝，气舍于脾，至心而死。肾受气于肝，传之于心，气舍于肺，至脾而死。此皆逆死也。一日一夜五分之，此所以占死生之早暮[1]也。

根据五行相生相克的关系，五脏疾病的传变，是接受其所生之脏的病气，传给其所胜之脏，病气留止于生己之脏，死于克己之脏。当疾病发展到将死的时候，必定会先传于克己之脏，病人才会死亡。这是病气的逆传，所以会死亡。例如，肝脏接受来自于心脏的病气，而又传行于脾脏，其病气留止于肾脏，最后传到肺脏而死亡。心脏接受来自脾脏病气，又传行于肺脏，其病气留止于肝脏，最后传到肾脏而死亡。脾脏接受来自肺脏的病气，传行于肾脏，病气留止于心脏，最后传到肝脏而死亡。肺脏接受来自肾脏的病气，传行于肝脏，病气留止于脾脏，最后传到心脏而死亡。肾脏接受肝脏的病气，传行于心脏，病气留止于肺脏，最后传到脾脏而死亡。以上都是病气逆传而死亡的规律。以一日一夜划分为五个时间段，分属五脏，就可以推测死亡的时间。

黄帝曰：五脏相通，移皆有次。五脏有病，则各传其所胜。不治，法三月若六月，若三日若六日[2]，传五脏而当死，是顺传所胜之次。故曰：别于阳者，知

黄帝说：五脏之间，其气相通，病气的传变，有一定的次序。如果五脏有病，则向其所胜之脏传变；如果得不到正确的治疗，那么长则三个月或六个月，短则三天或六天，传遍五脏就会死亡，这是病气顺传的规律。所以说，能辨别胃气盛衰，就可以知道疾病从何脏而来；能辨别真脏脉，就可以推测疾病的死生日期。这就

---

[1]一日一夜五分之，此所以占死生之早暮：意思是将一昼夜分为五个时段，按五行配属五脏之后，就可以根据五行生克推测五脏病气逆传至其所不胜而死的时间。

[2]法三月若六月，若三日若六日：这是说明患病之后传变的过程有快慢不同，有3个月传遍五脏的，有6个月传遍五脏的，也有3天或6天就传遍五脏的。

病从来；别于阴者，知死生之期。言知至其所困而死。

是故风者百病之长也，今风寒客于人，使人毫毛毕直，皮肤闭而为热，当是之时，可汗而发也；或痹不仁肿病，当是之时，可汤熨及火灸刺而去之。弗治，病入舍于肺，名曰肺痹，发咳上气。弗治，肺即传而行之肝，病名曰肝痹，一名曰厥，胁痛出食。当是之时，可按若刺耳。弗治，肝传之脾，病名曰脾风，发瘅（dān），腹中热，烦心出黄，当此之时，可按可药可浴。弗治，脾传之肾，病名曰疝瘕，少腹冤热而痛，出白，一名曰蛊（gǔ）[1]，当此之时，可按可药。弗治，肾传之心，病筋脉相引而急，病名曰瘛（chì），当此之时，可灸可药。弗治，满十日，法当死。肾因传之心，心即复反传而行之肺，发寒热，法当三岁死，此病之次也。然其卒发者，不必治于传，或其传化有不以次，不以次入者，忧恐悲喜怒，令不得以其次，故令人有大病矣。因而喜大虚则肾气乘矣，怒则肝气乘矣，悲则肺气乘矣，恐则脾

是说，要知道病气传至其所不胜之脏时会导致死亡。

因为风为六淫之首，所以称它为百病之长。风寒之邪侵袭人体，使人毫毛竖起，皮肤汗孔闭塞而发热，在这个时候，可用发汗的方法治疗；如果风寒之邪侵入经络，出现麻痹不仁或肿痛等症状，此时可用汤药熏洗、热敷，或用艾灸、针刺等方法来祛散邪气。如果不及时治疗，病气内传于肺，叫作肺痹，可出现咳嗽气喘等症状。如果没有及时治疗，病气就会传行于肝，叫作肝痹或厥，出现胁痛、吐食的症状，在这个时候，可用按摩或针刺等方法治疗。如果不给予治疗，就会传行于脾，成为脾风，出现黄疸、腹中热、心情烦躁、小便黄色等症状，这时，可用按摩、药物或药汤沐浴等方法治疗。如果再不治疗，就会传行于肾，形成疝瘕，出现少腹烦热疼痛、小便色白而浑浊等症状，又称为蛊病，在这个时候，可用按摩或药物治疗。如果再不进行治疗，病气就会由肾传行于心，发生筋脉牵引拘挛的瘛病，在这个时候，可用艾灸或药物进行治疗。如果仍不给予治疗，十日之后，就会死亡。倘若病邪由肾传心，心又复传于其所胜之肺脏，可出现寒热的症状，那么三天后就会死亡。以上是内伤病传变的一般次序。假如是骤然爆发的疾病，就不必拘泥于上述传变次序进行治疗。有些疾病不按照这个次序进行传变，如忧、恐、悲、喜、怒情志过激引发的疾病，就不是按照这个次序相传的，所以使人患大病。比如由于喜极而伤心，心虚则肾气相乘；或因大怒，使肝气横逆，出现肝气乘脾；或因悲伤过度，出现肺气乘肝；或因惊恐太过，损伤肾气，则肾气虚，脾气乘肾；或因忧愁过度，则肺气内虚，心气乘肺。这是五种情志过激而引起的疾病，病气都不以一般的次序传变。所以病虽有五，但其传变时，就有五五二十五种变化。所谓传，就是相乘的另一种说法。

---

[1] 蛊：在此为病名，指病深日久，形体消瘦，精神萎靡，如被蛊虫侵蚀一样，故名。

气乘矣，忧则心气乘矣，此其道也。故病有五，五五二十五变，及其传化。传，乘之名也。

大骨枯槁，大肉陷下，胸中气满，喘息不便，其气动形，期六月死，真脏脉见，乃予之期日。大骨枯槁，大肉陷下，胸中气满，喘息不便，内痛引肩项，期一月死，真脏见，乃予之期日。大骨枯槁，大肉陷下，胸中气满，喘息不便，内痛引肩项，身热脱肉破䐃（jùn）[1]。真脏见，十月之内死。大骨枯槁，大肉陷下，肩髓内消，动作益衰，真脏来见[2]，期一岁死，见其真脏，乃予之期日。大骨枯槁，大肉陷下，胸中气满，腹内痛，心中不便，肩项身热，破䐃脱肉，目眶陷，真脏见，目不见人，立死，其见人者，至其所不胜之时则死。急虚身中卒至[3]，五脏绝闭，脉道不通，气不往来，譬于堕溺，不可为期。其脉绝不来，若人一息五六至，其形肉不脱，真脏虽不见，犹死也。

骨骼枯槁，肌肉瘦削，这是先天之本肾和后天之本脾两脏衰弱的表现。如果出现胸中气满，呼吸困难，张口抬肩，伴有身体振动，这是肺脏衰弱的表现，大约六个月后就会死亡。如果出现真脏脉，就可以预知死亡日期。出现大骨枯槁、肌肉瘦削、胸中气满而胀闷、气喘、呼吸困难、胸中疼痛牵引肩项的症状，是心气衰弱的表现，大约一个月后就会死亡。如果见到了真脏脉，就可以预见死亡日期。大骨枯槁、肌肉瘦削、胸中气满、呼吸困难、胸中疼痛，甚则牵引肩背，全身发热，极度消瘦、肌肉破溃，这是脾气败绝的表现，如果又出现了真脏脉，十个月之内就会死亡。大骨枯槁、肌肉瘦削、两肩下垂、骨髓消耗殆尽、动作迟缓无力，这是肾气严重衰竭的表现，即使没有出现真脏脉，大约一年后也会死亡；如果见到真脏脉，就可以预知具体的死亡日期。大骨枯槁、肌肉瘦削、胸中气满、腹中痛、心中不适、肩项及身上均发热、肌肉破溃、目眶下陷，如果见到真脏脉，而眼睛看不到人，说明精气已绝，会立即死亡；如果眼睛尚能看到人，则到了肝脏所不胜的时辰或日期，就会死亡。如果正气暴虚，外邪陡然侵入人体，以致五脏气机闭塞，周身脉道不通，好像从高处坠下，或像落水淹溺一样，是无法预测死亡时日的。如果见到脉搏断绝而不至，或跳动异常疾数，一呼脉来五六至，虽然形体没有衰败，真脏脉也没有出现，但仍然会死亡。

---

[1] 脱肉破䐃：指全身肌肉消瘦破溃。䐃，指大块的肌肉。

[2] 来见：《黄帝内经太素》《针灸甲乙经》均作"未见"。今可从。

[3] 急虚身中卒至：正气突然暴虚，客邪陡然中于人，病起急骤，不得预知。

真肝脉至，中外急，如循刀刃，责责然[1]，如按琴瑟弦，色青白不泽，毛折，乃死。真心脉至，坚而搏，如循薏苡子累累然，色赤黑不泽，毛折，乃死。真肺脉至，大而虚，如以毛羽中人肤，色白赤不泽，毛折，乃死。真肾脉至，搏而绝，如指弹石辟辟然，色黑黄不泽，毛折，乃死，真脾脉至，弱而乍数乍疏，色黄青不泽，毛折，乃死。诸真脏脉见者，皆死不治也。

黄帝曰：见真脏曰死，何也？

岐伯曰：五脏者皆禀气于胃，胃者五脏之本也；脏气者，不能自致于手太阴，必因于胃气，乃至于手太阴也，故五脏各以其时，自为而至于手太阴也。故邪气胜者，精气衰也，故病甚者，胃气不能与之俱至于手太阴，故真脏之气独见，独见者病胜脏也，故曰死。

帝曰：善。

黄帝曰：凡治病，察其形气色泽，脉之盛衰，病之新故，乃治之无后其时。形气相得[2]，谓之可

肝脏的真脏脉到来，脉体中外劲急，如按在刀口上一样锋利，或如按在琴弦上一样硬直，面色青白而不润泽，当出现毛发断折时，就要死亡。心脏的真脏脉到来，表现为坚硬而搏击手指，好像按到薏苡子一样短而坚实，病人面色红黑不润泽，当出现毛发断折时，就要死亡。肺脏的真脏脉至，脉体大而空虚，好像用羽毛触摸人的皮肤一般轻虚，面色白赤而不润泽，当出现毛发断折时，就要死亡。肾脏的真脏脉到来，坚硬而搏击手指，犹如拉紧的绳索突然断开一样，或如用手指弹石一样坚实不柔，面色黑黄而不润泽，当出现毛发断折时，就要死亡。脾脏的真脏脉到来，软弱无力，快慢不匀，面色黄青而不润泽，当出现毛发断折时，就要死亡。凡是见到五脏的真脏脉，都是不治的死证。

黄帝问道：见到真脏脉象就要死亡，是什么道理呢？

岐伯回答：五脏的营养，都赖于胃腑的水谷精微，因此胃气是五脏的根本。如果胃气充足，五脏的功能旺盛，在手太阴经的寸口上，就能够反映出正常的脉象。五脏之气，不能自行到达于手太阴寸口，必须借助胃气的敷布，才能到达手太阴经。因此，五脏之气能够在其相应的时令，出现于手太阴经的寸口，都是依靠胃气来实现的。如果邪气亢盛，必定使精气虚衰，所以病到严重时，胃气就不能与五脏之气一同到达手太阴经，那么某一脏的真脏脉象就会单独出现。真脏之气独见，是邪气胜而正气衰弱的表现，所以就要死亡。

黄帝说：讲得好。

黄帝说：大凡治病，必先诊察形体盛衰，气之强弱，色之润枯，脉之虚实，病之新久，然后及时治疗，不能错过时机。病人形体与神气相一致，是可治之证；面色光润鲜明，是可治之证；脉象与四时相符

---

[1] 责责然：锋利可畏的样子。

[2] 形气相得：指病人行盛气也盛，形虚气也虚。

治；色泽以浮，谓之易已；脉从四时，谓之可治；脉弱以滑[1]，是有胃气，命曰易治，取之以时。形气相失[2]，谓之难治；色夭不泽，谓之难已；脉实以坚，谓之益甚；脉逆四时，为不可治。必察四难[3]，而明告之。所谓逆四时者，春得肺脉，夏得肾脉，秋得心脉，冬得脾脉，其至皆悬绝沉涩者，命曰逆。四时未有脏形，于春夏而脉沉涩，秋冬而脉浮大，名曰逆四时也。病热脉静，泄而脉大，脱血而脉实，病在中脉实坚，病在外脉不实坚者；皆难治。

黄帝曰：余闻虚实以决死生，愿闻其情。

岐伯曰：五实死，五虚死。

帝曰：愿闻五实五虚。

岐伯曰：脉盛，皮热，腹胀，前后不通，闷瞀（mào）[4]，此谓五实。脉细，皮寒，气少，泄利前后，饮食不入，此谓五虚。

合，也是易于治疗的；脉来弱而流利，是有胃气的现象，病亦易治，必须抓住有利时机进行治疗。形气不相称，此为难治；面色枯槁，没有光泽，也为难治；脉象实而坚硬，缺少柔和之象，是胃气衰弱的反映，病情必将加重；脉象与四时相逆，疾病就已到了不可治疗的地步。必须审察这四种难治之证，清楚地告诉病人。所谓脉与四时相逆，就是在春季见到肺脉，夏季见到肾脉，秋季见到心脉，冬季见到脾脉，脉象皆悬绝无根，或沉涩不起，这就是与四时相反的脉象。如果五脏脉气不能随着时令表现于外，比如在春夏季节，反而见到沉涩的脉象；在秋冬季节，反而见到浮大的脉象，这也叫作逆四时。热病病人，脉象宜急数而反静；泄泻病人，脉象应小而反大；失血病人，脉象应虚而反实；病在中而脉反实坚；病在外而脉反不实坚。这些都是证候与脉象相反的表现，都是很难治愈的。

黄帝说：我听说根据病情的虚实可以预决死生，我想听听其中的道理。

岐伯说：五实是死证，五虚也是死证。

黄帝问道：请问什么是五实、五虚？

岐伯回答：脉盛，是心实；皮热，是肺实；腹胀，是脾实；大小便不通，是肾实；心中烦闷，神识不清，是肝实，这叫作五实。脉细，是心气不足；皮寒，是肺气不足；气少，是肝气不足；大小便不禁，是肾气不足；饮食不入，是脾气不足，这叫作五虚。

---

[1]脉弱以滑：指脉象柔和而滑利。弱，此为有胃气之柔和的脉象，而非虚弱之意。

[2]形气相失：指病人形体的盛衰与正气的盛衰相一致，如气盛形盛，气虚形亦虚。

[3]四难：即上文的"形气相失""色夭不泽""脉实以坚""脉逆四时"四种难治的病证。

[4]闷瞀：指心中昏闷而神识不清。

帝曰：其时有生者，何也？

岐伯曰：浆粥入胃，泄注止，则虚者活；身汗得后利，则实者活。此其候也。

黄帝问道：五实、五虚的病人，有时也会痊愈，这又是什么道理？

岐伯回答：如果能够吃些浆粥，胃气慢慢恢复，大便泄泻停止，则虚者也可以痊愈。如原来身热无汗，而现在身体汗出；原来大小便不通的，而现在大小便通畅，则实者也可以痊愈。这就是五虚、五实能够痊愈的证候表现。

三部九候论篇第二十

黄帝问曰：余闻九针于夫子，众多博大，不可胜数。余愿闻要道，以属[1]子孙，传之后世，著之骨髓，藏之肝肺[2]，歃（shà）血[3]而受，不敢妄泄。令合天道，必有终始，上应天光[4]星辰历纪[5]，下副四时五行，贵贱[6]更互，冬阴夏阳，以人应之奈何？愿闻其方。

黄帝问道：我听先生讲过关于九针的道理，觉得内容丰富广博，不可尽述，现在我想听您讲一讲其中最主要的道理，以嘱咐子孙，传于后世，使之铭记于心，永志不忘，并要严守誓言，不轻易泄露，使这些道理符合天体运行的规律，有始有终，上与日月星辰运行规律相应，下与四时五行阴阳盛衰相合，人是怎样适应这些自然规律的呢？希望您能讲解一下这方面的道理。

岐伯对曰：妙乎哉问也！此天地之至数。

岐伯回答：这个问题，问得很好啊。这是天地间最深奥的道理。

帝曰：愿闻天地之至数，合于人形血气，通决死生，为之奈何？

黄帝问道：我想听您讲述一下这个最重要的道理，它是怎样与人的形体气血相通，从而决断死生的呢？

岐伯曰：天地之至数，始于一，终于九焉。一者天，二者地，三者人，因而三之，三三者九，以应九

岐伯回答：天地万物的变化都离不开数字。数字开始于一，终极于九。一是奇数为阳，代表天，二是偶数为阴，代表地；人生于天地之间，所以三可以代表人；天、地、人合而为三，三三为九，与地上的九

---

[1]属：通嘱，嘱咐的意思。

[2]著之骨髓，藏之肝肺：形容深刻记忆不忘的意思。

[3]歃血：古时盟誓，以血涂口旁，叫作歃血，言慎重遵守誓约，决不违背。

[4]天光：指日月星光。

[5]星辰历纪：即一年之中星辰周历于天体，各有标志。

[6]贵贱：言四时五行之气，当令为贵，失时为贱。

野[1]。故人有三部，部有三候，以决死生，以处百病，以调虚实，而除邪疾。

州九野相对应。所以人有上、中、下三部，每部各有三个候脉之处，而称为天、地、人三候。切按这些部位的脉象，可以决断死生，诊断各种疾病，从而调治虚实盛衰，祛除病邪，使人体恢复健康。

帝曰：何谓三部？

黄帝问道：什么叫作三部呢？

岐伯曰：有下部、有中部、有上部，部各有三候，三候者，有天有地有人也，必指而导之，乃以为真。上部天，两额之动脉[2]；上部地，两颊之动脉[3]；上部人，耳前之动脉[4]。中部天，手太阴也；中部地，手阳明也；中部人，手少阴也。下部天，足厥阴也；下部地，足少阴也；下部人，足太阴也。故下部之天以候肝，地以候肾，人以候脾胃之气。

岐伯答道：以人体的部位划分，可以分为下部、中部、上部。每部分各有三候，三候是以天、地、人来代表的。必须有老师的指导，才能掌握部、候的准确位置。上部天，指额部两侧的动脉；上部地，指两颊大迎穴处的动脉；上部人，指耳前耳门穴处的动脉；中部天，指两手太阴气口、经渠穴处的动脉；中部地，指两手阴明经合谷穴处的动脉；中部人，指两手少阴经神门穴处的动脉；下部天，指足厥阴经五里穴或太冲穴处的动脉；下部地，指足少阴经太溪穴处的动脉；下部人，指足太阴经箕门穴处的动脉。由于经脉与脏腑的所属关系，所以下部天可以候肝脏之气，下部地可以候肾脏之气，下部人可以候脾胃之气。

帝曰：中部之候奈何？

黄帝问道：中部可以诊察怎样的变化呢？

岐伯曰：亦有天，亦有地，亦有人，天以候肺，地以候胸中之气，人以候心。

岐伯回答：中部也分了天、地、人三候。中部天可以诊察肺脏的病变，中部地可以诊察胸中的病变，中部人可以诊察心脏的病变。

帝曰：上部以何候之？

黄帝问道：上部可以诊察怎样的变化呢？

岐伯曰：亦有天，亦有地，亦有人。天以候头角之气，地以候

岐伯回答：上部也有天、地、人三候。上部天可以诊察头角部位的病变，上部地可以诊察口齿的病变，上

---

[1] 野：分野，是划分界线，也就是划分区域的意思。

[2] 两额之动脉：指两额太阳穴处，为足太阳膀胱经脉。

[3] 两颊之动脉：即巨髎穴，在鼻两旁，为足阳明胃经脉。

[4] 耳前之动脉：在耳前陷中，即耳门穴处，为手太阳小肠经脉。

口齿之气，人以候耳目之气。三部者，各有天，各有地，各有人。三而成天，三而成地，三而成人。三而三之，合则为九，九分为九野，九野为九脏。故神脏五，形脏四，合为九脏。五脏已败，其色必夭，夭必死矣。

帝曰：以候奈何？

岐伯曰：必先度其形之肥瘦，以调其气之虚实，实则泻之，虚则补之。必先去其血脉而后调之，无问其病，以平为期。

帝曰：决死生奈何？

岐伯曰：形盛脉细，少气不足以息者危。形瘦脉大，胸中多气者死。形气相得者生。参伍不调[1]者病。三部九候皆相失者死。上下左右之脉相应如参舂（chōng）[2]者病甚。上下左右相失不可数者死。中部之候虽独调，与众藏相失者死。中部之候相减者死。目内陷者死。

帝曰：何以知病之所在？

岐伯曰：察九候独小者病，独

黄帝问道：诊察的方法是怎样的呢？

岐伯回答：一定先观察病人的身形肥瘦，了解病人的正气虚实，如果是邪气亢盛的实证，应该用泻法治疗；如果是正气虚弱的虚证，应该用补法治疗。但要注意的是，凡是血脉中邪气壅滞的，先去除血脉中的壅滞，然后再调补气血的不足，不论治疗什么疾病，都是以达到气血平和调顺为准则。

黄帝问道：怎样预测病人的生死呢？

岐伯回答：如果见到形体肥盛，脉象反细，少气无力，呼吸气短，不相顺接，多属于危险的病证；如果见到形体瘦弱，脉象反大，胸中憋闷胀满等症状，多是死证。一般而言，形体与脉象一致的，疾病可以痊愈；如果脉搏大小迟数错杂不协调，是有病的表现；如果三部九候的脉象与疾病完全不相适应，是死证；各部的脉象，应指如春杵捣谷，参差不齐，是病情严重的表现；如果见到各部脉象大小迟数节律相差较大，甚至无法计算至数的，是死证；如果中部之脉虽然调和均匀，而与其他脏腑不相协调，也是死证；如果中部之脉衰减，虽与其他各部的脉象相协调，也是死证的表现。如果见到两目内陷且无光彩，是脏腑精气衰竭的反映，也是死亡的征象。

黄帝问道：怎样才能知道疾病发生的部位呢？

岐伯回答：诊察九候脉的异常变化，就能知道疾

[1] 参伍不调：指脉搏参差不齐，三五不调的意思。

[2] 参舂：即用石臼捣谷物。

大者病，独疾者病，独迟者病，独热者病，独寒者病，独陷下者病。以左手足上，上去踝五寸按之，庶右手足当踝而弹之，其应过五寸以上，蠕（rú）蠕然[1]者不病；其应疾，中手浑浑然[2]者病；中手徐徐然[3]者病；其应上不能至五寸，弹之不应者死。是以脱肉身不去[4]者死。中部乍疏乍数者死。其脉代而钩者，病在络脉。九候之相应也，上下若一，不得相失。一候后则病，二候后则病甚，三候后则病危。所谓后者，应不俱[5]也。察其腑脏，以知死生之期，必先知经脉，然后知病脉，真脏脉见者胜死。足太阳气绝者，其足不可屈伸，死必戴眼。

帝曰：冬阴夏阳奈何？

岐伯曰：九候之脉，皆沉细悬绝者为阴，主冬，故以夜半死。盛躁喘数者为阳，主夏，故以日

病的病变部位。九候之中，单独出现一候脉象异常，或独大，或独小，或独数，或独迟，或独滑，或独紧，或独沉伏，均是有病的表现。医生用左手在病人的足内踝上五寸的地方按着，用右手指在病人的足内踝上弹击，如果震动的范围超过五寸以上，且震动软滑而匀和，这是正常的现象；如果震动急剧，手指感觉混乱不清，这是病态的反映；如果震动微弱，应手迟缓，这也属于病态表现；如果震动范围达不到五寸，且用较大的力量弹击，仍没有反应，这是死证。身体极度消瘦，体弱不能行动，属于死证。中部之脉或快或慢，毫无规律，也为死证。如果脉象有歇止而浮洪，是疾病在络脉的表现。九候之脉，应该相互协调适应，上下一致，不应该参差不齐。如果九候之中有一候与其他的脉象不一致，则是有病的表现；如果有二候与其他的脉象不一致，是病重的表现；如果有三候与其他的脉象不一致，是病危的表现。所谓不一致，就是指九候之间，脉象不相协调的意思。通过诊察病邪所在的脏腑，可以推测生死的时间，但首先要知道正常的脉象，然后才能知道病变的脉象；如果见到真脏脉，到了所不胜之时就会死亡。出现某些特殊的症状，也可以反映病情危重，甚至死亡，如足太阳经脉之气衰竭，出现两足不能屈伸的症状，而死亡的时候，会出现眼睛上视、不能转动的症状。

黄帝问道：冬为阴，夏为阳，脉象怎样与之相适应呢？

岐伯回答：如果九候的脉象都是沉细悬绝的，属于阴脉，与冬季相应，如果将一日一夜比作四季，则夜半时阴气最盛，与冬季相应，所以这种病常死于阴气最盛

---

[1] 蠕蠕然：形容脉像虫行那样微动。

[2] 浑浑然：形容脉动而太过。

[3] 徐徐然：形容脉动迟缓。

[4] 身不去：意思是体弱不能行动。

[5] 不俱：不一致的意思。

中死。是故寒热病者，以平旦死。热中及热病者，以日中死。病风者，以日夕死。病水者，以夜半死。其脉乍疏乍数乍迟乍疾者，日乘四季死。形肉已脱，九候虽调，犹死。七诊虽见，九候皆从者不死。所言不死者，风气之病及经月之病[1]，似七诊之病而非也，故言不死。若有七诊之病，其脉候亦败者死矣。必发哕噫。

必审问其所始病，与今之所方病，而后各切循其脉，视其经络浮沉，以上下逆从循之，其脉疾者不病，其脉迟者病，脉不往来者死，皮肤著者死[2]。

帝曰：其可治者，奈何？

岐伯曰：经病者治其经，孙络病者治其孙络血，血病身有痛者治其经络。其病者在奇邪[3]，奇邪之脉则缪刺之。留瘦不移，节而刺之。上实下虚，切而从之，索其结络

的夜半；脉象盛大躁动疾数的，属于阳脉，与夏季相应，所以这种病常死于阳气最盛日的中午；寒热交作阴阳相搏之病，常死于阴阳交会的早晨；阳气过盛的里热病或温热病，常死于阳气最盛的中午；风气之病，与肝胆之气相应，一天之中太阳西下时属金，所以这种病人常死于阳气衰弱的日夕申酉之时；阴盛的水肿病，常死于阴气最盛的夜半子时。如果九候的脉象忽疏忽数，忽迟忽急，是邪气在脾的表现，将一日一夜比作四季，土气与四季的末尾相应，所以这种病常死于辰、戌、丑、未四个时辰；如果形坏肉脱，即使九候的脉象协调，仍是死亡的征象；虽然出现七诊的表现，但九候的脉象与四时阴阳相顺应，就不一定是死证。所说的不死，是指风气之病，或女子月经之病，虽然见到类似七诊的表现，其实并不是七诊之病，所以说不是死证。如果见到七诊之病的表现，其脉又有败绝之象，那么这就是死证。临死的时候，常会出现呃逆等胃气败绝的现象。

所以在诊治疾病的时候，必须详细询问病人的起病原因和现在的症状，然后依次切循九候之脉，并根据经络的深浅，采取上、下、逆、顺的方法进行切脉。如果脉来柔和流利，是正常无病的脉象；如果脉来迟缓，是有病的脉象；如果脉不往来，是死证的脉象；如果病人久病肉脱，皮肤干枯着骨，是气血衰败的反映，无论见到什么脉象，都是死证。

黄帝问道：那些并非死证的疾病，应该怎样治疗呢？

岐伯回答：如果疾病在经，可以针刺其经；如果病在孙络，可以针刺其孙络，使它出血；如果病在血分，且有身痛的症状，可以根据疾病所在的经络，进行针刺。如果病邪留滞在大络，可以用右病刺左、左病刺右的缪刺方法治疗。如果邪气久留，固定不移，形体消瘦，应当根据病情的轻重，病位的深浅，有层

---

[1] 经月之病：指月经病。

[2] 皮肤著者死：即久病肉脱，皮肤干枯着骨，所以死亡。著，同着。

[3] 奇邪：指停留于大络的病邪。

脉，刺出其血，以见通之。瞳子
高[1]者太阳不足，戴眼者太阳已
绝，此决死生之要，不可不察也。
手指及手外踝上五指留针。

次地进行治疗。如果上部盛实、下部虚衰，这是由于邪气壅滞所致，可以循着经脉进行切按，找到经脉郁结的位置，然后进行针刺，则血出瘀滞消散，使经脉气血畅通。如果病人出现两目上视，呆定不动，是太阳经脉之气败绝的表现，为死证。这些就是预测生死的重要方法，不可不认真研究。在手指以及手外踝上五指处进行针刺，并留针治疗。

---

[1] 瞳子高：指双目微有上视，但不是戴眼之定直不动。

卷第七

经脉别论篇第二十一

黄帝问曰：人之居处动静勇怯（qiè）[1]，脉亦为之变乎？

岐伯对曰：凡人之惊恐恚（huì）劳动静，皆为变也。是以夜行则喘出于肾，淫气[2]病肺。有所堕恐，喘出于肝，淫气害脾。有所惊恐，喘出于肺，淫气伤心。度（dù）水跌仆，喘出于肾与骨。当是之时，勇者气行则已，怯者则着而为病也。故曰：诊病之道，观人勇怯骨肉皮肤，能知其情，以为诊法也。故饮食饱甚，汗出于胃。惊而夺精[3]，汗出于心。持重远行，汗出于肾。疾走恐惧，汗出于肝。摇体劳苦，汗出于脾。故春秋冬夏，四时阴阳，

黄帝问道：人们的居住环境、活动状态和体质强弱等有所不同，那么经脉气血也会随之变化吗？

岐伯回答：人在惊恐、愤怒、疲劳、活动或安静的情况下，气血都会受到影响而发生变化。所以在夜间远行劳累，而出现气喘，是因为扰动肾气，使肾气上逆所造成的，如果肾气逆乱太过，就会侵犯肺脏。如果因坠堕而受到恐吓，而引起气喘，是因为扰动肝气，使肝气上逆所致，如果肝气逆乱太过，就会侵犯脾脏。由于惊恐等情绪引起的气喘，是因为扰动肺气，使肺气上逆所致，如果肺气逆乱太过，就会侵犯心脏。由于涉水而跌仆引起的气喘，是损伤肾气和骨而造成的。在上述情况下，身体强盛的人，虽然也会出现呼吸气喘，但由于气血畅行，并能较快恢复，所以不会发生疾病；身体虚弱的人，会因气血阻滞而发生疾病。所以说，诊察疾病就要观察病人的体质强弱，以及骨骼、肌肉、皮肤等情况，以便更好地了解病情，并以此作为诊察疾病的重要方法。饮食过饱，食气蒸迫而致汗出，所以说汗出于胃；遭受惊吓会耗伤精血，使神气浮越而致汗出，所以说汗出于心；负重远行的时候，损伤骨骼且阳气内动而致汗出，所以说汗出于肾；奔跑过度或过度恐惧的时候，由于快跑伤筋、恐惧伤魂，则肝气受伤

---

[1]居处动静勇怯：居处，指居住环境；动静，指劳动安逸；勇怯，指身体强弱。

[2]淫气：指有余而足以为害之气。

[3]惊而夺精：指惊恐以后，精神受到创伤。

生病起于过用，此为常也。

食气入胃，散精于肝，淫[1]气于筋。食气入胃，浊气[2]归心，淫精于脉。脉气流经，经气归于肺，肺朝百脉[3]，输精于皮毛。毛脉合精[4]，行气于府。府精神明，留于四脏[5]，气归于权衡。权衡以平[6]，气口[7]成寸，以决死生。饮入于胃，游溢精气，上输于脾。脾气散精，上归于肺，通调水道，下输膀胱。水精四布，五经并行。合于四时五脏阴阳，揆度以为常也。

太阳脏独至[8]，厥喘虚气逆，是阴不足阳有余也。表里[9]当俱

而汗出，所以说汗出于肝；过度劳累的时候，肌肉四肢疲倦，因脾气受伤而致汗出，所以说汗出于脾。春、夏、秋、冬四季的阴阳变化都有一定的规律，疾病的产生是因为对身体过度使用所造成的，这是普遍的规律。

饮食物进入胃中，经过消化腐熟，一部分精微输散到肝脏，再由肝脏将一部分精微荣养筋。饮食物进入胃中，经过消化腐熟，一部分精微输散到心脏，再由心脏将一部分精微物质荣养血脉。气血流行于经脉中，而脉中的气血都要流入肺脏，肺脏又将气血输送到全身所有的脉中，其中部分精气输送到体表皮毛。体表皮毛的精气和脉中的精气汇合，又返还流归于脉中，脉中的精微之气，就这样正常的运行，并周流于四脏。这些正常的生理活动，都要取决于气血阴阳的平衡。这种平衡协调的状态能从手太阴肺经气口部位的脉象上表现出来，所以气口的脉象，可以判断疾病的死生。水液进入胃中以后，精气在胃中游溢，然后上行输送给脾脏，经脾脏的布散转输，上归于肺，而肺主宣发肃降，具有调节全身水液代谢通道的作用，将水液下输于膀胱。水精通过各脏腑之间的配合，输布全身，外可布散于皮毛，内可灌输于五脏经脉。察脉时，还要结合四时阴阳的变化和五脏的状况，进行全面分析。这就是饮食中的精气，在经脉中正常运行的生理现象。

太阳经脉之气偏盛，就会发生厥逆、喘息、虚气上逆等症状，这是因为阴不足而阳有余。治疗时，足太阳经与足少阴经都应当采用泻法，针刺足太阳经的束骨穴

---

[1] 淫：浸淫溢满滋养的意思。

[2] 浊气：指浓厚的食物精华。

[3] 肺朝百脉：意为肺朝向百脉，输布福气。朝，对、向的意思。

[4] 毛脉合精：皮毛和血脉中的精气交互会合。

[5] 府精神明，留于四脏：指脉中精气运行正常，流注输于心、肝、脾、肾四脏。府，指经脉；留，当作"流"。

[6] 权衡以平：指脏腑经脉之气经过自身调节，达到平衡协调的正常状态。权衡，即衡量，调节。

[7] 气口：位于手腕桡动脉搏动处，系肺经所过，也称脉口、寸口。

[8] 独至：偏盛的意思。

[9] 表里：指经脉的表里，此处指少阴和太阳。

泻，取之下俞[1]。阳明脏独至，是阳气重并也，当泻阳补阴，取之下俞。少阳脏独至，是厥气也。跷前卒大，取之下俞，少阳独至者，一阳之过也。太阴脏搏者，用心省真，五脉气少，胃气不平，三阴也。宜治其下俞，补阳泻阴。一阳独啸，少阳厥也，阳并于上，四脉争张，气归于肾，宜治其经络，泻阳补阴。一阴至，厥阴之治也。真虚㾓心，厥气留薄，发为白汗[2]，调食和药，治在下俞。

和足少阴经的太溪穴。阳明经脉之气偏盛，是因为太阳经脉与少阳经脉之气并于阳明经，治疗时应当采用泻阳补阴的方法，泻足阳明经的陷谷穴，补足太阴经的太白穴。少阳经脉之气偏盛，就会发生经脉之气上逆的症状，可以见阳跷脉前的足少阳经突然盛大，治疗时应当取足少阳经的临泣穴。少阳经脉之气偏盛，是因足少阳经脉之气太过所造成的。太阴经脉搏动异常有力，应该仔细辨别是否是真脏脉，如果不是真脏脉，就是五脏脉气衰少，胃气失去平衡协调，足太阴脾经亢盛所致，治疗时应当采用补阳泻阴的方法，补足阳明经的陷谷穴，泻足太阴经的太白穴。少阳经脉之气亢盛，由于足少阴肾经的热邪和肾中的阳气循经上逆，使心、肝、脾、肺四脏受其影响，四脏的经脉失去柔和协调的特性。疾病的根源在于肾阴不足，肾阳偏亢，应治其表里的经络，泻足太阳经的经穴昆仑、络穴飞扬，补足少阴的经穴复溜、络穴大钟。一阴经脉偏盛，是指厥阴之气偏亢，肝气横逆，出现正气虚弱、心中酸痛不适的症状，上逆的邪气留于经脉与正气相搏而发为自汗，应该注意饮食调养和药物的治疗，并取厥阴经下部的太冲穴，以泻其邪。

帝曰：太阳脏何象？

岐伯曰：象三阳而浮也。

帝曰：少阳脏何象？

岐伯曰：象一阳也，一阳脏者，滑而不实也。

帝曰：阳明脏何象？

岐伯曰：象大浮也，太阴脏搏，言伏鼓[3]也。二阴搏至，肾沉不浮也。

黄帝问道：太阳经的脉象是怎样的呢？

岐伯回答：太阳经的脉象似三阳之气浮盛于外而浮。

黄帝问道：少阳经的脉象是怎样的呢？

岐伯回答：少阳经的脉象似一阳之气初生，滑而不充实。

黄帝问道：阳明经的脉象是怎样的呢？

岐伯回答：阳明经的脉象大而浮。太阴经的脉象虽然沉伏，但指下仍搏击有力。少阴经的脉象沉而不浮。

---

[1] 下俞：指足经的腧穴，这里指足太阳经的束骨穴和足少阴经的太溪穴。

[2] 白汗：不因劳作或暑热而出的汗，即自汗。

[3] 伏鼓：指脉象虽伏，而仍鼓击于指下。

脏气法时论篇第二十二

黄帝问曰：合人形以法四时五行而治[1]，何如而从？何如而逆？得失之意，愿闻其事。

岐伯对曰：五行者，金木水火土也。更贵更贱[2]，以知死生，以决成败，而定五脏之气，间甚[3]之时，死生之期也。

帝曰：愿卒[4]闻之。

岐伯曰：肝主春，足厥阴少阳主治，其日甲乙[5]，肝苦[6]急，急食甘以缓之。心主夏，手少阴太阳主治，其日丙丁，心苦缓，急食酸以收之。脾主长夏，足太阴阳明主治，其日戊己，脾苦湿，急食苦以燥之。肺主秋，手太阴阳明主治，其日庚辛，肺苦气上逆，急食苦以泄之。肾主冬，足少阴太阳主治，其日壬

黄帝问道：按照自然界四时五行的变化规律，结合人体五脏之气的具体情况，作为治病的法则，怎样是顺？怎样是逆呢？我想了解这其中的道理。

岐伯回答：五行就是金、木、水、火、土。它有盛衰交替的变化规律，从这些变化规律中可以推测病人的生死，判断治疗的成败，从而确定五脏之气的盛衰、疾病减轻或加重的时间，以及死生的日期。

黄帝说：我想听您详细地讲一讲。

岐伯说：肝属木，旺于春季，肝与胆互为表里，所以春天是足厥阴肝经和足少阳胆经主治的时间；天干中的甲乙属木，所以肝胆旺盛于甲乙日；肝在志为怒，怒则气急，立刻食用甘味药物能缓解这些症状。心属火，旺于夏季，心与小肠互为表里，夏天是手少阴心和手太阳小肠主治的时间；天干中丙丁属火，所以心与小肠旺盛于丙丁日；心在志为喜，喜极则易发生涣散一类疾病，酸味的药物具有收敛的作用，应立即食用酸味药物加以收敛。脾属土，旺于长夏，脾与胃互为表里，长夏是足太阴脾和足阳明胃主治的时间；天干中戊己属土，所以脾与胃旺盛于戊己日；脾性恶湿，容易受到湿邪困扰，应立即食用苦味药物来燥湿治疗。肺属金，旺于秋季；肺与大肠互为表里，秋天是手太阴肺经和手阳明大肠经主治的时间；天干中庚辛属金，所以肺与大肠旺盛于庚辛；肺主气，具有清肃下降的作

[1] 法四时五行而治：按照四时五行的运动规律来治疗疾病。

[2] 更贵更贱：指五行衰旺变化。旺时为贵，衰时为贱。

[3] 间甚：病情减轻为间，病情加重为甚。

[4] 卒：详尽的意思。

[5] 其日甲乙：谓足厥阴肝经与足少阳胆经的当旺之日分别为乙日和甲日。甲乙丙丁戊己庚辛壬癸，为十天干，古人用来纪日、纪月、纪年。与五行相配时，甲乙属木，甲为阳木内应足少阳胆经，乙为阴木内应足厥阴肝经，故胆旺于甲日，肝旺于乙日，故曰"其日甲乙"。余脏类推。

[6] 苦：以常见之疾谓之苦。

癸，肾苦燥，急食辛以润之，开
腠理，致津液，通气也。

用，但容易发生肺气上逆一类的疾病，应立即用苦味的药物降泄上逆之气。肾属水，旺于冬季，肾与膀胱互为表里，冬天是足少阴肾经与足太阳膀胱经主治的时间；天干中壬癸属水，所以肾与膀胱旺盛于壬癸日；肾为水脏，如果阳气不能蒸化布散水液，容易出现干燥的症状，应立即食用辛味的药物使机体润泽，因为辛味的药物能够开发腠理，疏通气机，使水液正常输布，从而缓解干燥的症状。

病在肝，愈于夏，夏不愈，甚于秋，秋不死，持[1]于冬，起于春，禁当风。肝病者，愈在丙丁，丙丁不愈，加于庚辛，庚辛不死，持于壬癸，起于甲乙。肝病者，平旦慧，下晡[2]甚，夜半静。肝欲散，急食辛以散之，用辛补之，酸泻之。

肝脏有病，在夏季容易痊愈，如果夏季不能痊愈，到了秋季病情就要加重；如果在秋季不死，到了冬季病情就会处于相对稳定的状态，到了来年春季，疾病就会好转。因风气通于肝，所以要避免遭受风邪侵袭。患肝病的人，在丙丁日可以痊愈，如果在丙丁日不能痊愈，等到庚辛日病情就会加重；如果庚辛日没有死亡，到壬癸日病情就会保持相对稳定的状态，到了甲乙日疾病即可好转。患肝病的人，在清晨时感到精神清爽，但到了傍晚病情则会加重，到半夜时又安静下来。肝气喜条达，所以应该用辛味的药物来疏泄肝气，用辛味的药物来补肝，用酸味的药物来泻肝。

病在心，愈在长夏，长夏不愈，甚于冬，冬不死，持于春，起于夏，禁温食热衣。心病者，愈在戊己，戊己不愈，加于壬癸，壬癸不死，持于甲乙，起于丙丁。心病者，日中慧，夜半甚，平旦静。心欲软，急食咸以软之；用咸补之，甘泻之。

心脏有病，在长夏容易痊愈；如果长夏不能痊愈，到了冬季病情就会加重；如果在冬季不死，到了来年的春季病情就会处于相对稳定的状态，等到了夏季疾病就会好转。此类病人应该忌食温热的食物，衣服也不能穿得太厚。患心病的人，在戊己日可以痊愈；如果戊己日不能痊愈，到了壬癸日疾病就会加重；如果在壬癸日不死，到了甲乙日病情就会处于相对稳定的状态，等到了丙丁日病情就能有所好转。心脏有病的人，在中午的时候精神爽慧，到半夜时病情就会加重，但早晨时又安静下来。心喜欢柔软，所以心病应该立刻使用咸味的药物使其柔软，用咸味的药物补心，用甘味的药物泻心。

病在脾，愈在秋，秋不愈，

脾脏有病，在秋季容易痊愈；如果秋季不能痊愈，到

---

[1] 持：即相持，是病情没有增减，而持续一个时期的意思。

[2] 下晡：午后申酉两个时辰为晡，下晡为酉时之末，将要进入下一个时辰（戌时）的时候。

甚于春，春不死，持于夏，起于长夏，禁温食[1]饱食湿地濡衣。脾病者，愈在庚辛，庚辛不愈，加于甲乙，甲乙不死，持于丙丁，起于戊己。脾病者，日昳（dié）[2]慧，日出甚，下晡（bū）静。脾欲缓，急食甘以缓之，用苦泻之，甘补之。

春季疾病就会加重；如果在春季不死，到夏季病情就会处于相对稳定的状态，到长夏时病情就会好转。脾病应禁食温热性食物、饮食不要过饱，不要居处湿地，不要穿着湿衣等。患脾病的人，在庚辛日可以痊愈；如果在庚辛日不能痊愈，到甲乙日病情则会加重；如果在甲乙日不死，到丙丁日病情就会处于相对稳定的状态，等到了戊己日时病情就会有所好转。患脾病的人，在午后时感到精神清爽，日出时病情加重，傍晚时又安静下来。脾喜欢缓和，应该立刻食用甘味的药物，起到缓和的作用，用苦味的药物泻脾，用甘味的药物补脾。

病在肺，愈于冬。冬不愈，甚于夏，夏不死，持于长夏，起于秋，禁寒饮食寒衣。肺病者，愈在壬癸，壬癸不愈，加于丙丁，丙丁不死，持于戊己，起于庚辛。肺病者，下晡慧，日中甚，夜半静。肺欲收，急食酸以收之，用酸补之，辛泻之。

肺脏有病，在冬季容易痊愈；如果冬季不能痊愈，到夏季疾病就会加重；如果在夏季不死，到了长夏时病情会处于相对稳定的状态，到了秋季病情会有所好转。肺病应该禁忌寒冷的饮食以及单薄的衣物。患肺病的人，会在壬癸日痊愈；如果在壬癸日不能痊愈，到丙丁日病情就会加重；如果在丙丁日不死，到戊己日病情就会处于相对稳定的状态，到了庚辛日，病情会有所好转。肺有病的人，傍晚时会感到精神清爽，到中午时病情加重，等到半夜时又安静下来。肺气清肃收敛，肺气上逆时，应该立刻食用酸味的药物来收敛肺气，用酸味的药物补肺，用辛味的药物泻肺。

病在肾，愈在春，春不愈，甚于长夏，长夏不死，持于秋，起于冬，禁犯焠（cuì）焫（āi）热食温炙衣[3]。肾病者，愈在甲乙，甲乙不愈，甚于戊己，戊己不死，持于庚辛，起于壬癸。

肾脏有病，在春季容易痊愈；如果春季不能痊愈，到长夏时病情就会加重；如果在长夏不死，到秋季病情就会处于相对稳定的状态，等到冬季病情会有所好转。肾病应禁忌食用火烤、油煎以及过热的食物，禁穿经火烘烤过的衣服。患肾病的人，会在甲乙日痊愈；如果在甲乙日不能痊愈，到戊己日病情就会加重；如果在戊己日不死，到庚辛日病情就会处于相对稳定的状态，等到壬癸日病情会有所好转。肾有病的人，在半夜时感到精神清爽，在一日中

---

[1]温食：宜作“湿食”。

[2]日昳：中午之后，约近三点，即未时。

[3]焠焫热食温炙衣：焠，烧也；焫，热甚也。焠焫热食，指炙煿过热的食物。温炙衣，指经火熏烘过的衣服。

肾病者，夜半慧，四季[1]甚，下晡静。肾欲坚，急食苦以坚之，用苦补之，咸泻之。

夫邪气之客于身也，以胜相加[2]，至其所生而愈，至其所不胜而甚，至于所生而持，自得其位而起。必先定五脏之脉，乃可言间甚之时，死生之期也。

肝病者，两胁下痛引少腹，令人善怒。虚则目䀮（máng）䀮无所见[3]，耳无所闻，善恐，如人将捕之。取其经，厥阴与少阳，气逆，则头痛耳聋不聪颊肿。取血者。

心病者，胸中痛，胁支满，胁下痛，膺（yīng）背肩胛间痛，两臂内痛，虚则胸腹大，胁下与腰相引而痛，取其经，少阴太阳，舌下血者。其变病，刺郄（xì）[4]中血者。

的辰、戌、丑、未四个时辰病情会加重，在傍晚时又会安静下来。肾主闭藏，肾气欲坚固于体内，当外泄时应立即食用苦味的药物来坚固肾气，用苦味的药物补肾，用咸味的药物泻肾。

邪气侵袭人体，都是强盛的邪气欺凌它所制约的脏腑。患病的脏腑到了其子脏所对应的季节和时间时，母脏因得到子脏之气的帮助而疾病痊愈；到了其所不胜的脏腑所对应的季节和时间时，因为病脏不能承受过重的克制而病情加重；到了其母脏所对应的季节和时间时，受到了母脏之气的滋养而病情相对稳定；到了本脏旺盛的季节和时间时，病情就会好转。所以在诊断疾病时，必须先明确五脏的脉象，然后才能根据四时、五脏及五行之间的关系，推测出疾病的轻重时间及死生日期。

患肝病的人，如果肝气实，会出现两肋下疼痛，并牵引少腹疼痛，使人多发怒；如果肝气虚，则出现两目昏花，且视物不清，听力减退，病人多恐惧，常心惊胆战，好像有人要逮捕他一样。治疗时，应取用足厥阴肝经和足少阳胆经的穴位。如肝气上逆，则会出现头痛、耳聋、听觉失灵、面颊肿胀等症状，治疗时应取厥阴、少阳经脉上的穴位，采用放血方法进行治疗。

患心病的人，如果心气实，会出现胸中痛，肋部胀痛满闷，胸部、背部及肩胛间疼痛，两臂内侧疼痛等症状。如果心气虚，则出现胸腹部胀大，肋下和腰部牵引作痛等症状。治疗时，应取手少阴心经和手太阳小肠经的穴位，并针刺舌下廉泉穴，采用放血方法进行治疗。如果病情发生变化，可以刺阴郄穴出血。

---

[1] 四季：这里指辰、戌、丑、未四个时辰，是一日中的四季，为土旺的时间。
[2] 以胜相加：是以强凌弱的意思。
[3] 目䀮䀮无所见：指眼睛昏花而看不清东西。
[4] 郄：即阴郄穴。

脾病者，身重，善肌[1]肉痿，足不收行，善瘛，脚下痛，虚则腹满肠鸣，飱泄食不化。取其经，太阴阳明少阴血者。

肺病者，喘咳逆气，肩背痛，汗出，尻（kāo）[2]阴股膝髀腨胻（héng）足皆痛。虚则少气不能报息，耳聋嗌干，取其经，太阴足太阳之外厥阴内血者。

肾病者，腹大胫肿，喘咳身重，寝汗出，憎风，虚则胸中痛，大腹小腹痛，清厥[3]意不乐，取其经，少阴太阳血者。

肝色青，宜食甘，粳米牛肉枣葵皆甘。心色赤，宜食酸，小豆犬肉李韭皆酸。肺色白，宜食苦，麦羊肉杏薤皆苦。脾色黄，宜食咸，大豆豕肉栗藿皆咸。肾色黑，宜食辛，黄黍鸡肉桃葱皆辛。辛散，酸收，甘缓，苦坚，咸软。毒药攻邪，五谷为养，五果为助，五畜为益，五菜为充，气味合而服之，以补精益气。此五者，有

患脾病的人，如果脾实，则出现身体沉重，易饥饿，肌肉痿软无力，行走艰难，容易发生抽搐痉挛或脚下疼痛等症状。脾虚则腹部胀满，肠鸣，泄下而完谷不化。治疗时，应取足太阴脾经、足阳明胃经以及足少阴肾经的穴位，采用针刺出血的治疗方法。

患肺病的人，如果肺实，则出现喘咳气逆，肩背部疼痛，出汗，尾骨、阴部、大腿、膝部、股骨、小腿肚、足胫部等处疼痛的症状。如果肺虚，会出现少气、呼吸急促不能连续、耳聋、咽干等症状。治疗时，应取手太阴肺经和足少阴肾经的穴位，采用针刺放血的方法进行治疗。

患肾病的人，如果肾实，则会出现腹部胀大、足胫部浮肿、气喘、咳嗽、身体沉重、盗汗、恶风等症状。如果肾虚，会出现胸中疼痛、大腹和小腹疼痛、四肢厥冷、心中闷闷不乐等症状。治疗时，应取足少阴肾经和足太阳膀胱经的穴位，采用针刺出血的治疗方法。

肝与青色在五行中属于同一类，宜食用甜味的食物，粳米、牛肉、枣、葵菜都属于甜味食物。心与红色在五行中属于同一类，宜食用酸味食物，小豆、狗肉、李子、韭菜都属于酸味食物。肺与白色在五行中属于同一类，宜食用苦味的食物，小麦、羊肉、杏子、薤白都属于苦味食物。脾与黄色在五行中属于同一类，宜食用咸味的食物，大豆、猪肉、栗子、豆叶都属于咸味食物。肾与黑色在五行中属于同一类，宜食用辛味的食物，黄米、鸡肉、桃子、大葱都属于辛味食物。辛味具有发散的作用，酸味具有收敛的作用，甘味具有缓急的作用，苦味具有坚阴的作用，咸味具有软坚的作用。药物可用来攻逐病邪，五谷可用来充养五脏之气，五果辅助五谷营养人体，五畜可以用来补益身体，五菜可以补充食物营养中的不足，各种气味调和食用，可以补益精气，有益健

---

[1]肌：当作"饥"。

[2]尻：即尾骨处。

[3]清厥：四肢清冷的意思。

辛酸甘苦咸，各有所利，或散或收，或缓或急，或坚或软，四时五脏，病随五味所宜也。

康。这五类食物，各有辛、酸、甘、苦、咸的不同气味，作用也各不相同，或发散，或收敛，或缓和，或坚阴，或软坚。在运用的时候，应该根据四时和五脏之气的盛衰以及五脏所苦、所欲的具体情况，恰当地选用。

宣明五气篇第二十三

五味所入：酸入肝，辛入肺，苦入心，咸入肾，甘入脾，是谓五入。

饮食五味进入胃中之后，其气各归其所喜入的脏腑：酸味入肝，辛味入肺，苦味入心，咸味入肾，甘味入脾。这就是五味各随其所喜而入五脏。

五气所病：心为噫[1]，肺为咳，肝为语[2]，脾为吞，肾为欠为嚏，胃为气逆，为哕为恐，大肠小肠为泄，下焦溢为水[3]，膀胱不利为癃[4]，不约[5]为遗溺，胆为怒，是谓五病。

五脏之气失调后各自产生不同的病证：心气失调则表现为嗳气；肺气失调则表现为咳嗽；肝气失调则表现为多言；脾气失调则表现为吞酸；肾气失调则为表现为呵欠或喷嚏；胃气失调则气逆而表现为呃逆干哕，或有恐惧感；大肠、小肠病变则表现为泄泻；下焦水液运行失常，表现为水溢皮肤的水肿；膀胱之气化不利则表现为癃闭，不能约制则表现为遗尿；胆气失调则表现为容易发怒。这是五脏之气失调而发生的病变。

五精[6]所并：精气并于心则喜，并于肺则悲，并于肝则忧，并于脾则畏，并于肾则恐，是谓五并，虚而相并者也。

五脏的精气合并在某一个脏腑所发生的疾病：精气并聚于心则易欢喜；精气并聚于肺则情绪悲伤；精气并聚于肝则易忧虑；精气并聚于脾则易畏惧；精气并聚于肾则易惊恐。这就是所说的五并，是由于五脏乘虚而并所致。

五脏所恶[7]：心恶热，肺恶寒，肝恶风，脾恶湿，肾恶燥，是谓

五脏生理特性不同，各有所恶：心厌恶热，肺厌恶寒，肝厌恶风，脾厌恶湿，肾厌恶燥。这就是所说

---

[1] 噫：即嗳气的意思。

[2] 语：多语的意思。

[3] 水：此处指水肿病。

[4] 癃：小便不通的意思。

[5] 约：约束节制的意思。

[6] 五精：指五脏之精气。

[7] 恶：厌恶的意思。

五恶。

五脏化液：心为汗，肺为涕，肝为泪，脾为涎，肾为唾。是为五液。

五味所禁：辛走气、气病无多食辛；咸走血，血病无多食咸；苦走骨，骨病无多食苦，甘走肉，肉病无多食甘；酸走筋，筋病无多食酸。是谓五禁，无令多食。

五病所发：阴病发于骨，阳病发于血，阴病发于肉，阳病发于冬，阴病发于夏。是谓五发。

五邪所乱：邪入于阳则狂，邪入于阴则痹，搏[1]阳则为颠疾，搏阴则为瘖（yīn）[2]，阳入之阴则静，阴出之阳则怒，是谓五乱。

五邪所见：春得秋脉，夏得冬脉，长夏得春脉，秋得夏脉，冬得长夏脉，名曰阴出之阳，病善怒不治。是谓五邪，皆同命，死不治。

五脏所藏：心藏神、肺藏魄、

的五恶。

五脏化生的液体：心之液化生为汗，肺之液化生为涕，肝之液化生为泪，脾之液化生为涎，肾之液化生为唾。这就是所说的五液。

有些疾病对五味有所禁忌：辛味走气，气病不可多食辛味；咸味走血，血病不可多食咸味；苦味走骨，骨病不可多食苦味；甜味走肉，肉病不可多食甜味；酸味走筋，筋病不可多食酸味。这就是所说的五味禁忌，不可多食。

五脏疾病的发生有一定规律：肾为阴脏而主骨，则肾病多发生在骨；心为阳脏而主血，则心病多发生在血；脾为阴脏而主肉，则脾病多发生在肉；冬属阴，冬日阴气盛，阴盛则阳病，所以阳病发于冬；夏属阳；夏日阴气盛，阳盛则阴病，所以阴病发于夏。这就是所说的五病所发。

五邪所乱：邪入于阳分，则发为狂病；邪入阴分，则发生痹证；邪搏于阳则造成颠顶部位的疾病；邪搏于阴则造成瘖哑之疾；邪由阳而入于阴，则病人比较安静；邪由阴而出于阳，则病人暴躁易怒。这就是所谓的五邪所乱。

五种邪气脉象出现的情况：春天出现了秋天的毛脉；夏天出现了冬天的石脉；长夏出现了春天的弦脉；秋天出现了夏天的洪脉；冬天出现了长夏的代脉，这是因为邪气由阴出阳，所以病人易怒，为不治之症。这就是所谓的五邪脉，其预后相同，都是不治的死证。

五脏各有所藏：心脏藏神，肺脏藏魄，肝脏藏魂，

---

[1] 搏：侵入搏击的意思。

[2] 瘖：发音不扬或喑哑的意思。

肝藏魂、脾藏意、肾藏志。是谓五脏所藏。

五脏所主[1]：心主脉，肺主皮，肝主筋，脾主肉，肾主骨。是谓五主。

五劳[2]所伤：久视伤血，久卧伤气，久坐伤肉，久立伤骨，久行伤筋。是谓五劳所伤。

五脉应象：肝脉弦，心脉钩，脾脉代，肺脉毛，肾脉石。是谓五脏之脉。

血气形志篇第二十四

夫人之常数[3]，太阳常多血少气，少阳常少血多气，阳明常多气多血，少阴常少血多气，厥阴常多血少气，太阴常多气少血，此天之常数。

足太阳与少阴为表里，少阳与厥阴为表里，阳明与太阴为表里，是为足阴阳也。手太阳与少阴为表里，少阳与心主[4]为表里，阳明

脾脏藏意，肾脏藏志。这就是所说的五脏所藏。

五脏各有所主：心主血脉，肺主皮毛，肝主筋，脾主肌肉，肾主骨。这就是所说的五脏所主。

五种过度的疲劳可以耗伤五脏的精气：长时间用眼看东西则会伤血；长时间卧睡则会伤气；长时间坐着则会伤肉；长时间站立则会伤骨；长时间行走则会伤筋。这就是所说的五劳所伤。

五脏与四时相应的脉象：肝脏应春，其脉弦；心脏应夏，其脉钩；脾脏应长夏，其脉代；肺脏应秋，其脉毛；肾脏应冬，其脉石。这就是所说的五脏应象。

气血在人体经脉中的分布，是有一定常数的。如太阳经常多血少气，少阳经常少血多气，阳明经常多气多血，少阴经常少血多气，厥阴经常多血少气，太阴经常多气少血。这是人体先天禀赋之常数。

足太阳膀胱经与足少阴肾经具有表里关系，足少阳胆经与足厥阴肝经具有表里关系，足阳明胃经与足太阴脾经具有表里关系。这是足三阳经和足三阴经之间的阴阳表里配合关系。手太阳小肠经和手太阴心经具有表里关系，手少阳三焦经与手厥阴心包经具有表

---

[1] 主：主宰，有相互关联的意思。

[2] 劳：疲劳过度的意思。

[3] 常数：气血多少的正常数。

[4] 心主：即心包络，为手厥阴经。

与太阴为表里，是为手之阴阳也。今知手足阴阳所苦[1]，凡治病必先去其血，乃去其所苦，伺[2]之所欲，然后泻有余，补不足。

里关系，手阳明大肠经与手太阴肺经具有表里关系，这是手三阳经和手三阴经之间的阴阳表里配合关系。掌握了手足阴阳经脉的表里关系，可以了解疾病发生的部位。治疗时，必须先在气血壅滞的地方，采用针刺放血的方法，以缓解病人的痛苦，然后诊察疾病的性质，根据病情的虚实，用泻法泻其实、补法补其虚。

欲知背俞，先度（duó）其两乳间，中折（zhé）之，更以他草度去半已，即以两隅（yú）[3]相拄（zhǔ）[4]也，乃举以度其背，令其一隅居上，齐脊大椎，两隅在下，当其下隅者，肺之俞也。复下一度[5]，心之俞也。复下一度，左角肝之俞也，右角脾之俞也。复下一度，肾之俞也。是谓五脏之俞，灸刺之度也。

要想知道背部五脏腧穴的位置，可先用一根草度量两乳之间的距离，再从正中对折，用另一根同样长度的草，折掉一半，然后拿来支撑第一根草的两端，就成了一个三角形，然后用其度量病人的背部，使其一个角向上，和脊背部大椎穴相平，另外两个角在下，下边左右两个角的位置，就是肺俞穴。再把上角下移到左右肺俞连线的中点，下面两角所在的位置就是心俞穴。再把上角下移到左右心俞连线的中点，下面左角所在的位置就是肝俞穴，右角所在的位置就是脾俞穴。再按照上面的方法下移，左右两角的位置就是肾俞穴。这就是灸刺治疗时五脏腧穴的定位方法。

形乐志苦[6]，病生于脉，治之以灸刺。形乐志乐，病生于肉，治之以针石。形苦志乐，病生于筋，治之以熨引。形苦志苦，病生于咽嗌，治之以百药。形数惊恐，经络不通，病生于不仁，治

疾病是由于人的形体和精神两方面因素造成的。形体安逸但精神负担过重的人，疾病多发生在经脉，应采用针灸治疗。形体安逸而精神愉悦的人，疾病多发生在肌肉，应采用针刺或砭石治疗。形体过于劳累但精神愉悦的人，疾病多发生在筋，应采用热熨或导引治疗。形体劳累且精神压力过大的人，疾病多发生在咽喉部，应采用药物治疗。屡次受到惊恐刺激的人，致使经络气机紊乱而运行不畅，导致肌肉皮肤麻木不仁，应采用按摩

---

[1] 苦：病苦，即疾病。

[2] 伺：诊察的意思。

[3] 隅：指两边相交处。

[4] 拄：支撑的意思。

[5] 一度：三角形的上角至底的直线长度，作为一度。

[6] 形乐志苦：形，指形体；志，指情志、精神。乐，在形体方面，指居饱暖，不参加劳逸；在精神方面，指心情愉快，无忧无虑。苦，在形体方面，指身形劳苦；在精神方面，指思虑忧郁苦闷。

之以按摩醪药。是谓五形志也。

刺阳明出血气，刺太阳出血恶气，刺少阳出气恶血，刺太阴出气恶血，刺少阴出气恶血，刺厥阴出血恶气也。

和药酒进行治疗。这就是五种由于形体和精神方面失调而发生的疾病。

针刺阳明经时可以出血泄气；针刺太阳经时可以出血，但不宜伤气；针刺少阳经时只宜泄气，不宜出血；针刺太阴经时只宜泄气，不宜出血；针刺少阴经时只宜泄气，不宜出血；针刺厥阴经时只宜出血，不宜泄气。

卷第八

宝命全形论篇第二十五

黄帝问曰：天覆地载，万物悉备，莫贵于人，人以天地之气生，四时之法成，君王众庶，尽欲全形，形之疾病，莫知其情，留淫日深，著于骨髓，心私虑之。余欲针除其疾病，为之奈何？

岐伯对曰：夫盐之味咸者，其气令器津泄；弦绝者，其音嘶（sī）败；木敷者，其叶发[1]，病深者，其声哕。人有此三者，是谓坏府[2]，毒药无治，短针无取，此皆绝皮伤肉，血气争黑[3]。

帝曰：余念其痛，心为之乱惑反甚，其病不可更代，百姓闻之，

黄帝问道：天地之间存在着的万物，没有比人更宝贵的。人依靠天地阴阳之气和水谷精气生存，并顺应四时气候的变化规律而生活。无论是君主，还是平民，都希望保持身体健康。但往往是已经有了病，而自己并未察觉，使得病邪稽留，逐渐发展，日益深入，侵犯到骨髓，以致疾病恶化，难以治愈。我对此深感忧虑，想用针法解除他们的痛苦，应该怎样办才好？

岐伯回答：诊断疾病时，要注意观察病人的症状表现。比如盐的味道是咸的，把盐放到器具中的时候，能使容器外面渗出水来；比如琴弦将要断的时候，会发出嘶鸣的声音；内部腐朽的树木，其叶就会凋落；人在疾病深重的时候，常出现呃逆。人一旦出现类似以上三种情况时，说明内脏已有严重损坏，药物和针刺都失去了治疗作用。这样的危重病往往会有皮肤肌肉衰败，血气交争而色变晦暗的表现。

黄帝问道：我十分同情病人的疾苦，但心中又有些疑惑，因治疗不当反使病情加重，又不能替代病人生病，

---

[1]木敷者，其叶发：意思是树木腐朽，枝叶败坏、枯萎。敷，是腐朽的意思。发，当"废"讲。

[2]坏府：指内脏损坏。

[3]血气争黑：指气血运行紊乱，气血晦暗无光泽。

102

以为残贼，为之奈何。

岐伯曰：夫人生于地，悬命于天，天地合气，命之曰人。人能应四时者，天地为之父母；知万物者，谓之天子。天有阴阳，人有十二节；天有寒暑，人有虚实。能经天地阴阳之化者，不失四时；知十二节之理者，圣智不能欺也；能存八动[1]之变，五胜更立；能达虚实之数者，独出独入，呿（qū）吟[2]至微，秋毫在目。

帝曰：人生有形，不离阴阳，天地合气，别为九野，分为四时，月有小大，日有短长，万物并至，不可胜量，虚实呿吟，敢问其方？

岐伯曰：木得金而伐，火得水而灭，土得木而达，金得火而缺[3]，水得土而绝，万物尽然，不可胜竭。故针有悬布天下者五，黔（qián）首[4]共余食，莫知之也。一曰治神，二曰知养身，三曰知毒药为真，四曰制砭石小大，五曰知腑脏血气之诊。五法俱立，各

百姓可能还认为我残忍粗暴，我究竟该怎么做呢？

岐伯回答：人与自然界是密切相关的，天地之气相合，人才得以形成。人能顺应四时变化的规律，则自然界的一切，都将成为生命的源泉。能够掌握天地间万物变化规律的人，才能称为天子。天有阴阳消长，人有十二经脉流行；天有寒暑更迭，人有虚实盛衰。如果人体能够顺应天地阴阳的变化，不违背四时寒暑规律，了解十二经脉与天地阴阳相应的道理，那么就能够明达事理，不会被疾病所迷惑了。掌握八风的演变和五行的盛衰，明白人体虚实变化的规律，就一定会有独到的见解，即使是病人微小的变化，也能够明察秋毫，一目了然。

黄帝问道：人生而有形体，离不开阴阳的变化，天地二气相合，才有了世间万物。大地分为九州，气候分为四季，月份有小有大，昼夜有短有长，这都是阴阳消长变化的体现。天地之间万物的生长变化更是不可胜数。根据病人细微的改变就能判断出疾病的虚实变化，请问这其中的道理是怎样的？

岐伯回答：可根据五行变化的道理来分析：比如木遇到金，就要被折伐；火遇到水，就要被熄灭；土遇到木，就能疏松；金遇到火，就会被熔化；水遇到土，就会被阻断。这种变化，万物都是一样，不胜枚举。所以用针刺来治疗疾病有五个关键问题，但百姓们觉得饱腹就足够了，没有人懂得这些道理。所谓五大关键：一是治病时要精神专一；二是要懂得养生的道理；三是要熟悉药物真正的性能；四要准备好规格大小不同的砭石；五是要懂得脏腑气血的诊断方法。懂得这五个关键，就可以根据病情，分辨先后缓急，

---

[1]八动：八，指八方之风。八动，即八风的变动。

[2]呿吟：开口所出的声音为呿，闭口所出的声音为吟。

[3]缺：此处指毁坏的意思。

[4]黔首：战国及秦国对民众的称谓。

有所先。今末世之刺也，虚者实之，满者泄之，此皆众工所共知也。若夫法天则地，随应而动，和之者若响，随之者若影，道无鬼神，独来独往。

帝曰：愿闻其道。

岐伯曰：凡刺之真，必先治神，五脏已定，九候已备，后乃存针，众脉[1]不见，众凶[2]弗闻，外内相得，无以形先，可玩[3]往来，乃施于人。人有虚实，五虚[4]勿近，五实[5]勿远，至其当发，间不容瞚（shùn）[6]。手动若务[7]，针耀[8]而匀。静意视义[9]，观适[10]之变，是谓冥冥，莫知其形。见其乌乌[11]，见其稷稷[12]，从[13]见其飞，不知其谁。

运用自如。现在的针刺方法，比如虚者用补法、实者用泻法，这些浅显的道理，一般的医生都知道。如果能按照天地阴阳的变化，随机应变，灵活应用，就能够收获更好的疗效，如同回响随声音而出，影子随身形移动一样。医学的道理并没有多么神秘，只要懂得这些道理，就能够运用自如了。

黄帝说：希望听您讲一讲针刺的道理。

岐伯说：针刺的关键，必先集中精神，全神贯注，了解五脏的虚实，诊察三部九候脉象的变化，然后再考虑如何针刺。还要注意，是否有真脏脉出现，五脏有无败绝现象的出现，以及形体与内脏是否协调，不能单独以形体为依据，更要全面掌握经脉气血往来的情况，才可针刺。病人有虚实之分，见到五虚证，不可轻易使用针刺治疗；见到五实证，则不可放弃用针刺治疗。针刺治疗时，应该要掌握针刺的时机，不然在瞬息之间就会错过。针刺时，精神要专一，针具要洁净而均匀。平心静意，随时注意经气来到的变化，虽然在表面上是无影无形的，细心体会却能发现，针下的感觉好像乌鸣一样流畅，又好像乌飞一样迅疾；只见其飞来飞去，而不知其是谁。所以针刺时，当经气未至的时候，应该留针候气，像是横弩待发一般；当经气来到的时候，当迅速起针，像弩箭离弦一样迅速。

---

[1] 众脉：指真脏脉。

[2] 众凶：五脏败绝的现象。

[3] 玩：熟练。

[4] 五虚：脉细、皮寒、气少、泻利前后、饮食不入，谓之"五虚"。

[5] 五实：脉盛、皮热、腹胀、二便不通、闷瞀，谓之"五实"。

[6] 瞚：一眨眼的意思。

[7] 务：专注。

[8] 耀：明亮洁净的意思。

[9] 义：适当的意思。

[10] 适：到达的意思。

[11] 乌乌：形容词，是说气盛像乌鸦集合一样。

[12] 稷稷：形容词，是说气盛像稷禾一样茂盛。

[13] 从：同纵。

伏如横弩（nǔ），起如发机[1]。

帝曰：何如而虚？何如而实？

黄帝问道：怎样针刺虚证？又怎样针刺实证呢？

岐伯曰：刺实者须其虚，刺虚者须其实，经气已至，慎守勿失，深浅在志，远近若一，如临深渊，手如握虎，神无营于众物[2]。

岐伯回答：针刺虚证时，应该用补法；针刺实证时，应该用泻法；当针下感到经气来到，则应慎重掌握，不失时机地运用补泻手法。针刺的深浅，须根据病情灵活掌握。取穴无论远近，候针取气的道理是一致的。针刺时必须精神专一，好像面临万丈深渊，又好像手中捉着猛虎一样，全神贯注，不被其他事物所干扰。

八正神明论篇第二十六

黄帝问曰：用针之服[3]，必有法则焉，今何法何则？

黄帝问道：用针刺治疗疾病，会依照一定的方法和原则，那么其中的方法与原则是什么呢？

岐伯对曰：法天则地，合以天光[4]。

岐伯回答：要上法天时，下则地理，还要结合日月星辰的变化规律。

帝曰：愿卒闻之。

黄帝说：希望能更详尽地了解一下。

岐伯曰：凡刺之法，必候日月星辰，四时八正之气，气定乃刺之。是故天温日明，则人血淖（nào）液[5]而卫气浮，故血易泻，气易行；天寒日阴，则人血凝泣而卫气沉。月始生，则血气始精，卫气始行；月廓满，则血气实，肌肉坚；月廓[6]空，则肌肉减，经络虚，卫气

岐伯说：针刺的方法，必须观察日月星辰及四时八节气候的变化，当天地气正、人气安定时，才可以针刺。所以，当气候温和、天气晴朗时，血液运行无阻，卫气行于体表，此时气血通畅；当气候寒冷、天气阴霾时，血液滞涩不畅，卫气沉于体内。月亮初生的时候，血液开始充盈，卫气运行顺畅；月亮正圆的时候，人体气血充实，肌肉坚实；月廓无光的时候，肌肉减弱，经络空虚，卫气衰减，唯形骸独存。所以，在运用针刺治疗疾病时，要参考日月星辰及四时气候的变化规律来调治气血。因此，天气寒冷时，不要针刺；天气温和时，适合针刺，就不要迟疑；月亮初生

---

[1] 机：弩上的机钮。

[2] 神无营于众物：精神集中，不要被其他事物分散注意力。营，通"淫"，惑、扰乱之意。

[3] 服：指用针的技术。

[4] 天光：指日月星辰。

[5] 淖液：润滑的意思。

[6] 廓：轮廓的意思。

去，形独居。是以因天时而调血气也。是以天寒无刺，天温无疑。月生无泻，月满无补，月廓空无治。是谓得时而调之。因天之序，盛虚之时，移光定位，正立而待之[1]。故曰月生而泻，是谓脏虚；月满而补，血气扬溢，络有留血，命曰重实；月廓空而治，是谓乱经。阴阳相错，真邪不别，沉以留止，外虚内乱，淫邪乃起。

帝曰：星辰八正何候？

岐伯曰：星辰者，所以制日月之行也。八正者，所以候八风之虚邪[2]以时至者也。四时者，所以分春秋冬夏之气所在，以时调之也。八正之虚邪，而避之勿犯也。以身之虚，而逢天之虚，两虚相感，其气至骨，入则伤五脏，工候救之，弗能伤也。故曰：天忌不可不知也。

帝曰：善。其法星辰者，余闻之矣，愿闻法往古者。

的时候，不要用泻法；月亮正圆的时候，不要用补法；月廓无光的时候，不要针刺。这就是根据天时的变化而调治的法则。天体运行存在一定的规律，通过观察月亮的盈亏盛虚变化，以及日影的长短不同，可以确定季节和节气的更换。所以，月亮初生时用泻法，就会损伤内脏，这叫作重虚；月亮正圆时用补法，使气血过分充溢于体表，造成络脉血液留滞，这叫作重实；月廓无光的时候用针刺疗法，就会扰乱经气，这叫作乱经。这些不正确的治法，必然会引起阴阳的错乱，正气与邪气不分，邪气停留于体内，以致体表卫气虚衰，体内正气紊乱，邪气就会乘虚而入使人发病。

黄帝问道：通过观察星辰、八正能预测什么呢？

岐伯回答：观察星辰的方位，可以确定出日月运行的度数；观察八个节气的交替，可以推测出异常的八方之风是什么时候来的；观察四时，可以分辨春夏秋冬正常气候的变化规律，以便能够按照四时的变化规律进行调养，预防病邪的侵犯。如果本身体质虚弱，又遭受自然界邪气的侵袭，这两种情况合在一起，就会导致邪气侵入筋骨，进一步伤害五脏。懂得四时气候变化规律的医生，就能及时挽救病人，不至于使病人受到严重的伤害。所以说，天时的禁忌，不可不知。

黄帝说：讲得好。取法于星辰的道理我已经知道了，希望能听您讲一讲怎样效法前人。

---

[1]移光定位，正立而待之：是古代天文学家用圭表测量日影的长短，以定时刻的方法。

[2]八风之虚邪：按《灵枢·九宫八风》风气从其所居之乡来为实风，主生、主长养万物；从其冲后来为虚风，主杀、主害万物。

岐伯曰：法往古者，先知针经也。验于来今者，先知日之寒温，月之虚盛，以候气之浮沉，而调之于身，观其立有验也。观于冥冥者，言形气荣卫之不形于外，而工独知之，以日之寒温，月之虚盛，四时气之浮沉，参伍相合而调之，工常先见之，然而不形于外，故曰观于冥冥焉。通于无穷者，可以传于后世也，是故工之所以异也，然而不形见于外，故俱不能见也。视之无形，尝之无味，故谓冥冥，若神仿佛[1]。

岐伯说：想要效法前人，先要懂得《针经》。想要把古人的经验在现在的治疗中得到应用，先要懂得天气的寒温，月亮的盈亏，四时阴阳的浮沉变化，并用以调治于人身，就可以看到这种方法是确实有效的。所谓观于冥冥，就是说荣卫气血的变化并不能显露于外，而医生却能懂得其中的道理。医生能从天气的寒温、月亮的盈亏、四时阴阳的浮沉变化等，进行综合分析，做出判断并进行调治；然而这些变化都不是显露于外的，所以称为观于"冥冥"。如果医生对疾病的认识很透彻，学识渊博，他的经验就可以流传于后世，这是学识经验丰富的医生不同于一般人的地方。然而病情尚未显露在表面，所以一般人都不容易察觉，无法看到它的形迹，感觉不到其中的变化，所以叫作"冥冥"，好像神灵一般若有若无。

虚邪者，八正之虚邪气也。正邪者，身形若用力汗出，腠理开，逢虚风，其中人也微，故莫知其情，莫见其形。上工救其萌牙[2]，必先见三部九候之气，尽调不败而救之，故曰上工。下工救其已成，救其已败。救其已成者，言不知三部九候之相失，因病而败之也。知其所在者，知诊三部九候之病脉处而治之，故曰守其门户焉，莫知其情而见邪形也。

所谓"虚邪"，是指四时八节的病邪。所谓"正邪"，是指人在劳累时汗出，皮肤汗孔张开，遭受到风邪的侵袭。正邪伤人轻微，一般没有明显的感觉，也没有明显的症状。医术高明的医生，在疾病初起的时候就能做到早期诊断和及时治疗，把疾病消灭于萌芽阶段。这是因为他先知三部九候脉象的变化，在病情尚未恶化的时候，就给予早期治疗，所以称为"上工"。医术较差的医生，等到疾病已经形成，甚至病情已经恶化时，才进行治疗。因为医术较差的医生不懂得三部九候的脉气变化，致使疾病发展而恶化了。要明确疾病所在之处，必须先详细诊察三部九候的脉象，然后才能及时治疗。所以说，掌握三部九候的脉气变化，如同看守门户一样重要，虽然病情尚未显露于外，而医生已经知道疾病的迹象了。

---

[1]仿佛：若有若无的意思。

[2]上工救其萌牙：高明的医生在疾病初起时即能诊治。牙，通芽。

帝曰：余闻补泻，未得其意。

岐伯曰：泻必用方，方者，以气方盛也，以月方满也，以日方温也，以身方定也，以息方吸而内针[1]，乃复候其方吸而转针，乃复候其方呼而徐引针[2]，故曰泻必用方，其气乃行焉。补必用员，员者行也，行者移也。刺必中其荣[3]，复以吸排针[4]也。故员与方，非针也。故养神者，必知形之肥瘦，荣卫血气之盛衰。血气者，人之神，不可不谨养。

帝曰：妙乎哉论也！合人形于阴阳四时，虚实之应，冥冥之期，其非夫子孰能通之。然夫子数言形与神，何谓形？何谓神？愿卒闻之。

岐伯曰：请言形，形乎形，目冥冥，问其所病，索之于经，慧然在前，按之不得，不知其情，故曰形。

帝曰：何谓神？

岐伯曰：请言神，神乎神，耳

黄帝说：我听说，针刺有补法和泻法，但我不懂得它的意义。

岐伯说：泻法必须掌握一个"方"字。所谓"方"，就是正气方盛，月亮方圆，天气方温和，身心处于安定的时候，要在病人吸气的时候进针，再等到病人吸气的时候转捻针，再到病人呼气的时候慢慢地拔出针来。所以说泻法必用"方"，才能发挥泻法的作用，使邪气泻出体外，正气才能正常运行，疾病才能够痊愈。补法必须掌握一个"圆"字。所谓"圆"，就是使正气运行通畅，达到病变部位。针刺一定要达到营血的深度，要在病人吸气时拔针。所谓"圆"与"方"，并不是指针的形状，而是指针灸的治疗方法。因此，善于调养阴阳气血的医生，必须知道病人形体的胖瘦、营卫血气的盛衰。因为气血是人体的物质基础，不可不谨慎地调护。

黄帝说：您讲得十分精彩！将人体功能活动和四时阴阳虚实变化联系起来，这种出神入化的结合，要不是先生，谁能够讲得清楚呢！然而先生屡次说到形和神的问题，究竟什么叫形？什么叫神？请您详尽地讲一讲。

岐伯说：请允许我先讲一讲形。所谓形，就是表现在外的形象，虽然表现在体表，但是只凭观察是不能懂得其中的奥妙，要经过仔细诊察经脉变化，才能够对病情有较全面的了解。不通过触按病人的形体，是无法了解到病情的，所以叫作形。

黄帝问：什么叫神？

岐伯说：请允许我再讲一讲神。所谓神，是微妙的

---

[1] 内针：即进针。内，同纳。

[2] 引针：指拔出针。

[3] 荣：同荥，重要的经穴。

[4] 排针：指出针。排，除的意思。

不闻，目明心开而志先，慧然独悟，口弗能言，俱视独见，适若昏，昭然独明，若风吹云，故曰神。三部九候为之原，九针之论不必存也。

离合真邪论篇第二十七

黄帝问曰：余闻九针九篇，夫子乃因而九之，九九八十一篇，余尽通其意矣。经言气之盛衰，左右倾移，以上调下，以左调右，有余不足，补泻于荥（xīng）输，余知之矣。此皆荣卫之倾移，虚实之所生，非邪气从外入于经也。余愿闻邪气之在经也，其病人何如？取之奈何？

岐伯对曰：夫圣人之起度数，必应于天地；故天有宿度[1]，地有经水，人有经脉。天地温和，则经水安静；天寒地冻，则经水凝泣；天暑地热，则经水沸溢，卒风暴起，则经水波涌而陇[2]起。夫邪之入于脉也，寒则血凝泣，暑则气淖泽，虚邪因而入客，亦如经水之得风也，经之动脉，其至也亦时陇起，其行于脉中循循然，其至寸口中手也，

变化，耳朵虽然没有办法听到，但可以通过望诊，看清疾病的本质和变化，做到心中有数，这种心领神会的道理，不能用言语来表达。如大家都观察病人的情况，只有高明的医生才能看得透彻，在大家没有看到疾病发生的时候，只有他了解情况，好像风吹云散，日光显露一样明显，所以叫作神。这种能力，是以三部九候的诊脉方法作为本原的。如果达到这种程度，就不必拘泥于九针的一些理论了。

黄帝问道：我听说《九针》有九篇文章，而先生又在九篇文章的基础上加以发挥，演绎成为九九八十一篇文章，我已经完全领会它的含义了。《针经》上说，人体的气血盛衰以及左右偏盛的变化，可以取上部穴位来治疗下部的病变，取左侧的穴位来治疗右侧的病变，有余的实证与不足的虚证，都可以取荥穴或输穴进行补泻，这些方法我已经了解了。人体的这些改变，都是由于气血营卫的偏盛以及虚实变化而形成的，并不是邪气从外部侵入经脉而引起的的病变。我现在希望知道外部邪气侵入人体经脉时，病人的症状表现如何？又该怎样来治疗？

岐伯回答：医术高明的医生在制定治疗法则时，一定会观察自然界的变化，并与人体的生理病理相结合。比如天有二十八星宿，地有十二经水，人有十二条经脉，这些都是互相影响、相互对应的。如果自然界的气候温和，则江河之水就会安静平稳地流淌；如果气候寒冷，则水冰地冻，江河就会凝固不流；如果天气酷热，江河之水则会沸腾扬溢；如果突发暴风，江河之水则会波涛汹涌。所以，当病邪侵入人体经脉时，寒邪则使血行滞涩不畅，暑邪则使气血沸腾而加速流动。邪气侵入人体而停留于体内，就像江河遇到暴风一样，经脉搏动明显，也会出现波涌汹涌的现象。气血在经脉中有序、安静地流动，但在寸口处的脉象却时大时小。脉大则表示病邪亢盛，脉小则表示病邪退去。邪气在脉中的运行，没有固定的位置，或

---

[1] 宿度：古代天文学家按星宿的位置划周天为三百六十五度，谓之"宿度"。宿，星宿。

[2] 陇：同隆，隆盛的意思。

时大时小, 大则邪至, 小则平, 其行无常处, 在阴与阳, 不可为度, 从而察之, 三部九候, 卒然逢之, 早遏其路。吸则内针, 无令气忤 (wǔ)^[1]。静以久留, 无令邪布, 吸则转针, 以得气^[2]为故, 候呼引针, 呼尽乃去, 大气皆出, 故命曰泻。

在阴经或在阳经, 所以要采用三部九候的方法进一步诊察分析, 一旦发现邪气之所在, 应该及早治疗, 以阻止病情的发展。治疗时, 应在病人吸气时进针, 避免针与气相抵触, 进针后要留针等待得气, 且留针时间要稍长一些, 不让病邪扩散; 当吸气时转捻其针, 以得气为目的; 然后等病人呼气的时候, 慢慢出针, 呼气尽时, 针才取出。这样, 邪气就可以随针一起排出, 所以叫作泻法。

帝曰: 不足者补之, 奈何?

岐伯曰: 必先扪而循^[3]之, 切而散之, 推而按之, 弹而怒之, 抓而下之, 通而取之, 外引其门, 以闭其神^[4]。呼尽内针, 静以久留, 以气至为故, 如待所贵, 不知日暮, 其气以至, 适而自护, 候吸引针, 气不得出, 各在其处, 推阖其门, 令神气存, 大气留止, 故命曰补。

黄帝问道: 不足的虚证, 应该怎样使用补法呢?

岐伯回答: 在针刺以前, 要先沿着经络的走向, 用手抚摸穴位, 然后用手按压穴位使经气扩散, 再用手指揉按穴位周围肌肤, 进而弹击穴位, 使脉络怒张, 气血充盈, 与此同时用左手掐准孔穴, 用右手针刺穴位。通过针刺使气血通畅, 然后出针。出针后要按压针孔, 不让正气外泄。补法进针的方法, 是在病人呼气结束时进针, 进针后要留针等待得气, 且留针时间要稍长一些, 以得气为目的。留针等待其得气时, 要像等待贵客一样耐心, 忘掉时间的早晚。当得气时, 要谨慎地守护, 等病人吸气时出针, 这样正气就不会外泄。出针以后, 应在针刺的孔穴上进行揉按, 使针孔关闭以保存正气。这样, 经脉之气留于营卫而不外泄, 所以叫作补法。

帝曰: 候气奈何?

岐伯曰: 夫邪去络入于经也, 舍于血脉之中, 其寒温未相得,

黄帝问: 怎样诊察邪气呢?

岐伯说: 当邪气从络脉深入经脉时, 邪气停留在血脉中, 体内正气与邪气抗争, 产生或寒或温的症状, 同

---

[1] 忤: 逆的意思。

[2] 得气: 针灸术语, 即针感。在针灸穴位后, 经气来到, 因而产生疗效。

[3] 扪而循之: 是循着穴位抚摸, 使皮肤舒缓。扪, 抚摸的意思。

[4] 外引其门, 以闭其神: 是说右手拔针, 左手随即按闭进针的孔穴, 使针孔周围皮肤回复原位, 不使真气外泄。门, 指穴位; 神, 经气。

如涌波之起也，时来时去，故不常在。故曰方其来也，必按而止之，止而取之，无逢其冲[1]而泻之。真气者，经气也，经气太虚，故曰其来不可逢，此之谓也。故曰候邪不审，大气已过，泻之则真气脱，脱则不复，邪气复至，而病益蓄，故曰其往不可追[2]，此之谓也。不可挂以发[3]者，待邪之至时而发针泻矣，若先若后者，血气已尽，其病不可下[4]，故曰知其可取如发机，不知其取如扣椎。故曰知机道者不可挂以发，不知机者扣之不发，此之谓也。

帝曰：补泻奈何？

岐伯曰：此攻邪也，疾出以去盛血，而复其真气。此邪新客，溶溶[5]未有定处也。推之则前，引之则止，逆而刺之，温血[6]也。刺出其血，其病立已。

帝曰：善。然真邪以合，波陇

样脉象也会受到影响，使得脉气波动，如波涛一般，起伏不定，一会来一会去，并且没有固定的位置。所以诊察到邪入经脉时，要用手按压，堵住邪气出路。在邪气停留时用泻法治疗，但不要在邪气旺盛时就使用泻法，否则会损伤正气。正气是经脉之气，邪气旺盛，使得正气虚弱，此时迎而泻之，邪气虽去，正气亦随之大虚，所以当邪气来而正盛的时候不可使用泻法，就是这个道理。在诊察疾病时如不仔细，邪气已经退去，但仍使用泻法，就会使正气虚脱，不能恢复，使得邪气乘虚复来，以致病情加重。所以说，邪气已去，不可再用泻法，就是这个意思。在用泻法时，必须掌握好应用的时机，要在邪气刚刚到来的时候，迅速进行针刺。在邪气到来之前，或在邪气退去以后都不适合使用泻法，这样非但不能祛邪，反而会使血气损伤，疾病就很难治愈了。所以，懂得针刺道理的人，犹如拨动弩机一样，机智灵活；不懂得针刺道理的人，就像敲击木椎，顽钝不灵。换句话说，找准时机的人，针刺时毫不迟疑；而不懂得抓住时机的人常常错过时机，应针刺时而不针刺，说的就是这个意思。

黄帝问：怎么样进行补泻呢？

岐伯说：应该以攻邪为主，针刺治疗时，出针要快，泻去满盛之血，使邪气随血而泻出，以达到恢复正气的目的。因为病邪刚刚侵入人体，流动尚无定处，推之则可前进，引之则可留止。所以必须迎而泻之，刺出其温血，使邪气随血而出，疾病会立即痊愈。

黄帝说：讲得好！如果病邪和正气合并，脉象已

[1] 无逢其冲：逢，当作迎。意思是说避其锋芒，不要正面冲突。

[2] 其往不可追：意思是邪气已去，不应再用泻法。

[3] 不可挂以发：是间不容发的意思，也就是说要掌握时间，不可稍有迟疑。

[4] 下：退的意思。

[5] 溶溶：形容液体流动的样子。

[6] 温血：指瘀滞多余的血液。

不起，候之奈何？

岐伯曰：审扪循三部九候之盛虚而调之，察其左右上下相失及相减者，审其病脏以期之。不知三部者，阴阳不别，天地不分。地以候地，天以候天，人以候人，调之中府[1]，以定三部，故曰刺不知三部九候病脉之处，虽有大过且至，工不能禁也。诛罚无过[2]，命曰大惑[3]，反乱大经，真不可复，用实为虚，以邪为真，用针无义，反为气贼。夺人正气，以从为逆，荣卫散乱，真气已失，邪独内着，绝人长命，予人夭殃，不知三部九候，故不能久长。因不知合之四时五行，因加相胜，释邪攻正，绝人长命。邪之新客来也，未有定处，推之则前，引之则止，逢而泻之，其病立已。

通评虚实论篇第二十八

黄帝问曰：何谓虚实？

岐伯对曰：邪气盛则实，精气

经见不到较大波动时，要怎样诊察呢？

岐伯说：此时要仔细诊察三部九候脉象的虚实盛衰情况。检查身体上下左右各部分脉搏，是否存在不相称或减弱的情况，就可以进一步推断疾病在哪一脏腑。如果不懂得三部九候，就不能辨别阴阳，也不能分清上下。人体的地部脉可以诊察下部疾病，天部脉可以诊察上部的疾病，人部脉可以诊察中部的疾病，结合胃气多少有无来推断疾病在三部的哪一个部位。所以说，不知道三部九候的诊断方法，就不能确定疾病的部位，即使严重的疾病发生，医生也没有办法阻止。如果治疗不当，不应采用泻法时却使用泻法，这就叫作"大惑"，会扰乱脏腑经脉气血的运行，正气不能恢复，把实证当作虚证，邪气当作正气，误用针刺补法，反而助长了邪气，损伤人体正气，将顺证变成了逆证，使荣卫之气散乱。正气散失，邪气停留于体内，断送病人的性命，给人带来灾害。这种不知三部九候的医生，是不能使人健康长寿的。因为不懂联系四时五行盛衰规律，认不清邪正虚实，妄行补泻，助邪攻正，以致断送病人性命。病邪刚刚侵入人体，游走不定，推之则可前行，引之则可留止。抓住时机，用逆经刺法泻去邪气，疾病就会痊愈。

黄帝问道：什么是虚与实？

岐伯回答：因邪气亢盛造成的疾病，称为实证，因正气不足造成的疾病，称为虚证。

---

[1] 中府：指脏腑血脉。

[2] 诛罚无过：不掌握泻的方法，不当泻而泻，反伤正气，称为诛罚无过。

[3] 惑：迷乱的意思。

夺则虚[1]。

帝曰：虚实何如？

岐伯曰：气虚者肺虚也。气逆者足寒也。非其时则生，当其时则死[2]。余脏皆如此。

帝曰：何谓重实？

岐伯曰：所谓重实者，言大热病，气热脉满，是谓重实。

帝曰：经络俱实何如？何以治之？

岐伯曰：经络皆实，是寸脉急而尺缓[3]也，皆当治之，故曰滑则从，涩则逆也。夫虚实者，皆从其物类始，故五脏骨肉滑利，可以长久也。

帝曰：络气不足，经气有余，何如？

岐伯曰：络气不足，经气有余者，脉口热而尺寒[4]也。秋冬为逆，春夏为从，治主病者。

黄帝问：那么虚实变化的情况是怎样的呢？

岐伯说：以肺脏为例，肺主气，气虚的病人会首先出现肺气虚弱的症状；气机上逆则上实下虚，阳虚于下就会出现两足寒冷的症状。肺气虚弱在春、秋、冬季，这些不直接克制肺的季节出现，疾病是可以治愈的；如果肺气虚弱的病证在夏季出现，则病人就会死亡。其他各脏腑的虚实情况，可以类推。

黄帝问：什么叫作重实？

岐伯说：所谓重实，如大热病，气盛而热，脉盛而满，所以叫作重实。

黄帝问：经脉与络脉都表现出实证，这是怎样的情况？用什么方法可以治疗呢？

岐伯说：所谓经脉与络脉俱实，是指寸口脉急而尺肤弛缓，经脉和络脉都应治疗。经脉是气血流行的通道，所以说，凡是脉象表现为滑利的，就说明气血旺盛，称为顺，脉象表现为涩滞的，就是气血衰败，称为逆。人体的虚实与自然万物的虚实相类似，凡是有生机的则出现滑利的现象，凡是无生机则出现枯涩的现象。所以人的五脏、骨骼、肌肉滑利，说明精气充足，生机旺盛，则生命可以长久。

黄帝问：络脉之气不足和经脉之气有余，说明了怎样的情况？

岐伯说：所谓络脉之气不足和经脉之气有余，是指寸口出现热证的脉象，而尺肤部却有寒凉的感觉。秋冬季节见到这样的现象为逆，在春夏季节见到这种现象为顺，治疗的时候应根据主其发生病变的经络而行补泻灸刺之法。

[1]邪气盛则实，精气夺则虚：精气，指正气。此句的意思是说邪气亢盛造成的病证称实证，正气脱失引起的病证称虚证。

[2]非其时则生，当其时则死：此句的意思是说五行相生相克，在疾病预后转归中的作用。

[3]寸脉急而尺缓：寸指寸口。尺指尺肤，上臂前半段——腕关节到肘关节之间内侧的皮肤。是说寸口的脉象急，而尺肤弛缓。

[4]脉口热而尺寒：脉口热，指寸口反映出热证的脉象，如滑数之类。尺寒，指尺肤寒冷。络脉表浅，尺肤应象；经脉稍深，寸口应象。寸口脉见滑数为经气有余，尺肤寒冷为络气不足。

帝曰：经虚络满何如？

岐伯曰：经虚络满者，尺热满脉口寒涩也。此春夏死秋冬生也。

帝曰：治此者奈何？

岐伯曰：络满经虚，灸阴刺阳，经满络虚，刺阴灸阳。

帝曰：何谓重（zhòng）虚？

岐伯曰：脉气上虚尺虚[1]，是谓重虚。

帝曰：何以治之？

岐伯曰：所谓气虚者，言无常[2]也。尺虚者，行步恇（kuāng）然[3]。脉虚者，不象阴也[4]。如此者，滑则生，涩则死也。

帝曰：寒气暴上，脉满而实何如？

岐伯曰：实而滑则生，实而逆则死。

帝曰：脉实满，手足寒，头热，何如？

岐伯曰：春秋则生，冬夏则

黄帝问：经脉之气不足而络脉之气有余，这是怎样的情况呢？

岐伯说：所谓经脉之气不足而络脉之气有余，是指尺肤发热肿胀，而寸口出现迟而涩滞的脉象。这种现象，在春夏季节见到则会死亡，在秋冬季节见到则可以治愈。

黄帝问：这两种病应怎样治疗呢？

岐伯说：经脉之气不足而络脉之气有余，可以用灸法补阴而用刺法泻阳；络脉之气不足而经脉之气有余，可以用刺法泻阴而用灸法补阳。

黄帝问：什么叫作重虚？

岐伯说：脉虚、气虚、尺肤虚，称作重虚。

黄帝问：怎样治疗呢？

岐伯说：所谓气虚，是指胸中正气不足，表现为语言低微，不能接续；所谓尺肤虚，是指尺肤脆弱，表现为行动怯弱无力；所谓脉虚，是脏阴之象有所不足。所以，出现这些现象的病人，如果脉象还有滑利的表现，说明疾病可以治愈；如果脉象涩滞，说明将要死亡。

黄帝问：有一种病证，寒气突然上逆，脉象却盛大而满于指下，将会有怎样的变化呢？

岐伯说：如果脉象滑利，则说明仍有生机；如果脉象涩滞不畅，则说明将要死亡。

黄帝问：有一种病证，脉象盛满，手足寒冷，头部发热，这种疾病的预后又是怎样的呢？

岐伯说：这种病证，在春秋季节发病，仍可以治愈；

---

[1] 脉气上虚尺虚：《新校正》《针灸甲乙经》作"脉虚气虚尺虚"。

[2] 言无常：表现为病人语音低微，说话不能接续的现象。

[3] 行步恇然：表现为两脚发软，步行无力。恇然，怯弱的样子。

[4] 不象阴也：是指血虚脉搏没有血液充盈的表现。

死^[1]。脉浮而涩，涩而身有热者死。

帝曰：其形尽满^[2]何如？

岐伯曰：其形尽满者，脉急大坚，尺涩而不应也^[3]，如是者，故从则生，逆则死。

帝曰：何谓从则生，逆则死？

岐伯曰：所谓从者，手足温也。所谓逆者，手足寒也。

帝曰：乳子^[4]而病热，脉悬小者何如？

岐伯曰：手足温则生，寒则死。

帝曰：乳子中风热，喘鸣肩息者，脉何如？

岐伯曰：喘鸣肩息者，脉实大也。缓则生，急则死。

帝曰：肠澼^[5]便血何如？

岐伯曰：身热则死，寒则生。

帝曰：肠澼下白沫何如？

岐伯曰：脉沉则生，脉浮则死。

在冬夏季节发病，便会死亡。还有一种情况，就是脉象浮而涩，脉涩而身发热的，也会死亡。

黄帝问：身体肿胀的症状，其预后如何呢？

岐伯说：如果身体出现肿胀的症状，脉象表现为急而大坚，而尺肤却枯涩，与脉象不相适应。对于这样的病情，从则生，逆则死。

黄帝问：什么叫从则生，逆则死？

岐伯说：所谓从，就是指手足温暖；所谓逆，就是指手足寒冷。

黄帝问：产妇在产后哺乳期患有热病，脉象细小，其预后将会怎样？

岐伯说：手足温暖的，则有生机；手足厥冷的，则无生机。

黄帝问：产妇在产后哺乳期感受风邪而患热病，出现喘息有声、张口抬肩的症状，那么她的脉象是怎样的？

岐伯说：产妇出现喘息有声、张口抬肩的表现，脉象应该是实大的，如果脉象中有缓和之象，则说明尚有胃气，可以治愈；如果脉象实大而急，说明是胃气已绝，将要死亡。

黄帝问：肠澼出现大便带血的病人，病情会怎样变化呢？

岐伯说：肠澼兼有身体发热，则会死亡；肠澼但身寒不发热的，则可以治愈。

黄帝问：肠澼病人，大便带有白沫则会怎样？

岐伯说：病人的脉象如果是沉的，说明有生机；脉象如果是浮的，则会死亡。

---

[1]春秋则生，冬夏则死：是说疾病在春秋季节阴阳均衡，有治愈的希望；而在冬夏季节阴阳各有偏盛，就容易死亡。

[2]形尽满：是指身体肿胀的病变。

[3]尺涩而不应也：尺肤表现为枯涩，与脉象不相应对。

[4]乳子：一种解释是指产后哺乳的时期，另一种是指婴儿。今从前说。

[5]肠澼：即肠中有积滞而引起的各种病证。

帝曰：肠澼下脓血何如？

岐伯曰：脉悬绝则死，滑大则生。

帝曰：肠澼之属，身不热，脉不悬绝何如？

岐伯曰：滑大者曰生，悬涩者曰死，以脏期之[1]。

帝曰：癫疾何如？

岐伯曰：脉搏大滑，久自己；脉小坚急，死不治。

帝曰：癫疾之脉，虚实何如？

岐伯曰：虚则可治，实则死。

帝曰：消瘅[2]虚实何如？

岐伯曰：脉实大，病久可治；脉悬小坚，病久不可治。

帝曰：形度、骨度、脉度、筋度[3]，何以知其度也？

帝曰：春亟治经络，夏亟治经俞，秋亟治六腑，冬则闭塞。闭塞者，用药而少针石也。所谓少针石者，非痈疽之谓也，痈疽不得顷时回。痈不知所，按之不应手，乍来乍已，刺手太阴傍三痏（wěi）[4]

黄帝问：肠澼病人，下利脓血则会怎样呢？

岐伯说：病人的脉象如果是滞涩而小的，不可治愈；如果脉象是滑利而大的，可以治愈。

黄帝问：肠澼病，身不发热，脉搏也不滞涩，则预后如何？

岐伯说：脉象滑大者为有生机；脉象滞涩者为无生机。可根据五脏克胜的时间来预测死期。

黄帝问：癫疾的预后怎样？

岐伯说：脉象搏指、大而滑利者，疾病可以慢慢自愈；脉象小而坚急者，则是不治的死证。

黄帝问：癫疾的脉象虚实变化是怎样的？

岐伯说：脉虚者可治，脉实者难治。

黄帝问：消瘅病的脉象虚实变化是怎样的？

岐伯说：如果脉见实大，病程虽长，但仍可以治愈；如果脉象细小而坚，病程拖延，那就很难治愈了。

黄帝说：形度、骨度、脉度、筋度，是怎样测量出来的呢？

黄帝又接着说：春季治病时多取各经脉的络穴；夏季治病时多取各经脉的俞穴；秋季治病时多取六腑的合穴；冬季主闭藏，人体的阳气也闭藏于体内，治疗疾病时应多采用药物，而少用针刺砭石治疗。但是所谓少用针石，不包括痈疽一类的疾病。如果患有痈疽一类的疾病，是需要用针石治疗的，且一刻也不可迟疑。在痈毒尚未固定的时候，不知道它发在何处，又触摸不到，时有疼痛，此时可针刺手太阴经傍的足阳明经之穴三次，

[1] 以脏期之：按五脏在五行所属的日期推算。

[2] 消瘅：病名，“三消”的统称。

[3] 形度、骨度、脉度、筋度：度，测量的意思。形度是测量形体的盛衰；骨度是测量骨骼的大小；脉度是测量经脉的长短；筋度是测量筋络的强弱。

[4] 痏：针刺一次叫一痏。

与缨脉各二。掖（yē）痛大热，刺足少阳五，刺而热不止，刺手心主三，刺手太阴经络者大骨之会各三。暴痛筋缓，随分而痛，魄汗不尽，胞气不足[1]，治在经俞。腹暴满，按之不下，取手太阳经络者，胃也募也，少阴俞去脊椎三寸傍五，用员利针。霍乱，刺俞傍五，足阳明及上傍三。刺痫惊脉五，针手太阴各五，刺经太阳五，刺手少阴经络傍者一，足阳明一，上踝五寸刺三针。

凡治消瘅仆击[2]，偏枯[3]痿厥，气满发逆，甘肥贵人，则高粱之疾也。隔塞闭绝，上下不通，则暴忧之病也。暴厥而聋，偏塞闭不通，内气暴薄也。不从内外中风之病，故瘦留著（zhuó）也。蹠（zhí）跛（bǒ）[4]，寒风湿之病也。

黄帝曰：黄疸暴痛，癫疾厥狂，久逆之所生也。五脏不平，六腑闭塞之所生也。头痛耳鸣，九窍不利，肠胃之所生也。

和近结缨处之脉各两次。腋下生痈的病人，有高热的表现，应该针刺足少阳经穴五次；如果针刺后，热仍不退，可再刺手厥阴心包经穴三次，并针刺手太阴经的穴和肩贞穴各三次。急性的痈肿，筋肉挛缩，随着病证的发展而疼痛加剧，汗出不止，这是由于膀胱经气不足，应该针刺膀胱经的俞穴。腹部突然胀满，触按也不能缓解，应取手太阳经的络穴、胃的募穴及脊椎旁三寸的足少阴经的肾俞穴各刺五次，要使用圆而尖利的针。霍乱，应针刺肾俞两旁志室穴五次，足阳明经的胃仓穴以及上方的意舍穴各三次。治疗痫惊，要针刺五条经上的穴位，包括手太阴的经穴各五次，太阳的经穴各五次，手少阴通里穴旁的手太阳经支正穴一次，足阳明经的解溪穴一次，足踝上五寸的筑宾穴三次。

凡诊治消瘅、仆击、偏枯、痿厥、气满喘逆等疾病，如果是肥胖富贵之人，多是由于偏嗜肥美的食物所造成的。如果出现食饮不下、噎塞闭绝、气阻上下不通的病证，多是因突然忧愁不解所引起的。如果突然厥逆、不知人事、耳聋、大小便不通，是由于阴阳气血逆乱所致。有的疾病，不是由内因引起的，而是由于感受外来风邪，风邪留恋体内，伏而为热，消耗体内津液，消烁肌肉，所以形体消瘦。走路两脚偏跛，是由于风寒湿侵袭所引起的。

黄帝说：黄疸、突然发生的剧痛、癫疾、厥、狂等证，是由于经脉之气长期逆乱于上，而造成气机运行紊乱的结果。五脏不和，是由于六腑闭塞不通所造成的。头痛耳鸣，九窍不利，是肠胃的病变所引起的。

---

[1] 胞气不足：指膀胱经气不足。胞，指膀胱。

[2] 仆击：突然仆倒的意思，此处指中风。

[3] 偏枯：指半身不遂。

[4] 蹠跛：行步不正而偏废的意思。

太阴阳明论篇第二十九

黄帝问曰：太阴阳明为表里，脾胃脉也，生病而异者何也？

岐伯对曰：阴阳异位，更虚更实，更逆更从[1]，或从内，或从外，所从不同，故病异名也。

帝曰：愿闻其异状也。

岐伯曰：阳者，天气也，主外；阴者，地气也，主内。故阳道实，阴道虚[2]。故犯贼风虚邪者，阳受之；食饮不节起居不时者，阴受之。阳受之则入六腑，阴受之则入五脏。入六腑则身热，不时卧，上为喘呼；入五脏则䐜满闭塞，下为飧泄，久为肠澼。故喉主天气，咽主地气。故阳受风气，阴受湿气。故阴气从足上行至头，而下行循臂至指端；阳气从手上行至头，而下行至足。故曰阳病者上行极而下，阴病者下行极而上。故伤于风者，上先受之；伤于湿者，下先受之。

黄帝问：太阴、阳明两经，互为表里，经脉所属脾胃，但两经发生的疾病却不同，是什么道理？

岐伯说：太阴属阴经，阳明属阳经，两经循行的部位不同，在四时的虚实顺逆也不同，疾病的发生，有时从内生，有时从外入，发病的原因也有差异，所以病名也就不同。

黄帝问：我想了解它们不同的情况。

岐伯说：所谓阳，犹如天气一样，保卫人体外部；所谓阴，犹如地气一样，营养人体内部。阳气性刚多实，主外；阴气性柔易虚，主内。外邪伤人，外表的阳气先受侵害；饮食起居失调，内在的阴气先受影响。如果外表阳气受邪，邪气往往传入六腑；内在阴气受病，邪气多累及五脏。邪气传入六腑，会出现发热、不得安卧、气逆喘促等症状；邪气累及五脏，会出现脘腹胀满、闭塞不通、大便泄泻，日久成为肠澼。喉司呼吸与天气相通；咽主吞咽食物与地气相通。阳经易受风邪侵袭，阴经易受湿邪侵袭。足的三条阴经，从足部上行至头部，手的三条阴经从胸部下行，沿着臂膀到达手指尖端；手的三条阳经，从手指尖上行至头部，足的三条阳经从头部下行到足部。所以，阳经的病邪，先上行至最高处，再向下行；阴经的病邪，先下行至最低处，再向上行。因此，当风邪为病，人体上部最先受邪；当湿邪成疾，人体下部最先受病。

[1] 更虚更实，更逆更从：是说有时虚有时实，有时顺有时逆。更，更替的意思。

[2] 阳道实，阴道虚：阳道实，指阳气性质刚强，主人体外部，外邪入侵大都先侵犯阳经，造成邪气亢盛为主的实证；阴道虚，是指阴气性质柔弱，主人体内部，由于饮食不当或生活不规律，使机体内部失调，大都造成内在阴气损伤的虚证。又阳明多实证，太阴多虚证。

帝曰：脾病而四肢不用何也？

岐伯曰：四肢皆禀气于胃，而不得至经，必因于脾，乃得禀也。今脾病不能为胃行其津液，四肢不得禀水谷气，气日以衰，脉道不利，筋骨肌肉，皆无气以生，故不用焉。

帝曰：脾不主时何也？

岐伯曰：脾者土也。治中央，常以四时长[1]四脏，各十八日寄治[2]，不得独主于时也。脾脏者，常著胃土之精也，土者，生万物而法天地，故上下至头足，不得主时也。

帝曰：脾与胃以膜相连耳，而能为之行其津液，何也？

岐伯曰：足太阴者，三阴[3]也，其脉贯胃属脾络嗌，故太阴为之行气于三阴。阳明者表也，五脏六腑之海也，亦为之行气于三阳。脏腑各因其经而受气于阳明，故为胃行其津液。四肢不得禀水谷气，日以益衰，阴道不利，筋骨肌肉无气以生，故不用焉。

黄帝问：脾病会引起四肢不能正常活动，这是为什么呢？

岐伯说：四肢要受到胃中水谷精微的濡养，但是胃不能直接将水谷精微输送到四肢，必须依赖脾气的运输、布散，才可以营养四肢。现在脾脏有病，不能输布胃中的水谷精微，使四肢失去营养，日渐衰弱，经脉不畅，筋、骨、肌肉也得不到濡养，因此四肢失去了正常的功能。

黄帝问：脾脏不专主一个季节，这是什么道理？

岐伯说：脾在五行中属土，与中央之位相配，所以脾的功能根据四季的变化而分别从其他脏腑的功能活动中反映出来，也就是脾脏旺于四季而长养四脏。脾脏旺于每季的最后十八日，所以说脾不专主一个季节。脾脏为胃输送营养物质到全身，就像天地养育万物一样。脾脏能从上到下，从头到足，输送水谷精微到全身各处，所以，脾不只主管一个季节。

黄帝问：脾与胃仅以一膜相连，脾却能为胃转输、布散津液，这是什么道理？

岐伯说：足太阴脾经，在阴经中属三阴，它的经脉贯通到胃，隶属于脾，向上连系咽喉，所以脾能把胃中水谷精微输送到手足各三条阴经。足阳明胃经与足太阴脾经互为表里，足阳明胃是供给五脏六腑营养的地方。阳明行气于三阳，亦赖脾气的运化。五脏六腑各通过脾经的输布得到胃中的营养物质，所以说脾可以为胃输布营养物质。如果四肢得不到水谷精微的滋养，四肢就会日趋衰弱，脉道不通，筋、骨、肌肉都失去滋养，因而丧失了正常的功用。

---

[1] 长：长养的意思。

[2] 各十八日寄治：是指土气在四季之中的立春、立夏、立秋、立冬之前个十八日，为土旺之时。

[3] 三阴：指太阴。厥阴为一阴，少阴为二阴，太阴为三阴。

阳明脉解篇第三十

黄帝问曰：足阳明之脉病，恶[1]人与火，闻木音则惕（tì）然[2]而惊，钟鼓不为动，闻木音而惊何也？愿闻其故。

岐伯对曰：阳明者胃脉也，胃者土也，故闻木音而惊者，土恶木也。

帝曰：善。其恶火何也？岐伯曰：阳明主肉，其脉血气盛，邪客之则热，热甚则恶火。

帝曰：其恶人何也？岐伯曰：阳明厥则喘而惋（yù）[3]，惋则恶人。

帝曰：或喘而死者，或喘而生者，何也？

岐伯曰：厥逆连脏则死，连经则生。

帝曰：善。病甚则弃衣而走，登高而歌，或至不食数日，逾（yú）垣（yuán）上屋，所上之处，皆非其素所能也，病反能者何也？

黄帝问道：足阳明经脉发生病变，病人厌恶见人和火，听到木器敲打的声音就会受到惊吓，但听到钟鼓声音却不惊恐。这是为什么呢？我想听一听其中的道理。

岐伯说：足阳明是胃的经脉，胃属土，五行中木克制土，所以听到木器发出的声音就会受到惊吓。这就是因为土被木克的缘故。

黄帝说：讲得好。那为什么讨厌见到火呢？岐伯说：足阳明经主肌肉，经脉多血多气，外邪侵袭阳明经则发热，如果发热较重就会讨厌见到火。

黄帝问：讨厌见人又是什么道理呢？岐伯说：足阳明经气上逆，出现呼吸喘促、心中郁闷的现象，所以就不喜欢见人。

黄帝问：有的病人发生阳明经气上逆的喘促后会死亡，而有的虽有喘促但不会死亡，这是为什么呢？

岐伯说：如果经脉气血逆乱累及内脏，则说明病情深重就会死亡；如果只是经脉气血逆乱导致的喘促，则说明病情轻浅就不会死亡。

黄帝说：讲得好。有阳明病重的病人，会脱掉衣服乱跑乱跳，登上高处唱歌，或者数日不吃东西，越墙上屋，登上平时无法到达的地方，这是什么原因？

---

[1] 恶：厌恶的意思。

[2] 惕然：惊惧的样子。

[3] 惋：心中不舒畅的意思。

岐伯曰：四肢者诸阳之本也。阳盛则四肢实，实则能登高也。

帝曰：其弃衣而走者何也？

岐伯曰：热盛于身，故弃衣欲走也。

帝曰：其妄言骂詈（lì）不避亲疏而歌者何也？

岐伯曰：阳盛则使人妄言骂詈不避亲疏而不欲食，不欲食故妄走也。

岐伯回答：四肢是人体阳气的根本，阳气旺盛则四肢充实，所以能够登高。

黄帝问：病人为什么脱掉衣服而到处乱跑呢？

岐伯回答：因为病人发热较重，所以会脱掉衣服而到处乱跑。

黄帝问：病人胡言乱语，恶言咒骂，不避亲疏且高声唱歌，这是什么道理呢？

岐伯说：阳热亢盛则扰动心神，会使病人出现神志失常，胡言乱语，斥骂别人，不避亲疏，不知饮食，到处乱跑。

卷第九

热论篇第三十一

黄帝问曰：今夫热病者，皆伤寒之类也，或愈或死，其死皆以六七日之间，其愈皆以十日以上者何也？不知其解，愿闻其故。

岐伯对曰：巨阳[1]者，诸阳之属[2]也。其脉连于风府[3]，故为诸阳主气也。人之伤于寒也，则为病热，热虽甚不死，其两感[4]于寒而病者，必不免于死。

帝曰：愿闻其状。

岐伯曰：伤寒一日，巨阳受之，故头项痛，腰脊强。二日阳明受之，阳明主肉，其脉挟鼻络于目，故身热目痛而鼻干，不

黄帝问道：现在所有的外感发热性疾病，都属于伤寒，其中有的痊愈，有的却死亡，死亡大都发生在六七日之间，而痊愈的大都在十日以上，这是什么道理呢？我不知如何解释，想听您讲一讲其中的道理。

岐伯回答：足太阳膀胱经，统摄全身阳气，所以诸阳皆隶属于太阳。足太阳膀胱经与风府穴相连，与督脉、阳维脉相会，循行于巅顶，行走于人体背部，所以太阳经是所有阳气的统帅。人感受寒邪后，阳气奋起抗邪，出现发热的现象，发热虽然较重，但一般不会导致死亡；如果表里两经同时感受寒邪而发病，就容易导致死亡。

黄帝说：我想知道感受寒邪后的症状。

岐伯回答：人体感受寒邪后第一天，为太阳经感受寒邪而发病，所以头项疼痛，腰脊部强硬不舒。第二天阳明经受病，阳明主管肌肉，足阳明经脉挟鼻并与两目相连，所以出现身热目痛而鼻干、睡眠不安等症状。第三天少阳经受病，少阳主管骨，足少阳经脉循胁肋而上

---

[1] 巨阳：指太阳。

[2] 属：统属。

[3] 风府：穴位名，在项后入发际一寸，属督脉经。

[4] 两感：阴阳表里两经同时受邪发病，如太阳、少阴同病；阳明、太阴同病；少阳、厥阴同病。

得卧也。三日少阳受之，少阳主胆[1]，其脉循胁络于耳，故胸胁痛而耳聋。三阳经络皆受其病，而未入于脏者，故可汗而已。四日太阴受之，太阴脉布胃中络于嗌，故腹满[2]而嗌干。五日少阴受之，少阴脉贯肾络于肺，系舌本，故口燥舌干而渴。六日厥阴受之，厥阴脉循阴器而络于肝，故烦满而囊缩。三阴三阳，五脏六腑皆受病，荣卫不行，五脏不通，则死矣。

其不两感于寒者，七日巨阳病衰，头痛少愈；八日阳明病衰，身热少愈；九日少阳病衰，耳聋微闻；十日太阴病衰，腹减如故，则思饮食，十一日少阴病衰，渴止不满，舌干已而嚏；十二日厥阴病衰，囊纵少腹微下，大气[3]皆去，病日已矣。

帝曰：治之奈何？

岐伯曰：治之各通其脏脉[4]，病日衰已矣。其未满三日者，可汗

并与两耳相连，所以出现胸胁肋疼痛和耳聋等症状。如果三阳经脉都感受寒邪而发病，但寒邪尚未入里时，都可以通过发汗的方法治愈。第四天，太阴经受病，太阴经脉分布于胃中，并与咽喉相连，所以出现腹中胀满、咽喉干痒等症状。第五天，少阴经受病，少阴经脉贯肾，上络于肺，与舌根部相联系，所以出现口干舌燥而渴的症状。第六天，足厥阴经受病，厥阴经脉环阴器，上络于肝，所以出现烦闷不安、阴囊收缩的症状。如果三阴三阳经脉和五脏六腑都因病邪侵犯而受病，会使营卫气血运行失调，五脏之气不通，人就要死亡。

如果表里两经没有同时感受寒邪而发病，第七天，太阳经病气衰退，头痛减轻；第八天，阳明经病气衰退，身热减轻；第九天，少阳经病气衰退，耳聋好转；第十天，太阴经病气衰退，腹部胀满消失，食欲恢复；第十一天，少阴经病气衰退，口渴、烦闷不安症状消失，阳气通达，并出现喷嚏；第十二天，厥阴经病气衰退，阴囊舒缓，少腹拘急缓解。至此邪气退去，病情逐渐好转。

黄帝问道：如何进行治疗呢？

岐伯回答：治疗时要根据疾病所在的脏腑和经脉，分别调理，使邪气退去，病情逐渐好转。对这类疾病的治疗原则，一般发病未满三天，邪气在体表，可以

---

[1]少阳主胆：《黄帝内经太素》《针灸甲乙经》《新校正》"胆"并作"骨"。太阳主皮肤，阳明主肉，少阳主骨，以说明邪气自表而里逐步深入的过程。

[2]满：同懑，烦闷的意思。

[3]大气：指邪气。

[4]治之各通其脏脉：意思是通过辨证病在哪条经脉则通畅哪条经脉的气血而治之。

而已；其满三日者，可泄[1]而已。

帝曰：热病可愈，时有所遗[2]者，何也？

岐伯曰：诸遗者，热甚而强食之，故有所遗也。若此者，皆病已衰而热有所藏，因其谷气相薄[3]，两热相合，故有所遗也。

帝曰：善。治遗奈何？

岐伯曰：视其虚实，调其逆从[4]，可使必已矣。

帝曰：病热当何禁之？

岐伯曰：病热少愈，食肉则复，多食则遗，此其禁也。

帝曰：其病两感于寒者，其脉应与其病形何如？

岐伯曰：两感于寒者，病一日则巨阳与少阴俱病，则头痛口干而烦满；二日则阳明与太阴俱病，则腹满身热，不欲食谵言，三日则少阳与厥阴俱病，则耳聋囊缩而厥，水浆不入，不知人，六日死。

通过发汗的方法治疗；发病已满三天的，邪气已经入里，可以使用泻法治疗。

黄帝问道：热病已经痊愈，但常出现余热不退的情况，这是什么原因呢？

岐伯回答：凡是余热不退的，都是由于在发热较重的时候食物吃得太多造成的，所以会导致部分余热遗留。像这样的情况，都是病势虽然已经衰退，但尚有余热伏藏于体内，如果病人进食过多，常因饮食不能消化，积滞生热，与残留的余热相搏击，则两热相合，所以出现余热不退的现象。

黄帝说：说得好。那么要怎样治疗余热不退呢？

岐伯回答：治疗时，要诊察疾病的虚实，采用补法或泻法进行治疗，如果能给予以适当治疗，就一定能痊愈。

黄帝说：发热的病人在护理上有什么禁忌呢？

岐伯说：当病人的热势稍有好转的时候，食用肉类食物，会使热病复发；如果饮食过多，则会使余热不退，这些都是热病应当禁忌的。

黄帝说：如果表里两经同时感受寒邪，受邪经脉与它的相应症状是怎样的呢？

岐伯回答：如果互为表里的阴阳两经同时感受寒邪，第一天，为太阳与少阴两经同时受病，既有太阳的头痛，又有少阴的口干和烦闷等症状；第二天，为阳明与太阴两经同时受病，既有阳明的身热，甚至神昏，胡言乱语，又有太阴的腹满，不思饮食等症状；第三天，为少阳与厥阴两经同时受病，既有少阳的耳聋，又有厥阴的阴囊收缩和四肢发冷等症状。如果病情严重，发展到食物不能下咽，神志不清的程度，那么到第六天便要死亡。

---

[1] 泄：指针刺泄热法，包括药物的清法、泻下、逐瘀等疗法。
[2] 遗：指热病后期的余热稽留不退。
[3] 薄：同搏，相互搏结的意思。
[4] 逆从：偏义词，指病人身体的异常状态。

帝曰：五脏已伤，六腑不通，荣卫不行，如是之后，三日乃死何也？

岐伯曰：阳明者，十二经脉之长也，其血气盛，故不知人三日，其气乃尽，故死矣。

凡病伤寒而成温者，先夏至日[1]者为病温，后夏至日者为病暑，暑当与汗皆出，勿止。

黄帝说：如果病情已经发展到五脏损伤，六腑不通，营卫气血不能正常运行，为什么还能够再活三天才死亡呢？

岐伯回答：阳明经为人体十二经之长，阳明经脉的气血最为旺盛，因此，尽管病人已经神识昏迷，不知人事，但三天后，阳明经的气血才能竭尽，到这时才会死亡。

凡是感受寒邪而引起的温热性疾病，在夏至以前发病的，称为温病，在夏至以后发病的，称为暑病。暑病汗出，可使暑热从汗散泄，所以暑病汗出，不要制止。

刺热篇第三十二

肝热病者，小便先黄，腹痛多卧，身热。热争[2]则狂言及惊，胁满痛，手足躁，不得安卧。庚辛甚，甲乙大汗[3]。气逆则庚辛死。刺足厥阴少阳，其逆则头痛员（yùn）员[4]，脉引冲头也。

肝脏发生热病，病人往往先出现小便黄、腹部疼痛、倦怠嗜睡、身体发热等症状。热邪与肝气相争，病情加重，会出现狂言乱语、惊骇不安、胁部胀满疼痛、手足躁扰不宁、睡卧不安宁等症状；肝在五行中属木，受金的克制，所以每到庚辛日，病情就会加重，而到甲乙日，肝气旺盛，使身体汗出而热退；如果肝气逆乱，则会在庚辛日死亡。在治疗时，应针刺足厥阴肝经和足少阳胆经。如果肝气上逆，就会头痛眩晕，这是因热邪循肝脉上冲于头所致。

心热病者，先不乐（lè），数日乃热，热争则卒（cù）心痛，烦闷善呕，头痛面赤，无汗。壬癸甚，

心脏发生热病，病人往往先出现心中闷闷不乐，数天后身体才开始发热。热邪与心脏之气相争，会出现突然心痛、烦闷、频繁呕吐、面红头痛、无汗等症状；心在五行中属火，受水的克制，所以每到壬癸日，

---

[1]先夏至日：谓夏至之前发病。夏至，二十四节气之一。夏至日是我国绝大部分地区日照时间最长的一天。

[2]争：热邪与正气相争。

[3]庚辛甚，甲乙大汗：言肝热病逢庚辛日则加重，逢甲乙日则大汗出而热退。肝属木，庚辛属金，金能克木，故病甚。甲乙属木，为肝旺之日，肝气旺则奋起抗邪，正气胜邪，故大汗出而热退。这是根据五行生克的理论推测疾病的转化。其他四脏与此相同。

[4]员员：形容眩晕的样子。

丙丁大汗。气逆则壬癸死，刺手少阴太阳。

脾热病者，先头重、颊痛、烦心、颜青、欲呕、身热。热争则腰痛，不可用俯仰，腹满泄，两颔（hàn）痛。甲乙甚，戊己大汗；气逆则甲乙死，刺足太阴阳明。

肺热病者，先淅然厥起毫毛，恶风寒，舌上黄身热。热争则喘咳，痛走胸膺背，不得大息，头痛不堪，汗出而寒。丙丁甚，庚辛大汗。气逆则丙丁死。刺手太阴阳明，出血如大豆，立已。

肾热病者，先腰痛骱酸，苦渴数饮身热。热争则项痛而强，骱寒且酸，足下热，不欲言。其逆则项痛，员员淡淡然。戊己甚，壬癸大汗。气逆则戊己死。刺足少阴太阳，诸汗者，至其所胜日汗出也[1]。

肝热病者，左颊先赤；心热病者，颜先赤；脾热病者，鼻先

病情就会加重，而到了丙丁日，心气旺盛，使身体汗出而热退；如果心气逆乱，则会在壬癸日死亡。在治疗时，应针刺手少阴心经和手太阳小肠经。

脾脏发生热病，病人往往先出现自觉头重、面颊疼痛、心烦、额部发青、欲呕、身体发热等症状。热邪与脾脏之气相争，会出现腰痛不可以俯仰、腹部胀满、泄泻，两侧下颌部疼痛等症状；脾在五行中属土，受木的克制，所以每到甲乙日，病情就会加重，而到了戊巳日，脾气旺盛，使身体汗出而热退；如果脾气逆乱，则会在甲乙日死亡。在治疗时，应针刺足太阴脾经和足阳明胃经。

肺脏发生热病，病人常常先出现自觉寒冷、毫毛竖立、畏恶风寒、舌苔发黄、全身发热等症状。热邪与肺脏之气相争，会出现气喘、咳嗽、胸部走窜性疼痛、不能进行深呼吸、头痛剧烈、汗出身冷等症；肺在五行中属金，受火的克制，所以每到丙丁日，病情就会加重，如果到了庚辛日，肺气旺盛，使身体汗出而热退；如果肺气逆乱，则会在丙丁日死亡。在治疗时，应针刺手太阴肺经和手阳明大肠经，针刺出血如大豆大小，疾病就可痊愈。

肾脏发生热病，病人常常先出现腰痛、小腿发酸、口渴较甚、频频饮水、全身发热等症状。邪热与肾脏之气相争，会出现项痛强直、小腿寒冷酸痛、足心发热、不想说话等症状；邪气上逆，出现后项疼痛、头目眩晕、头部摇动不定等症状；肾在五行中属水，受土的克制，所以每到戊己日，病情就会加重，如果到了壬癸日，肾气旺盛，使身体汗出而热退；如果肾气逆乱，则会在戊己日死亡。在治疗时，应针刺足少阴肾经和足太阳膀胱经。以上所说的各脏身体汗出而热退，都是到了各脏之气旺盛之日，正胜邪退，所以汗出而热退。

肝脏发生热病，病人左颊部首先见到红色；心脏发生热病，病人额部首先见到红色；脾脏发生热病，病人鼻部首先见到红色；肺脏发生热病，病人右颊部首先见

---

[1] 诸汗者，至其所胜日汗出也：《黄帝内经太素》无此十一字。疑衍文，可从。

赤；肺热病者，右颊先赤；肾热病，颐（yí）先赤。病虽未发，见赤色者刺之，名曰治未病[1]。热病从部所[2]起者，至期[3]而已，其刺之反者，三周而已。重逆[4]则死。诸当汗者，至其所胜日，汗大出也。

诸治热病，以[5]饮之寒水乃刺之，必寒衣之，居止寒处，身寒而止也。

热病先胸胁痛，手足躁，刺足少阳，补足太阴，病甚者为五十九刺[6]。热病始手臂病者，刺手阳明太阴而汗出止。热病始于头首者，刺项太阳而汗出止。热病始于足胫者，刺足阳明而汗出止。热病先身重骨痛，耳聋好瞑，刺足少阴，病甚为五十九刺。热病先眩冒而热，胸胁满，刺足少阴少阳。

太阳之脉，色荣颧骨，热病也。

到红色；肾脏发生热病，病人两颐部首先见到红色。热病虽然还没有发作，但在病人面部已经出现红色，应及时采取针刺治疗，这就叫作治未病。只在面部出现红色，并未见到其他症状，表明病情轻微，此时应给予及时治疗，到脏腑之气旺盛的时候，疾病就会痊愈；如果治疗不当，就会延长病程，等到生长之脏通过三次脏气旺盛之时，疾病才能痊愈；如果再一次治疗失误，就会造成死亡。凡是热病应当汗出的，如果能及时进行治疗，到了脏腑之气旺盛的时候，身体就会汗出而疾病痊愈。

对于热病的治疗，应进行适当的调护，可以给病人喝一些清凉的白水，然后再进行针刺治疗；要让病人适当穿着单薄些的衣服，居住在凉爽的地方，这样可以使病人发热减退，使疾病可以痊愈。

热病病人先出现胸胁疼痛、手足躁动不安的症状，应采用泻法针刺足少阳胆经，采用补法针刺足太阴脾经；如果病情较重，可以选用治疗热病的五十九个穴位进行针刺治疗。热病病人先出现手臂疼痛，应针刺手阳明大肠经和手太阴肺经的穴位，使病人汗出而热退。如果热病发于头部，应针刺足太阳膀胱在颈项部的穴位，使病人汗出而热退。如果热病开始于足胫部，应针刺足阳明胃经的穴位，使病人汗出而热退。如果热病病人出现骨节疼痛、耳聋、昏倦嗜睡等症状，应针刺足少阴肾经的穴位，如果病情较重，可以选用治疗热病的五十九个穴位进行针刺治疗。若热病病人先出现头晕目眩、发热、胸胁满胀等症状，应针刺足少阴肾经和足少阳胆经的穴位。

足太阳经脉发生热病，红色出现于颧骨部位。如

---

[1]治未病：指早期治疗，使病邪在人体的浅表部位就被消灭，而防其传变。

[2]部所：即热邪侵犯人体五脏时在体表出现征兆的部位。

[3]期：指五行生克中所胜脏之日。

[4]重逆：是一再错误的意思。

[5]以：当作"先"。

[6]五十九刺：指治疗热病的五十九个穴位。

荣未交[1]，曰今且得汗，待时[2]而已。与厥阴[3]脉争见者，死期不过三日。其热病内连肾，少阳之脉色也。少阳之脉色荣颊前，热病也。荣未交，曰今且得汗，待时而已。与少阴[4]脉争见者，死期不过三日。

果红色不是暗晦无光泽，说明病情轻浅，在太阳经气旺盛的时候，可以使病人汗出而祛除邪气，使疾病痊愈。如果同时又见到少阴经的症状，不超过三天就会死亡。这是由于热病已经深入，并损伤肾脏所致。少阳经发生热病，红色出现于面颊的前方。如果色泽不是暗晦无光泽，说明病情尚浅，在少阳经气旺盛的时候，可以使病人汗出而邪气退去，等待脏气旺盛时疾病就会痊愈。如果同时又见到少阴经的症状，不超过三天就会死亡。

热病气穴[5]，三椎下间主胸中热，四椎下间主鬲中热，五椎下间主肝热，六椎下间主脾热，七椎下间主肾热。荣在骶也，项上三椎陷者中也。颊下逆颧为大瘕（jiǎ）[6]；下牙车[7]为腹满；颧后为胁痛；颊上者，鬲（gé）上也。

治疗热病穴位：第三椎下方的穴位主要用于清泻肺热；第四椎下方的穴位主要用于清泻心热；第五椎下方的穴位主要用于清泻肝热；第六椎下方的穴位，主要用于清泻脾热；第七椎下方的穴位主要用于清泻肾热。尾骶骨处的穴位和项部第三椎以下凹陷处中央部位的大椎穴，可以用于清泻营分中的热邪。如果面颊部位的红色向上蔓延到颧骨部位，为有"大瘕"病；如果见到红色下行至颊车部，为腹部胀满的病变；如果红色出现在颧骨后侧，表示胁部疼痛；如果红色在颊部上方出现，表示病在膈上。

评热病论篇第三十三

黄帝问曰：有病温者，汗出辄复热而脉躁疾[8]，不为汗衰，狂言不能食，病名为何？

黄帝问道：有温热病的病人，在出汗以后，又开始发热，并且脉象急数躁动，病情没有因汗出而衰减，反而出现言语狂乱、不进饮食等症状，这是什么病呢？

---

[1]荣未交：是说色泽尚未出现衰败之象，病气尚浅，可用汗法。交，当作"夭"。

[2]待时：等待脏气当旺之时。

[3]厥阴：《素问释义》作"少阴"。

[4]少阴：《素问释义》作"厥阴"。

[5]气穴：指穴位。

[6]大瘕：泄泻的一种。

[7]牙车：指颊车穴。

[8]脉躁疾：指脉象躁动疾速。

岐伯对曰：病名阴阳交^[1]，交者死也。

帝曰：愿闻其说。

岐伯曰：人所以汗出者，皆生于谷，谷生于精，今邪气交争于骨肉而得汗者，是邪却而精胜也。精胜则当能食而不复热；复热者，邪气也，汗者，精气也，今汗出而辄复热者，是邪胜也，不能食者，精无俾^[2]也。病而留者，其寿可立而倾^[3]也。且夫《热论》曰：汗出而脉尚躁盛者死。今脉不与汗相应，此不胜其病也，其死明矣。狂言者，是失志，失志者死，今见三死^[4]，不见一生，虽愈必死也。

帝曰：有病身热汗出烦满，烦满不为汗解，此为何病？

岐伯曰：汗出而身热者，风也，汗出而烦满不解者，厥^[5]也，病名曰风厥。

帝曰：愿卒闻之。

岐伯曰：巨阳主气，故先受邪，

岐伯回答：这种病称阴阳交，是一种死证。

黄帝说：我想听一听这其中的道理。

岐伯说：人体的汗液，来源于饮食水谷所化生的精气，饮食水谷精气旺盛，则正气与邪气抗争而汗出，人体能够汗出是因为邪气退而精气胜。此时病人应有食欲，且饮食后不再发热。如果病人再次发热，说明邪气尚留于体内，汗就是人的精气，而人体汗出后又复发热，是因为邪气战胜了精气。病人不进饮食，则精气得不到继续补益，精气就会逐渐衰弱，且邪热又稽留不去，这种情况下，病人的生命就危在旦夕了。在《热论》中也曾说过：汗出后脉象仍然躁动不宁的，是死证。现在病人的脉象不因汗出而好转，说明精气已经不能战胜邪气，死亡的征象已是很明显的了。狂言乱语是神志失常的表现，神志失常则是死证。现在已出现了三种死证，却没有一点生机，病情虽然在因汗出后暂时减轻，但最后还是要死亡的。

黄帝问道：有的病人全身发热，同时出现汗出，心中烦闷，并且烦闷的症状不会因汗出而缓解，这是什么病呢？

岐伯回答：汗出后而全身发热不退，是因为感受了风邪；病人烦闷不解，是由于下气上逆所致，这种病叫作风厥。

黄帝说：希望能听您详尽地讲一讲。

岐伯说：太阳主管全身阳气，守卫在人体肌表，

---

[1] 阴阳交：是指阳热之邪深入阴分，交结不解。是一种邪热亢盛，阴精枯竭的危重病证。

[2] 精无俾：指精气缺乏补充。俾，补益。

[3] 倾：倾倒，这里有危险、败坏的意思。

[4] 三死：指在"汗出辄复热"的基础上出现不能食者、脉燥盛、失志。

[5] 厥：气上逆的意思。

少阴与其为表里也，得热则上从之，从之则厥也。

帝曰：治之奈何？

岐伯曰：表里刺之[1]，饮之服汤。

帝曰：劳风为病何如？

岐伯曰：劳风法在肺下，其为病也，使人强上冥视[2]，唾出若涕[3]，恶风而振寒，此为劳风之病。

帝曰：治之奈何？

岐伯曰：以救俯仰。巨阳引精者三日，中年者五日，不精者七日，咳出青黄涕，其状如脓，大如弹丸，从口中若鼻中出，不出则伤肺，伤肺则死也。

帝曰：有病肾风者，面胕（fū）胘（máng）[4]然，壅害于言，可刺不？

岐伯曰：虚不当刺，不当刺而刺，后五日其气必至。

帝曰：其至何如？

所以太阳首先感受风邪的侵袭。少阴与太阳互为表里，两者关系比较密切，所以，受太阳经发热的影响，少阴经气向上逆行，便称为厥。

黄帝问道：怎样治疗呢？

岐伯回答：治疗时应针刺足太阳膀胱经和足少阴肾经的穴位，即针刺太阳以泻风热之邪，针刺少阴以降上逆之气，并配合内服汤药进行治疗。

黄帝问道：劳风病有哪些症状呢？

岐伯回答：劳风的受邪部位在肺，症状表现为病人头项强直、头昏目眩、视物不清、吐黏痰、恶风、身体寒栗等，这就是劳风病的发病症状。

黄帝问道：那应该怎样治疗呢？

岐伯回答：首先要解除头项强硬，使呼吸道通畅，病人能够俯仰自如。如果是精力充沛、抵抗力强的青年人，经过适当治疗，三天就可痊愈；如果是精气稍衰的中年人，需要经过五天的治疗才能痊愈；精气已衰，水不济火的老年人，则需要七天的治疗才能够痊愈。劳风病的病人，咳出青黄色的脓性黏痰，凝结成块，大小如弹丸，从口中或鼻中排出，如果不能咳出，积存在肺中，就要损伤肺脏，导致死亡。

黄帝问道：有患肾风的病人，面部和足背浮肿，眼睑肿胀，妨害言语功能，这种疾病可以用针刺治疗吗？

岐伯回答：虚证不能用刺法。如果不适合使用刺法却误用刺法进行治疗，必然会损伤正气，使其脏气虚弱，五天后邪气内传入肾，加重病情。

黄帝问道：邪气入肾，会有什么样的变化呢？

---

[1] 表里刺之：指针刺足太阳与足少阴两条互为表里的经脉。

[2] 强上冥视：指头项强而视物不清。

[3] 唾出若涕：涕，指痰（《内经》中无"痰"字），是说咳出黏痰。

[4] 胕胘：胕，通浮；胘，肿起的样子。

岐伯曰：至必少气时热，时热从胸背上至头，汗出，手热、口干、苦渴、小便黄、目下肿、腹中鸣、身重难以行，月事不来，烦而不能食，不能正偃，正偃[1]则咳[2]，病名曰风水，论在刺法中。

岐伯回答：会引起病人少气，时常发热，时常觉得热从胸背上至头部，并有汗出、手心发热、口干口渴、小便色黄、眼睑浮肿、腹中鸣响、身体沉重、行动困难等症状。如果病人是妇女，则出现月经停止来潮、心烦而不进饮食，并且不能仰面平卧，仰面平卧则咳嗽气急。这种病叫风水，在《刺法》中有详细的论述。

帝曰：愿闻其说。

黄帝说：我想听一听这其中的道理。

岐伯曰：邪之所凑，其气必虚；阴虚者，阳必凑之。故少气时热而汗出也。小便黄者，少腹中有热也。不能正偃（yǎn）者，胃中不和也。正偃则咳甚，上迫肺也。诸有水气者，微肿先见于目下也。

岐伯说：邪气之所以能够侵犯人体造成疾病，是由于正气已经虚弱。肾风病人，由于肾阴不足，风阳乘虚侵入，所以引起呼吸少气、时常发热、汗出等症状。小便色黄，是因为腹中有热；不能仰卧，是因为水气上逆于胃，胃中不调和所致。仰面平卧则咳嗽加剧，是因为水气上迫于肺所致。凡是水湿之气泛滥造成的疾病，首先会见到眼睑下部出现轻度浮肿的症状。

帝曰：何以言？

黄帝问道：这是为什么？

岐伯曰：水者阴也，目下亦阴也，腹者至阴之所居。故水在腹者，必使目下肿也。真气上逆，故口苦舌干，卧不得正偃，正偃则咳出清水也。诸水病者，故不得卧，卧则惊，惊则咳甚也，腹中鸣者，病本于胃也。薄脾则烦，不能食。食不下者，胃脘隔也。身重难以行者，胃脉在足也。月事不来者，胞[3]脉

岐伯回答：水属阴，眼睑下部同样为属阴的部位，腹部也是至阴所在之处，所以腹中有水的，必然出现眼睑下部轻度浮肿的症状。如果水邪之气上犯心脏，使心气上逆，就会出现口苦咽干，不能仰卧，仰面平卧则水气上逆而咳出清水等症状。凡是水肿病人，都会出现不能仰卧，仰卧则使病人感到惊悸不安，也会出现咳嗽加剧。腹中鸣响是由于胃肠中有水液流动造成的，疾病的根本在于胃。如果水邪侵犯脾，就会出现心烦不能进食等症状。如果病人不进饮食，是因为水湿阻隔胃脘。身体沉重而行动困难，是因为胃的经脉下行至足部，水邪阻滞经脉所致。妇女月经停止来潮，是因为水湿之邪阻滞胞脉，使胞脉闭塞不通的缘

---

[1] 正偃：仰卧。
[2] 咳：《针灸甲乙经》作"咳甚"。
[3] 胞：指子宫。

闭也，胞脉者属心，而络于胞中，今气上迫肺，心气不得下通，故月事不来也。

帝曰：善。

故。胞脉属于心脏而下络于胞官，水肿病人水湿之邪上迫于肺，使心气不得下通，因此月经不能来潮。

黄帝说：讲得好。

逆调论篇第三十四

黄帝问曰：人身非常[1]温也，非常热也，为之热而烦满者何也？

岐伯对曰：阴气少而阳气胜也，故热而烦满也。

帝曰：人身非衣寒也，中非有寒气也，寒从中生者何？

岐伯曰：是人多痹气也，阳气少，阴气多，故身寒如从水中出。

帝曰：人有四肢热，逢风寒如炙如火者，何也？

岐伯曰：是人者阴气虚，阳气盛，四肢者阳也，两阳相得而阴气虚少，少水不能灭盛火[2]，而阳独治。独治[3]者不能生长也，独胜而止耳。逢风而如炙如火者，

黄帝问道：有的病人，身体发热，不是由于穿衣服过多造成的，却感到身体发热而烦闷，这是什么原因呢？

岐伯回答：这是由于阴气虚少而阳气偏盛，所以出现发热而烦闷的症状。

黄帝问道：有的人穿的衣服并不单薄，也没有感受寒邪，却感觉寒气从体内而生，这是什么原因呢？

岐伯回答：这是由于人的阳气虚少，阳气虚少而阴气偏盛，所以经常感觉身体发冷，像从冷水中出来一样。

黄帝说：有的病人四肢发热，当感受风寒时，会觉得身体如热火熏炙一样，这是什么原因呢？

岐伯回答：这是由于阴气虚少而阳气偏盛。四肢属阳，风邪也属阳，四肢发热属阳性症状，又感受风邪，是两阳相并，则阳气更加亢盛。阳气亢盛则阴气日益虚少，虚少的阴气不能制约亢盛的阳气，如同少量的水无法熄灭旺盛的火焰，所以形成了人体阳气单独亢盛的局面。阳气独亢，阴气便不能正常生长。阳气独亢到一定程度，人体的生机也就停止了。这种四肢发热如炙如火

---

[1] 常：通裳，即衣服。

[2] 少水不能灭盛火：少水，阴气衰少的意思；盛火，指阳气盛。阴气虚而阳气盛，是阴不能胜阳，故少水不能灭盛火。

[3] 独治：指阴虚之极，而阳气独旺。

是人当肉烁[1]也。

帝曰：人有身寒，汤火不能热，厚衣不能温，然不冻栗，是为何病？

岐伯曰：是人者，素肾气胜，以水为事[2]，太阳气衰，肾脂枯不长，一水不能胜两火。肾者水也，而生于骨，肾不生，则髓不能满，故寒甚至骨也。所以不能冻栗者，肝一阳也，心二阳也，肾孤脏[3]也，一水不能胜二火，故不能冻栗，病名曰骨痹，是人当挛节[4]也。

帝曰：人之肉苛[5]者，虽近衣絮，犹尚苛也，是谓何疾？

岐伯曰：荣气虚，卫气虚也，荣气虚则不仁[6]，卫气虚则不用[7]，荣卫俱虚，则不仁且不用，肉如故也。人身与志不相有，曰死。

帝曰：人有逆气不得卧而息有

的病人，由于体内阴虚，加上风热之邪的侵袭，所以病人肌肉就会逐渐消瘦。

黄帝说：有的病人身体寒凉，即使尝试用浸泡热水、烤火取暖、多穿衣服等方法，仍不能感到温暖，但病人却不会出现恶寒战栗的现象，这是什么病呢？

岐伯回答：这种病人平素肾气偏盛，但长期接近水湿，以致水寒之气偏盛，而使太阳之阳气虚衰，肾中的阴精得不到阳气的温暖而枯竭不长。一个肾水故不过两阳之火。肾是水脏，储藏阴精，主骨生髓。如果肾中精气枯竭不长则骨髓不能充满，所以感到寒冷至骨。之所以不会出现战栗，是因为一水不能胜二火，其中肾为一水，心、肝为二火。所以肾水胜不过心肝二阳之火，虽然病人感觉寒冷，但不会出现战栗，这种病叫"骨痹"，这个病人会有骨节拘挛的症状。

黄帝说：有的病人皮肉麻木沉重，虽然穿上棉衣，盖上被子，症状仍不会缓解，这是什么病呢？

岐伯回答：这是因为病人营卫之气亏虚。营气虚弱则皮肤麻木不仁；卫气虚弱则肢体沉重；如果营卫之气俱虚，则皮肤麻木不仁和肢体沉重并见，肌肉也是如此。如果病人发展到形体和神志不能相互为用，就要死亡。

黄帝说：患有气逆的病人，有的不能平卧而呼吸

---

[1] 肉烁：肌肉消瘦，如用火烘烤那样干枯。

[2] 以水为事：指经常接触水湿的环境。

[3] 孤脏：上文中指出肝、心为两个阳脏，而肾为一水，故称孤脏。

[4] 挛节：即关节拘挛。挛，拘挛；节，关节。

[5] 苛：麻木沉重的意思。

[6] 不仁：指不知痛痒寒热。

[7] 不用：指不能举动。

音者，有不得卧而息无音者，有起居如故息有音者，有得卧行而喘者，有不得卧不能行而喘者，有不得卧卧而喘者，皆何脏使然？愿闻其故。

岐伯曰：不得卧而息有音者，是阳明之逆也，足三阳者下行，今逆而上行，故息有音也。阳明者，胃脉也，胃者，六腑之海，其气亦下行。阳明逆，不得从其道，故不得卧也。《下经》曰：胃不和则卧不安[1]，此之谓也。夫起居如故而息有音者，此肺之络脉逆也，络脉不得随经上下，故留经而不行[2]，络脉之病人也微，故起居如故而息有音也。夫不得卧，卧则喘者，是水气之客也。夫水者，循津液而流也，肾者水脏主津液，主卧与喘也。

帝曰：善。

有声；有的不能平卧而呼吸无声；有的起居如常，可以正常活动，但呼吸有声；有的能够平卧，行动后就会出现气喘；有的不能安卧，也不能进行正常活动而气喘；有的不能平卧，平卧就会出现气喘。这是由哪些脏腑病变引发的？我想知道其中的缘故。

岐伯说：病人不能平卧而呼吸有声，是因为阳明经脉之气上逆。足的三条阳经，从头到足都是下行的，现在病人的足阳明经脉之气却上逆而行，所以呼吸不利而有声。足阳明是胃的经脉，胃是六腑之海，胃气也以下行为顺，如果阳明经脉之气上逆，不沿正常的通道运行，病人就不能平卧。《下经》所说的"胃不和则卧不安"就是这个意思。如果病人活动正常而呼吸有声，这是由于肺的络脉不顺，络脉不能跟随着经脉之气正常上下运动而停留于经中不运行。络脉的病变通常是比较轻微的，所以虽然呼吸不利有声，但活动正常。如果不能平卧，平卧则出现气喘的现象，是由于水气侵犯所致。人体的水液是循着津液流行的道路而流动的。肾是水脏，主管人体的津液，如果肾功能出现障碍，水气上逆而犯肺，则病人就会出现不能平卧而气喘的症状。

黄帝说：讲得好。

---

[1] 胃不和则卧不安：胃失和降，阻碍卫气运行，所以睡眠不安。

[2] 留经而不行：指络脉之气不能随经脉之气而行。

疟论篇第三十五

黄帝问曰：夫痎（jiē）疟[1]皆生于风，其蓄作[2]有时者何也？

岐伯对曰：疟之始发也，先起于毫毛，伸欠乃作，寒栗鼓颌，腰脊俱痛，寒去则内外皆热，头痛如破，渴欲冷饮。

帝曰：何气使然？愿闻其道。

岐伯曰：阴阳上下交争，虚实更作[3]，阴阳相移[4]也。阳并于阴，则阴实而阳虚，阳明虚则寒栗鼓颌也；巨阳虚则腰背头项痛；三阳俱虚则阴气胜，阴气胜则骨寒而痛；寒生于内，故中外皆寒；阳盛则外热，阴虚则内热，外内皆热则

黄帝问道：一般来说，疟疾都是由于感受了风邪而引起，其发作和停止却有一定的时间，这是什么道理？

岐伯回答：疟疾开始发作的时候，先表现在皮肤毫毛，继而出现伸懒腰、打呵欠，接着寒冷发抖，下颌鼓动，腰脊疼痛；等到这些寒冷症状消失，便会出现全身发热、头痛有如裂开一样、口渴、想喝冷饮等症状。

黄帝问道：这是什么原因引起的？想听您讲一讲其中的道理。

岐伯回答：这是由于阴阳上下相争，虚实交替而作，阴阳虚实相互更移所造成的。阳气转移到阴气所在的地方，与阴气合并，是阴气相对充实，而阳气则相对不足，所以阳明经气虚就会出现寒冷发抖，甚至两颌下抖动；如果太阳经气虚，就会出现腰背头项疼痛；如果三条阳经经气都虚，则阴气更胜，阴气过胜则会出现骨节寒冷疼痛。这种寒是从内而生，所以病人感觉身体内外皆寒冷。阳盛就发生外热，阴虚就发生内热。如果阳盛与阴虚同时出现，则身体外内都发

---

[1] 痎疟：张介宾认为系疟疾的统称。

[2] 蓄作：不发作为"蓄"，发作为"作"。

[3] 虚实更作：指疟疾发作时，阴阳交替相胜。

[4] 阴阳相移：指阳并于阴，阴并于阳，虚实相互交替转化的意思。

喘而渴，故欲冷饮也。此皆得之夏伤于暑，热气盛，藏于皮肤之内，肠胃之外，皆荣气之所舍也。此令人汗空疏，腠理开，因得秋气；汗出遇风，及得之以浴，水气舍于皮肤之内，与卫气并居。卫气者，昼日行于阳，夜行于阴，此气得阳而外出，得阴而内薄，内外相薄，是以日作。

帝曰：其间日而作者何也？

岐伯曰：其气之舍深，内薄于阴，阳气独发，阴邪内著，阴与阳争不得出，是以间日而作也。

帝曰：善。其作日晏（yàn）[1]与其日早者，何气使然？

岐伯曰：邪气客于风府，循膂（lǚ）[2]而下，卫气一日一夜大会于风府，其明日日下一节，故其作也晏。此先客于脊背也，每至于风府则腠理开，腠理开则邪气入，邪气入则病作，以此日作稍益晏也；其出于风府，日下一节，二十五日下至骶骨，二十六日入于脊内，注于伏膂之脉，其

热，热甚的时候就会见到呼吸急促、气喘、口渴、喜欢冷饮。这都是由于夏天伤于暑气，热气过盛，热邪藏于皮肤之内、肠胃之外，即荣气所居的地方。由于暑热内伏，使人体汗出，毛孔疏松，腠理开泄，到了秋天感受寒凉之气，或汗出时感受风邪，或汗出后沐浴，风邪和水气就会停留于皮肤之内，与卫气相合。卫气在白天时行于阳分，在夜晚时行于阴分，邪气也随着卫气的循行，进出人体内外，到达体表阳分时则外出，到达体内阴分时则内入，随卫气的运行进出内外，所以每日发作。

黄帝问道：疟疾隔日发作一次，这是什么原因？

岐伯回答：这是因为邪气侵犯人体较深处的部位，距离体表较远，不能与卫气同时到达体表阳经，于是就形成了卫气单独循行于体表阳经而邪气停留于体内的情况。邪气每两日运行至体表与卫气合并抗争一次，所以疟疾出现隔日发作一次的现象。

黄帝说：讲得好！疟疾在原来发作的时间上，有的逐日推迟，而有的逐日提前，这是什么原因呢？

岐伯回答：邪气侵犯风府，常常沿着脊柱向下运行。人体的卫气每昼夜会于风府一次，当卫气与邪气会于风府时，正邪相争就会发病。由于邪气每日向下移行一节，所以发作的时间一天比一天晚。这种情况是因邪气先客于脊背，卫气每至风府时，则腠理开，邪气侵入人体病即发作。因邪气每日下行一节，所以发作的时间就会逐日推迟。邪气侵袭风府，逐日下移一节，经过二十五天，邪气下行至骶骨；第二十六天，邪气又入于脊内，沿冲脉上行，经过九天到达任脉的天突穴。由于邪气的位置日渐上升，所以发病的时间也就一天比一天早。至于隔一天发病一次，是因为邪气内迫五脏，横连于膜原，邪气距离体表较远，循行迟缓，不能与卫气并

---

[1] 晏：晚也。

[2] 膂：一指脊椎骨；一指脊柱两侧的肌肉。

气上行，九日出于缺盆之中，其气日高，故作日益早也。其间日发者，由邪气内薄于五脏，横连募原[1]也。其道远，其气深，其行迟，不能与卫气俱行，不得皆出。故间日乃作也。

行，邪气与卫气不能同时到达体表，所以疟疾隔一天才能发作一次。

帝曰：夫子言卫气每至于风府，腠理乃发，发则邪气入，入则病作，今卫气日下一节，其气[2]之发也不当风府，其日作者奈何？

黄帝问道：您说卫气每至于风府时，皮肤汗孔张开，邪气就趁机袭入人体，邪气与卫气相合则发病。可您现在又说，邪气每日下行一节，那么发病的时候，邪气就不在风府了，而疟疾却仍能每日发作一次，这是什么道理呢？

岐伯曰：此邪气客于头项，循膂而下者也。故虚实不同，邪中异所，则不得当其风府也。故邪中于头项者，气至头项而病；中于背者，气至背而病；中于腰脊者，气至腰脊而病；中于手足者，气至手足而病。卫气之所在与邪气相合，则病作。故风无常府，卫气之所发[3]，必开其腠理，邪气之所合，则其府也[4]。

岐伯回答：这是由于邪气侵入头项，循着脊柱下行的缘故，但人体各部分的虚实不同，邪气侵犯的部位也不一样，所以不一定在风府穴才发病。邪气侵犯头项，卫气行至头顶而病发；邪气侵犯背部，卫气行至背部而病发；邪气侵犯腰脊，卫气行至腰脊而病发；邪气侵犯手足，卫气行至手足而病发；不论人体何处，凡是卫气与邪气相合，病就要发作。所以说风邪侵袭人体没有固定的部位，只要卫气运行到邪气停留的地方，两者相合，汗孔张开则疾病发作。

帝曰：善。夫风之与疟也，相似同类，而风独常在，疟得有时而

黄帝说：讲得很好！风证和疟疾都是同属一类的疾病，为什么风证的症状持续存在，而疟疾却间歇发

---

[1]募原：即膜原，是指皮肉与内脏之间的部位。

[2]气：指卫气。

[3]发：作"应"解。

[4]则其府也：《新校正》云：《针灸甲乙经》作"其病作"。

休者何也?

岐伯曰:风气留其处,故常在;疟气随经络沉以内薄,故卫气应乃作。

帝曰:疟先寒而后热者何也?

岐伯曰:夏伤于大暑,其汗大出,腠理开发,因遇夏气凄沧[1]之水寒,藏于腠理皮肤之中,秋伤于风,则病成矣。夫寒者,阴气也,风者,阳气也,先伤于寒而后伤于风,故先寒而后热也。病以时作,名曰寒疟。

帝曰:先热而后寒者何也?

岐伯曰:此先伤于风,而后伤于寒。故先热而后寒也。亦以时作,名曰温疟。其但热而不寒者,阴气先绝,阳气独发,则少气烦冤(yù)[2],手足热而欲呕,名曰瘅疟[3]。

帝曰:夫经言有余者泻之,不足者补之,今热为有余,寒为不足。夫疟者之寒,汤火不能温也,及其热,冰水不能寒也,此皆有

作呢?

岐伯说:风邪相对稳定地停留在侵犯部位,所以症状持续存在;疟邪则是随着经络循行,深入体内,必须与卫气相合,病才会发作。

黄帝问道:疟疾发作时表现为先寒后热,这是为什么?

岐伯回答:夏天感受了严重的暑气,出汗较多,汗孔张开,此时如果感受寒凉的邪气而侵入腠理皮肤之中,到秋天又感受风邪,就会成为疟疾。寒属阴性病邪,风属阳性病邪。病人先感受寒邪,后又伤于风邪,所以先寒而后热,这种疟疾的发作有固定的时间,名叫寒疟。

黄帝问道:有的人表现为先热后寒,这是为什么呢?

岐伯回答:这是因为病人先伤于风邪,后又感受寒邪,所以先热而后寒,这种疟疾的发作也有固定的时间,名叫温疟。还有一种情况就是只发热而不恶寒,这是由于病人内部的阴气先亏损,因此外部的阳气旺盛,疾病发作时,会出现少气、烦闷、手足发热、想呕吐等症状,这叫作瘅疟。

黄帝说:医经上说,邪气盛实的病证,应当采用泻法进行治疗;正气亏虚的病证,应当采用补法进行治疗。现在发热是有余,寒冷是不足。疟疾表现出来的寒冷是虽然用热水或烤火,也不能使病人感到温暖;等到出现发热,即使用冰水冰也不能使病人感觉凉爽。这些

---

[1] 凄沧:寒冷的意思。

[2] 冤:苦闷。

[3] 瘅疟:指以发热为主要症状的疟疾。瘅,热也。

余不足之类。当此之时，良工不能止，必须其自衰，乃刺之，其故何也？愿闻其说。

岐伯曰：经言无刺熇（hè）熇[1]之热，无刺浑浑[2]之脉，无刺漉（lù）漉[3]之汗，故为其病逆未可治也。夫疟之始发也，阳气并于阴，当是之时，阳虚而阴盛，外无气[4]，故先寒栗也。阴气逆极则复出之阳，阳与阴复并于外，则阴虚而阳实，故先热而渴。夫疟气者，并于阳则阳胜，并于阴则阴胜，阴胜则寒，阳胜则热。疟者，风寒之气不常也。病极则复[5]。至病之发也，如火之热，如风雨不可当也。故经言曰：方其盛时必毁[6]，因其衰也，事必大昌，此之谓也。夫疟之未发也，阴未并阳，阳未并阴，因而调之，真气得安，邪气乃亡。故工不能治其已发为其气逆也。

帝曰：善。攻之奈何？早晏

寒热都是虚实一类的病证。但当病人发冷、发热的时候，良医也没有办法解决，必须等到病势自行衰退之后，才可以施用针刺治疗，这是什么原因呢？请您和我讲一讲。

岐伯说：医经上说过，有高热时不能针刺，脉搏紊乱时不能针刺，大汗出时不能针刺，因为此时邪盛气逆，不应勉强使用针刺治疗。疟疾刚开始发作时，体表阳气与体内阴气合并，此时阳气虚少而阴气偏盛，体表阳气虚弱，所以先出现寒冷发抖；寒冷到了极点，会复出于阳分，于是阳气与阴气合并于体外，此时阴气虚弱而阳气偏盛，所以先出现发热而口渴。因为引起疟疾的邪气与阳气相并，则阳气胜，与阴气相并，则阴气胜；阴气胜则发寒，阳气胜则发热。疟疾感受的风寒之邪并不常在，其病是在寒极转化为热，又由热极转化为寒的这种变化无常中，反复发作。当疟疾发作的时候，症状会像火一样的剧烈，病势会像狂风暴雨一样势不可挡。所以医经上说，当邪气亢盛的时候，不可用针刺攻邪，应该在邪气衰退的时候针刺治疗，这样可以获得成功，说的就是这个意思。因此治疗疟疾，应在未发作的时候，阴气尚未并于阳气，阳气尚未并于阴气时便进行适当的治疗，这样就不会损伤正气，并且使邪气被消灭。所以医生不能在疟疾发病的时候进行治疗，就是因为此时正气和邪气交争逆乱。

黄帝说：讲得好！那疟疾究竟要怎样治疗呢？如

[1]熇熇：指热势盛的样子。
[2]浑浑：指脉来急速的样子。
[3]漉漉：指汗出不止的样子。
[4]外无气：指卫气入于阴而出现的表虚。
[5]病极则复：指阴阳之气极则转化。寒极则热，热极则寒。
[6]方其盛时必毁：是说当邪气盛时不可攻邪，攻则正气受伤，因为疟疾是与正气相并而居的。盛，指邪气盛；毁，指正气受伤。

何如?

岐伯曰:疟之且发也,阴阳之且移也,必从四末始也。阳已伤,阴从之,故先其时坚束其处,令邪气不得入,阴气不得出,审候见之在孙络盛坚而血者,皆取之,此真往而未得并者也。

帝曰:疟不发,其应何如?

岐伯曰:疟气者,必更盛更虚,当气之所在也。病在阳则热而脉躁,在阴则寒而脉静,极则阴阳俱衰,卫气相离,故病得休,卫气集则复病也。

帝曰:时有间二日或至数日发,或渴或不渴,其故何也?

岐伯曰:其间日者邪气与卫气客于六腑[1],而有时相失不能相得,故休数日乃作也。疟者阴阳更胜也,或甚或不甚,故或渴或不渴。

帝曰:论言夏伤于暑,秋必病疟,今疟不必应者何也?

何掌握时间的早晚呢?

岐伯说:疟疾将要发作时,正是阴阳将要转移合并的时候,会从四肢末端先开始。如果阳气已被邪气损伤,则阴气也将受到邪气的影响,所以在疾病未发作之前,用绳子捆住四肢末端,使邪气不能继续流动,阴气也无法外出,所以两者不能转移与合并;四肢被捆住以后,要审察经络血脉的情况,在孙络坚实充盛而有瘀血之处,针刺出血,这样可以祛除邪气,不让邪气与阳气合并。

黄帝问道:疟疾未发作的时候,情况应该是怎样的?

岐伯回答:疟疾停留于人体内,使人体阴阳之气发生虚实交替变换,更替而作,邪气在不同的部位而有不同的表现。当邪气在阳分,病人会出现发热而脉搏躁急;邪气在阴分,病人会出现发冷而脉搏较静;疾病发展到极期,病人气血阴阳都受到损伤,卫气和邪气互相分离,疾病就暂时休止;若卫气和邪气再次相遇抗争时,则疟疾又发作。

黄帝问道:有些疟疾隔二日发作一次,有些疟疾隔数日发作一次,发作时有的口渴,有的则不渴,这是什么原因呢?

岐伯回答:疟疾发作间隔时间不同,这是因为邪气客于六腑,卫气亦因之入六腑与邪气相会,不能外出,卫气与邪气有时相失,不能每日相会,所以要间隔几天才发作一次。疟疾发作,是由于阴阳虚实更替变化造成的,阳气盛而阴气虚则热甚而口渴,阴气盛而阳气虚则寒甚而不渴。

黄帝问道:医经上说,夏季感受暑邪,秋天一定会发疟疾,而有些疟疾,并不是这样,这是什么道理?

---

[1]邪气与卫气客于六腑:指邪气与卫气会于风府。六腑,丹波元简曰:"考上文,并无'客于六腑'之说,疑是'风府'之讹。"当从之。

岐伯曰：此应四时者也。其病异形者，反四时也。其以秋病者寒甚，以冬病者寒不甚，以春病者恶（wù）风，以夏病者多汗。

岐伯回答：夏季感受暑邪，秋天一定会发疟疾，这是参考了四时发病的一般规律而言。有些疟疾的发病情况不同，与四时发病规律相反。疟疾在一年四季都可发病，发作于秋天的，寒冷的症状较重；发作于冬天的，寒冷的症状较轻；发作于春天的，有怕风的表现；发作于夏天的，有汗出多的表现。

帝曰：夫病温疟与寒疟，而皆安舍，舍于何脏？

黄帝道：温疟与寒疟，其病邪气停留在什么地方？藏在哪一脏中？

岐伯曰：温疟者，得之冬中于风，寒气藏于骨髓之中，至春则阳气大发[1]，邪气不能自出，因遇大暑，脑髓烁[2]，肌肉消，腠理发泄，或有所用力，邪气与汗皆出，此病藏于肾，其气先从内出之于外也。如是者，阴虚而阳盛，阳盛则热矣。衰则气复反入，入则阳虚，阳虚则寒矣。故先热而后寒，名曰温疟。

岐伯说：温疟是由于冬天感受风寒，邪气停留在骨髓之中，虽然到了春天阳气开始生发，但邪气仍不能自行外出，等到了夏天，夏季暑热炽盛，消耗脑髓中的阴气，使人精神倦怠，精神不振，肌肉消瘦，汗孔张开，此时劳力过度，邪气乘虚与汗一起外出，而引发疾病的发作。这种病邪原本伏藏于肾中。发作时邪气随阴气从体内而出于体外，与阳气合并。这样的病，多是体内阴气虚弱，而阳气偏盛，阳气偏盛则出现发热的症状。热极而衰则邪气复入阴分，复入阴分则体内阴气偏盛，阴气偏盛就会出现寒冷的症状，所以病人感觉先热后寒，称温疟。

帝曰：瘅疟何如？

黄帝问道：瘅疟是怎样的情况？

岐伯曰：瘅疟者肺素有热，气盛[3]于身，厥逆上冲，中气实而不

岐伯回答：瘅疟是由于病人肺脏素有热邪，肺主一身之气，故热气充斥全身，此热不能外出皮毛，就会使气逆而上冲，造成胸中之气亢盛，不能外泄。当

---

[1] 阳气大发：春天气候渐暖，一切生物开始生发，人体功能也随着时令而活跃，这种情况称为"阳气大发"。

[2] 脑髓烁：因暑气影响，使人精神疲倦，头脑昏沉，似乎脑髓被消烁的样子。

[3] 气盛：肺热则肺气实，所以说气盛。

外泄，因有所用力，腠理开，风寒舍于皮肤之内，分肉之间而发，发则阳气盛，阳气盛而不衰则病矣。其气不及于阴，故但热而不寒，气内藏于心而外舍于分肉之间，令人消烁脱肉，故命曰瘅疟。

帝曰：善。

病人劳作之后，使皮肤汗孔张开，风寒之邪便乘机侵袭于人体皮肤之内、肌肉之间，与体内原有的热邪合并而发病。发病时阳气偏盛而不见衰减，邪气不能入于阴分，所以病人仅仅表现为发热而不寒冷。这种病的邪气内藏于心脏，外留于肌肉皮肤之间，使人肌肉瘦削，所以名叫瘅疟。

黄帝说：讲得好！

刺疟篇第三十六

足太阳之疟，令人腰痛头重，寒从背起，先寒后热，熇熇暍（yē）暍[1]然，热止汗出难已，刺郄中[2]出血。

足太阳经的疟疾，病人会出现腰痛、头重、寒冷从背部而起，先寒后热，并且热势较重，热退时汗出，这种疟疾，不易治愈，可以针刺委中穴放血治疗。

足少阳之疟，令人身体解㑊，寒不甚，热不甚，恶见人，见人心惕惕然，热多汗出甚，刺足少阳。

足少阳经的疟疾，病人出现身倦无力、恶寒不重、发热亦轻、怕见人，病人见到人就感到恐惧，发热的时间比较长，汗出较多，可针刺足少阳经的侠溪穴治疗。

足阳明之疟，令人先寒洒淅、洒淅寒甚，久乃热，热去汗出，喜见日月光火气，乃快然。刺足阳明跗上。

足阳明经的疟疾，病人出现寒战发冷并逐渐加剧，持续一段时间后开始发热，退热后汗出，这种病人，喜欢亮光，喜欢火热取暖，见到亮光火热，就感到舒服，治疗应针刺足阳明经的冲阳穴。

足太阴之疟，令人不乐，好大息，不嗜食，多寒热汗出，病至

足太阴经的疟疾，病人常闷闷不乐，时常叹息，没有食欲，寒冷与发热的症状较多，汗出较多，疟疾病发作时容易呕吐，吐后症状减轻，治疗应在其衰时，立即

---

[1] 暍暍：形容热势极盛。

[2] 郄中：即委中穴。

则善呕，呕已乃衰，即取之。

针刺足太阴经的隐白穴和公孙穴。

足少阴之疟，令人呕吐甚，多寒热，热多寒少，欲闭户牖而处，其病难已。

足少阴经的疟疾，病人出现剧烈的呕吐，多发寒热，发热较多而发寒较少，喜欢紧闭门窗独居，这种病很难治愈。

足厥阴之疟，令人腰痛，少腹满、小便不利、如癃状，非癃也。数便，意恐惧，气不足，腹中悒（yì）悒[1]，刺足厥阴。

足厥阴经的疟疾，病人出现腰痛、少腹胀满、小便不利、点滴不畅，好像癃病的症状，实际上却不是，只是有小便频数而不通畅的表现，病人心中有恐惧感，气不足，腹中郁滞不畅，可以针刺足厥阴经的太冲穴。

肺疟者，令人心寒，寒甚热，热间善惊，如有所见者，刺手太阴阳明。心疟者，令人烦心甚，欲得清水，反寒多，不甚热，刺手少阴。肝疟者，令人色苍苍然[2]，太息，其状若死者，刺足厥阴见血。脾疟者，令人寒，腹中痛。热则肠中鸣，鸣已汗出，刺足太阴。肾疟者，令人洒（xī）洒然[3]，腰脊痛，宛转大便难，目眴（xuàn）眴然[4]，手足寒。刺足太阳少阴。胃疟者，令人且病也，善饥而不能食，食而支满腹大。刺足阳明太阴横脉出血。

肺疟，病人心里感到发冷，冷到极点则转为发热，在发热时容易发惊，好像见到了可怕的事物，治疗时，可以针刺手太阴经的列缺穴和手阳明经的合谷穴。心疟，病人心中烦热较甚，想喝冷水，但身上反觉寒多而不太热，治疗时，针刺手少阴经的神门穴。肝疟，病人面色苍青，时常叹息，肢体僵硬不灵活像死人一样，治疗时，针刺足厥经的中封穴，刺其血。脾疟，病人发冷，腹中疼痛，发热时伴有肠中鸣响，肠鸣后而汗出，治疗时，针刺足太阴经的商丘穴。肾疟，病人表现出怕冷的样子，腰脊疼痛，难以转侧，大便困难，两目视物不清，手足发冷，治疗时，针刺足太阳经的委中穴和足少阴经的大钟穴。胃疟，像生病的人易觉饥饿，但又不能进食，进食后感到脘腹胀满膨大，治疗时，针刺足阳明经的厉兑穴、三里穴、解溪穴和足太阴经的横脉出血。

---

[1]悒悒：不畅快的意思。

[2]苍苍然：苍苍，深青色，形容面色。

[3]洒洒然：形容寒冷的样子。

[4]眴眴然：指视物不清的样子。

疟发身方热，刺趾上动脉，开其空，出其血，立寒。疟方欲寒，刺手阳明太阴，足阳明太阴。

疟脉满大急，刺背俞，用中针傍五胠俞[1]各一，适肥瘦出其血也。疟脉小实急，灸胫少阴，刺指井[2]。疟脉满大急，刺背俞，用五胠俞、背俞各一，适行至于血也。疟脉缓大虚，便宜用药，不宜用针。

凡治疟先发，如食顷[3]，乃可以治，过之，则失时也。诸疟而脉不见，刺十指间出血，血去必已。先视身之赤如小豆者，尽取之。十二疟者，其发各不同时，察其病形，以知其何脉之病也。先其发时，如食顷而刺之，一刺则衰，二刺则知，三刺则已，不已刺舌下两脉出血，不已刺郄中盛经[4]出血，又刺项已下侠脊者必已。舌下两脉者，廉泉也。

治疗疟疾，在病人刚刚发热时，针刺足背上的冲阳穴，扩大针孔，刺出放血，可立即退热；在病人刚刚发冷时，可以针刺手阳明经的商阳穴和三间穴、手太阴经的少商穴和太渊穴、足阳明经的厉兑穴和陷谷穴、足太阴经的隐白穴和太白穴。

疟疾病人的脉搏充盈亢盛且频率较快，可以针刺背部的俞穴，用中等大小的针在五俞穴旁，靠近胁部的穴位各针刺一次，并根据病人形体的胖瘦，确定针刺出血的多少。如果疟疾病人的脉搏小而实且频率较快，可以灸足胫部的少阴经穴，并针刺足指端的井穴。如果疟疾病人的脉搏满大而频率快，可以刺背部的俞穴，刺五俞穴、背俞各刺一次。如果疟疾病人的脉搏缓大而虚，说明病人气血虚损，所以应该采用药物治疗，而不宜使用针刺治疗。

凡是治疗疟疾，应在疟疾发作前约一顿饭的时候给予治疗，过了这个时间，就会失去时机。凡是疟疾病人的脉象沉伏不见的，可以针刺十指间穴位出血，出血后则病情好转；如果先见到病人皮肤上出现像赤小豆大小的红点，应用针刺。上述十二种疟疾，其发作各有不同的时间，根据病人的症状表现，就能知道病变在哪一经脉、哪一脏腑。如果在没有发作以前约一顿饭的时候就给以针刺，针刺一次，病情缓解，针刺二次，病情就会就显著好转，针刺三次，疾病就会痊愈。如果没有痊愈，可针刺舌下两脉出血；如果仍没有痊愈，可取委中穴充血的经络，刺出放血，并针刺项部以下挟脊两旁的经穴，这样，疾病一定会痊愈。上面所说的舌下两脉，指的就是廉泉穴。

---

[1] 五胠俞：胠指腋下胁上部位。五胠俞，脊背上五脏俞穴的两旁，靠胁部的五个俞穴：魄户穴、神堂穴、魂门穴、意舍穴、志室穴。

[2] 井：经脉所出的孔穴，是为井。即四肢最远端的穴位。

[3] 如食顷：一顿饭的时间。

[4] 盛经：血盛的经络。

刺疟者，必先问其病之所先发者，先刺之。先头痛及重者，先刺头上及两额两眉之间。先项背痛者，先刺之。先腰脊痛者，先刺郄中出血。先手臂痛者，先刺手少阴阳明十指间。先足胫酸痛者，先刺足阳明十指间出血。

针刺治疗疟疾时，一定要问清病人发作时最先感觉到症状的部位，并予以针刺。如果病人先出现头痛头重，就先针刺头上及两额、两眉之间出血。如果先出现项部和背部疼痛，就先针刺颈项和背部的穴位。如果病人先出现腰脊疼痛，就先针刺委中出血。如果病人先出现手臂疼痛，就先针刺手少阴经和手阳明经在十指间的井穴。如果病人先出现足胫酸痛，就先针刺足阳明经的脚趾间出血。

风疟，疟发则汗出恶风。刺三阳经背俞之血者。骱酸痛甚，按之不可，名曰胕（fū）髓病。以镵（chán）针，针绝骨出血，立已。身体小痛，刺至阴。诸阴之井无出血，间日一刺。疟不渴，间日而作，刺足太阳。渴而间日作，刺足少阳。温疟汗不出，为五十九刺。

风疟，发作时则汗出怕风，在发作时，可针刺太阳经背部的俞穴出血。如果病人小腿疼剧烈，甚至不能触按，名叫胕髓病，用镵针针刺绝骨穴出血，疼痛会立刻停止。如果病人身体稍感疼痛，可针刺各条阴经的井穴，但都不能针刺出血，并应隔日针刺一次。疟疾病人口不渴而隔日发作的，可针刺足太阳经的穴位；如果病人口渴而隔日发作的，可针刺足少阳经；温疟而汗不出的，用"五十九刺"的方法。

气厥论篇第三十七

黄帝问曰：五脏六腑寒热相移者何？

岐伯曰：肾移寒于肝[1]，痈肿少气。脾移寒于肝，痈肿筋挛。肝移寒于心，狂隔中。心移寒于肺，肺消。肺消者饮一溲二，死不治。

黄帝问道：寒热在五脏六腑的转移情况是怎样的？

岐伯回答：肾脏中的寒邪转移到脾脏，就会出现痈肿、气虚的症状。脾脏中的寒邪转移到肝脏，就会出现痈肿、筋挛等症状。肝脏中的寒邪转移到心脏，就会出现精神错乱、发狂、胸中隔塞等症状。心脏中的寒邪转移到肺脏，就会出现肺消的病变；肺消病的

---

[1]肝：《黄帝内经太素》《针灸甲乙经》皆作"脾"。

肺移寒于肾，为涌水[1]。涌水者，按腹不坚，水气客于大肠，疾行则鸣濯（zhuó）濯[2]如囊裹浆，水之病也。

脾移热于肝，则为惊衄。肝移热于心，则死。心移热于肺，传为鬲消。肺移热于肾，传为柔痓。肾移热于脾，传为虚，肠澼，死不可治。胞移热于膀胱，则癃溺血。膀胱移热于小肠，鬲肠不便，上为口糜（mí）。小肠移热于大肠，为虙（fú）瘕[3]，为沉。大肠移热于胃，善食而瘦人，谓之食亦[4]。胃移热于胆，亦曰食亦。胆移热于脑，则辛頞（è）鼻渊。鼻渊者，浊涕下不止也，传为衄（nù）蔑（miè）[5]、瞑目。故得之气厥也。

症状是饮水一分，小便要排二分，是不可治的死证。肺脏中的寒邪转移到肾脏，就会出现涌水的病变；涌水病的症状是按压腹部不硬，但由于水气停留于大肠，所以快走时能听到肠中鸣响，好像皮口袋装水一样，这是水邪引起的疾病。

脾脏中的热邪转移到肝脏，就会出现惊恐和鼻子出血等症状。肝脏中的热邪转移到心脏，就可能造成死亡。心脏中的热邪转移到肺脏，则成为鬲消病。肺脏中的热邪转移到肾脏，就成为柔痓病。肾脏中的热邪转移到脾脏，就会损伤脾脏的阴气，成为肠澼病，是不可治疗的死证。胞宫的热邪转移到膀胱，就会出现小便不通或尿中带血等症状。膀胱中的热邪转移到小肠，使肠道阻滞，大便秘结，热邪上炎，造成口腔溃疡。小肠中的热邪转移到大肠，形成虑瘕病，或痔疮等病变。大肠中的热邪转移到胃中，出现食欲旺盛，虽然食量较大，但身体消瘦，病名叫食亦。胃中的热邪转移到胆中，也称为食亦。胆中的热邪转移到脑中，病人鼻根部会有辛辣感，造成鼻渊。鼻渊病的症状是鼻流浊涕而不止。如果热邪损伤了鼻中的血络，会造成鼻部出血，两目不明。以上各种病症，都是由于脏腑之气逆乱所造成的。

咳论篇第三十八

黄帝问曰：肺之令人咳何也？

岐伯对曰：五脏六腑皆令人

黄帝问道：肺脏有病能使人产生咳嗽，这是什么道理呢？

岐伯回答：五脏六腑的功能失调，都能使人咳嗽，

---

[1] 涌水：病名。张介宾认为系水自下而上，如泉之涌，泛于大肠。

[2] 濯濯：水激荡声。此指肠鸣。

[3] 虑瘕：积块沉伏在内，成为虑瘕。瘕，腹部的积块。

[4] 食亦：病名。其证消谷善饥，而身体消瘦无力。

[5] 衄蔑：指鼻出血。

咳，非独肺也。

帝曰：愿闻其状？

岐伯曰：皮毛者肺之合也。皮毛先受邪气，邪气以从其合也。其寒饮食入胃，从肺脉上至于肺，则肺寒，肺寒则外内合邪，因而客之，则为肺咳。五脏各以其时[1]受病，非其时各传以与之。

人与天地相参[2]，故五脏各以治时[3]，感于寒则受病，微则为咳，甚者为泄为痛。乘秋则肺先受邪，乘春则肝先受之，乘夏则心先受之，乘至阴则脾先受之，乘冬则肾先受之。

帝曰：何以异之？

岐伯曰：肺咳之状，咳而喘息有音，甚则唾血。心咳之状，咳则心痛，喉中介介如梗状，甚则咽肿，喉痹。肝咳之状，咳则两胁下痛，甚则不可以转，转则两胠下满。脾咳之状，咳则右胁下痛，阴阴[4]引肩背，甚则不可以动，动则咳剧。

不只是肺一脏的病变。

黄帝说：请您讲一讲各种咳嗽的症状。

岐伯说：人体的皮毛与肺脏相合，所以皮肤毫毛最先感受邪气，邪气就会向内传给相关联的脏腑，从而影响到肺脏。寒冷的饮食进入胃中，寒气在胃中会循着肺脉上达于肺，这样肺脏也会受到影响。由于上述原因，就使内外寒邪相合，停留于肺脏，从而成为肺咳。五脏各在其所主管的季节感受邪气，而产生咳嗽。如果咳嗽不是在肺所主的秋季发生，则是由于其他脏腑有病，转移到肺中而引发的咳嗽。

人和自然界是息息相关的，人体的五脏和节气有一定的对应关系，当五脏在其所主管的季节中感受了寒邪，就会引发疾病。病情轻微的，则发生咳嗽；病情严重的，会出现腹泻、腹痛等症状。所以当秋天的时候，肺先感受邪气；当春天的时候，肝先感受邪气；当夏天的时候，心先感受邪气；当长夏的时候，脾先感受邪气；当冬天的时候，肾先感受邪气。

黄帝问道：这些咳嗽应该如何区分呢？

岐伯回答：肺咳的症状，咳嗽伴有气喘、呼吸有声，甚至咯血。心咳的症状，咳嗽伴有心痛，喉中好像有东西梗塞一样，严重时咽喉肿痛而闭塞。肝咳的症状，咳嗽伴有两侧胁肋疼痛，甚至痛得不能转侧，如果转侧则两胁下胀满。脾咳的症状，咳嗽伴有右胁下疼痛，并牵引肩背隐隐作痛，严重时肢体不能活动，活动会使咳嗽加剧。肾咳的症状，咳嗽伴有腰部和背部互相牵引作痛，甚至咳吐痰涎。

---

[1] 各以其时：是五脏各有所主的时令。如春肝，夏心，长夏脾，秋肺，冬肾。

[2] 参：相合，相应的意思。

[3] 治时：指五脏所主的时令，也叫旺时。

[4] 阴阴：同隐隐。

肾咳之状，咳则腰背相引而痛，甚则咳涎。

帝曰：六腑之咳奈何？安所受病？

岐伯曰：五脏之久咳，乃移于六腑。脾咳不已，则胃受之。胃咳之状，咳而呕，呕甚则长虫[1]出。肝咳不已则胆受之，胆咳之状，咳呕胆汁。肺咳不已则大肠受之，大肠咳状，咳而遗失[2]。心咳不已则小肠受之，小肠咳状，咳而失气[3]，气与咳俱失。肾咳不已则膀胱受之，膀胱咳状，咳而遗溺。久咳不已则三焦受之，三焦咳状，咳而腹满不欲食饮。此皆聚于胃关于肺，使人多涕唾而面浮肿气逆也。

帝曰：治之奈何？

岐伯曰：治脏者治其俞，治腑者治其合，浮肿者治其经。

帝曰：善。

黄帝问道：六腑咳嗽有什么样的症状？是如何发病的？

岐伯回答：五脏咳嗽，长久不愈，就要转移到六腑。脾咳长久不愈，则胃就会受病；胃咳的症状，咳嗽伴有呕吐，严重时可能吐出蛔虫。肝咳长久不愈，则胆就会受病；胆咳的症状，咳嗽伴有呕吐胆汁。肺咳长久不愈，则大肠受病；大肠咳的症状，咳嗽伴有大便失禁。心咳长久不愈，则小肠受病；小肠咳的症状，咳嗽伴有矢气，而且常是咳嗽与矢气同时出现。肾咳长久不愈，则膀胱受病；膀胱咳的症状，咳嗽伴有遗尿。以上各种咳嗽，如果长久不愈，都会使三焦受病；三焦咳的症状，咳嗽伴有腹满，没有食欲。总之，咳嗽的病变都是邪气聚于胃，而关系到肺，故使人多涕唾而面部浮肿、咳嗽气逆。

黄帝问道：怎样治疗呢？

岐伯说：治五脏的咳嗽，取各脏的俞穴；治六腑的咳嗽，取各腑的合穴；如果病人有浮肿的症状，可以取有关脏腑的经穴进行治疗。

黄帝道：讲得好！

---

[1] 长虫：指蛔虫。

[2] 遗失：失，是"矢"字的误写，指大便。遗矢，是大便失禁的意思。

[3] 失气：与"矢气"同，俗称"放屁"。

举痛论篇第三十九

黄帝问曰：余闻善言天者，必有验[1]于人，善言古者，必有合[1]于今；善言人者，必有厌[1]于己。如此则道不惑而要数极，所谓明也。今余问于夫子，令言而可知[2]，视而可见[3]，扪而可得[4]，令验于己而发蒙解惑，可得而闻乎？

岐伯再拜稽首曰：何道之问也？

帝曰：愿闻人之五脏卒痛，何气使然？

岐伯对曰：经脉流行不止，环周不休，寒气入经而稽迟，泣而不行，客于脉外则血少，客于脉中则

黄帝问道：我听说善于研究天地阴阳变化的人，一定会与人体的生理病理联系起来；善于谈论古代经验的人，一定会结合当代的实际情况；善于讲解人体生理病理的，一定会结合自身的情况。这样，才能掌握事物的规律，了解事物的要领，透彻地阐明医理。我想请教先生，您是怎样用问诊、望诊、切诊来了解和掌握病情的呢？为了使我有所体验，启发蒙昧，解除疑惑，您能将这个方法告诉我吗？

岐伯恭敬地回答：您要问的是哪些方面的问题呢？

黄帝说：我想听一听人体的五脏突然作痛，是感受什么邪气造成的呢？

岐伯回答：人体经脉中的气血流行不止，循环无端，如果寒邪侵入了经脉，停留不去，经脉气血的循行迟滞，运行不畅。如果寒邪侵袭于经脉之外，寒邪收引，则使经脉收缩，气血运行不畅；脉外组织得不

[1] 验、合、厌：均可理解为联系。
[2] 言而可知：言，是问诊，意思是通过倾听病人的主诉，可以知道其病情。
[3] 视而可见：视，指望诊，意思是通过望色可以知晓病位。
[4] 扪而可得：扪，是切诊，意思是通过触按可以知晓病变。

气不通[1]，故卒然而痛。

帝曰：其痛或卒然而止者；或痛甚不休者；或痛甚不可按者；或按之而痛止者；或按之无益者；或喘动应手[2]者；或心与背相引而痛者；或胁肋与少腹相引而痛者；或腹痛引阴股者；或痛宿昔[3]而成积者；或卒然痛死不知人，有少间复生者；或痛而呕者；或腹痛而后泄者；或痛而闭不通者。凡此诸痛，各不同形，别之奈何？

岐伯曰：寒气客于脉外，则脉寒，脉寒则缩蜷，缩蜷则脉绌（chù）急[4]，绌急则外引小络，故卒然而痛。得炅（jiǒng）[5]则痛立止，因重中于寒，则痛久矣。寒气客于经脉之中，与炅气相薄，则脉满，满则痛而不可按也。寒气稽留，炅气从上，则脉充大而血气乱，故痛甚不可按也。寒气

到濡养，则气血就会减少；如果寒邪侵犯到脉中，寒邪收引，会使气血阻滞不通，所以突然作痛。

黄帝说：有疼痛突然停止的；有疼痛剧烈而不停止的；有疼痛得很剧烈而不能按压的；有按压而疼痛停止的；有按压疼痛也不见缓解的；有疼痛跳动应手的；有心与背部牵引作痛的；有胁肋部和少腹部牵引作痛的；有腹部疼痛放射到大腿内侧的；有疼痛日久而形成积块的；有突然疼痛昏厥不醒，片刻又清醒的；有疼痛伴有呕吐的；有腹痛伴有腹泻的；有疼痛伴大便闭结不通的。以上这些疼痛的情况，症状各不相同，如何加以区别呢？

岐伯回答：寒邪侵袭脉外，经脉受寒，寒邪收引，引起经脉收缩不伸，造成经脉拘急，因而牵引在外的细小脉络，突然发生疼痛。如果得到温暖，疼痛就会立刻停止。如果再次感受寒邪，疼痛时间较长，经久不愈。寒邪侵袭经脉之中，人体经脉中原本的热气相互搏争，使经脉血液运行受阻而经脉充满，脉中邪气充实，所以疼痛而不可按。寒邪停留于脉中，人体本身的热气则随之而上，与寒邪相搏，使经脉充满，气血运行紊乱，故疼痛剧烈而不可触按。寒邪侵袭于肠胃之间，膜原之下，导致血气凝涩而不散，细小的脉络拘急而牵引疼痛，如局部按压，使血气散行，所以触按会使疼痛停止。寒邪侵袭于夹脊的经脉，由于邪气侵入的部位较

---

[1]客于脉外则血少，客于脉中则气不通：此句为互文，意思是寒邪客于脉外则气血少，客于脉中则气血不通。

[2]喘动应手：指腹痛时用手触按而跳动应手。

[3]宿昔：指停留时间长久。

[4]绌急：指屈曲拘急的样子。

[5]炅：热的意思。

客于肠胃之间，膜原之下，血不得散，小络急引故痛。按之则血气散，故按之痛止。寒气客于侠脊之脉则深，按之不能及，故按之无益也。寒气客于冲脉，冲脉起于关元，随腹直上，寒气客则脉不通，脉不通则气因之，故喘动应手矣。寒气客于背俞之脉，则脉泣，脉泣则血虚，血虚则痛。其俞注于心，故相引而痛。按之则热气至，热气至则痛止矣。寒气客于厥阴之脉，厥阴之脉者，络阴器，系于肝，寒气客于脉中，则血泣脉急，故胁肋与少腹相引痛矣。厥气客于阴股，寒气上及少腹，血泣在下相引，故腹痛引阴股。寒气客于小肠膜原之间，络血之中，血泣不得注入大经，血气稽留不得行，故宿昔而成积矣。寒气客于五脏，厥逆上泄[1]，阴气竭，阳气未入，故卒然痛死不知人，气复反则生矣。寒气客于肠胃，厥逆上出，故痛而呕也。寒气客于小肠，小肠不得成聚，故后泄腹痛矣。热气留于小肠，肠中痛，瘅热焦渴，则坚干不得出，故痛而闭不通矣。

深，所以触按也不能使气血散开，所以触按无效。寒邪侵袭于冲脉之中，冲脉始于小腹关元穴，循腹上行，如果因寒气侵入则使冲脉不通，冲脉不通则气鼓动冲脉而欲畅通，所以腹痛气急而跳动应手。寒邪侵于背部五俞穴，使得血脉流行滞涩，血液运行不畅而血虚，血虚则疼痛。如果寒邪侵犯心俞，出现心与背牵引疼痛，按之则感到有热感，有热则疼痛就停止了。寒邪侵袭于足厥阴之脉，足厥阴之脉环绕阴器，经过少腹，向上与胁肋和肝脏相连；寒邪侵入脉中，使经脉拘急，所以胁肋与少腹牵引作痛。如果寒邪侵袭大腿内侧，并沿着经脉上行入小腹，气血凝滞，就会出现小腹疼痛牵引大腿内侧。寒邪侵袭小肠膜原之间与络脉之中，使络脉凝涩不能流注于大的经脉，气血留止不能畅行，所以日久便可结成积聚。寒邪侵袭于五脏，迫使五脏之气逆而上行，以致脏气上越外泄，使阴气竭于内，阳气不得入，阴阳之气不能正常衔接，所以出现突然疼痛昏死，不省人事；如果阳气恢复，阴阳相接，病人就会苏醒。寒邪侵袭肠胃，迫使肠胃之气逆行，所以疼痛并伴有呕吐。寒邪侵袭小肠，小肠为受盛之腑，因寒而阳气不化，水谷不得停留，所以出现腹痛、泄泻。如果是热邪停留于小肠，也会出现疼痛，由于热邪损伤津液，使病人出现口干口渴，大便坚硬难以排出，所以出现腹痛而大便闭结不通的症状。

---

[1] 上泄：指厥逆之气上越。泄，发越。

帝曰：所谓言而可知者也，视而可见奈何？

岐伯曰：五脏六腑固尽有部，视其五色，黄赤为热，白为寒，青黑为痛，此所谓视而可见者也。

帝曰：扪而可得。奈何？

岐伯曰：视其主病之脉，坚而血及陷下者，皆可扪而得也。

帝曰：善。余知百病生于气也，怒则气上，喜则气缓，悲则气消，恐则气下，寒则气收，炅则气泄，惊则气乱，劳则气耗，思则气结。九气不同，何病之生？

岐伯曰：怒则气逆，甚则呕血及飧泄，故气上矣。喜则气和志达，荣卫通利，故气缓矣。悲则心系急，肺布叶举，而上焦不通，荣卫不散，热气在中，故气消矣。恐则精却，却则上焦闭，闭则气还，还则下焦胀，故气不行[1]矣。寒则腠理闭，气不行，故气收矣。炅则腠理开，荣卫通，汗大泄，故气泄。惊则心无所倚，神无所归，虑无所定，故气乱矣。劳则

[1] 气不行：应为气下行。

黄帝说：以上病情，都是从问诊中了解的。那么，怎样通过望诊了解病情呢？

岐伯回答：五脏六腑在面部各有所属的部位，通过观察望面部五色的变化可以诊断疾病，如果面部出现黄色、赤色，表示体内有热；出现白色，表示有寒；面部出现青色、黑色，表示会有疼痛症状。这就是通过望诊可以了解的。

黄帝问道：如何通过触诊了解病情？

岐伯回答：审察受邪的经脉，如果脉坚实有力，是有邪气结聚；如果脉络充血隆起，表示局部血液停留不散；如果经脉陷下，说明气血不足。这些都是可以用触按的方法得知的。

黄帝说：讲得好。许多疾病的发生，都是由气机失调引起的，暴怒则气上逆，喜则气舒缓，悲哀则气消沉，恐惧则气下沉，遇寒则气收敛，受热则气外泄，受到惊吓则气紊乱，过于劳累则气耗散，过度思虑则气郁结。这九种气的变化不同，会发生怎样的疾病呢？

岐伯回答：暴怒则使肝气上逆，血随气逆上行，严重的会出现呕血，如果肝气影响到脾胃的功能，会出现飧泄病，所以说"怒则气上"。喜则气和顺而志意畅达，营卫之气通利，但过度喜悦可使心气涣散，所以说"喜则气缓"。悲哀太过则使心联系其他组织的脉系拘急，还会影响到肺脏，使得肺叶张举，呼吸异常，以致胸部胀满，气行不畅，营卫之气不能布散，长时间郁积化热，而损伤气，所以说"悲则气消"。恐惧则使精气下却，肾脏功能受损，使上部闭塞不通，下部无法上行，使得下部胀满，所以说"恐则气下"。寒冷之气侵袭人体，则使腠理闭密，荣卫之气不能正常运行，收敛于内，所以说，"寒则气收"。火热之气能使人皮肤汗孔开放，使得荣卫运行通畅，汗液大量外泄，气随津泄，所以说，"热则气泄"。受到惊吓会出现心悸不宁，精神不安，心中疑虑不定等表现，所以说，"惊则气乱"。过度

喘息汗出，外内皆越，故气耗矣。思则心有所存，神有所归，正气留而不行，故气结矣。

疲劳使人气喘汗出，气喘则消耗体内的气，汗出过多则消耗体表的气，所以说"劳则气耗"。思虑过度，使正气留结而不能正常运行，所以说"思则气结"。

腹中论篇第四十

黄帝问曰：有病心腹满，旦食则不能暮食，此为何病？

黄帝问道：有一种疾病会出现心腹胀满的症状，早晨病情较轻可以吃东西，晚上病情严重就不能吃东西了，这是什么病呢？

岐伯对曰：名为鼓胀。

岐伯回答：这叫鼓胀病。

帝曰：治之奈何？

黄帝问道：如何治疗呢？

岐伯曰：治之以鸡矢（shǐ）醴（lǐ）[1]，一剂知[2]，二剂已[3]。

岐伯回答：可用鸡矢醴来治疗，服一剂就能见效，两剂疾病就能痊愈。

帝曰：其时有复发者，何也？

黄帝问道：这种病有时还会复发，这是为什么呢？

岐伯曰：此饮食不节，故时有病也。虽然其病且已，时故当病，气聚于腹也。

岐伯回答：这是因为饮食不当，所以导致疾病复发。在疾病快要痊愈时，又复伤于饮食，使邪气复聚于腹中，因此鼓胀就会再发。

帝曰：有病胸胁支满者，妨于食，病至则先闻腥臊臭，出清液[4]，先唾血，四支清，目眩，时时前后血，病名为何，何以得之？

黄帝问道：有一种疾病会出现胸胁胀满的症状，妨碍饮食，发病时，病人会先闻到腥臊的气味，鼻流清涕，吐血，四肢清冷，头目眩晕，并时常出现大小便出血的现象，这种病叫什么名字？是什么原因引起的呢？

岐伯曰：病名血枯，此得之年少时，有所大脱血。若醉入房，中

岐伯回答：这种病叫血枯，是由于少年时期患过大出血病，使内脏有所损伤，或者是在醉后肆行房事，使肾气枯竭，以及肝血损伤，所以月经闭止不来。

---

[1]鸡矢醴：是治疗臌胀的药酒方名。"鸡矢"即"鸡屎"。醴，是甜米酒。方用鸡屎白晒干，再用微火焙黄后取一两，放入三碗米酒中，用火烧开数次，澄清后，空腹时热服。

[2]知：见效的意思。

[3]已：指病愈。

[4]出清液：指口泛清水。

气竭肝伤，故月事衰少不来也。

帝曰：治之奈何？复以何术？

岐伯曰：以四乌鲗（zéi）骨[1]，一藘（lú）茹[2]，二物并合之，丸以雀卵，大小如豆，以五丸为后饭，饮以鲍鱼汁，利肠中，及伤肝也。

黄帝问道：怎样治疗呢？要用什么方法使其恢复？

岐伯回答：可以用四份乌贼骨，一份苫草，将两药混合，再加上麻雀卵，制成如小豆大的丸药，每次服五丸，饭前服药，用鲍鱼汤送服。这个方法可以通利肠道，补益损伤的肝脏。

帝曰：病有少腹盛，上下左右皆有根，此为何病？可治不[3]？

岐伯曰：病名曰伏梁。

帝曰：伏梁何因而得之？

岐伯曰：裹大脓血，居肠胃之外，不可治，治之每切按之致死。

帝曰：何以然？

岐伯曰：此下则因阴，必下脓血，上则迫胃脘，生鬲，挟胃脘内痈，此久病也，难治。居脐上为逆，居脐下为从，勿动亟夺，论在《刺法》中。

帝曰：人有身体髀（bì）股胻皆肿，环脐而痛，是为何病？

岐伯曰：病名伏梁，此风根[4]。

黄帝问道：有一种疾病，出现少腹坚硬盛满，病灶较深，且与上下左右的组织相连，这是什么病呢？可以治疗吗？

岐伯答道：这个病叫伏梁。

黄帝又问：伏梁是什么原因引起的呢？

岐伯回答：小腹部藏着大量脓血，部位在肠胃之外，是不可能治愈的。在诊治时，不能重按，重按会使脓包穿孔，而导致死亡。

黄帝又问：为什么会出现这样的情况呢？

岐伯回答：因为病位在小腹及二阴，可以从大小便排出脓血；如果病位在胃脘部，可能使横膈与胃脘之间发生脓包肿块，并且脓包根深蒂固，成为病程迁延，较难治愈的疾病。一般地说，这种病发生在脐上的部位为逆症，发生在脐下的部位为顺症。要避免重按患处，也不可用药过猛，以免穿孔。关于本病的治法，在《刺法》中有所论述。

黄帝接着问：有的病人大腿和小腿的部位都发生肿痛，且环绕脐部疼痛，这是什么病呢？

岐伯说：这种疾病叫伏梁，这是由于感受风寒所致。

---

[1] 乌鲗骨：即海螵蛸。

[2] 藘茹：即苫草。

[3] 不：同"否"。

[4] 风根：指风寒邪气。

也。其气溢于大肠而著于肓，肓之原在脐下，故环脐而痛也。不可动之，动之为水溺[1]涩之病。

帝曰：夫子数言热中消中，不可服高粱[2]芳草石药，石药发瘨（diān）[3]，芳草发狂。夫热中消中者，皆富贵人也，今禁高粱，是不合其心，禁芳草石药，是病不愈，愿闻其说。

岐伯曰：夫芳草之气美，石药之气悍，二者其气急疾坚劲，故非缓心和人，不可以服此二者。

帝曰：不可以服此二者，何以然？

岐伯曰：夫热气慓悍[4]，药气亦然，二者相遇，恐内伤脾，脾者土也而恶木，服此药者，至甲乙日更论。

帝曰：善。有病膺肿颈痛胸满腹胀，此为何病？何以得之？

岐伯曰：名厥逆。

帝曰：治之奈何？

风寒之气充溢于大肠，留着在肠外脂肪系膜上，系膜的根源在脐下，所以绕脐而痛。这种病不可用攻下的方法治疗，如果误用攻下的药物，就会发生小便涩滞不利的病变。

黄帝说：您屡次提到热中、消中这两种病，不能吃肥甘厚味，也不能吃芳香药草和金石类药物，因为金石药物能使人发生癫疾，芳草药物能使人发生狂病。患热中、消中病的人，大多是富贵之人，现在如果不让他们吃肥甘厚味，则不符合他们的心理，而不使用芳草石药，又治不好他们的病，这种情况如何处理呢？希望能听一听您的意见。

岐伯说：芳香草药性质多走窜，金石类药物性质多猛烈，这两类药物的性能都是刚劲的，如果不是阴阳平和、性情和缓的人，不可以服用这两类药物。

黄帝问道：为什么不可以服用这两类药物呢？

岐伯回答：因为这种人平素嗜食肥甘厚味，体内生热，内热之气本身是慓悍的，药物的性能也是这样，两者遇在一起，损伤人体的脾气，脾脏在五行中属土，受木的克制，所以在甲乙日服用药物，会使病情更加严重。

黄帝说：讲得好。那有些人胸肿、颈痛、胸腹胀满，这是什么病呢？怎么得的呢？

岐伯回答：这种病叫作厥逆。

黄帝问道：要怎样治疗呢？

---

[1]溺：指小便。

[2]高粱：即膏粱。

[3]瘨：同癫。

[4]慓悍：轻急猛峻的意思。

岐伯曰：灸之则喑（yīn），石之则狂，须其气并，乃可治也。

帝曰：何以然？

岐伯曰：阳气重上，有余于上，灸之则阳气入阴，入则喑[1]，石之则阳气虚，虚则狂，须其气并而治之，可使全也。

帝曰：善。何以知怀子之且生也？

岐伯曰：身有病而无邪脉也。

帝曰：病热而有所痛者何也？

岐伯曰：病热者，阳脉也，以三阳之动也，人迎一盛少阳，二盛太阳，三盛阳明，入阴也。夫阳入于阴，故病在头与腹，乃䐜胀而头痛也。

帝曰：善。

岐伯回答：这种病如果用灸法治疗，病人可能会失音；如果用针刺治疗，病人可能会发狂；必须等到阴阳之气上下相互交合的时候，才能进行治疗。

黄帝问道：为什么呢？

岐伯回答：上部本属阳，而病人阳气上逆，与阳合并，则上部阳气过盛，若再用灸法治疗，是火上浇油，使阳气亢盛，损伤阴气，阴气不能上承，所以发生失音；若用砭石针刺治疗，阳气随针刺外泄，所以会发生神志失常的狂乱症状；所以等到阴阳二气相互交合以后，再进行治疗，疾病才可以痊愈。

黄帝说：好。那怎样可以知道妇女是怀孕并将正常分娩呢？

岐伯说：孕妇的身体会出现某些不适，但不会出现有病的脉象，就可以诊断为妊娠。

黄帝问道：有的病人发热而兼有疼痛的是什么原因呢？

岐伯回答：阳脉是主热证的，外感发热是三阳受邪，故三阳脉搏动较甚。如果人迎脉比寸口大一倍，说明病在少阳；比寸口大两倍，说明病在太阳；比寸口大三倍，说明病在阳明。三阳既毕，则传入于三阴。病在阳经，则发热头痛，病在阴经，则腹部胀满，所以病人有腹胀和头痛的症状。

黄帝说：讲得好。

刺腰痛篇第四十一

足太阳脉令人腰痛，引项脊尻[2]背如重状，刺其郄中，太阳正经出血，春无见血。少阳令人腰痛，如以针刺其皮中，循循然

足太阳经脉发病使人腰痛，疼痛时会牵引颈项、脊背和臀部，好像担负着沉重的东西一样；治疗时应针刺足太阳经的委中穴，使之出血。如果在春季就不要刺出血。足少阳经脉发病使人腰痛，疼痛如针刺皮肤一样，并且疼痛逐渐加重以致不能俯仰，不能左右转动；治疗

[1]喑：指失音。

[2]尻：指臀部。

不可以俛（fǔ）[1]仰，不可以顾[2]，刺少阳成骨之端出血，成骨[3]在膝外廉之骨独起者，夏无出血。阳明令人腰痛，不可以顾，顾如有见者，善悲，刺阳明于胻前[4]三痏，上下和之出血，秋无见血。足少阴令人腰痛，痛引脊内廉，刺少阴于内踝上[5]二痏，春无见血，出血太多，不可复也。厥阴之脉令人腰痛，腰中如张弓弩弦，刺厥阴之脉，在腨踵（zhǒng）鱼腹之外，循之累累然，乃刺之，其病令人善言，默默然不慧，刺之三痏。

解脉[6]令人腰痛，痛引肩，目䀮䀮然[7]，时遗溲。刺解脉，在膝筋肉分间郄（xì）外廉之横脉出血，血变而止。解脉令人腰痛如引带，常如折腰状，善恐。刺解脉，在郄中结络如黍米，刺之血射以黑，见赤血而已。

时应针刺足少阳经的阳陵泉穴，使之出血；阳陵泉穴在膝外侧骨突出处旁。如果在夏季就不要刺出血。阳明经脉发病而使人腰痛，病人颈项不能转动，如果勉强转动，就会出现幻视，并且容易悲伤，治疗时应针刺足阳明经的足三里穴三次，要刺出血，并配合上、下巨虚穴针刺出血。如果在秋季就不要刺出血。足少阴脉发病使人腰痛，病人疼痛时牵连脊柱，治疗时应针刺足少阴经的复溜穴两次。如果在春季就不要刺出血。如果出血太多，就会使肾气损伤，并且不易恢复。厥阴经脉发病使人腰痛，病人腰部拘急，就像张开的弓弦一样，治疗时应针刺足厥阴经，其部位在腿肚和足根之间外侧的蠡沟穴，用手触摸不平整，就用针刺之。如果病人多言多语或沉默抑郁，可以针刺三次。

解脉病使人腰痛，疼痛时会牵引肩部，眼睛视物不清，时常遗尿，治疗时应取解脉在膝后大筋分肉之间，委中穴外侧横脉，使之出血，要等到刺出的血色由紫变红才停止。解脉发病使人腰痛，疼痛时好像带子牵引一样，腰部像被折断一样，并且时常有恐惧的感觉，治疗时应针刺解脉在膝弯处的委中穴，病人委中穴常有络脉结滞成小米一样的块状物，针刺时会有黑色血液射出，等到血色变红时即可停止。

[1]循循然不可以俛仰：谓少阳腰痛逐渐发展到背不可以俯仰的程度。俛，音义同"俯"。
[2]不可以顾：谓病人不可以左右回顾。顾，回头看之意。
[3]成骨：指胫骨。
[4]胻前：指足三里穴。
[5]内踝上：指复溜穴。
[6]解脉：指足太阳经分散在膝关节后的小血络。
[7]䀮䀮然：指视物不清的样子。

同阴之脉[1]，令人腰痛，痛如小锤居其中，怫（fú）然[2]肿，刺同阴之脉，在外踝上绝骨之端，为三痏。

同阴脉发病引起的腰痛，疼痛时好像有小锤居于其中，而且病处突然肿胀，治疗时应针刺同阴脉在外踝上绝骨处的阳辅穴，要针刺三次。

阳维之脉令人腰痛，痛上怫然肿，刺阳维之脉，脉与太阳合腨下间，去地一尺所。

阳维脉发病引起的腰痛，疼痛处会突然肿胀，治疗时应针刺阳维脉的承山穴，因为阳维脉与足太阳经交汇在小腿肚下端的中间，即离地面一尺左右的承山穴。

衡络之脉[3]，令人腰痛，不可以俯仰，仰则恐仆，得之举重伤腰，衡络绝，恶血归之。刺之在郄阳、筋之间，上郄数寸，衡居为二痏出血。

衡络脉发病引起的腰痛，疼痛时病人不能前俯和后仰，后仰时可能会跌倒。这种病主要因为用力举重而损伤腰部，使横络瘀血阻滞不通。治疗时应针刺郄阳与筋肉之间、委阳穴上行数寸的殷门穴，要针刺二次，使之出血。

会阴之脉[4]，令人腰痛，痛上漯（luò）漯然汗出。汗干令人欲饮，饮已欲走。刺直阳之脉上三痏，在跷上郄下五寸横居，视其盛者出血。

会阴脉发病引起的腰痛，疼处漯漯然汗出，汗止后病人欲饮水，喝水后表现出坐卧不安的状态。治疗时应针刺会阴脉上的穴位三次，部位在申脉穴上和委中穴下五寸的地方，针刺血络盛满的地方，使之出血。

飞阳之脉[5]令人腰痛，痛上怫怫然，甚则悲以恐，刺飞阳之脉，在内踝上五寸，少阴之前，与阴维之会。

飞阳脉病变引起的腰痛，疼痛处经脉突然肿胀，疼痛剧烈时病人会感到悲伤和恐惧。治疗时针刺飞阳脉，在内踝上二寸，足少阴脉与阴维脉相交的地方。

---

[1]同阴之脉：指足少阳经在腿部的一个分支。

[2]怫然：怒胀的样子。

[3]衡络之脉：指足太阳经大腿后外侧的一个小分支。

[4]会阴之脉：指足太阳经从腰中通过骶部的一个分支。

[5]飞阳之脉：指足太阳经络穴处的一个分支。

昌阳之脉[1]令人腰痛，痛引膺，目晾晾然，甚则反折，舌卷不能言。刺内筋为二痏。在内踝上大筋前太阴后，上踝二寸所。

昌阳脉发病引起的腰痛，疼痛时牵引胸部，眼睛视物昏花，严重时腰背向后反折，舌卷短缩，不能说话。治疗时应针刺复溜穴二次，位置在大筋的前面，足太阴经的后面，内踝上二寸的地方。

散脉[2]令人腰痛而热，热甚生烦，腰下如有横木居其中，甚则遗溲。刺散脉，在膝前骨肉分间，络外廉，束脉为三痏。

散脉发病引起的腰痛，疼痛时伴有发热，发热较甚时病人会出现烦躁不安的症状，病人感觉腰下好像有一块横木梗塞在里面，甚至出现遗尿的症状。治疗时应针刺散脉，位置在膝前外侧骨和肌肉之间，足太阴经上的地机穴，要针刺三次。

肉里之脉[3]令人腰痛，不可以咳，咳则筋缩急。刺肉里之脉为二痏，在太阳之外，少阳绝骨之后。

肉里脉发病引起的腰痛，疼痛时不敢咳嗽，如果咳嗽则会使经脉拘急挛缩。治疗时应针刺肉里脉两次，位置在太阳经的外前方，少阳经的阳辅穴。

腰痛挟脊而痛，至头几（jǐ）几然[4]，目晾晾欲僵仆，刺足太阳郄中出血。腰痛上寒，刺足太阳阳明；上热，刺足厥阴；不可以俯仰，刺足少阳；中热而喘，刺足少阴，刺郄中出血。腰痛，上寒不可顾，刺足阳明；上热，刺足太阴；中热而喘，刺足少阴。大便难，刺足少阴；少腹满，刺足厥阴。如折不可以俯仰，不可举，刺足太阳；引脊内廉，刺足少阴。腰痛引少腹控䏚，不

腰痛时牵引脊背痛，上连至头部，使颈部僵硬不舒，眼睛昏花，走路不稳。治疗时应针刺足太阳经的委中穴，使之出血。腰痛时有寒冷感觉的，治疗时应针刺足太阳经和足阳明经；腰痛时上部有发热感觉的，治疗时应针刺足厥阴经；腰痛不能俯仰的，治疗时应针刺足少阳经；如果腰痛伴有内热而喘促的，治疗时应针刺足少阴经，并刺委中穴，使之出血。腰痛时伴有上部寒冷症状，头项部僵硬不舒，且不能左右回顾的，治疗时应针刺足阳明经；腰痛伴有上部燥热症状的，治疗时应针刺足太阴经；腰痛伴有内热气喘的，治疗时应针刺足少阴经；腰痛兼有大便困难的，治疗时应针刺足少阴经；腰痛伴有小腹胀满的，治疗时应针刺足厥阴经；腰痛剧烈，犹如折断一样不可前后俯仰，四肢不能举动的，治疗时应针刺足太阳经；腰痛牵引脊柱内侧的，治疗时应针刺足少阴经；腰痛时牵

---

[1]昌阳之脉：指足少阴经的复溜穴处的一个分支。

[2]散脉：指足太阴经在小腿部位的支脉。

[3]肉里之脉：指足少阳经在小腿部位的分支。

[4]几几然：形容项背牵强不舒的样子。

可以仰，刺腰尻交者，两髁肿上，以月生死为痏数，发针立已，左取右，右取左。

引小腹和下胁，且不能后仰的，治疗时应针刺骶骨部位的下髎穴，其部位在尾骨两侧臀大肌起始处。针刺时要根据月亮的盈亏计算针刺的次数。按照这样的方法治疗，很快就会见效。取穴时左侧病痛刺右侧穴位，右侧病痛刺左侧穴位。

风论篇第四十二

黄帝问曰：风之伤人也，或为寒热，或为热中[1]，或为寒中[2]，或为疠风，或为偏枯[3]，或为风也，其病各异，其名不同。或内至五脏六腑，不知其解，愿闻其说。

黄帝问道：风邪侵犯人体，会引起寒热、热中、寒中、疠风、偏枯或风病。由于病变表现不同，所以病名也不同，有时风邪甚至侵入到五脏六腑，我不知如何理解其中的道理，希望能听听您的解释。

岐伯对曰：风气藏在皮肤之间，内不得通，外不得泄。风者，善行而数变，腠理开则洒然寒，闭则热而闷。其寒也则衰食饮，其热也则消肌肉。故使人怢（tū）栗[4]而不能食，名曰寒热。

岐伯回答：风邪侵犯人体常常停留于皮肤，使腠理开阖失常，风邪既不能向体内通行，也无法向体外发散。然而风邪来去迅速，变化多端，如果汗孔张开，则阳气外泄，使人感到寒冷；如果汗孔闭塞，则阳气内郁，使人感到烦闷；寒冷则会引起饮食减少，发热则会使肌肉消瘦，所以造成人体阵寒而不能饮食的症状，叫作寒热。

风气与阳明入胃，循脉而上至目内眦，其人肥则风气不得外泄，则为热中而目黄；人瘦则外泄而寒，

风邪从阳明经入胃，再循经脉上行到目内眦。如果病人身体肥胖，汗孔致密，则风邪不能向外发散，稽留体内，日久就会转化成热，形成热中病。这种病可以出现目珠发黄的症状。如果病人身体瘦弱，汗孔

---

[1]热中：指病邪稽留体内，不得外出，表现出的里热症状叫作"热中"。

[2]寒中：指阳气素虚，病邪侵入人体后，表现出的里寒症状叫作"寒中"。

[3]偏枯：即半身不遂，是中风的后遗症。

[4]怢栗：战栗的样子。

则为寒中而泣出。风气与太阳俱入，行诸脉俞，散于分肉之间[1]，与卫气相干，其道不利。故使肌肉愤䐜[2]而有疡，卫气有所凝而不行，故其肉有不仁也。疠者，有荣气热胕，其气不清，故使其鼻柱坏而色败，皮肤疡溃。风寒客于脉而不去，名曰疠风，或名曰寒热。

疏松，则阳气外泄而感到寒冷，形成寒中病。这种病可以出现经常流泪的症状。风邪由太阳经侵入人体，遍行太阳经脉及腧穴，散布在肌肉之间，与卫气相结合，使经脉运行的道路阻滞不通，所以肌肉肿胀高起，出现疮疡；如果卫气凝涩而不能运行，则出现肌肤麻木不知痛痒的症状。疠风病是营气因热而腐坏，血气污浊不清所致，所以使鼻柱蚀坏而气色衰败，皮肤生疡溃烂。因为病是由于风寒之邪侵入血脉之中稽留不去而形成的，所以叫作疠风，又叫作寒热病。

以春甲乙[3]伤于风者为肝风，以夏丙丁伤于风者为心风，以季夏戊己伤于邪[4]者为脾风，以秋庚辛中于邪者为肺风，以冬壬癸中于邪者为肾风。

春季和甲乙日在五行中属木，此时感受风邪，则形成肝风；夏季和丙丁日属火，此时感受风邪，则形成心风；长夏和戊己日属土，此时感受风邪，则形成脾风；秋季和庚辛日属金，此时感受风邪，则形成肺风；冬季和壬癸日属水，此时感受风邪，则形成肾风。

风中五脏六腑之俞，亦为脏腑之风，各入其门户所中，则为偏风[5]。风气循风府而上，则为脑风，风入系头，则为目风，眼寒。饮酒中风，则为漏风。入房汗出中风，则为内风。新沐[6]中风，

风邪侵入五脏六腑的俞穴，沿经内传于五脏六腑，就会引起五脏六腑的风病。如果风邪从身体一侧的脏腑俞穴侵入，就会造成一侧身体无法正常活动，而成为偏风。如果风邪由风府穴上行入脑，就成为脑风；如果风邪侵入头部累及视觉系统，出现眼睛疼和怕冷的症状，就形成目风；如果饮酒之后感受风邪，就形成漏风；如果行房时汗出而感受风邪，就形成内风；刚洗过头，汗孔尚未闭合，此时感受风邪，则成为头风；风邪久留体

---

[1] 分肉之间：指肌肉与肌肉之间。另一说法指近骨之肉与骨相分之处。

[2] 愤䐜：指愤然高起而肿胀的样子。

[3] 春甲乙：春，指春季，甲乙指日期。春季属木，甲乙日也属木，是木旺之时。

[4] 邪：指风邪。

[5] 偏风：指半身不遂。

[6] 沐：指洗头。

则为首风。久风入中，则为肠风飧泄。外在腠理，则为泄风。故风者百病之长也，至其变化乃为他病也，无常方，然致有风气也。

内不去，进入肠中则形成肠风、飧泄；风邪停留于腠理之间，则成为泄风。所以，风邪是引起多种疾病的首要因素。至于风邪侵入人体后产生变化，造成不同的疾病，没有一定规律，但其病因都在于风邪入侵。

帝曰：五脏风之形状不同者何？愿闻其诊及其病能[1]。

岐伯曰：肺风之状，多汗恶风，色䏠（pěng）然白，时咳短气，昼日则瘥（chài），暮则甚，诊在眉上，其色白。心风之状，多汗恶风，焦绝[2]善怒吓，赤色，病甚则言不可快，诊在口，其色赤。肝风之状，多汗恶风，善悲，色微苍，嗌干善怒，时憎女子，诊在目下，其色青。脾风之状，多汗恶风，身体怠堕，四肢不欲动，色薄微黄，不嗜食，诊在鼻上，其色黄。肾风之状，多汗恶风，面痝然浮肿，脊痛不能正立，其色炲，隐曲不利，诊在肌上，其色黑。

胃风之状，颈多汗恶风，食饮不下，鬲塞不通，腹善胀，失衣则䐜胀，食寒则泄，诊形瘦而腹大。首风之状，头面多汗恶风、当先风

黄帝问道：五脏风的临床表现有何不同？希望您将诊断要点和病态表现告诉我。

岐伯回答：肺风的症状有多汗恶风，面色淡白，时有咳嗽气短，白天症状减轻，傍晚症状加重，诊察时要注意两眉之间，往往会出现白色。心风的症状有多汗恶风，唇舌焦躁，常见容易发怒，面色发红，严重者则出现语言障碍，诊察时要注意口唇部，可见口唇发红。肝风的症状有汗出多，怕风吹，容易产生悲伤情绪，面色青灰色，容易发怒，咽喉干燥，严重出现时厌恶女子的现象，诊察时要注意眼睛下方，可出现眼圈发青。脾风的症状有多汗恶风，身体疲倦，四肢懒于活动，面色淡黄，食欲不振，诊察时要注意鼻尖部，可见鼻部发黄。肾风的症状有多汗恶风，面部浮肿，腰脊疼痛不能直立，面色发黑犹如被煤烟熏过一样，大小便不通畅，诊察时要注意两颧部，可出现黑色。

胃风的症状有项部多汗恶风，饮食不下，胸膈阻塞不通，腹部胀满，如果衣服穿少了，腹部胀满更甚，进食寒凉的食物，则大便泄泻，诊察时可见病人形体瘦削而腹部胀大。头风的症状有：头痛，面部多汗，恶风，常在起风的前一日头痛剧烈，不敢离开室内，

---

[1]病能：指病态。能，同"态"。

[2]焦绝：即焦躁到极点，毫不润泽。

一日则病甚，头痛不可以出内，至其风日则病少愈。漏风之状，或多汗，常不可单衣[1]，食则汗出，甚则身汗，喘息恶风，衣常濡，口干善渴，不能劳事。泄风之状，多汗，汗出泄衣上，口中干，上渍，其风不能劳事，身体尽痛则寒。

帝曰：善。

等到起风后，则头痛减轻。漏风的症状有汗出较多，不能穿单薄的衣服，进食即汗出，严重则自汗出，喘息恶风，衣服常被汗浸湿，口干易渴，体力差，不耐劳动。泄风的症状有多汗，汗出浸湿衣服，口干，上半身汗出如被水浸泡过一样，不耐劳动，身体疼痛且发冷。

黄帝说：讲得好！

痹论篇第四十三

黄帝问曰：痹[2]之安生？

岐伯对曰：风寒湿三气杂至，合而为痹也。其风气胜者为行痹[3]，寒气胜者为痛痹[4]，湿气胜者为著（zhuó）痹[5]也。

帝曰：其有五者何也？

岐伯曰：以冬遇此者为骨痹，以春遇此者为筋痹；以夏遇此者为脉痹；以至阴遇此者为肌痹；以秋遇此者为皮痹。

黄帝问道：痹病是如何形成的？

岐伯回答：风、寒、湿三种邪气杂合在一起侵犯人体而形成痹病。其中风邪偏胜的叫行痹，寒邪偏胜的叫痛痹，湿邪偏胜的叫着痹。

黄帝问道：痹病为什么可以分为五种？

岐伯回答：五行中，冬天与肾相应，肾主骨，所以在冬天得的痹病称为骨痹；春天与肝相应，肝主筋，所以在春天得的痹病称为筋痹；夏天与心相应，心主脉，所以在夏天得的痹病称为脉痹；长夏与脾相应，脾主肉，所以在长夏得的痹病称为肌痹；秋天与肺相应，肺主皮毛，所以在秋天得的痹病称为皮痹。

---

[1] 常不可单衣：是说虽然出汗但却想多穿衣服。因为出汗后毛孔疏松，所以怕风的缘故。

[2] 痹：闭也，气血闭阻不通的意思。在《内经》指气血被病邪闭阻，运行不畅通所引起的病变。

[3] 行痹：指因感受风邪而出现肢体关节疼痛，痛处游走不定的痹证。

[4] 痛痹：指因感受寒邪而出现肢体关节疼痛剧烈，痛有定处，得热痛减的痹证。

[5] 著痹：指因感受湿邪而出现肢体关节沉重酸痛，或有肿胀，痛有定处，肌肉麻木不仁的痹证。

帝曰：内舍[1]五脏六腑，何气使然？

岐伯曰：五脏皆有合，病久而不去者，内舍于其合也。故骨痹不已，复感于邪，内舍于肾；筋痹不已，复感于邪，内舍于肝；脉痹不已，复感于邪，内舍于心；肌痹不已，复感于邪，内舍于脾；皮痹不已，复感于邪，内舍于肺；所谓痹者，各以其时重感于风寒湿之气也。

凡痹之客五脏者，肺痹者，烦满喘而呕。心痹者，脉不通，烦则心下鼓[2]，暴上气而喘，嗌干善噫，厥气上则恐。肝痹者，夜卧则惊，多饮数小便，上为引如怀。肾痹者，善胀，尻以代踵，脊以代头。脾痹者，四肢解墯（duò）[3]，发咳呕汁，上为大塞。肠痹者，数饮而出不得，中气喘争，时发飧泄。胞痹[4]者，少腹膀胱按之内痛，若沃以汤，涩于小便，上为清涕。

阴气[5]者，静则神藏，躁则消

黄帝问道：痹病的病邪侵犯人体五脏六腑，这是什么道理呢？

岐伯回答：人体的五脏与五体是表里相合的，如果病邪久留体表而不去，就会侵犯与其相合的内脏。所以，骨痹不愈，再次感受邪气，就会侵犯到肾；筋痹不愈，再次感受邪气，就会侵犯到肝；脉痹不愈，再次感受邪气，就会侵犯到心；肌痹不愈，再次感受邪气，就会侵犯到脾；皮痹不愈，再次感受邪气，就会侵犯到肺。所以这些痹病都是各脏在所主季节里重复感受了风、寒、湿气所造成的。

痹病侵入到五脏，症状各有不同。肺痹的症状是胸闷、胀满、气喘、呕吐；心痹的症状是血脉不通畅、烦躁、心悸、心跳像在敲鼓一样，突然气喘、咽干、易嗳气，当出现上逆时，则会引起病人恐惧；肝痹的症状是夜晚睡眠时多惊醒、口渴多饮、小便频数、腹部胀满如怀孕一样；肾痹的症状是腹部胀满、骨骼失养、行步时臀部着地，身体蜷缩、脊柱弯曲、高耸过头；脾痹的症状是四肢倦怠无力、咳嗽、呕吐清水、胸部胀满、闭塞不通；肠痹的症状是频频饮水而小便困难、腹中肠鸣，有时泻下完谷不化的食物；膀胱痹的症状是少腹部按之疼痛，像是灌了热水一样，小便涩痛，有灼热感，并流清涕。

五脏之气，安静则精神内守，躁动则易于耗散。

---

[1] 舍：有寄宿潜藏的意思。

[2] 鼓：即鼓动的意思。

[3] 墯：同堕。

[4] 胞痹：指膀胱痹。

[5] 阴气：指五脏之气。

亡。饮食自倍，肠胃乃伤。淫气喘息，痹聚在肺；淫气忧思，痹聚在心；淫气遗溺，痹聚在肾；淫气乏竭[1]，痹聚在肝；淫气肌绝，痹聚在脾。诸痹不已，亦益内也。其风气胜者，其人易已也。

如果饮食过量，肠胃就受到损伤。邪气致病引起呼吸喘促，是痹病发生在肺；如果邪气致病引起忧伤思虑，是痹病发生在心；邪气致病引起遗尿，是痹病发生在肾；邪气致病引起疲乏衰竭，是痹病发生在肝；邪气致病引起肌肉瘦削，是痹病发生在脾。各种痹病日久不愈，病变就会进一步向内深入。其中以风邪为主的痹病比较容易痊愈。

帝曰：痹，其时有死者，或疼久者，或易已者，其故何也？

岐伯曰：其入脏者死，其留连筋骨间者疼久，其留皮肤间者易已。

帝曰：其客于六腑者何也？

岐伯曰：此亦其食饮居处，为其病本也。六腑亦各有俞，风寒湿气中其俞，而食饮应之，循俞而入，各舍其腑也。

黄帝问道：得了痹病的病人，有的会死亡，有的疼痛经久不愈，有的很快就会痊愈，这是什么原因呢？

岐伯回答：病邪侵犯到人体的五脏则会死亡，痹病停留于筋骨之间则疼久难愈，痹病停留在皮肤之间则容易治愈。

黄帝问道：痹病的邪气侵犯六腑，是什么原因呢？

岐伯回答：以饮食不节、起居失度为根本原因，造成六腑发生痹病。六腑在背部各有俞穴，风、寒、湿邪侵犯六腑的俞穴，又有饮食所伤，于是病邪就会循着俞穴侵入相应的脏腑。

帝曰：以针治之奈何？

岐伯曰：五脏有俞，六腑有合，循脉之分，各有所发，各随其过，则病瘳（chōu）[2]也。

黄帝问道：怎样用针刺治疗呢？

岐伯回答：五脏有俞穴可取，六腑有合穴可取，循着经脉分布以及病邪所在的部位，取相应的俞穴或合穴进行针刺，痹病就可以痊愈了。

帝曰：荣卫之气亦令人痹乎？

岐伯曰：荣者，水谷之精气也，和调于五脏，洒陈[3]于六腑，

黄帝问道：营卫之气也会使人发生痹病吗？

岐伯回答：营气是水谷所化生的精气，它平和协调地散布在于五脏六腑之中，然后汇入经脉，再沿着经脉上下运行，起到贯通五脏、联络六腑的作用。卫气是水

---

[1] 乏竭：是气血衰败，疲乏力竭的意思。

[2] 瘳：病愈的意思。

[3] 洒陈：布散的意思。

乃能入于脉也。故循脉上下，贯五脏，络六腑也。卫者，水谷之悍气也，其气慓疾滑利，不能入于脉也。故循皮肤之中，分肉之间，熏于肓（huāng）膜[1]，散于胸腹。逆其气则病，从其气则愈，不与风寒湿气合，故不为痹。

帝曰：善。痹或痛，或不仁，或寒，或热，或燥，或湿，其故何也？

岐伯曰：痛者，寒气多也，有寒故痛也。其不痛不仁者，病久入深，荣卫之行涩，经络时疏[2]，故不通[3]，皮肤不营，故为不仁。其寒者，阳气少，阴气多，与病相益[4]，故寒也。其热者，阳气多，阴气少，病气胜，阳遭阴，故为痹热。其多汗而濡者，此其逢湿甚也。阳气少，阴气盛，两气相感，故汗出而濡也。

帝曰：夫痹之为病，不痛何也？

谷所化生的剽悍滑利的部分，它流动迅疾而滑利，不能进入经脉中，所以循行于皮肤肌肉之间，并熏蒸体内的筋膜，散布到胸腹部。如果营卫之气的循行逆乱，就会发生疾病，只要营气与卫气运行正常，疾病就会痊愈。由于营卫之气循生不止，不能于风、寒、湿邪相合，所以不会引起痹病。

黄帝说：讲得好！痹病病人，有的疼痛，有的不痛，有的肌肤麻木不仁，有的表现为寒，有的表现为热，有的皮肤干燥，有的皮肤湿润，这是什么原因呢？

岐伯回答：病人出现疼痛，是感受寒邪偏多造成的。寒邪使气血运行缓慢，经脉阻滞不通，所以疼痛。不痛而麻木不仁的，是因为患病日久，病邪侵入较深，营卫之气运行涩滞，致使经络中气血空虚，所以不痛；肌肉皮肤得不到营养，所以麻木不仁。痹病感到寒冷，是由于机体阳气不足，阴气偏盛，阴气助长寒邪，所以出现寒冷。痹病表现为热象，是由于机体阳气偏盛，阴气不足，病邪侵入人体，转化为热，所以病人发热。痹病多汗而皮肤湿润，是由于感受湿邪太重，机体阳气不足，阴气偏盛，湿邪与偏盛的阴气相结合，所以病人汗出较多而皮肤湿润。

黄帝问道：患有痹病，却不感到疼痛，这是什么原因呢？

[1]肓膜：指体腔内脏之间、肌肉纹理之间的膜。
[2]疏：空虚的意思。
[3]通：同痛。
[4]益：指增长、助长。

岐伯曰：痹在于骨则重，在于脉则血凝而不流，在于筋则屈不伸；在于肉则不仁，在于皮则寒，故具此五者，则不痛也。凡痹之类，逢寒则虫，逢热则纵。

帝曰：善。

岐伯回答：痹病发生在骨则身体沉重；痹病发生在脉则血凝涩不畅；痹病发生在筋则痉挛拘急；痹病发生在肌肉则感觉麻木不仁；痹病发生在皮肤则身体感到寒冷。如果有这五种情况，就不会感到疼痛。凡是痹病一类疾患，遇到寒气则会筋脉拘急，遇到热气则会筋脉弛缓。

黄帝说：讲得好！

痿论篇第四十四

黄帝问曰：五脏使人痿何也？

岐伯对曰：肺主身之皮毛，心主身之血脉，肝主身之筋膜，脾主身之肌肉，肾主身之骨髓。故肺热叶焦，则皮毛虚弱，急薄，著（zhuó）则生痿躄（bì）[1] 也。心气热，则下脉厥而上，上则下脉虚，虚则生脉痿，枢析挈（qiè）[2]，胫纵 [3] 而不任地也。肝气热，则胆泄口苦筋膜干，筋膜干则筋急而挛，发为筋痿。脾气热，则胃干而渴，肌肉不仁，发为肉痿。肾气热，则腰脊不举，骨枯而髓减，发为骨痿。

帝曰：何以得之？

黄帝问道：五脏都能使人发生痿病，是什么道理呢？

岐伯回答：肺主全身皮毛；心主全身血脉；肝主全身筋膜；脾主全身肌肉；肾主全身骨髓。所以肺脏感受热邪，灼伤津液，使津液损伤，肺叶枯焦，皮毛也变得虚弱、干枯不润，热邪久留不去，形成痿躄；心脏有热，会使脉中的血上逆，聚集在上部，造成下部的血脉空虚，血脉空虚就会形成脉痿，关节不能提举，足和小腿肌肉瘫痪无力，不能行走；肝脏有热，会使胆汁外溢而出现口苦，津液损伤，筋膜失养而干枯，出现筋脉挛缩拘急，形成筋痿；脾脏有热，则灼耗胃中津液而出现口渴，肌肉麻木不仁，形成肉痿；肾脏有热，肾精耗伤，骨髓减少，腰脊不能举动，形成骨痿。

黄帝问道：痿证是怎样形成的呢？

---

[1] 痿躄：统指四肢痿废不用的病证。躄，下肢痿废。

[2] 枢析挈：指关节不能随意举动。

[3] 胫纵：指足和小腿肌肉瘫软无力。

岐伯曰：肺者，脏之长也，为心之盖也，有所失亡，所求不得，则发肺鸣[1]，鸣则肺热叶焦。故曰：五脏因肺热叶焦，发为痿躄，此之谓也。悲哀太甚，则胞络绝，胞络绝，则阳气内动，发则心下崩，数溲血也。故《本病》曰：大经空虚，发为肌痹，传为脉痿。思想无穷，所愿不得，意淫于外，入房太甚，宗筋[2]弛纵，发为筋痿，及为白淫[3]。故《下经》曰：筋痿者，生于肝使内也。有渐于湿[4]，以水为事，若有所留，居处相湿，肌肉濡渍，痹而不仁，发为肉痿。故《下经》曰：肉痿者，得之湿地也。有所远行劳倦，逢大热而渴，渴则阳气内伐，内伐则热舍于肾，肾者水脏也；今水不胜火，则骨枯而髓虚。故足不任身，发为骨痿。故《下经》曰：骨痿者，生于大热也。

帝曰：何以别之？

岐伯曰：肺热者色白而毛败；心热者色赤而络脉溢；肝热者色苍

岐伯回答：肺脏在五脏之中位置最高，又覆盖在心脏之上，是各脏之长，如果精神受到刺激，或个人欲望不能得到满足，则使肺气郁而不畅，发生肺气喘鸣，肺气郁而化热，使肺叶枯焦，津液因此不能被输送到全身，所以说五脏都是因肺叶枯焦得不到营养，产生痿躄，说的就是这个道理。如果悲哀过度，就会损伤心包络，进而损伤心脏，心包络隔绝不通则导致体内阳气妄动，逼迫血液从下部溢出脉外，于是出现小便出血。所以《本病》中说：大经脉空虚，发生脉痹，进一步传变为脉痿。如果不停地胡思乱想，而过分的欲望又不能实现，思想情绪不能安定，房事不加节制，这些都可致使筋脉弛缓，形成筋痿，甚至出现精液自行流出的白淫病。所以《下经》中说：筋痿之病发生于肝，是由于房事太过内伤精气所致。如果长期感受湿邪，使水湿停留体内，或使肌肉受到湿邪浸润，就会出现麻木不仁的症状，最终形成肉痿。所以《下经》中说：肉痿是久居湿地引起的。如果长途跋涉，劳累太甚，又遇上炎热天气，热邪侵入人体，耗伤阴气，出现口渴，进而邪热侵入肾脏，肾为水脏，如果肾水不能制约热邪，灼耗阴精，出现骨枯髓空，两足不能支持身体，就会形成骨痿。所以《下经》中说：骨痿是由于大热所致。

黄帝问道：怎样才可以鉴别这五种痿证？

岐伯回答：肺脏有热会出现面色发白而毛发衰败；心脏有热会出现面色发红而浅表血络充盈；肝脏有热会出现面色发青而爪甲枯槁；脾脏有热会出现面色发

[1]肺鸣：肺属金，金不静则鸣，以"肺鸣"说明肺脏有病。

[2]宗筋：许多筋的集合处称为宗筋。又男子外生殖器称宗筋。

[3]白淫：在男子为遗精；在女子为白带。

[4]渐于湿：谓水湿浸渍，成为病因之一。渐，浸渍的意思。

而爪枯；脾热者色黄而肉蠕动；肾热者色黑而齿槁。

黄而肌肉蠕动；肾脏有热会出现面色发黑而牙齿枯槁。

帝曰：如夫子言可矣。论言[1]治痿者，独取阳明何也？

黄帝说：按照您所说，痿病都是由于肺热叶焦而产生的。但在古代医书中说，治痿应独取阳明，这是什么道理呢？

岐伯曰：阳明者五脏六腑之海，主润宗筋，宗筋主束骨而利机关也。冲脉者，经脉之海也，主渗灌[2]溪谷，与阳明合于宗筋，阴阳揔（zǒng）[3]宗筋之会，会于气街，而阳明为之长，皆属于带脉，而络于督脉。故阳明虚，则宗筋纵，带脉不引，故足痿不用也。

岐伯回答：阳明经是胃的经脉，是五脏六腑营养的源泉，能濡养宗筋，宗筋又可以主管约束骨骼，使关节运动灵活。冲脉是人体十二经气血汇聚的地方，能输送气血渗灌滋养肌肉关节，与阳明经会合于宗筋，阴经与阳经都汇于宗筋，再会合于阳明经的气街处。所以阳明经是这些经脉的统领，又都连属于带脉，而联络于督脉。所以阳明经气血不足，则使宗筋失养而松弛，同时带脉也不能约束收引经脉，而出现两足肌肉痿弱无力，不能运动。

帝曰：治之奈何？

黄帝问道：怎样治疗呢？

岐伯曰：各补其荥而通其俞，调其虚实，和其逆顺，筋脉骨肉，各以其时受月，则病已矣。

岐伯回答：用针刺方法，调补发病经脉的荥穴，疏通各经的输穴，来调整机体的虚实，调和逆乱的气血。无论是筋、脉、骨、肉痿病中的哪种，只要在其相应脏腑之气当旺的月份进行治疗，疾病就会痊愈。

帝曰：善。

黄帝说：讲得好！

厥论篇第四十五

黄帝问曰：厥[4]之寒热者，何也？

黄帝问道：厥病有寒有热，这是怎样形成的？

---

[1] 论言：是古代论治的书籍。
[2] 渗灌：是渗透灌溉的意思。
[3] 揔：同总。
[4] 厥：病证名。指明阳气血逆乱的证候。

岐伯对曰：阳气[1]衰于下则为寒厥，阴气[2]衰于下则为热厥。

帝曰：热厥之为热也，必起于足下者何也？

岐伯曰：阳气起于足五指之表[3]。阴脉者，集于足下而聚于足心，故阳气胜则足下热也。

帝曰：寒厥之为寒也，必从五指而上于膝者，何也？

岐伯曰：阴气起于足五指之里[4]，集于膝下而聚于膝上，故阴气胜则从五指至膝上寒，其寒也，不从外，皆从内也。

帝曰：寒厥何失而然也？

岐伯曰：前阴者，宗筋之所聚，太阴阳明之所合也。春夏则阳气多而阴气少，秋冬则阴气盛而阳气衰。此人者质壮，以秋冬夺于所用，下气上争不能复，精气溢下，邪气因从之而上也。气因于中，阳气衰，不能渗营其经络，阳气日损，阴气独在，故手足为之寒也。

岐伯答道：下部阳气衰竭，发为寒厥；下部阴气衰竭，发为热厥。

黄帝问道：热厥的发热，一般从足底开始，这是什么道理？

岐伯答道：阳经之气循行于足五趾的外侧端，阴经之气汇集于足底而聚于足心，如果阴经之气衰竭而阳经之气偏胜，阳气就会乘机占据阴经的位置，就会导致足底发热。

黄帝问道：寒厥的厥冷，一般从足五趾开始，逐渐至膝部，这是什么道理？

岐伯答道：阴经之气运行于足五趾的内侧端，向上汇集于膝关节部位，如果阳经之气衰竭而阴经之气偏胜，就会导致从足五趾至膝部的寒冷。这种寒冷，不是由于外寒的侵入而造成的，而是由于体内阳气虚弱所致。

黄帝问道：寒厥是因何过失而形成的？

岐伯回答：前阴是宗筋汇聚之处，也是足太阴经和足阳明经汇合之处。一般来说，人体在春夏季节是阳气偏多而阴气偏少，秋冬季节是阴气偏盛而阳气偏衰。如果有些人自恃体质强壮，在秋冬阳气偏衰之时，纵欲或过度劳累，使肾阳虚弱，进而就会向脾胃索取精气，但仍不能使肾阳迅速恢复。肾阳虚，使封藏的功能失常，精气不断溢泄于下，元阳也随之而虚少，致使阴寒之气上逆，停聚于中焦脾胃，使脾胃阳气虚损，无法将水谷精微输送到全身经络，以致阳气没有得到补充而日益亏损，阴寒之气却独胜于内，四肢得不到阳气的温煦，所以出现手足寒冷的症状。

---

　　[1]阳气：指足三阳经脉之气。

　　[2]阴气：指足三阴经脉之气。

　　[3]阳气起于足五指之表：足三阳经均走于足趾的外侧端，故云足三阳经之气均走于足趾的外侧。起，《新校正》云："按《针灸甲乙经》阳气，'起于足'作'走于足'。'起'当作'走'。"为是。指，通趾。表，外也。

　　[4]阴气起于足五指之里：足三阴经均走于足趾的内侧端，故云足三阳经之气均走于足趾的内侧。里，内也。

帝曰：热厥何如而然也？

岐伯曰：酒入于胃，则络脉满而经脉虚。脾主为胃行其津液者也，阴气虚则阳气入，阳气入则胃不和，胃不和则精气竭，精气竭则不营其四肢也。此人必数醉若饱以入房，气聚于脾中不得散，酒气与谷气相薄，热盛于中，故热遍于身，内热而溺赤也。夫酒气盛而慓悍，肾气有衰，阳气独胜，故手足为之热也。

帝曰：厥或令人腹满，或令人暴[1]不知人，或至半日远至一日，乃知人者，何也？

岐伯曰：阴气盛于上则下虚，下虚则腹胀满，阳气盛于上则下气重[2]上而邪气逆，逆则阳气乱，阳气乱则不知人也。

帝曰：善。愿闻六经脉之厥状病能也。

岐伯曰：巨阳之厥，则肿首头重，足不能行，发为眴仆。阳明之厥，则癫疾欲走呼，腹满不

黄帝问道：热厥是怎样形成的？

岐伯回答：饮酒入胃，使体表络脉中血液充满，而使体内经脉空虚。脾脏的功能是输送胃中的营养物质。如果饮酒过度，胃受损伤而阳气盛阴气虚，阳气乘入，以致胃气不和，脾也因之虚衰，脾虚不能化生精微；营养物质枯竭就不能营养四肢。这种人，必是经常醉酒或饱食过后又行房纵欲，导致酒食无法消化而停留胃中，酒气与谷气在胃中相搏，久而转化成热，而出现全身发热、小便赤黄等症状。酒性是热而浓烈的，肾的精气必定会受到损伤而日益虚衰，阴虚则阳气亢盛，所以出现手足发热的症状。

黄帝问道：厥病有的使人腹部胀满，有的使人突然昏倒，不省人事，要半天或者一天的时间才能苏醒，这是什么道理？

岐伯回答：人体上部的阴气充盛，而下部的阳气亏虚，阳气虚少则会引起腹部胀满；上部的阳气偏盛，则下部阳气虚，阴气并而上行，则为邪气，邪气逆于上，气机逆乱则扰乱阳气，阳气逆乱则会造成突然昏倒，不省人事。

黄帝说：讲得好！希望您讲一讲六经发生厥病的表现。

岐伯说：太阳经厥病，出现头肿而沉重的症状，两足不能行走，发作时眩晕仆倒。阳明经厥病，出现疯癫一样的症状，奔跑呼叫，腹部胀满，不得安卧，面部赤热，神志模糊，出现幻觉，胡言乱语。少阳经厥病，表

---

[1] 暴：当"猝然"讲。
[2] 重：当"并"解。

得卧，面赤而热，妄见而妄言。少阳之厥，则暴聋颊肿而热，胁痛，骱不可以运。太阴之厥，则腹满膜胀，后不利，不欲食，食则呕，不得卧。少阴之厥，则口干溺赤，腹满心痛。厥阴之厥，则少腹肿痛，腹胀泾溲[1]不利，好卧屈膝，阴缩肿，骱内热。盛则泻之，虚则补之，不盛不虚，以经取之。

太阴厥逆，骱急挛，心痛引腹，治主病者。少阴厥逆，虚满呕变，下泄清，治主病者。厥阴厥逆，挛腰痛，虚满前闭[2]谵言，治主病者。三阴俱逆，不得前后，使人手足寒，三日死。太阳厥逆，僵仆呕血善衄，治主病者。少阳厥逆，机关不利，机关不利者，腰不可以行，项不可以顾，发肠痈不可治，惊者死。阳明厥逆，喘咳身热，善惊衄呕血。

手太阴厥逆，虚满而咳，善呕沫，治主病者。手心主少阴厥逆，心痛引喉，身热。死不可治。手

现为突发耳聋，面部肿胀发热，两胁疼痛，小腿运动不便。太阴经厥病，可见到腹部胀满，大便不通，不思饮食，如果勉强进食则出现呕吐，不能安卧。少阴经厥病，出现口干，小便色赤，腹部胀满，心痛。厥阴经厥病，可见到小腹肿胀疼痛，大小便不利，喜欢屈膝而卧，阴囊收缩，小腿内侧发热等症状。厥病的治疗，实证用泻法，虚证用补法，对于不实不虚的，可以取发病的经络穴位治疗。

足太阴经的经气厥逆，出现小腿痉挛拘急的现象，并见心痛牵引腹部，应当取患病的经脉穴位进行治疗。足少阴经发生厥逆，有腹部虚饱胀满、呕吐、大便清稀的症状，应取患病经脉上的穴位进行治疗。足厥阴经发生厥逆，有腰痛、痉挛、腹部虚性胀满、小便不通、胡言乱语等症状，应选取患病经脉上的穴位进行治疗。如果太阴、少阴、厥阴三阴经脉都发生厥逆，就会出现大小便不通、手足寒冷等症状，病人会在三天后死亡。足太阳经发生厥逆，有身体僵直跌倒、呕吐带血、鼻部出血的现象，应当取患病的经脉穴位进行治疗。足少阳经发生厥逆，关节活动不利，腰部不能自如活动，颈项发僵不能转动，如果伴发肠痈，则为不治之证；如果病人发惊，就可能死亡。足阳明经发生厥逆，会有咳嗽、身体发热、容易受惊、鼻部出血、呕血等现象，应选取患病经脉上的穴位进行治疗。

手太阴经发生厥逆，出现腹部虚性胀满，并有咳嗽，常常呕吐涎沫，应当取患病经脉上的穴位进行治疗。手厥阴和手少阴经发生的厥逆，有心痛连及咽喉、身体发热的现象，这是难治愈的病证。手太阳经

---

[1]泾溲：泾，指大便；溲，指小便。

[2]前闭：指小便不通。

太阳厥逆，耳聋泣出，项不可以顾，腰不可以俯仰，治主病者。手阳明少阳厥逆，发喉痹，嗌肿，痓（zhì）[1]，治主病者。

发生厥逆，有耳聋、流泪、颈项发僵不能回顾、腰部发僵不能俯仰的症状，应当选取患病经脉上的穴位进行治疗。手阳明经和手少阳经发生厥逆，多为喉痹，有咽部肿痛、颈项强直的症状，应当取患病经脉上的穴位进行治疗。

---

[1]痓：《新校正》引全元起本作"痉"。痓，此处指颈项强直。

卷第十三

病能论篇第四十六

黄帝问曰：人病胃脘痈者，诊当何如？

岐伯对曰：诊此者，当候胃脉[1]，其脉当沉细，沉细者气逆，逆者人迎甚盛，甚盛则热；人迎者胃脉也，逆而盛，则热聚于胃口而不行，故胃脘为痈也。

帝曰：善。人有卧而有所不安者，何也？

岐伯曰：脏有所伤及，精有所之寄[2]，则安，故人不能悬[3]其病也。

帝曰：人之不得偃卧者，何也？

黄帝问道：有患胃脘痈病的人，应当如何诊断呢？

岐伯回答：诊断这种病，应当先诊病人的胃脉，他的脉搏往往是沉细的，沉细表示胃气上逆，胃气上逆就会见到人迎脉过盛，说明体内有热。人迎脉属于胃脉所过的地方，胃气上逆则跳动过盛，说明热气聚集于胃口而不得散发，所以胃脘部发生痈肿。

黄帝说：讲得好。有人睡卧不宁，这是什么原因呢？

岐伯说：是因为五脏有所损伤。要等到损伤恢复，精神有所寄托，才能睡卧安宁，所以一般人不能得知他患的是什么病。

黄帝说：人不能仰卧是什么原因呢？

---

[1]胃脉：经文自注："人迎者，胃脉也。"故指人迎脉。

[2]精有所之寄：五脏为精神之所舍。五脏损伤，就睡眠不安。精有所之寄，即五脏之损伤恢复，精神有所归宿之意。

[3]悬：猜测的意思。

岐伯曰：肺者脏之盖也，肺气盛则脉大，脉大则不得偃卧，论在《奇恒阴阳》中。

帝曰：有病厥者，诊右脉沉而紧，左脉浮而迟，不然病主安在？

岐伯曰：冬诊之，右脉固当沉紧，此应四时，左脉浮而迟，此逆四时，在左当主病在肾，颇关在肺，当腰痛也。

帝曰：何以言之？

岐伯曰：少阴脉贯肾络肺，今得肺脉[1]，肾为之病，故肾为腰痛之病也。

帝曰：善。有病颈痈者，或石治之，或针灸治之，而皆已。其真安在？

岐伯曰：此同名异等[2]者也。夫痈气之息者，宜以针开除去之。夫气盛血聚者，宜石而泻之，此所谓同病异治也。

帝曰：有病怒狂者，此病安生？

岐伯说：肺脏的位置最高，覆盖五脏六腑，如果肺脏被邪气所犯，邪气充盛，就会使肺脏的脉络胀大，肺气不利，呼吸急促，所以不能仰卧。在《奇恒阴阳》中有这方面的论述。

黄帝说：患厥病的人，诊得右脉沉而紧，左脉浮而迟，不知道病变在什么部位？

岐伯说：因为是冬天诊察到该病的脉象，右脉本应当沉紧，这是和四时相应的正常脉象；但左脉浮迟，则是逆四时的反常脉象。因病脉见于左手，又是冬季，所以病变在肾，浮迟为肺脉，所以与肺脏关联。腰为肾之府，所以应当出现腰痛的症状。

黄帝说：为什么这样说呢？

岐伯说：足少阴的经脉贯肾脏，并上络于肺，现在冬季肾脉部位却见到浮迟的肺脉，这是肾气不足的表现。肾脏有病，所以会出现腰痛。

黄帝说：讲得好。患有颈痈病的人，或用砭石治疗，或用针灸治疗，都能够治愈，那这是什么道理呢？

岐伯说：这是因为病名虽然相同，但疾病的程度却有所不同。同是颈痈，因为气滞不行所致的，可以用针刺的方法开泄停滞之气；因为邪气亢盛，血液停聚所致的，可以用砭石的方法泻除瘀血。这就是所谓的同病异治。

黄帝问：有的病人会出现发怒狂躁，这种病是怎样发生的呢？

---

[1]肺脉：即上文所言之"浮而迟"之脉。

[2]异等：等，即类。异等，就是异类。

岐伯曰：生于阳也。

帝曰：阳何以使人狂？

岐伯曰：阳气者，因暴折[1]而难决，故善怒也，病名曰阳厥。

帝曰：何以知之？

岐伯曰：阳明者常动[2]，巨阳少阳不动[3]，不动而动大疾，此其候也。

帝曰：治之奈何？

岐伯曰：夺其食即已。夫食入于阴，长气于阳，故夺其食即已。使之服以生铁洛[4]为饮，夫生铁洛者，下气疾也。

帝曰：善。有病身热解墯，汗出如浴。恶风少气，此为何病？

岐伯曰：病名曰酒风。

帝曰：治之奈何？

岐伯曰：以泽泻、术各十分，麋衔[5]五分，合以三指撮[6]为后饭。

所谓深之细者，其中手如针也。

岐伯答：这是由于阳气逆乱造成的。

黄帝又问：怎样知道是阳气逆乱所引发疾病的呢？

岐伯答：这是由于病人突然遭受到了巨大的精神刺激，并且又不能很好地解决，所以就会容易发怒狂躁，这种病称为阳厥。

黄帝又问：怎样知道是阳厥病呢？

岐伯说：在正常的情况下，阳明经脉是搏动明显，跳动不休的，而太阳、少阳经的脉搏动不明显。现在原本搏动不明显的太阳、少阳经脉却搏动得急数而明显，这就是阳厥病的征象。

黄帝问：如何治疗呢？

岐伯说：减少病人的饮食，就可以痊愈。因为食物入胃，经过消化吸收，就会助长阳气，所以减少病人的饮食，使过盛的阳气衰减下来，疾病就可以痊愈。再给病人服用生铁洛饮，因为生铁洛饮有降气开结的作用。

黄帝说：讲得好。有的病人全身发热，身体倦息乏力，四肢沉重，汗出多得像洗澡一样，怕风，气短，这是什么病呢？

岐伯说：病名叫酒风。

黄帝问：如何治疗呢？

岐伯说：用泽泻和白术各十分，麋衔五分，混合在一起，研为末，每次服三指撮，在饭前服下。

所谓深按而得细脉，脉象在指下细小如针，必须

---

[1] 暴折：指突然受到难以忍受的刺激。

[2] 阳明者常动：指大迎、人迎、冲阳等处的脉搏，搏动明显。

[3] 巨阳少阳不动：指太阳经的委中、昆仑，少阳经的听会、悬钟等处，其脉搏动不显。

[4] 生铁洛：是指冶炼钢铁时锤落下来的铁屑，具有降气开结、清热、重镇安神的功效。

[5] 麋衔：一名薇衔。味苦，平，治风湿痹、历节痛、鼠瘘痈肿。

[6] 三指撮：指用三个手指头撮药末，以计药量。

摩之切之，聚者坚也，博者大也。《上经》者，言气之通天也。《下经》者，言病之变化也。《金匮》者，决死生也。《揆度》者，切度之也。《奇恒》者，言奇病也。所谓奇者，使奇病不得以四时死也。恒者，得以四时死也。所谓揆者，方切求之也，言切求其脉理也。度者，得其病处，以四时度之也。

仔细地按摩切循，凡脉气聚而不散的就是坚脉的脉象；脉象搏击手指下的是大脉。《上经》是论述人体生理功能与自然界相互关系的；《下经》是论述疾病发展变化的；《金匮》是论述疾病诊断以及决断死生的；《揆度》是论述切脉以诊断疾病的；《奇恒》是论述特殊疾病的。所谓奇，是指死生不受四时季节的影响；所谓恒，是指死生会受到四季变化的影响；所谓揆，是指切按脉象，以推算疾病的所在及其病因病理；所谓度，是指从切脉得其病处，并结合四时气候的变化对人体的影响，进行分析判断，来推测疾病的轻重宜忌。

奇病论篇第四十七

黄帝问曰：人有重身，九月而喑[1]，此为何也？

岐伯对曰：胞之络脉绝[2]也。

帝曰：何以言之？

岐伯曰：胞络者系于肾，少阴之脉贯肾，系舌本，故不能言。

帝曰：治之奈何？

岐伯曰：无治也，当十月复。《刺法》曰：无损不足，益有余，以成其疹（chèn）。然后调之。所谓无损不足者，身羸（léi）瘦，无用镵石[3]也；无益其有余者，腹

黄帝问道：有的妇女怀孕到九个月时，说话发不出声，这是什么病？

岐伯回答：这是因为胞中的络脉被胎儿压迫，阻绝不通所致。

黄帝又问：为什么这样说呢？

岐伯答：胞中的络脉与肾脏连系，而足少阴肾脉贯穿肾脏，向上系于舌本，而胞中络脉受阻，肾脉气血不能上通于舌，舌本失养，所以不能说话。

黄帝问：如何治疗呢？

岐伯答：不需要治疗。等到怀胎十月分娩之后，胞中络脉通畅，声音就会自然恢复。《刺法》上说："无损不足，益有余"，就是说正气不足的时候不可用泻法，邪气有余的时候不可用补法，以免因误治而造成疾病。所谓"无损不足"，就是指怀孕九个月而身体虚弱的，不可再用针石的方法治疗以伤其正气。所谓"无益其有余"，就是腹中已有身孕而又妄用泻法，用泻法则精气

---

[1] 喑：指声哑。

[2] 绝：阻隔不通的意思。

[3] 镵石：镵，即镵针，九针之一，头大末锐，形如箭头。石，指砭石，古代石制针刺工具。

中有形而泄之，泄之则精出而病独擅中，故曰疹成也。

耗伤，使病邪独居于中，所以误治会造成疾病。

帝曰：病胁下满气逆，二三岁不已，是为何病？

黄帝说：有的病人胁下胀满，气逆喘促，二三年不愈，这是什么疾病呢？

岐伯曰：病名曰息积，此不妨于食，不可灸刺，积[1]为导引服药，药不能独治也。

岐伯说：病名叫息积，这种病在胁下而不在胃，所以不妨碍饮食，治疗时不能用艾灸和针刺方法治疗，必须要用导引法疏通气血，并结合药物慢慢调治，不能单纯地靠药物治疗。

帝曰：人有身体髀股胻皆肿，环脐而痛，是为何病？

黄帝说：有的病人大腿、小腿部都肿胀疼痛，并且有环绕肚脐周围疼痛的症状，这是什么疾病呢？

岐伯曰：病名曰伏梁，此风根也。其气溢于大肠而著于肓，肓之原在脐下，故环脐而痛也。不可动之，动之为水溺涩之病也。

岐伯说：这种病的病名叫伏梁，是由于风邪久留于体内所致。邪气散于大肠，停于肓膜，由于肓膜的起源在肚脐下部，所以会有环绕脐部疼痛的症状。这种病不可用攻下的方法治疗，否则就会出现小便涩滞不利。

帝曰：人有尺脉数甚，筋急而见，此为何病？

黄帝说：有的病人尺脉搏跳动数疾，筋脉痉挛拘急外现的，这是什么病呢？

岐伯曰：此所谓疹筋[2]，是人腹必急，白色黑色见，则病甚。

岐伯说：这就是疹筋病，病人的腹部必定会出现拘急，如果面部出现白色或黑色，说明病情更加严重。

帝曰：人有病头痛以数岁不已，此安得之，名为何病？

黄帝说：有的病人患头痛数年不愈，这是怎么得的？叫作什么病呢？

岐伯曰：当有所犯大寒，内至骨髓，髓者以脑为主，脑逆故令头痛，齿亦痛，病名厥逆。

岐伯说：由于感受了严重的寒邪，寒邪向内侵入骨髓，而脑为髓海，寒气由骨髓向上侵犯到头脑，所以使人头痛，齿为骨之余，所以牙齿也痛。病由寒邪上逆所致，所以病名叫作厥逆。

帝曰：善。

黄帝说：讲得好。

---

[1] 积：渐次，积累的意思。

[2] 疹筋：疹，即病。病在筋，故称"疹筋"。

帝曰：有病口甘者，病名为何？何以得之？

岐伯曰：此五气之溢也，名曰脾瘅[1]。夫五味入口，藏于胃，脾为之行其精气，津液在脾，故令人口甘也，此肥美之所发也，此人必数食甘美而多肥也。肥者令人内热，甘者令人中满，故其气上溢，转为消渴[2]。治之以兰[3]，除陈气也。

黄帝说：有的病人口中发甜，这是什么病？是怎样得的呢？

岐伯说：这是由于饮食物的精气向上泛溢所致，病名叫脾瘅。饮食入胃，经过消化，由脾脏将精微物质输布到全身。如果脾脏的功能失常，致使津液停留，向上泛溢，就会使人口中发甜，这是由于饮食过于肥甘美味而引起的疾病。这类病人，都喜欢吃甘美而肥腻的食物，厚味能使人生内热，甘味能使人腹部满闷，所以使脾脏的运化失常，脾热上溢就会转变成消渴病。此病可以用兰草治疗，以排出蓄积郁热之气。

帝曰：有病口苦，取阳陵泉。口苦者病名为何？何以得之？

岐伯曰：病名曰胆瘅。夫肝者，中之将也，取决于胆，咽为之使，此人者，数谋虑不决，故胆虚气上溢而口为之苦。治之以胆募俞，治在《阴阳十二官相使》中。

黄帝说：有的病人口中发苦，应取足少阳胆经的阳陵泉穴治疗，这是什么病？是怎样得的呢？

岐伯说：这是胆瘅。肝脏如同将军，主管出谋划策，胆如同公正的法官，主管决断。肝胆的经脉都经过咽部，所以咽部如同肝胆的信使。此类病人常常多虑而不能决断，情绪苦闷，造成肝胆功能失常，胆汁循经上泛，所以口中发苦。治疗时应针刺胆经的募穴和俞穴。这种治法，记载于《阴阳十二官相使》中。

帝曰：有癃者，一日数十溲，此不足也。身热如炭，颈膺如格，人迎躁盛，喘息气逆，此有余也。太阴脉微细如发者，此不足也。

黄帝说：有患癃病的，一天要小便数十次，这是正气不足的现象。同时身热如炭火一般，咽喉与胸部有阻塞不通的感觉，人迎脉躁动急数，呼吸喘促而肺气上逆，这些又都是邪气有余的现象。寸口脉微细如发，这也是正气不足的表现。这种病的病位在哪里？是什么

---

[1] 瘅：热的意思。

[2] 消渴：病名。症状有口渴、易饥、小便多、消瘦。为内热日久，伤及阴气所致。

[3] 兰：指兰草。

其病安在？名为何病？

岐伯曰：病在太阴，其盛在胃，颇在肺，病名曰厥，死不治。此所谓得五有余二不足也。

帝曰：何谓五有余[1]二不足[2]？

岐伯曰：所谓五有余者，五病之气有余也，二不足者，亦病气之不足也。今外得五有余，内得二不足，此其身不表不里，亦正死明矣！

帝曰：人生而有病颠疾[3]者，病名曰何？安所得之？

岐伯曰：病名为胎病，此得之在母腹中时，其母有所大惊、气上而不下，精气并居，故令子发为颠疾也。

帝曰：有病疡然[4]如有水状，切其脉大紧，身无痛者，形不瘦，不能食，食少，名为何病？

岐伯曰：病生在肾，名为肾风，肾风而不能食，善惊，惊已心气痿

病呢？

岐伯说：病位在太阴，由于胃热过盛，影响到肺，症状偏重在肺，病名为厥病，属于难治的疾病，有死亡的危险。这就是所谓"五有余二不足"的病证。

黄帝说：什么叫"五有余二不足"呢？

岐伯说：所谓"五有余"就是指五种邪气有余的证候。所谓"二不足"，就是两种正气不足的证候。现在病人表现出来的是外部为五种有余，内部为两种不足。这种病即不是单纯的表证，也不是单纯的里证，不表不里，补泻难施，所以说必死无疑。

黄帝说：有的人出生以后就患有"癫疾"，这是什么病？是怎样得的呢？

岐伯说：病名为胎病。是因为胎儿在母体时，其母曾受到过强烈的惊吓，使气机逆行，精气也随之上逆，影响了胎儿的正常发育，所以在出生后就患了"癫痫"病。

黄帝说：有的病人面色不荣而浮肿，像有水一样，脉象大而紧，身体没有疼痛，形体也不消瘦，但不能吃饭，或者吃得很少，这种病叫什么呢？

岐伯说：这种病发生在肾脏，叫作肾风。肾风病人出现不能进食，经常感到惊恐，若在惊恐后，心气

---

[1]五有余：指身热如炭、颈膺如格、人迎躁盛、喘息、气逆。

[2]二不足：指脉细微如发、小便一日数十次。

[3]颠疾：即癫痫。一说为颠顶之疾，如头痛等。

[4]疡然：指面部浮肿的样子。

者死。

帝曰：善。

大奇论篇第四十八

肝满肾满肺满皆实，即为肿。肺之雍，喘而两胠满；肝雍，两胠满，卧则惊，不得小便；肾雍，脚下至少腹满，胫有大小，髀胻大跛，易偏枯。

心脉满大，痫瘛筋挛；肝脉小急，痫瘛筋挛；肝脉骛（wù）暴[1]，有所惊骇，脉不至若喑，不治自已。肾脉小急，肝脉小急，心脉小急，不鼓，皆为瘕[2]。

肾肝并沉为石水，并浮为风水，并虚为死，并小弦欲惊。肾脉大急沉，肝脉大急沉，皆为疝。心脉搏滑急为心疝[3]。肺脉沉搏为肺疝[4]。三阳急为瘕，三阴急为疝。二阴急为痫厥[5]，二阳急为惊。

萎弱不能恢复的，就会死亡。

黄帝说：讲得好。

肝经、肾经、肺经被邪气壅滞而满实，脉按之有力，会发生肿胀。肺脉壅滞，会出现喘息而两胁胀满。肝脉壅滞，会出现两胁胀满，睡眠惊悸不安，小便不利。肾脉壅滞，会出现胁下至小腹胀满，两侧小腿大小不一，大腿与小腿发生肿胀，行走不便，且易发展为半身不遂。

心脉满而大，心经热盛，耗伤肝阴，筋脉失养，则出现癫痫抽搐，筋脉拘挛。肝脉小而急，肝脏虚寒，也会出现癫痫抽搐，筋脉拘挛。肝脉的搏动急速，是突然受到了惊吓；如果按不到脉搏，或突然出现失音的症状，也是因受到了惊吓一时气逆而致脉气不通，不需要治疗，可以自行恢复。肾脉、肝脉、心脉小而急，搏动不明显，是气血积聚在腹中，都会发为瘕病。

肾脉和肝脉均见到沉脉，为石水病；如果均见浮脉，则为风水病；如果均见虚脉，是危险的病证；如果均见小而弦之脉，说明将要发生惊病；如果见肾脉大急而沉，或肝脉大急而沉，均为疝病的表现；心脉的脉象滑利而急，为心疝的表现；肺脉沉而搏击于指下，为肺疝的表现；如果见膀胱脉和小肠脉紧急，是瘕病的表现；如果见脾脉和肺脉紧急，是疝病的表现；心脉和肾脉紧急，是痫厥病的表现；胃脉和大肠脉紧急，是惊病的表现。

---

[1] 骛暴：迅速奔跑。

[2] 瘕：病名，气血积聚而成，有时在腹部可以摸到硬块。

[3] 心疝：指寒邪侵犯心经而成的疝病。

[4] 肺疝：指寒邪侵犯肺经而成的疝病。

[5] 痫厥：指昏迷不省人事。

脾脉外鼓，沉为肠澼，久自已。肝脉小缓为肠澼，易治。肾脉小搏沉，为肠澼下血，血温身热者死。心肝澼亦下血，二脏同病者可治。其脉小沉涩为肠澼，其身热者死，热见七日死。

脾脉见沉，并有向外鼓动之象，则为肠澼，虽然日久，但内脏之气没有受到伤害，仍会自愈；见到肝脉小而缓，说明肠澼病较轻，容易治愈；见到肾脉沉小而搏动，是肠澼而下血，如果见到血溢身热，为预后不良；心肝二脏所发生的肠澼，也会见到大便出血，如果是两脏同病的，可以治疗；如果见到脉小沉而涩滞的肠澼，兼有身体发热，预后多不良，如连续身热七天，多属死证。

胃脉沉鼓涩，胃外鼓大；心脉小坚急，皆鬲偏枯。男子发左、女子发右，不暗舌转可治，三十日起。其从者[1]暗，三岁起；年不满二十者，三岁死。脉至而搏，血衄身热者死。脉来悬钩浮为常脉。脉至如喘，名曰暴厥，暴厥者不知与人言。脉至如数，使人暴惊，三四日自已。

胃脉沉而涩滞，或者浮大而应指明显，以及心脉细小而坚硬急疾，都属于气血阻塞不通的表现，会发展为半身不遂的偏枯病。通常，男子发病在左侧，女子发病在右侧。病人说话正常，舌体转动灵活的，可以治疗，经过三十天左右就可以痊愈。如果男子病在右，女子病在左，不能说话的，需要三年才能痊愈。如果病人年龄不满二十岁，那么大约三年就要死亡。脉象搏动强硬有力，见到鼻部出血，身体发热，有死亡的危险。脉象浮悬无根，是失血的常见脉象。脉来喘急，病人突然昏厥，不能言语，是暴厥病。若病人突然受到惊吓，脉搏跳动频数，经过三四天就会恢复正常。

脉至浮合[2]，浮合如数，一息十至以上，是经气予不足也，微见九十日死。脉至如火薪然，是心精之予夺也，草干而死。脉至如散叶，是肝气予虚也，木叶落而死。脉至如省客，省客者脉塞而鼓，是肾气予不足也，悬去枣华[3]而死。脉至如丸泥，是胃精予不足也，榆荚

脉来时如浮波之合，像热盛时的数脉一样急疾，一呼一吸跳动十次以上，这是十二经脉的精气均已不足的现象，从开始见到这种脉象起，经过约九十天就要死亡。脉来时如新燃之火一样，其形不定，这是心脏的精气予以夺失，等到冬季野草干枯的时候，就要死亡。脉来时如散落的树叶，浮泛无根，这是肝脏精气虚弱衰竭，等到秋天落叶的时候，就要死亡。脉象忽来忽去，时而停止不动，时而搏指有力，这是肾脏精气虚弱衰竭，等到枣树开花的时候，就会死亡。脉象如泥丸，虽圆，但坚硬而不滑利，这是胃腑精气虚弱衰竭，等到榆荚枯落的时候，就要死亡。脉象长而

---

[1] 其从者：指男子发病在右侧，女子发病在左侧。

[2] 浮合：形容脉象如水的波浪，忽分忽合，极难分辨清楚。

[3] 悬去枣华：悬，是花开；去，是花落；华，同花。枣花开的时候是初夏。

落[1]而死。脉至如横格，是胆气予不足也，禾熟而死[2]。脉至如弦缕，是胞精予不足也，病善言，下霜而死，不言，可治。

脉至如交漆[3]，交漆者左右傍至也，微见三十日死。脉至如涌泉，浮鼓肌中，太阳气予不足也。少气味，韭英而死[4]。脉至如颓土[5]之状，按之不得，是肌气[6]予不足也。五色先见黑，白垒发死。脉至如悬雍[7]，悬雍者浮揣切之益大，是十二俞之予不足也，水凝而死。脉至如偃刀[8]，偃刀者浮之小急，按之坚大急，五脏菀（yù）熟[9]，寒热独并于肾也，如此其人不得坐，立春而死。脉至如丸滑不直手，不直手者按之不可得也。是大肠气予不足也，枣叶生而死。脉至如华者，令人

坚硬，犹如横木在指下，这是胆精气虚弱衰竭，在谷类成熟的时候，就要死亡。脉来时紧急如弦，细小如缕，这是胞络精气虚弱衰竭，如果出现多言多语的表现，说明真阴亏损而虚阳外现，等到下霜的时候，就会死亡；如果病人喜静而不多言，则可以治疗。

脉来时如交漆，缠绵不清，左右旁至，为阴阳偏败，从开始见到这种脉象起，三十日就会死亡。脉象搏动如泉水上涌，浮而有力，鼓动于肌肉中，这是足太阳膀胱精气虚弱衰竭，出现小便清长少气味，等到韭菜茂盛的时候，就要死亡。脉象虚大无力，如同腐土一般，这是脾脏精气虚弱衰竭，如果面部先见到黑色，等到春天白藟发生的时候，就要死亡。脉象如悬雍一样上大下小，轻按脉小，重按脉大，这是十二经俞穴精气虚弱衰竭，会在冬季结冰的时候死亡。脉来时如仰卧的刀口，轻按小而急，重按大而坚，这是五脏郁热形成的寒热相交侵犯于肾脏，病人不能久坐，会在立春的时候死亡。脉象如弹丸，短小而滑利，按之即无，这是大肠精气虚弱衰竭，等到枣树生叶的时候，就要死亡。脉象如草木之花，轻浮柔弱，病人易惊恐不安，坐卧不宁，内心多疑，行走站立时常有幻觉出现，好像听到声音，这是小肠精气虚弱衰竭，等到秋末的时候就要死亡。

[1] 榆荚落：是指榆荚脱落的时候，即农历三月。

[2] 禾熟而死：是说稻子成熟的时候，即秋天，就会死亡。禾，指稻。

[3] 交漆：形容脉搏如绞滤漆汁，四面流散。交，同绞。

[4] 韭英而死：意思是死亡的时间在能吃到新鲜韭菜的时候。英，指叶子。韭英，就是韭菜叶子。

[5] 颓土：指朽土。形容脉象虚大而无力，按之即空。

[6] 肌气：脾主肌肉、肌气，指脾脏的精气。

[7] 悬雍：指喉间的悬雍垂。形容脉象浮取更大，稍按即小。

[8] 偃刀：形容脉象如仰起之刀口利锐而背坚厚，浮取小急，按之则坚大。偃，即仰。

[9] 菀熟：即郁热。菀同郁；熟同热。

善恐，不欲坐卧，行立常听，是小
肠气予不足也，季秋而死。

脉解篇第四十九

太阳所谓肿腰脽（shuí）痛者，正月太阳寅[1]，寅太阳也。正月阳气出在上而阴气盛，阳未得自次也，故肿腰脽痛也。病偏虚为跛者，正月阳气冻解地气而出也。所谓偏虚者，冬寒颇有不足者，故偏虚为跛也。所谓强上引背者，阳气大上而争，故强上也。所谓耳鸣者，阳气万物盛上而跃，故耳鸣也。所谓甚则狂颠疾者，阳尽在上而阴气从下，下虚上实，故狂颠疾也。所谓浮为聋者，皆在气也。所谓入中[2]为喑者，阳盛已衰，故为喑也。内夺[3]而厥，则为喑俳（pái）[4]，此肾虚也，少阴不至者，厥也。

太阳经病变出现腰肿和臀部疼痛的症状，是因为正月属太阳，而月建在寅。正月是阳气升发的季节，但阴寒之气尚盛，以致阳气未能按正常时间旺盛，所以出现腰肿和臀部疼痛的症状。有的病人阳气不足，会发生跛足，这是因为正月阳气上升，促使冰冻解散，地气随阳气上出，由于寒冬的影响，人体阳气尚为不足，所以阳气在一侧偏虚，而出现跛足的症状。有的病人颈项强急而牵连背部，是因为阳气上升而发生争扰所导致的。有的病人出现耳鸣的症状，是因为阳气过盛，像向上生长的万物一样活跃，所以出现耳鸣。有的病人发生癫狂，是因为阳气聚集在上部，阴气停留于下部，出现下虚而上实的状况，所以会发生癫狂。有的病人因阳气上逆而致耳聋，是因为气分失调所造成的。如果房事不节，纵欲过度，使精气耗散，就会发生喑痱病，这是因为肾虚，少阴经气不达四肢的缘故，还可引起四肢厥逆。

少阳所谓心胁痛者，言少阳盛

少阳经病变出现心胁疼痛的症状，是因为少阳经

[1]正月太阳寅：此为古代天文学的知识。以十二地支将地平方位进行分配。通过观察北斗七星斗柄所指向的方位，来确定时令。即正月指向寅位，二月指向卯位，三月指向辰位，四月指向巳位，五月指向午位，六月指向未位，七月指向申位，八月指向酉位，九月指向戌位，十月指向亥位，十一月指向子位，十二月之象丑位，称为月建。又正月为一年之首，太阳为三阳主气，故三阳以太阳为首，所以正月属太阳，月建在寅，所以说正月太阳寅。

[2]入中：指进入内部的阳气。

[3]内夺：即色欲过度，使精气耗散的意思。

[4]喑俳：指不能说话，四肢软弱，不能运动。

也。盛者心之所表也，九月阳气尽而阴气盛，故心胁痛也。所谓不可反侧者，阴气藏物也，物藏则不动，故不可反侧也。所谓甚则跃者，九月万物尽衰，草木毕落而堕，则气去阳而之阴，气盛而阳之下长，故谓跃。

在九月时气盛，月建在戌，少阳脉散络心包，为心之表。九月阳气将尽，阴气方盛，邪气进入经脉，所以心胁部发生疼痛。有的病人出现不能侧身转动，这是因为九月阴气渐盛，万物皆潜藏不动，少阳经气受其影响，所以不能转侧。有的病人少阳经病变而出现想要跳跃的情况，这是因为九月万物衰败，草木凋亡，人体的阳气也由表入里，盛于下部而鼓动于阴分，少阳脉下出足之外踝，所以病人才会出现想要跳跃的状态。

阳明所谓洒洒[1]振寒者，阳明者午也[2]，五月盛阳之阴也，阳盛而阴气加之，故洒洒振寒也。所谓胫肿而股不收者，是五月盛阳之阴[3]也。阳者衰于五月，而一阴气上，与阳始争，故胫肿而股不收也。所谓上喘而为水者，阴气下而复上，上则邪客于脏腑间，故为水也。所谓胸痛少气者，水气在脏腑也；水者阴气也，阴气在中，故胸痛少气也。所谓甚则厥，恶人与火，闻木音则惕然而惊者，阳气与阴气相薄，水火相恶，故惕然而惊也。所谓欲独闭户牖（yǒu）而处者，阴阳相薄也，阳尽而阴盛，故欲独闭户牖而居。所谓病至则欲乘高而歌，

阳明经病变，病人出现洒洒振寒的症状，这是因为阳明旺于五月，月建在午，五月是阳气极盛而阴气初生的时候，阴气加于盛阳之上，寒热相搏，所以出现寒栗的症状。有的病人出现足胫浮肿而大腿弛缓不收，这是因为五月阳气盛极而开始衰败，阴气开始逐渐上升，向上与阳气相争，致使阳明经脉不和，所以足胫浮肿而两腿弛缓不收的症状。有的病人发生水肿而致喘息，这是因为阴气自下而上逆，居于脏腑之间，水气不化，故为水肿之病，水气上犯肺脏，所以出现喘息的症状。有的病人胸部疼痛呼吸短浅，也是由于水邪留于脏腑之间，水液属于阴气，停留于脏腑，上逆于心肺，所以出现胸痛呼吸短浅的症状。有病情严重的病人甚至会出现厥病，害怕见到人和火光，如果听到木击的声音则惊惕不安，这是由于阳气与阴气相争，水火不相协调，所以出现惊惕的症状。有的病人喜欢关闭门窗而独居，是由于阴气与阳气相争，阴盛而阳负，阴性主静，所以要关闭门窗，独自居住。阳明病病情严重，病人登到高处，胡乱唱歌，丢弃衣服，到处奔跑，这是由于阴阳二气相争，阳盛阴负且邪气并于阳经，阳主热主动，热盛于上，因此病人喜欢登高而歌，热盛于外，所以要弃衣而走。病人出现头痛、鼻塞、流涕和腹部胀肿等症状，是由于阳明经的邪气上逆，向上侵犯头部的细小络脉，所以出现头痛、鼻塞、流涕的症状，如果逆于太阴经，就

---

[1] 洒洒：形容非常寒冷的样子。

[2] 阳明者午也：阳明为阳之盛，相当于五月，五月月建在午，所以说"阳明者午也"。

[3] 五月盛阳之阴：是说五月阳气到达极点，而阴气也开始逐渐生长了。

弃衣而走者，阴阳复争而外并于阳，故使之弃衣而走也。所谓客孙脉则头痛鼻衄腹肿者，阳明并于上，上者则其孙络太阴也，故头痛鼻衄腹肿也。

太阴所谓病胀者，太阴子也，十一月万物气皆藏于中，故曰病胀。所谓上走心为噫者，阴盛而上走于阳明，阳明络属心，故曰上走心为噫也。所谓食则呕者，物盛满而上溢，故呕也。所谓得后与气则快然如衰者，十二月阴气下衰，而阳气且出，故曰：得后与气则快然如衰也。

少阴所谓腰痛者，少阴者肾也，十月万物阳气皆伤，故腰痛也。所谓呕咳上气喘者，阴气在下，阳气在上，诸阳气浮，无所依从，故呕咳上气喘也。所谓色色[1]不能久立，久坐起则目䀮䀮无所见者，万物阴阳不定未有主也[2]，秋气始至，微霜始下，而方杀万物，阴阳内夺，故目䀮䀮无所见也。所谓少

会出现腹部肿胀的症状。

太阴经脉病变出现腹胀症状，这是因为太阴为阴中之至阴，应于十一月，月建在子，此时阴气最盛，万物闭藏，人体阳气也闭藏于体内，脾经散布于腹部，所以出现腹部胀满的症状。有的病人出现噫气，是因为阴气亢盛，向上走于阳明胃经，足阳明经络通于心，所以阴气向上侵犯于心就会发生嗳气。有的病人进食后立即呕吐，这是因为脾经功能减弱，不能运化食物，胃中盛满而上溢，所以发生呕吐的症状。有的病人大便和矢气后，会觉得爽快而腹满减轻，这是因为十二月阴气盛极而逐渐衰弱，阳气初生，人体也是一样，腹中阴邪得以下行，所以腹胀嗳气的病人得到大便或矢气后，就觉得爽快，就像病减轻了似的。

少阴经病变出现腰痛的症状，这是因为足少阴经应在七月，月建在申，七月阴气初生，万物肃杀，阳气被抑制，人体阳气衰弱，所以出现腰痛的症状。病人出现呕吐、咳嗽、气逆而喘等症状，这是因为阴气盛于下，阳气浮越于上而无所依附，所以气上逆而出现呕吐、咳嗽、气逆而喘的症状。有的病人身体衰弱不能久立、久坐，起立时则眼花缭乱，视物不清，这是因为阴阳之气交替尚未安定，万物因受肃杀之气影响而衰退，人体阴阳之气衰夺，所以视物不清，眼花缭乱。有的病人少气善怒，是因为秋天阳气下降，失去调和作用，少阳经阳气不得外出，阳气郁滞在内，肝气郁结不得疏泄，不能约束其所管，故容易发怒，怒

---

[1]色色："色"当从《黄帝内经太素》作"邑"。邑邑，心神不安的样子。

[2]未有主也：指阴阳交替，尚未确定。

气善怒者，阳气[1]不治，阳气不治则阳气不得出，肝气当治而未得，故善怒，善怒者名曰煎厥。所谓恐如人将捕之者，秋气万物未有毕去，阴气少，阳气入，阴阳相薄，故恐也。所谓恶闻食臭者，胃无气，故恶闻食臭也。所谓面黑如地色者，秋气内夺，故变于色也。所谓咳则有血者，阳脉伤也，阳气未盛于上为脉满，满则咳，故血见于鼻也。

厥阴所谓癞（tuí）疝，妇人少腹肿者，厥阴者辰也，三月阳中之阴，邪在中，故曰癞疝少腹肿也。所谓腰脊痛不可以俯仰者，三月一振荣华，万物一俯而不仰[2]也。所谓癞癃疝肤胀者[3]，曰阴亦盛而脉胀不通，故曰癞癃疝也。所谓甚则嗌干热中者，阴阳相薄而热，故嗌干也。

则其逆而厥，叫作"煎厥"。有的病人恐惧不安好像被人捉捕一样，是因为秋天阴气始生，万物尚未尽衰，人体应之，阴气少，阳气入，阴阳交争，循经入肾，故恐惧如人将捕之。有的病人厌恶食物气味，是因为肾火不足，不能温养化源，致使胃气虚弱，故不欲进食而厌恶食物的气味。有的病人面色发黑如地色，是因为秋天肃杀之气耗散内脏精华，精气内夺而肾虚，故面色发黑。有的病人咳嗽则出血，是上焦阴脉损伤，阳气未盛于上，寒邪充斥而脉满，上部脉满则肺气不利，故咳嗽，络脉伤则血见于鼻。

厥阴经脉为病有男性的"癞疝"及妇女少腹肿胀，是因为厥阴应于三月，月建在辰，三月阳气方长，阴气尚存，阴邪积聚于中，循厥阴肝经发病，故发生阴囊肿大疼痛及妇女少腹肿的症状。有的病人出现腰脊痛不能俯仰，是因为三月阳气振发，万物荣华繁茂，然尚有余寒，人体应之，故出现腰脊疼痛而不能俯仰的症状。有的病人出现癞疝、癃闭、皮肤肿胀，也是因为阴邪旺盛，以致厥阴经脉胀闭不通，故发生前阴肿痛、小便不利以及皮肤肿胀。有的病人甚则咽干热中，是因为三月阴阳相争而阳气胜，阳胜产生内热，热邪循厥阴肝经上逆入喉，故出现咽喉干燥的症状。

---

[1] 阳气：指少阳经脉之气。

[2] 一俯而不仰：是形容腰脊疼痛，俯仰不便。

[3] 癞癃疝肤胀者：指前阴胀痛，不得小便而肌肤肿胀。

刺要论篇第五十

黄帝问曰：愿闻刺要。

岐伯对曰：病有浮沉[1]，刺有浅深，各至其理，无过其道，过之则内伤，不及则生外壅，壅则邪从之。浅深不得，反为大贼[2]，内动五脏，后生大病。故曰：病有在毫毛腠理者，有在皮肤者，有在肌肉者，有在脉者，有在筋者，有在骨者，有在髓者。是故刺毫毛腠理无伤皮，皮伤则内动肺，肺动则秋病温疟，溯（sù）溯然[3]寒栗。刺皮无伤肉，肉伤则内动脾，脾动则七十二日四季之月，病腹胀烦不嗜食。刺肉无伤脉，脉伤则内动心，心动则夏病心痛。刺脉无伤筋，筋伤则内动肝，肝动则春病热而筋

黄帝问道：我想了解针刺方面的要领。

岐伯回答：疾病有在表在里的区别，所以针刺就有浅刺与深刺的不同，疾病在表应当浅刺，疾病在里应当深刺，根据病情的需要，适当地选择针刺的深度，不要超过或不及应刺的深度。如果刺得太深，就会损伤内脏；如果刺得太浅，达不到病处，反会使在表的气血壅滞，给病邪以可乘之机。因此，针刺深浅不当，反而会造成很大的危害，使五脏功能紊乱，而发生严重的疾病。所以说：疾病的部位，有的在毫毛，有的在皮肤，有的在肌肉，有的在脉，有的在筋，有的在骨，有的在髓。因此，应该针刺毫毛腠理的，就不要伤及皮肤，如果皮肤受损，就会影响肺脏的功能，一旦肺脏功能扰乱，等到秋季时，就易患温疟病，出现恶寒战栗的症状。应该针刺皮肤的，不要伤及肌肉，如果肌肉损伤，就会影响脾脏的功能，以致在每一季节的最后十八天，而发生腹部胀满、烦闷、不思饮食等症状。应该针刺肌肉的，就不要伤及血脉，如果血脉受伤，就会影响心脏的功能，等到夏季时，就容易出现心痛的病证。应该针刺血脉的，就不要伤及筋脉，如果筋脉受伤，就会影响肝脏的功能，等到春天时，就容易患热性疾病，出现筋脉弛缓的症状。应该针刺

[1] 浮沉：浮在表，沉在里。
[2] 大贼：作"极大的危害"解。
[3] 溯溯然：形容怕冷的样子。

弛。刺筋无伤骨，骨伤则内动肾，肾动则冬病胀，腰痛。刺骨无伤髓，髓伤则销铄胻酸，体解㑊然不去矣。

筋的，就不要伤及骨，如果骨受伤，就会影响肾脏的功能，以致在冬天时，容易出现腹胀、腰痛的症状。应该针刺骨的，就不要伤及髓，如果髓受损伤，就会日渐消减，不能充养骨骼，出现小腿发酸、肢体疲乏无力、不能举动的症状。

刺齐论篇第五十一

黄帝问曰：愿闻刺浅深之分。

岐伯对曰：刺骨者无伤筋，刺筋者无伤肉，刺肉者无伤脉，刺脉者无伤皮，刺皮者无伤肉，刺肉者无伤筋，刺筋者无伤骨。

帝曰：余未知其所谓，愿闻其解。

岐伯曰：刺骨无伤筋者，针至筋而去，不及骨也。刺筋无伤肉者，至肉而去，不及筋也。刺肉无伤脉者，至脉而去，不及肉也。刺脉无伤皮者，至皮而去，不及脉也。

所谓刺皮无伤肉者，病在皮中，针入皮中无伤肉也。刺肉无伤筋者，过肉中筋也，刺筋无伤骨者，过筋中骨也。此之谓反也。

黄帝问道：我想了解针刺浅深部位的要求。

岐伯回答：针刺至骨，就不要损伤筋；针刺至筋，就不要损伤肌肉；针刺至肌肉，就不要损伤血脉；针刺至血脉，就不要损伤皮肤。反之，针刺至皮肤，则不要伤及肌肉；针刺至肌肉，则不要伤及筋；针刺至筋，则不要伤及骨。

黄帝说：我不明白其中的道理，想听您详细地解释。

岐伯说：所谓针刺骨不要损伤筋，是说针刺深度要达到骨的位置，不要在只刺到筋而未至骨时就停针或拔出；针刺筋不要损伤肌肉，是说针刺深度要到达筋的位置，不要在只刺到肌肉的部位，而未达筋的深度时就停针或拔出；针刺肌肉不要损伤脉，是说针刺深度要达到肌肉的位置，不要在只刺到脉的部位而未达到肌肉的深度时就停针或拔出；刺脉不要损伤皮肤，是说针刺深度到达脉的位置，不要在只刺到皮的部位而未达到脉的深度时就停针拔出。

所谓针刺皮肤不要伤及肌肉，是说病位在皮肤之中的，针刺至皮肤的部位即可，不要深刺伤及肌肉；所谓针刺肌肉不要伤及筋，是说病位在肌肉的，针刺至肌肉的部位即可，不要深刺伤及筋；所谓针刺筋不要伤及骨，是说病位在筋的，针刺至筋的部位即可，不要深刺伤及骨。以上这些，都是针刺深浅不当的操作，违反针刺原则，将会带来不良后果。

刺禁论篇第五十二

黄帝问曰：愿闻禁数？

岐伯对曰：脏有要害，不可不察。肝生于左，肺藏于右，心部于表[1]，肾治于里[2]，脾为之使，胃为之市[3]。鬲肓之上，中有父母，七节之傍，中有小心[4]，从之有福，逆之有咎（jiù）[5]。

刺中心，一日死。其动为噫。刺中肝，五日死，其动为语。刺中肾，六日死，其动为嚏。刺中肺，三日死，其动为咳。刺中脾，十日死，其动为吞。刺中胆，一日半死，其动为呕。刺跗上[6]中大脉，血出不止死。刺面中溜脉[7]，不幸为盲。刺头中脑户，入脑立死。刺舌下中脉太过，血出不止为喑。刺足下布络[8]中脉，血不出为肿。刺郄中大脉，令人仆脱色[9]。刺气街中

黄帝问道：我想听您讲一讲人体的禁刺部位有多少。

岐伯回答：五脏各有要害之处，不可不知。肝气从左侧升发，肺气从右侧肃降，心脏调节体表的阳气，肾脏管理内部的阴气，脾运化水谷精微到各脏腑，胃接纳和消化饮食物。横膈膜的上面，有维持生命活动的心、肺两脏，第七椎旁有心包络。这些部位都是禁刺的。遵循禁忌，就有利于治疗，如果违背了，则会有较严重的后果。

如果误刺中心脏，约一日便会死亡，症状为嗳气。如果误刺中肝脏，约五日便会死亡，症状为多言多语。如果误刺中肾脏，约六日便会死亡，症状为打喷嚏。如果误刺中肺脏，约三日便会死亡，症状为咳嗽。如果误刺中脾脏，约十日便会死亡，症状为吞咽困难。如果误刺中胆，约一日半便会死亡，症状为呕吐不止。如果误刺足背的大血管，症见出血不止，便会死亡。针刺面部时，如果误刺与眼睛相通的经脉，就会造成眼睛失明。如果误刺脑户穴，且针刺至脑髓，就会立即死亡。如果针刺廉泉穴，且误伤了血管，出血不止，会导致失音。如果针刺足下布散的络脉，如果血液瘀滞不出，就会形成局部肿胀。如果针刺委中穴太深，误伤了大血脉，会使人晕倒，见面色苍白。如果针刺气街穴，误伤了血管，使血液瘀滞不去，鼠蹊部就会肿胀。如果针刺脊骨的间隙时，误伤了脊髓，会使人

---

[1] 心部于表：心属火，为阳中之阳，所以心气布散于体表。

[2] 肾治于里：肾属水，为阴中之阴，所以肾主持人体之里。

[3] 胃为之市：市，通畅之意，言胃收纳水谷，宜于通畅，有协助五脏气机通畅的作用。

[4] 小心：在此指心胞络。

[5] 咎：灾祸的意思。

[6] 跗上：指足面。

[7] 溜脉：指与眼目相流通的血脉。溜，与流通。

[8] 布络：指散布的经脉。

[9] 脱色：脸色泛白，是晕针时的一种表现。

脉，血不出，为肿鼠仆[1]。刺脊间中髓为伛。刺乳上，中乳房，为肿根蚀。刺缺盆中内陷气泄，令人喘咳逆。刺手鱼腹内陷，为肿。

无刺大醉，令人气乱；无刺大怒，令人气逆。无刺大劳人，无刺新饱人，无刺大饥人，无刺大渴人，无刺大惊人。刺阴股中大脉，血出不止死。刺客主人内陷中脉，为内漏为聋。刺膝髌出液，为跛。刺臂太阴脉，出血多立死。刺足少阴脉，重虚[2]出血，为舌难以言。

刺膺中陷中肺，为喘逆仰息。刺肘中内陷，气归之，为不屈伸。刺阴股下三寸内陷，令人遗溺。刺掖[3]下胁间内陷，令人咳。刺少腹中膀胱溺出，令人少腹满。刺腨肠内陷，为肿。刺匡上[4]陷骨中脉，为漏为盲[5]。刺关节中液出，不得屈伸。

脊背伛偻。针刺乳中穴时，如果伤及乳房，会使乳房肿胀，若肿久不消，会使乳根溃烂腐蚀。如果针刺缺盆时太深，造成肺气外泄，会出现喘咳气逆、呼吸困难的症状。如果针刺手上鱼际穴太深，可使局部发生肿胀。

不要针刺酒醉的人，否则会使气血紊乱；不要针刺大怒的人，否则会使气机上逆；此外，不要针刺疲劳过度的病人，不要针刺刚刚饱食的人，不要针刺过于饥饿或极度口渴的人，以及刚刚受到极大惊吓的人。针刺大腿内侧的穴位，如果误伤了大血管，出血不止，便会死亡。如果上关穴针刺的太深，误伤了经脉，可使耳内化脓或耳聋。针刺膝盖，如果是关节腔内液体外流，会导致跛足。针刺手太阴经脉，如果误伤，出血过多，就会立即死亡。针刺足少阴经脉时，若病人肾脏素来虚弱，再有误伤出血，可使肾气更虚，会造成舌体失养而僵硬不灵活，语言困难。

针刺胸部时，如果进针太深，伤及肺脏，会出现气喘、呼吸困难，身体随呼吸而前后俯仰。针刺肘弯部位，如果进针太深，就会出现气结聚于局部不能运行，会导致手臂不能屈伸。如果针刺大腿内侧五里穴处太深，会使人出现小便失禁的症状。如果针刺腋下胁肋之间太深，会使人咳嗽。如果针刺小腹部位太深，误伤膀胱，使小便流入腹腔，会产生少腹胀满的症状。如果针刺小腿肚太深，会使局部肿胀。如果针刺眼眶而损伤到眼睛的络脉，会造成流泪不止，甚至失明的后果。针刺关节时，如果误伤以致液体外流，则会导致关节功能失常，屈伸不利。

---

[1]鼠仆：即鼠蹊。

[2]重虚：是指肾脏原来虚弱，复用针刺，使其更虚。

[3]掖：同腋。

[4]匡上：指眼眶。匡，同眶。

[5]为漏为盲：流泪不止为漏；视物不见为盲。

刺志论篇第五十三

黄帝问曰：愿闻虚实之要？

岐伯对曰：气实形实，气虚形虚，此其常也，反此者病。谷盛气盛，谷虚气虚，此其常也，反此者病。脉实血实，脉虚血虚，此其常也，反此者病。

帝曰：如何而反？

岐伯曰：气虚身热，此谓反也。谷入多而气少，此谓反也。谷不入而气多，此谓反也。脉盛血少，此谓反也。脉小血多，此谓反也。

气盛身寒，得之伤寒，气虚身热，得之伤暑。谷入多而气少者，得之有所脱血，湿居下[1]也。谷入少而气多者，邪在胃及与肺也。脉小血多者，饮中热也；脉大血少者，脉有风气[2]，水浆不入，此之谓也。夫实者，气入也；虚者，气出也。气实者，热也；气虚者，寒也。入实者，左手开针空[3]也；入虚者，左手闭针空也。

黄帝问道：我想了解有关虚实的道理。

岐伯回答：人体的气充实，形体就会壮实；人体的气不足，形体就会虚弱，这是正常的生理状态，否则就是病态。饮食量大的人，那么他的气也会相对旺盛；饮食量少的人，他的气也会相对虚弱。这是正常的生理状态，否则就是病态。脉搏大而有力的人，他的血液也是充盛的；脉搏小而细弱的人，他的血也是不足的，这是正常的生理状态，否则就是病态。

黄帝又问：反常现象会有怎样的表现呢？

岐伯说：人体气虚，而身体却反感到发热，这就是反常的现象；饮食虽多反而气虚，饮食量少却觉得气盛的，这就是反常的现象；脉搏充实而血液不足，脉搏虚弱无力而血液反而充盛，这都是反常的现象。

气旺盛而身体寒冷，是受了寒邪的伤害。气不足而身发热，是受了暑热的伤害。饮食虽多而气反少的，是由于失血或湿邪聚居于下部之故。饮食虽少而反气盛的，是由于邪气在胃和肺。脉搏小而血多，是由于病留饮而中焦有热。脉搏大而血少，是由于风邪侵入脉中且汤水不进之故。这些就是形成虚实反常的机制。所谓实是指邪气入侵人体表现的实证；所谓虚，是指人体正气外泄而表现的虚证；实证表现为发热；虚证表现为身冷；针刺治疗实证，出针时用左手开其针孔以使邪气外出；针刺治疗虚证，出针时，左手急按其穴，按闭针孔，则正气不得外泄。

[1] 湿居下：指脾脏有病不能为胃行津液，水谷不能化精微，湿气聚集下部。

[2] 风气：指外来的风邪。

[3] 开针空：食指出针后不按针孔。空，即孔。

针解篇第五十四

黄帝问曰：愿闻九针之解，虚实之道。

岐伯对曰：刺虚则实之者，针下热也。气实乃热也。满而泄之者，针下寒也，气虚乃寒也。菀陈[1]则除之者，出恶血也。邪胜则虚之者，出针勿按。徐而疾则实者，徐出针而疾按之；疾而徐则虚者，疾出针而徐按之。言实与虚者，寒温气多少也。若无若有者，疾不可知也[2]。察后与先者，知病先后也。为虚与实者，工勿失其法。若得若失者，离其法也。虚实之要，九针最妙者，为其各有所宜也。补泻之时者，与气开阖相合也。九针之名，各不同形者，针穷其所当补泻也。

刺实须其虚者，留针阴气隆至，乃去针也；刺虚须其实者，阳气隆至，针下热乃去针也。经气已至，慎守勿失者，勿变更也。深浅在志者，知病之内外也。近

黄帝问道：希望听您讲一讲关于九针的解释，以及虚实补泻的道理。

岐伯回答：针灸治虚证用补法，病人觉得针下有热感，这是因为正气充实了，所以针下才会发热；针灸治疗实证用泻法，病人针下应有凉感，这是因为针刺后，邪气衰退，针下才会发凉。血液郁积日久，要用放血的方法放出恶血，消除症状。邪气亢盛时，采用泻法进行治疗，就是在出针后不要按闭针孔，使邪气外泄。"徐而疾则实"的意思是要慢慢出针，并在出针后迅速按闭针孔，使正气充实不泄；"疾而徐则虚"的意思是要快速出针，在出针后不要立即按闭针孔，使邪气得以外泄。所谓实与虚，是指经气来时，病人针下凉热感觉的多少。感觉不到有凉感或者热感的人，是因为针下经气来时迅速而不易察觉。审察疾病的标本先后，是指辨别疾病的本质与表象。辨别疾病的虚实，虚证用补法，实证用泻法。医生治病不可离开这个原则。医生不能熟练地把握虚实补泻的方法，就会背离正确的治疗法则。虚实补泻的关键，在于巧妙地运用九针，因为九针大小形状各异，各有不同的特点，且适宜于不同的病证。针刺补泻的时间，应该与经气的来去开阖相配合。九针的名称不同，形状也各不相同，根据九针的特点以及治疗的需要，就能充分发挥各自的补泻作用。

针刺实证须用泻法，下针后应留针，待针下出现明显的寒凉之感时，即可出针。针刺虚证要达到补气的目的，待针下出现明显的温热之感时，即可出针。经气已经到来，应谨慎守候不要失去，不要变更手法。应根据疾病的部位在内在外来决定针刺的深浅，病深则深刺，病浅则浅刺。虽然针刺有深浅之分，但候气之法都是相同的。行针时，应似如临深渊、不敢跌落那样谨慎小

---

[1] 菀陈：指郁积的水液废料。一说指瘀血。菀，指郁积；陈，即久。

[2] 疾不可知也：形容针刺后寒温感觉变化之快。

远如一者，深浅其候等也。如临深渊者，不敢堕也。手如握虎者，欲其壮也。神无营于众物者，静志观病人，无左右视也。义无邪下者，欲端以正也。必正其神者，欲瞻病人目制其神[1]，令气易行也。所谓三里者，下膝三寸也。所谓跗之者，举膝分易见也。巨虚者，跷足胻独陷者。下廉者陷下者也。

帝曰：余闻九针，上应天地四时阴阳，愿闻其方，令可传于后世以为常也。

岐伯曰：夫一天、二地、三人、四时、五音、六律、七星、八风、九野，身形亦应之，针各有所宜，故曰九针。人皮应天，人肉应地，人脉应人，人筋应时，人声应音，人阴阳合气应律，人齿面目应星，人出入气应风，人九窍三百六十五络应野。故一针皮、二针肉、三针脉、四针筋、五针骨、六针调阴阳、七针益精、八针除风、九针通九窍、除三百六十五节气。此之谓各有所主也。人心意应八风；人气应天；人发齿耳目五声应五音六律；人阴

心。持针时，应像握虎之势那样坚定有力。思想不要分散于其他事情，应该专心致志观察病人，不可左顾右盼。针刺手法要正确，端正直下，不可歪斜。下针后，务必注视病人的双目来控制其精神活动，使经气运行通畅。足三里穴，在膝下外侧三寸之处。冲阳穴，在足背上，举膝易见之处。上巨虚穴就是上廉穴，在跷足时小腿外侧肌肉凹陷之处。下廉穴，在小腿外侧肌肉凹陷处的下方。

黄帝说：我听说九针与天地四时阴阳相应合，请您讲讲其中的道理，以使其能流传于后世，作为治病的常法。

岐伯说：一天、二地、三人、四时、五音、六律、七星、八风、九野，人的形体也与自然界相应，九针各有不同的用途，所以有九针之名。人的皮肤在外，庇护全身，与天相应，肌肉柔软安静，如土地厚载万物一样，脉与人身体相应，筋与四时相应，人的声音与五音相应。人的脏腑阴阳之气配合犹如六律的高低有节；人的牙齿和面目的排列犹如天上的星辰一样；人的呼吸之气犹如自然界的风一样；人的九窍三百六十五络分布全身，犹如地上的百川，纵横灌注于九野一样。所以九针之中，第一种是镵针，用于针刺皮肤；第二种是圆针，用于针刺肌肉；第三种是鍉针，用于针刺络脉；第四种是锋针，用于针刺筋；第五种是铍针，用于针刺骨；第六种是员利针，用于针刺脏腑经络，调和阴阳；第七种是毫针，用于补益精气；第八种是长针，用于驱除风邪；第九种是大针，用于通利九窍，祛除周身三百六十五节间的邪气。这就叫作不同的针有不同的功用和适应证。人的心愿意向与八风相应，人体之气运行与天气运行相应，人的发齿耳目五声与五音六律相应，人体阴阳经脉气血运

---

[1]制其神：制约病人，使之聚精会神的意思。

阳脉血气应地。人肝目应之九。

九窍三百六十五。人一以观动静天二以候五色七星应之以候发毋泽五音一以候宫商角徵羽六律有余不足应之二地一以候高下有余九野一节俞应之以候闭节三人变一分人候齿泄多血少十分角之变五分以候缓急六分不足三分寒关节第九分四时人寒温燥湿四时一应之以候相反一四方各作解。

行与大地江河百川相应，肝脏精气通于两目，目又属于九窍，所以肝目与九数相应。

此段文义难解，疑为衍文。在此留原文，不再解释。

长刺节论篇第五十五

刺家不诊，听病者言，在头，头疾痛，为藏针之。刺至骨病已，上无伤骨肉及皮，皮者道也[1]。阴刺[2]，入一傍四处[3]。治寒热深专者[4]，刺大脏，迫脏刺背，背俞也。刺之迫脏，脏会，腹中寒热去而止。与刺之要，发针而浅出血。治腐肿者刺腐上，视痈小大深浅刺，刺大者多血，小者深之，必端内针为故止。

精通针术的医家，在尚未诊脉之时，还需听取病人的自诉。病在头部，且头痛剧烈，可以针刺头部俞穴，刺至骨部，病就能痊愈，但针刺深浅须恰当，不要损伤骨肉与皮肤，虽然皮肤为针刺入必经之路，仍应注意勿使其受损。阳刺之法，是中间直刺一针，左右斜刺四针。治疗寒热之病邪深入内脏的，当刺五脏的募穴；邪气进迫五脏，当刺背部的五脏俞穴，邪气迫脏而针刺背俞，是因为背俞是脏气聚会的地方。待腹中寒热消除之后，即可停针。针刺的要领，是出针时使其浅部出血。治疗痈肿，应刺痈肿的部位，并根据其大小，决定针刺的深浅。刺大的痈肿，宜多出血，对小的深部痈肿要深刺，一定要端直进针，以达到病所为止。

[1] 皮者道也：指皮肤是针刺必须通过的道路。
[2] 阴刺：当为阳刺。《针灸甲乙经》曰："阳刺者，正内一，傍内四。"
[3] 入一傍四处：指中间正直针刺一次，左右斜刺四次。
[4] 深专者：是病邪深入，专攻内脏的意思。

病在少腹有积，刺皮髓（tú）[1]以下，至少腹而止。刺侠脊两旁四椎间，刺两髂髎季胁肋间，导腹中气热下已。病在少腹，腹痛不得大小便，病名曰疝，得之寒。刺少腹两股间，刺腰髁骨间，刺而多之，尽炅病已。

病在筋，筋挛节痛，不可以行，名曰筋痹。刺筋上为故，刺分肉间，不可中骨也。病起筋炅病已止。病在肌肤，肌肤尽痛，名曰肌痹，伤于寒湿，刺大分小分[2]，多发针而深之，以热为故，无伤筋骨，伤筋骨，痛发若变[3]，诸分尽热病已止。病在骨，骨重不可举，骨髓酸痛，寒气至，名曰骨痹。深者刺无伤脉肉为故，其道大分小分，骨热病已止。

病在诸阳脉[4]，且寒且热，诸分且寒且热，名曰狂。刺之虚脉[5]，视分尽热病已止。病初发岁

病在少腹而有积聚，应刺腹部皮肉丰厚之处以下的部位，向下直到少腹为止；再针第四椎间两旁的穴位和髂骨两侧的居髎穴，以及胁肋间的京门穴，以引导腹中热气下行，则病可以痊愈。病在少腹，腹痛且大小便不通，病名叫作疝，是受寒所致。应针刺少腹到两大腿内侧间以及腰部和髁骨间穴位，针刺穴位要多，到少腹部都出现热感，病就痊愈了。

病在筋，筋脉拘挛，关节疼痛，不能行动，病名为筋痹。应针刺在患病的筋上，由于筋脉在分肉之间，与骨相连，所以针从分肉间刺入，应注意不能刺伤骨。待有病的筋脉出现热感，说明病已痊愈，可以停止针刺。病在肌肤，周身肌肤疼痛，病名为肌痹，这是被寒湿之邪侵犯所致。应针刺大小肌肉会合之处，取穴要多，进针要深，以局部产生热感为度。不要伤及筋骨，若损伤了筋骨，就会引起痈肿或其他病变。待各肌肉会合之处都出现热感，说明病已痊愈，可以停止针刺。病在骨，肢体沉重不能抬举，骨髓深处感到酸痛，局部寒冷，病名为骨痹。治疗时应深刺，以不伤血脉肌肉为度。针刺的道路在大小分肉之间，待骨部感到发热，说明病已痊愈，可以停止针刺。

病在手足三阳经脉，出现或寒或热的症状，同时各分肉之间也有或寒或热的感觉，这叫狂病。针刺用泻法，使阳脉的邪气外泄，若刺后各处分肉都出现热感，说明病已痊愈，应该停止针刺。有一种病，初起

---

[1] 皮髓：指皮肉肥厚之处。

[2] 大分小分：分，即指肌肉的会合处。较大的肌肉会合处称为大分；较小的肌肉会合处称为小分。

[3] 痛发若变：发生痈肿，并引起其他疾病。

[4] 诸阳脉：指手足太阳、少阳、阳明的经脉。

[5] 刺之虚脉：指用泻法针刺以泄散病邪。

一发，不治月一发，不治月四五发，名曰癫病。刺诸分诸脉。其无寒者以针调之病止。病风且寒且热，炅汗出，一日数过，先刺诸分理络脉，汗出且寒且热，三日一刺，百日而已。病大风骨节重，须眉堕，名曰大风，刺肌肉为故。汗出百日，刺骨髓汗出百日，凡二百日，须眉生而止针。

每年发作一次，若不治疗，则变为每月发作一次；若仍不治疗，则每月发作四五次，这叫作癫病。治疗时应针刺各大小分肉以及各部经脉，若没有寒冷的症状，应根据具体病证来灵活调治，直到病愈为止。风邪侵袭人体，出现或寒或热的症状，热则汗出，一日发作数次，应首先针刺各分肉腠理及络脉；若依然汗出且或寒或热，可以三天针刺一次，治疗一百天，疾病就痊愈了。病因大风侵袭，出现骨节沉重，胡须眉毛脱落，病名为大风。应针刺肌肉，使之出汗，连续治疗一百天后，再针刺骨髓，仍使之出汗，也治疗一百天，总计治疗二百天，直到胡须眉毛重新生长，方可停止针刺。

皮部论篇第五十六

黄帝问曰：余闻皮有分部[1]，脉有经纪[2]，筋有结络[3]，骨有度量，其所生病各异，别其分部，左右上下，阴阳所在，病之始终，愿闻其道。

黄帝问道：我听说人的皮肤有十二经脉分属的部位，脉络的分布纵横有序，筋有结聚和连络，骨的长短大小有一定的度数，它们所发生的疾病的开始和预后也各不相同，而辨别其皮肤分部的左右上下及阴阳所在，就可知道疾病的开始和预后。我想听听其中的道理。

岐伯对曰：欲知皮部以经脉为纪者[4]，诸经皆然。

岐伯回答：想知道皮肤所分属的部位，它是以经脉循行于皮肤的部位为依据的，每条经脉都是如此。

阳明之阳，名曰害蜚（fēi）[5]，上下同法[6]，视其部中有浮络[7]者，皆阳明之络也，其色多青则痛，多黑则痹，黄赤则热，多白则寒，五色皆见，则寒热也，络盛则入客

阳明经的阳络，叫作"害蜚"，手、足阳明经脉的诊法是一样的，凡是在阳明经的上下分属部位所能看到的细小浮络，都是属于阳明经的络脉，如果这些络脉的颜色大多是青色的，则主痛证；如果这些络脉的颜色大多是黑色的，则主痹证；如果这些络脉的颜色为黄赤的，则主热证；如果这些络脉的颜色大多是白色的，则属寒证；如果五色兼见，则是寒热错杂之病；

---

[1]皮有分部：即皮肤之上有十二经脉的分属部位。分部，即分属之部位。

[2]脉有经纪：直行者为"经"，横行者为"纪"，脉络的分布纵横有序。

[3]筋有结络：筋之系结为"结"；连络为"络"。

[4]经脉为纪者：人体皮肤上的分属部位是以经脉的循行部位为纲纪。

[5]害蜚：即关门。害，通阖，即合；蜚，通扉，指门。

[6]上下同法：上下，代表六经的手足，上指手经，下指足经。同法，即方法相同。

[7]浮络：指浅表的络脉。

于经，阳主外，阴主内。少阳之阳，名曰枢持[1]，上下同法，视其部中有浮络者，皆少阳之络也，络盛则入客于经，故在阳者主内，在阴者主出，以渗于内，诸经皆然。太阳之阳，名曰关枢[2]，上下同法，视其部中有浮络者，皆太阳之络也，络盛则入客于经。

少阴之阴，名曰枢儒[3]，上下同法，视其部中有浮络者，皆少阴之络也，络盛则入客于经，其入经也，从阳部注于经[4]，其出者，从阴内注于骨[5]。

心主之阴，名曰害肩[6]，上下同法，视其部中有浮络者，皆心主之络也，络盛则入客于经。

太阴之阴，名曰关蛰[7]，上下同法，视其部中有浮络者，皆

如果络脉中的邪气亢盛，就会向内传入它所归属的经脉。因为络脉属阳，主管人体的外部；经脉属阴，主管人体的内部。少阳经的阳络，叫作"枢持"，手、足少阳经脉的诊法是一样的，凡是在少阳经的上下分属部位所能看到的细小浮络，都是属于少阳经的络脉。如果络脉的邪气亢盛，就会向内传于它所归属的经脉。所以，邪在阳分主内传入经，邪在阴分主外出或渗入于内，各条经脉都是如此。太阳经的阳络，名叫"关枢"，手、足太阳经脉的诊法是一样的，凡是在太阳经的上下分属部位所能看到的细小浮络，都是属于太阳经的络脉。如果络脉的邪气亢盛，就会向内传于它所归属的经脉。

少阴经的阴络，叫作"枢儒"，手、足少阴经的诊法是一样的，凡是少阴经的上下分属部位所能看到的细小浮络，都是属于少阴经的络脉。若络脉中的邪气亢盛，就会向内传于它所属的经脉，邪气传于经脉，是先从属阳的络脉注入于经脉，然后从属阴的经脉外溢而向内注入于骨。

厥阴经的阴络，叫作"害肩"，手、足厥阴经的诊法是一样的，凡是厥阴经的上下分属部位所看到的细小浮络，都是属于厥阴经的络脉。若络脉中的邪气亢盛，就会向内传于它所属的经脉。

太阴经的阴络，叫作"关蛰"，手、足太阴经的诊法是一样的，凡是太阴经的上下分属部位所能看到的细小浮络，都是属于太阴经的络脉。若络脉中的邪气亢盛，

---

[1] 枢持：指少阳经有枢转阳气的作用。枢，即门轴；持，即主持。

[2] 关枢：指太阳主一身之表，具有卫外而为固的功能，可约束少阳枢转出入之机。关，约束、固卫的意思。

[3] 枢儒：儒，通臑，指肢体内侧肌肉厚软之处，为少阴经络脉所经之处，指少阴位于太阴与厥阴之间，具有枢转阴阳之功。

[4] 其入经也，从阳部注于经：经与络分别为阴与阳，经属阴，络属阳，邪气由络入经，故称为从阳部注于经。

[5] 其出者，从阴内注于骨：邪气外溢出阴经，而向内注入于骨。

[6] 害肩：害，同前面的害蛰。厥阴经向上到达肩腋之处，所以称"害肩"。

[7] 关蛰：指太阴具有闭藏的作用，不使阴气外泄。关，有固外之义；蛰，即蛰伏，闭藏。

太阴之络也，络盛则入客于经。凡十二经络脉者，皮之部也。

是故百病之始生也，必先于皮毛，邪中之则腠理开，开则入客于络脉，留而不去，传入于经，留而不去，传入于腑，廪[1]于肠胃。邪之始入于皮也，泝然起毫毛，开腠理；其入于络也，则络脉盛色变；其入客于经也，则感虚乃陷下[2]；其留于筋骨之间，寒多则筋挛骨痛，热多则筋弛骨消，肉烁䐗破，毛直而败[3]。

帝曰：夫子言皮之十二部，其生病皆何如？

岐伯曰：皮者脉之部也，邪客于皮则腠理开，开则邪入客于络脉，络脉满则注于经脉，经脉满则入舍于腑脏也，故皮者有分部，不与[4]而生大病也。

帝曰：善。

就会向内传于它所属的经脉。以上所说的这十二经之络脉的分部，分别处在皮肤的各个部位上，是十二经脉的皮部。

因此，各种疾病的发生，大多是先从皮肤毫毛开始的。病邪侵犯皮毛后，则会使毫毛张开，毫毛张开则病邪侵入络脉；邪气在络脉中留而不去，就会向内传入于经脉之中；如果邪气在经脉之中留而不去，就会传入于腑，聚积于肠胃。在病邪开始侵犯皮肤毫毛之时，会使人出现怕冷、寒战而毫毛竖起、腠理开泄等症状；当病邪侵入络脉之时，则会出现络脉盛满，颜色改变的异常表现；病邪侵入经脉，是由于经气虚少而导致邪气内陷；当病邪停留于筋骨之间时，如果寒邪偏多则筋脉牵急、骨节疼痛，如果热邪偏多时则筋脉弛缓，所以骨骼软弱，肌肉无力，皮肉败坏，毛发枯槁。

黄帝说：先生您说的十二经脉分属的皮部，发生疾病的情况都是怎样的呢？

岐伯说：皮肤是络脉分属的部位。邪气侵入于皮肤毫毛，则毛孔张开，毛孔张开则病邪趁机侵入于络脉；络脉中的邪气亢盛，则内传于经脉；经脉的邪气亢盛则侵入到相应的腑脏。所以说皮肤有十二经脉分属的部位，如果见到病变而不给予及时治疗，邪气将会内传于腑脏而产生严重的病变。

黄帝说：讲得好！

---

[1] 廪：聚集。
[2] 感虚乃陷下：是指邪气客于经脉之中，由于经脉之气虚弱，导致邪气内陷。
[3] 毛直而败：指毛发枯槁的败证。
[4] 不与：指不给予及时的预防、治疗。与，同预。

经络论篇第五十七

黄帝问曰：夫络脉之见也，其五色各异，青黄赤白黑不同，其故何也？

岐伯对曰：经有常色而络无常变也。

帝曰：经之常色何如？

岐伯曰：心赤，肺白，肝青，脾黄，肾黑，皆亦应其经脉之色也。

帝曰：络之阴阳[1]，亦应其经乎？

岐伯曰：阴络之色应其经，阳络之色变无常[2]，随四时而行也。寒多则凝泣[3]，凝泣则青黑，热多则淖泽，淖泽则黄赤，此皆常色，谓之无病。五色具见者，谓之寒热。

帝曰：善。

黄帝问道：人体的络脉显露在外面，五色各不相同，有青色的、黄色的、赤色的、白色的、黑色的，这是为什么呢？

岐伯回答：经脉的颜色是固定不变的，而络脉的颜色是不固定的。

黄帝说：经脉固定的颜色是怎样的呢？

岐伯说：心主赤色，肺主白色，肝主青色，脾主黄色，肾主黑色，经脉与脏腑相通。所以，经脉的颜色与内脏的主色是相对应的。

黄帝说：阴络与阳络，也与其经脉的主色相应吗？

岐伯说：阴络的颜色与其经脉相应，阳络的颜色则变化无常，它是随着四时的变化而变化的。寒气多则使体内的气血运行迟滞，因而络脉多出现青黑之色；热气多则使体内气血运行滑利加速，因而络脉多出现黄赤的颜色，这些颜色的变化都是正常的，是没有疾病的表现。如果人体络脉上五种颜色全部显露，这是过寒或过热所引起的变化，是疾病的表现。

黄帝说：很好！

气穴论篇第五十八

黄帝问曰：余闻气穴[4]三百

黄帝问道：我听说人体上的气穴有三百六十五个，

---

[1] 络之阴阳：阴络是指较深的络脉，阳络是指较浅的络脉。

[2] 阴络之色应其经，阳络之色变无常：阴络的颜色是与其经脉的颜色相对应的，阳络的颜色变化无常，不一定与其经脉的颜色对应，而是随着四时之气的变化而变化。

[3] 泣：音义同"涩"。

[4] 气穴：即腧穴，或称孔穴，乃经气所注之处。

六十五以应一岁，未知其所，愿卒闻之。

岐伯稽首再拜对曰：窘乎哉问也！其非圣帝，孰能穷其道焉，因请溢意[1]尽言其处。

帝捧手逡（qūn）巡而却[2]曰：夫子之开余道也，目未见其处，耳未闻其数，而目以明，耳以聪矣。

岐伯曰：此所谓圣人易语[3]，良马易御也。

帝曰：余非圣人之易语也，世言真数[4]开人意，今余所访问者真数，发蒙解惑，未足以论也。然余愿闻夫子溢志尽言其处，令解其意，请藏之金匮，不敢复出。

岐伯再拜而起曰：臣请言之，背与心[5]相控而痛，所治天突与十椎[6]及上纪，上纪者胃脘也，下纪者关元也。背胸邪系阴阳左右，如此其病前后痛涩，胸胁痛而不得息，不得卧，上气短气偏痛，脉满起斜出尻脉，络胸胁支心贯膈，上

与一年三百六十五天是相对应的，但是不知道这些气穴所在的位置，我想听您详尽地讲解一下。

岐伯叩头再拜回答：这个问题真的很让我为难呀。如果不是圣帝，谁肯深入地研究这些深奥的道理呢？因此，我将详尽地将这些气穴的部位都一一讲出来。

黄帝拱手谦逊退让地说：先生对我讲的道理，使我很受启发，虽然我还没有看到您要讲的事物，也没有听到您要讲的道理，但是已经使我耳聪目明，心领神会了。

岐伯说：这大概就是所谓的"圣人易语，良马易御"啊！

黄帝说道：我并不是容易接受意见和理解事物的圣人，世人说气穴的内容可以开阔人的思维，现在我所询问的是气穴的内容，主要是启发我的蒙昧和解除我的疑惑，还谈不上探讨什么深奥的道理。不过我希望能听先生详尽地将气穴的部位全都讲出来，使我能了解其中的意义，我一定把所学的知识收藏在金匮里，绝不轻易地展示给别人。

岐伯再拜后起来说：我现在就谈一谈吧。背部与心胸部互相牵引而疼痛，其治疗方法应取天突穴和第十椎下的中枢穴，以及上纪和下纪。上纪就是胃脘部的中脘穴，下纪就是关元穴。是因为背部在后为阳，心胸部在前为阴，胸背部的经脉斜系着连系阴阳左右，因此发病时可以出现前胸和背部相互牵引作痛而感到闭塞，胸胁部疼痛而不敢呼吸，不能平卧，呼吸急促，气上逆喘息，或偏于一侧疼痛等症状。如果经脉的邪气盛满则溢于络脉，这些络脉从尾骶部开始斜出，再连络到胸胁部，其分支

---

［1］溢意：畅达、尽情的意思。

［2］捧手逡巡而却：形容退让、谦虚的样子。

［3］圣人易语：指聪明有德的人，容易接受意见和理解事物。

［4］真数：指三百六十五穴位之数，即气穴之数理。

［5］心：指心胸部。

［6］十椎：指背部第十椎下的中枢穴。

肩加天突，斜下肩交十椎下。脏俞五十穴[1]，腑俞七十二穴，热俞五十九穴，水俞五十七穴，头上五行行五，五五二十五穴，中䯏（lǚ）两傍各五，凡十穴，大椎上两傍各一，凡二穴，目瞳子浮白二穴，两髀厌分中二穴，犊（dú）鼻二穴，耳中多所闻二穴，眉本二穴，完骨二穴，顶中央一穴，枕骨二穴，上关二穴，大迎二穴，下关二穴，天柱二穴，巨虚上下廉四穴，曲牙二穴，天突一穴，天府二穴，天牖（yǒu）二穴，扶突二穴，天窗二穴，肩解二穴，关元一穴，委阳二穴，肩贞二穴，喑门一穴，脐一穴，胸俞十二穴，背俞二穴，膺俞十二穴，分肉二穴，踝上横二穴，阴阳跷四穴，水俞在诸分，热俞在气穴，寒热俞在两骸厌中二穴，大禁二十五，在天府下五寸，凡三百六十五穴，针之所由行也。

帝曰：余已知气穴之处，游针之居[2]，愿闻孙络溪谷，亦有所

入心而贯穿横膈，并上肩而到达天突，再斜下行过肩交会于背部第十椎之下，所以取此处穴位进行治疗。五脏各有井、荥、输、经、合五个穴位，五五二十五个穴位，左右两侧共有五十个穴位；六腑各有井、荥、输、经、合、原六个穴位，六六三十六个穴位，左右两侧共有七十二个穴位；治疗热病的有五十九个穴位；治疗各种水病的有五十七个穴位。在头部有五行，每一行有五个穴位，五五二十五个穴位。五脏在背部脊椎两旁各有一个穴位，共十个穴位。大椎上面两旁各有一个穴位，共两个穴位。瞳子髎、浮白左右共四穴。两侧髀厌中有环跳穴二个穴位；犊鼻左右两个穴位；听宫左右两个穴位；眉根部攒竹左右两个穴位；完骨左右两个穴位；项部中央有风府一个穴位；枕骨处窍阴左右两个穴位；上关左右两个穴位；大迎左右两个穴位；下关左右两个穴位；天柱左右两个穴位；上巨虚、下巨虚左右共四个穴位；颊车左右两个穴位；天突一个穴位；天府左右两个穴位；天牖左右两个穴位；扶突左右两个穴位；天窗左右两个穴位；肩井左右两个穴位；关元一个穴位；委阳左右两个穴位；肩贞左右两个穴位；喑门一个穴位；肚脐中央神阙一个穴位；胸部有俞府、彧中、神藏、灵墟、神封、步廊六穴，左右共十二个穴位；背部有膈俞左右两个穴位；胸两旁的膺部有云门、中府、周荣、胸乡、天溪、食窦六个穴位，左右共十二个穴位；足外踝上有分肉左右二个穴位；交信、跗阳左右共四个穴位；照海、申脉左右共四个穴位。治疗各种水病的五十七个穴位，都在每条经脉的肌肉之间；治疗热病的五十九个穴位，都在每条经脉的经气汇聚之处；治疗寒热的腧穴，在左右两侧骸厌中有二个穴位。大禁之穴是天府下五寸处的五里穴。以上所说的三百六十五个穴位，都是针刺所用的穴位。

黄帝说：我已经知道气穴的部位和用针的道理，我还想听听孙络与溪谷的情况，它们是不是也与什么相对

---

[1] 脏俞五十穴：脏，即五脏；俞，指五输穴，即井、荥、输、经、合。每脏有五穴，为二十五穴，左右合而言之，共五十穴。

[2] 游针之居：指施行针刺的处所。

应乎？

岐伯曰：孙络三百六十五穴会，亦以应一岁，以溢奇邪，以通荣卫，荣卫稽留，卫散荣溢，气竭血著[1]，外为发热，内为少气，疾泻无怠，以通荣卫，见而泻之，无问所会。

帝曰：善。愿闻溪谷之会也。

岐伯曰：肉之大会为谷，肉之小会为溪，肉分之间，溪谷之会。以行荣卫，以会大气[2]。邪溢气壅，脉热肉败，荣卫不行，必将为脓，内销骨髓，外破大䐃，留于节凑，必将为败。积寒留舍，荣卫不居，卷肉缩筋，肋肘不得伸，内为骨痹，外为不仁，命曰不足，大寒留于溪谷也。溪谷三百六十五穴会，亦应一岁。其小痹淫溢，循脉往来，微针所及，与法相同。

帝乃辟左右而起，再拜曰：今日发蒙解惑，藏之金匮，不敢复出。乃藏之金兰之室，署曰气穴所在。

岐伯曰：孙络之脉别经者，其血盛而当泻者，亦三百六十五脉，

应呢？

岐伯说：孙络与三百六十五个穴位相会合，同样与一年中的三百六十五天相对应。若邪气客于孙络，溢注于络脉而不入于经就会产生奇病，孙络向外联通皮毛，向内联通经脉，从而通行营卫，如果邪气客于孙络则会使营血、卫气停留而不通，使卫气消散于体外而虚损，使营血满溢于体内而停留于局部，出现既有发热，又有气虚的症状，因此治疗时应迅速针刺泻除邪气，不要迟疑延误，要使营血和卫气通达畅行。凡是见到有营血卫气停留于局部的情况就要泻除邪气，不必受是否穴位的限制。

黄帝说：很好。我想再听听溪骨的会合是怎样的。

岐伯说：人体较大肌肉的会合之处叫"谷"，较小肌肉的会合之处叫"溪"。肌肉之间，也就是溪谷会合的部位，能够通行营血和卫气，会合宗气。如果邪气溢满，使人体正气壅滞，则会引起血脉发热，肌肉腐烂败坏，而营血卫气不能畅行，最终必将郁热腐败成为脓肿，向内深入则使骨髓败坏，向外蔓延则可以使大的肌肉腐溃。如果邪气留连于关节肌腠，必将使筋骨败坏形成严重病变。如果寒邪侵入人体，积留而不去，则营血和卫气不能正常运行，从而导致筋脉肌肉蜷缩，使四肢不得伸展，在体内则发生骨痹，在体表则引起肌肤麻木不仁，这是由于阳气虚损不足，寒气停留在溪谷所造成的病证。溪谷与三百六十五个穴位相会合，与一年的三百六十五天相对应。如果是邪气在皮毛孙络的"小痹"，则邪气沿着脉往来不定，可以用微针治疗，方法与刺孙络是一样的。

黄帝于是遣退左右的人，起身再拜说道：今天承蒙先生开导启发，解除了我的疑惑，应把这些内容收藏在金匮之中，而不轻易拿出来让别人看。并将金匮藏在金兰之室，题名叫作"气穴所在"。

岐伯说：孙络之脉是属于经脉分出来的别支，如果孙络血盛满而应当用泻法，孙脉也有三百六十五脉，但都能回流于络脉之中，络脉再传注于十二脉络，那

---

[1] 气竭血著：是指卫气耗散，营血流滞不得畅行。著，通着，指凝结而不流。

[2] 大气：指宗气。

并注于络，传注十二络脉[1]，非独十四络脉也，内解泻于中者十脉[2]。

就不是单独十四络脉的范围了，若邪犯之从内解泻时，可取五脏之经，左右共十脉泻之。

气府论篇第五十九

足太阳脉气所发[3]者七十八穴：两眉头[4]各一，入发至项三寸半，傍五，相去三寸，其浮气[5]在皮中者凡五行[6]，行五，五五二十五，项中大筋两傍各一，风府两傍各一，侠脊以下至尻尾二十一节十五间各一，五脏之俞各五，六腑之俞各六[7]，委中以下至足小指傍各六俞。

足太阳膀胱经脉之气所通达灌注的有七十八个穴位：两眉头陷中的攒竹穴左右各一个，从眉头直上入发际，当发际正中至前顶穴，其中有神庭穴、上星穴、囟会穴，共长三寸半，前顶穴居中央一行，两旁各有两行，连中央一行共有五行，中央一行到外行的距离为三寸。太阳经脉之气上浮于头部皮肤中，运行在头皮中的有五行，每行有五个穴位，五五共二十五个穴位；下行至项中的大筋两傍为天柱穴，左右各有一个穴位；风府穴两旁各有一穴，即风池穴；夹脊自上而下至骶尾骨有二十一节，其中十五个脊椎间两旁约一寸半处左右各有一个穴位，肺俞、心俞、肝俞、脾俞、肾俞谓之五脏俞，左右各有一个穴位，胃俞、三焦俞、胆俞、大肠俞、小肠俞、膀胱俞谓之六腑俞，左右各有一穴；从委中以下至足小趾旁，左右各有井、荥、输、原、经、合六个穴位。

足少阳脉气所发者六十二穴：两角上各二，直目上发际内各五，耳前角上各一，耳前角下各一，锐发下各一，客主人各一，耳后陷中各一，下关各一，耳下牙车之后各一，缺盆各一，掖下三寸，

足少阳胆经之气所通达灌注的有六十二个穴位：头角上左右各有一个穴位；两目瞳孔直上的发际之内，左右各有五个穴位；两耳前角上左右各有一个穴位；鬓发下左右各一个穴位；上关穴左右各一个穴位；两耳后的陷凹中，左右各有一个穴位；下关左右各有一个穴位；颊车穴左右各有一个穴位；缺盆穴左右各有一个穴位；腋下三寸，左右各有三个穴位，即渊腋穴、辄筋穴、天池穴；从胁下至季肋，肋间左右各有一个穴位，

---

[1] 十二络脉：十二，当为十四。十四络脉是十二经之络脉加上任脉、督脉二经之络脉。

[2] 十脉：指五脏之脉，左右共十脉，故曰十脉。

[3] 所发：指与其经有密切关系的穴位。

[4] 两眉头：指攒竹穴。

[5] 浮气：指经脉浮于头部颠顶之气。

[6] 凡五行：指行于头部之经脉，中行是囟会、前顶、百会、后顶、强间等五穴；次侠旁二行是五处、承光、通天、络却、玉枕五穴；又次旁两行是临泣、目窗、正营、承灵脑空五穴。

[7] 五脏之俞各五，六腑之俞各六：肺俞、心俞、肝俞、脾俞、肾俞谓之五脏俞。胃俞、三焦俞、胆俞、大肠俞、小肠俞、膀胱俞谓之六腑俞。

胁下至胠，八间各一，髀枢中，傍各一，膝以下至足小指次指各六俞。

足阳明脉气所发者六十八穴：额颅发际旁各三，面鼽骨空各一，大迎之骨空各一，人迎各一，缺盆外骨空各一，膺中骨间各一，侠鸠尾之外，当乳下三寸，侠胃脘各五，侠脐广三寸各三，下脐二寸侠之各三，气街动脉各一，伏兔上各一，三里以下至足中指各八俞，分之所在穴空。

手太阳脉气所发者三十六穴：目内眦各一，目外各一，鼽骨下各一，耳郭上各一，耳中各一，巨骨穴各一，曲掖上骨穴各一，柱骨上陷者各一，上天窗四寸各一，肩解各一，肩解下三寸各一，肘以下至手小指本各六俞。

手阳明脉气所发者二十二穴：鼻空外廉项上各二，大迎骨空各一，柱骨之会各一，髃骨之会各一，肘以下至手大指次指本各六俞。

手少阳脉气所发者三十二穴：鼽骨下各一，眉后各一，角上各一，下完骨后各一，项中足太阳之前各一，侠扶突各一，肩贞各一，肩贞下三寸分间各一，肘以下至手小指次指本各六俞。

即日月穴、章门穴、带脉穴、五枢穴、维道穴、居髎穴；髀枢中左右各一个穴位；膝以下至足第四趾的小趾侧各有井、荥、输、原、经、合六个穴位。

足阳明胃经脉之气所通达灌注的有六十八个穴位：额颅发际旁，左右各有三个穴位；颧骨下骨空中间，左右各有一个穴位；大迎穴在下颌角前之骨空陷中，左右各有一个穴位；在喉结旁的人迎穴，左右各有一个穴位；缺盆外的骨空陷中，左右各有一个穴位；胸膺中的骨空间陷中，左右各有一个穴位；夹在鸠尾穴之外，正在乳房下三寸，夹着胃脘部左右各有五个穴位；夹着脐部，横开二寸左右各有三个穴位；脐下二寸，左右各有三个穴位；气街穴在动脉跳动处，左右各有一个穴位；在伏兔穴上左右各有一个穴位；足三里以下到足中趾间，左右各有八个穴位，这些穴位都分布在骨空之中。

手太阳小肠经脉之气所通达灌注的有三十六个穴位：眼睛内角，左右各有一个穴位；眼睛外角，左右各有一个穴位；颧骨下左右各有一个穴位；耳郭上左右各有一个穴位；耳中听宫穴，左右各有一个；巨骨穴左右各有一个；曲掖上左右各有一个穴位；柱骨上陷中左右各有一个穴位；天窗穴之上四寸有窍阴穴，左右各有一个；肩解部左右各有一个穴位；肩解部之下三寸处，左右各有一个穴位；肘部以下至小指端的爪甲根部各有井、荥、输、原、经、合六个穴位。

手阳明大肠经脉之气所通达灌注的有二十二个穴位：鼻孔的外侧，左右各有一个穴位；项部左右各有一个穴位；大迎穴在下颌骨空间中，左右各有一个；颈与肩相会处，左右各有一个穴位；肩髃穴左右各有一个；从肘部以下至手大指侧的二指间，左右各有井、荥、俞、原、经、合六个穴位。

手少阳三焦经脉之气所通达灌注的有三十二个穴位：颧骨下面，左右各有一个穴位；眉后左右各有一个穴位；耳前角上左右各有一个穴位；耳后完骨后下方，左右各有一个穴位；项部足太阳经之前，左右各有一个穴位；夹在扶突旁，左右各有一个穴位；肩贞穴左右各有一个；在肩贞穴之下三寸，在分肉之间，左右各有一个穴位；自肘部以下至手无名指之端爪甲根部各有井、荥、输、原、经、合六个穴位。

督脉气所发者二十八穴：项中央二，发际后中八，面中三，大椎以下至尻尾及傍十五穴，至骶下凡二十一节，脊椎法也。

任脉之气所发者二十八穴：喉中央二，膺中骨陷中各一，鸠（jiū）尾下三寸，胃脘五寸，胃脘以下至横骨六寸半一。腹脉法也。下阴别一，目下各一，下唇一，断交一。

冲脉气所发者二十二穴：侠鸠尾外各半寸至脐寸一，侠脐下傍各五分至横骨寸一，腹脉法也。

足少阴舌下，厥阴毛中急脉各一，手少阴各一，阴阳跷各一，手足诸鱼际脉气所发者[1]，凡三百六十五穴也。

督脉之经气所通达灌注的有二十八个穴位：项中央有二个穴位；从前发际到后发际，中行有八个穴位；面部的中央，从鼻至唇有三个穴位；自大椎以下至尾骨旁共有十五个穴位。自大椎至骶骨共二十一节，这是计算脊椎骨来确定穴位的方法。

任脉之经气所通达灌注的有二十八个穴位：喉部中央有两个穴位；胸骨陷中有六个穴位；从鸠尾下三寸间有三个穴位；从中脘穴至脐中长五寸，其中有五个穴位；脐中至横骨毛际是六寸半，这之中有六个穴位。任脉在腹部共计十四个穴位。这是腹部取穴的方法。前后阴之间有会阴穴；两目之下左右各有一个穴位；下唇下有一个穴位；上齿缝有一个穴位。

冲脉之经气所通达灌注的有二十二个穴位：夹着鸠尾两侧旁开五分向下到脐一寸，左右各有六个穴位，左右共十二穴；夹脐旁开五分向下至横骨，左右各有五个穴位，共十穴。每寸一个穴位，这是腹脉取穴的方法。

足少阴肾经脉之气所通达灌注的穴位：在舌下有两个穴位；足厥阴经脉之气所通达灌注的穴位：在毛际中，左右各有一个穴位；手少阴在腕后，左右各有一个穴位；阴跷、阳跷，左右有一个穴位；四肢手足掌两旁的肌肉丰满隆起之处，都是经脉之气所通达灌注的部位。以上共计三百六十五个穴位。

---

[1]手足诸鱼际脉气所发者：指手足均有鱼际，都是脉气所发之处。

骨空论篇第六十

黄帝问曰：余闻风者百病之始也，以针治之奈何？

岐伯对曰：风从外入，令人振寒，汗出头痛，身重恶寒，治在风府，调其阴阳，不足则补，有余则泻。大风颈项痛，刺风府，风府在上椎。大风汗出，灸谚（yī）谚（xī）[1]，谚谚在背下侠脊傍三寸所，厌之[2]令病者呼谚谚，谚谚应手[3]。从风憎风，刺眉头。失枕在肩上横骨间，折使揄臂齐肘正，灸脊中。眇络季胁引少腹而痛胀，刺谚谚。腰痛不可以转摇，急引阴卵，刺八髎与痛上，八髎在腰尻分间。鼠瘘寒热，还刺寒府，寒府在附膝外解

黄帝问道：我听说风邪是多种病的开始，怎样用针法来治疗呢？

岐伯回答：风邪从外面侵入人体，让人感到寒战，出汗并且头痛，身体沉重，恶寒，应该针刺风府穴进行治疗，以调和阴阳。正气不足的虚证用补法，邪气有余的实证用泻法。如果感受严重的风邪，出现了颈项疼痛的症状，亦应针刺风府穴，风府穴在颈椎的第一椎上面。如果感受严重的风邪而汗出，应灸谚谚穴，谚谚穴在胸椎第六椎旁边三寸处，用手指按压这个穴位会使病人感到疼痛发出谚谚的声音，按压谚谚的手指会有跳动感。怕见风的人，针刺其眉头的攒竹穴。不能着枕的疾患，应取肩上横骨间的穴位治疗。若脊背折痛，不能伸舒，可摇其手臂，灸下垂齐肘尖的脊中以治之。眇络季胁引起的腹部疼痛胀气，应针刺谚谚穴。腰痛不能扭转摇动，下引睾丸，要针刺八髎穴和疼痛的地方，八髎穴在腰尻骨间的孔隙中。鼠瘘病寒热往来，应针刺寒府穴，寒府穴在膝盖外侧骨缝中。取膝盖上外侧的孔穴时要使病人身体弯曲呈揖拜的样子，取足心涌泉穴时要使病人取跪的体位。

---

[1]谚谚：穴位名，在第六椎下两旁，距离脊柱各三寸，属于足太阳膀胱经。

[2]厌之：用手压这个穴位。

[3]谚谚应手：用手压谚谚穴，能感到震动。

营。取膝上外者使之拜，取足心者使之跪。

任脉者，起于中极之下[1]，以上毛际，循腹里上关元，至咽喉，上颐循面入目。冲脉者，起于气街，并少阴之经，侠脐上行，至胸中而散。任脉为病，男子内结七疝，女子带下瘕聚。冲脉为病，逆气里急[2]。督脉为病，脊强反折。督脉者，起于少腹以下骨中央，女子入系廷孔，其孔，溺（niào）孔之端也，其络循阴器合篡间[3]，绕篡后，别绕臀，至少阴与巨阳中络者，合少阴上股内后廉，贯脊属肾，与太阳起于目内眦，上额交颠上，入络脑，还出别下项，循肩髆内，侠脊抵腰中，入循膂络肾；其男子循茎下至篡，与女子等；其少腹直上者，贯脐中央，上贯心入喉，上颐环唇，上系两目之下中央。此生病，从少腹上冲心而痛，不得前后，为冲疝。其女子不孕，癃痔遗溺嗌干。督脉生病治督脉，

任脉起于中极穴之下，上至毛际，再循腹部经关元穴到咽喉，上颐面部到眼部。冲脉起于气街穴，和少阴肾经相并，侠脐左右上行，到胸部散开。任脉发生病变，男性腹内会结为各种疝病，女性为带下结块积聚。冲脉发生病变，就会气逆上冲，腹痛。督脉发生病变，脊柱会变得僵硬反折。督脉起于少腹下横骨的中央，女性内系廷孔，廷孔就是尿道的外口。在这分出一只别络，循着阴户会合于会阴部，绕行于肛门外侧，再分支别行绕臀部到少阴，和太阳经中的络相合。少阴经从股内后廉而上，穿过脊柱连属于肾脏，又一别络与太阳经起于目内眦，上行至额交于颠顶，内入联络于脑，复还出循项下至肩髆内，挟脊抵腰中，入内循脊络到肾为止。男性督脉循阴茎下至会阴，这与女性相同。不同在于，此后它从少腹直上，穿过脐中央，再向上贯心入喉，上行至颐，环绕口唇，再上行系于两目之下中央。督脉发生病变，表现为气从少腹上冲至心而疼痛，无法大小便，这就是冲疝。发生在女性身上则会形成不孕、小便不利或遗尿、嗌干等症。督脉有病主要从督脉进行治疗，也可在横骨上的曲骨穴进行治疗；病情严重的，可以在脐下一寸的阴交穴进行治疗。

---

[1] 中级之下：中极穴的下面，指小腹。

[2] 里急：腹痛。

[3] 篡间：会阴部。

治在骨上，甚者在脐下营[1]。

其上气有音者治其喉中央，在缺盆中者。其病上冲喉者治其渐，渐者上侠颐也。蹇（jiǎn）[2]膝伸不屈治其楗（jiàn）[3]。坐而膝痛治其机。立而暑解，治其骸（hái）关。膝痛，痛及拇指治其腘。坐而膝痛如物隐者，治其关。膝痛不可屈伸，治其背内。连骱若折，治阳明中俞髎。若别，治巨阳少阴荥。淫泺（luò）[4]胫酸，不能久立，治少阳之维，在外上五寸。辅骨上横骨下为楗，侠髋为机，膝解为骸关，侠膝之骨为连骸，骸下为辅，辅上为腘，腘上为关，头横骨为枕。

水俞五十七穴者，尻上五行，行五，伏兔上两行，行五，左右各一行，行五，踝上各一行，行六穴。髓空[5]在脑后三分，在颅际锐骨之下，一在龂（yín）基[6]下，一在

如果病人气逆上而呼吸有声的，治疗时取其喉部中央的天突穴，此穴在两缺盆的中间。病人气逆上冲于咽喉的，治疗时取其大迎穴，大迎穴在面部两旁夹颐之处。膝关节能伸不能屈，治疗时取其股部的经穴。膝下而膝痛，治疗时取其环跳穴。站立时膝关节热痛，治疗时取其膝关节处经穴。膝痛，疼痛牵引到拇趾，治疗时取其膝弯处的委中穴。膝下时犹如物体隐伏其中的，治疗时取承扶穴。膝痛而不能屈伸活动，治疗时取其背部足太阳经的腧穴。如果疼痛连及骱骨如折断一般，治疗时取其阳明经中的俞髎三里穴；若是膝疼痛与骱骨别离，应取足太阳和足少阴的荥穴治疗。浸渍水湿之邪日久而胫骨酸痛无力，不能久立，治疗时取少阳经的别络光明穴，光明穴在外踝上五寸。辅骨之上，腰横骨之下叫"楗"，髋骨两侧环跳穴处叫"机"，膝部的骨缝叫"骸关"，侠膝两旁的高骨叫"连骸"，连骸下面叫"辅骨"，辅骨上面的膝弯叫"腘"，腘之上就是"关"，头后项部的横骨叫"枕骨"。

治疗水病的腧穴有五十七个：尻骨上有五行，每行各五穴；伏兔上方有两行，每行各五穴；左右又各有一行，每行各五穴；足内踝上各一行，每行各六穴。髓穴在脑后分为三处，都在颅骨边际锐骨的下面，一处在下颌骨的下面，一处在项后正中的复骨下面，一处在脊骨上空的风府穴上面；脊骨下端的孔在尻骨下面的髓孔。在面部侠鼻两旁有好几处髓孔，有的在

---

[1] 脐下营：即脐下一寸的阴交穴。

[2] 蹇：指行走困难。

[3] 楗：股骨。指足阳明经的髀关穴。

[4] 淫泺：指膝、胫部酸痛无力。

[5] 髓空：指头颅及脊柱的骨孔之处。

[6] 龂基：即下颌骨正中骨缝。

项后中复骨下，一在脊骨上空在风府上。脊骨下空，在尻骨下空。数髓空在面挟鼻，或骨空在口下当两肩。两髆肩空，在髆中之阳。臂骨空在臂阳，去踝四寸两骨空之间。股骨上空在股阳，出上膝四寸。骱骨空在辅骨之上端。股际骨空在毛中动下。尻骨空在髀骨之后，相去四寸。扁骨有渗理凑，无髓孔，易髓无空。

灸寒热之法，先灸项大椎，以年为壮数，次灸橛（jué）骨[1]，以年为壮数，视背俞陷者灸之，举臂肩上陷者灸之，两季胁之间灸之，外踝上绝骨之端灸之，足小指次指间灸之，腨下陷脉灸之，外踝后灸之，缺盆骨上切之坚痛如筋者灸之，膺中陷骨间灸之。掌束骨下灸之，脐下关元三寸灸之，毛际动脉灸之，膝下三寸分间灸之，足阳明跗上动脉灸之，颠上一灸之，犬所啮（niè）之处灸之三壮，即以犬伤病法灸之，凡当灸二十九处。伤食灸之，不已者，必视其经之过于阳者，数刺其俞而药之。

口唇下方与两肩相平的部位。两肩髆骨空在肩髆中的外侧。臂骨的骨空在臂骨的外侧，离开手腕四寸，在两骨的空隙之间。股骨上面的骨空在股骨外侧膝上四寸的地方。骱骨的骨空在辅骨的上端。骨际的骨空在阴毛中的动脉下面。尻骨的骨空在髀骨的后面四寸的地方。扁骨有血脉渗透的纹理，没有骨髓的孔穴，骨髓通过渗透腠理内外交流，所以没有髓孔。

灸寒热证的方法是，先灸项后的大椎穴，根据病人年龄决定艾灸的壮数；其次灸尾骨的尾闾穴，也是以年龄决定艾灸的壮数。观察背俞有凹陷的地方用灸法；上举手臂在肩上有凹陷的地方用灸法；两侧的季胁之间，也就是京门穴用灸法；足外踝上绝骨穴处用灸法；足小趾与次趾之间用灸法；小腿腓肠肌凹陷处的承山穴用灸法；外踝后方昆仑穴用灸法；缺盆骨上方用手按如果坚硬如筋，在疼痛的地方用灸法；胸膺中的骨间凹陷处的天突穴用灸法；手腕部的横骨之下用灸法；脐下三寸的关元穴用灸法；脐下毛际边缘的动脉跳处的气冲穴用灸法；膝下三寸的足三里用灸法；足阳明经所行足跗上的冲阳穴处用灸法；头顶上百会穴也用灸法；被狗咬伤的，先在被咬处灸三壮，再按常规的治犬伤病法灸治。以上针灸治寒热证的部位共二十九处。因伤食引发寒热的也可以使用灸法，使用后病仍不愈的，必须仔细审察他的经脉，在阳邪过盛的地方，多针刺其附近的腧穴，同时再用药物进行治疗。

---

[1]橛骨：尾骶骨，此处指尾闾穴。

水热穴论篇第六十一

黄帝问曰：少阴何以主肾，肾何以主水？

岐伯对曰：肾者至阴也，至阴者盛水也，肺者太阴也，少阴者冬脉也，故其本在肾，其末在肺，皆积水也。

帝曰：肾何以能聚水而生病？

岐伯曰：肾者胃之关也。关门不利，故聚水而从其类也。上下溢于皮肤，故为胕肿[1]。胕肿者，聚水而生病也。

帝曰：诸水皆生于肾乎？

岐伯曰：肾者牝（pìn）脏[2]也，地气上者，属于肾，而生水液也，故曰至阴。勇而劳甚，则肾汗出，肾汗出逢于风，内不得入于脏腑，外不得越于皮肤，客于玄府[3]，行于皮里，传为胕肿，本之于肾，名曰风水。所谓玄府者，汗空也。

帝曰：水俞五十七处者，是何主也？

黄帝问道：少阴为什么主肾？肾又为什么主水？

岐伯回答：肾为阴中之阴，属于至阴之脏，至阴属水，所以肾是主水的脏器。肺为太阴，司气化而通调水道，肾属少阴，主水，少阴在冬季最旺盛。所以水之根本在肾，其标在肺，肺肾两脏都可能造成体内水液停聚而形成水肿。

黄帝又问道：肾为什么能积聚水液而生病？

岐伯回答：肾开窍于二阴，是胃的关卡，关闭不利，水液就要停聚而生病了。水液排泄不通，在人体上下泛溢于皮肤，所以形成浮肿。因此，所谓浮肿就是水液积聚而生的病。

黄帝又问道：各种水肿病都是由于肾病变而生成的吗？

岐伯说：肾脏是属阴的脏器。凡是由下而上的水气都属于肾，这是肾气蒸腾水液所化生的，所以肾叫作"至阴"。如果有人觉得自己身强体壮而过度劳力或房事不节，就会大汗淋漓，这种汗就源于肾；出汗时感受风邪，风邪从开泄之腠理侵入，汗孔骤闭，汗出不尽，汗向内无法进入脏腑，向外也不得排泄于皮肤，于是稽留在玄府之中，在皮肤中流动，从而形成浮肿。此病的根本在于肾，病名叫"风水"。所谓玄府，就是汗孔。

黄帝问道：治疗水病的腧穴有五十七个，它们是什么脏器主管呢？

---

[1]胕肿：指全身皮肤浮肿。

[2]牝脏：指属阴性的脏器。

[3]玄府：指汗孔。

岐伯曰：肾俞五十七穴，积阴之所聚也，水所从出入也。尻上五行行五者，此肾俞。故水病下为胕肿大腹，上为喘呼，不得卧者，标本俱病，故肺为喘呼，肾为水肿，肺为逆不得卧，分为相输，俱受者水气之所留也。伏兔上各二行行五者，此肾之街也。三阴之所交结于脚也。踝上各一行行六者，此肾脉之下行也，名曰太冲。凡五十七穴者，皆藏之阴络，水之所客也。

岐伯回答：与肾关联密切的五十七个穴位，是阴气所积聚的地方，也是水液从此出入的地方。尾骨以上有五行，每行五个穴位，中间一行是督脉，两旁的四行是足太阳膀胱经的经脉。水肿病可引起下部的浮肿和腹部胀大等症状，也可以引起上部的呼吸喘急、不能平卧等症状，这是肺与肾同时病变引起的。所以肺病表现为呼吸喘急，肾脏功能失常表现为水肿，肺病还表现为气逆，不得平卧；肺病与肾病的表现各不相同，但两者之间又相互影响，所以导致了水气停留于两脏。伏兔上方各有两行，每行五个穴位，这里是肾气通行的重要道路，它和肝、脾两经合成三条阴经交结于脚上。足内踝上方各有一行，每行六个穴位，这是肾的经脉下行于脚的部分，名叫太冲。以上共五十七个穴位，都藏在人体下部的脉络之中，也是水液容易停聚的地方。所以，治疗水肿病时，可以针刺这些穴位。

帝曰：春取络脉分肉[1]何也？

岐伯曰：春者木始治，肝气始生，肝气急，其风疾。经脉常深，其气少，不能深入，故取络脉分肉间。

帝曰：夏取盛经分腠何也？

岐伯曰：夏者火始治，心气始长，脉瘦气弱[2]，阳气留溢，热熏分腠，内至于经，故取盛经分腠，绝肤[3]而病去者，邪居浅也。所谓盛经者，阳脉也。

黄帝问道：春天针刺，为什么刺及络脉分肉就可以了？

岐伯说：春天是五行中木气主治的季节，在人体，与春季相应的肝气开始发生；肝气的特性是急躁，如变动的风一样迅疾，但是肝的经脉往往藏于深部，春天时风气始发，其气尚微，不能深入经脉，所以只要浅刺络脉分肉之间就可以了。

黄帝问道：夏天针刺，为什么取盛经和皮肤分腠呢？

岐伯说：夏天是五行中火气开始的季节，和夏季对应的心气开始生长壮大；所以脉气未盛，阳气充裕流溢于体表，向外熏蒸于分肉腠理，向内影响于经脉，所以针刺应当取盛经和皮肤腠理。针刺不要过深，只要透过皮肤而病就可痊愈，是因为邪气居于浅表部位的缘故。所谓盛经，是指充盈浮现在体表皮肤和肌肉之间的阳脉。

---

[1]春取络脉分肉：春天用针要浅，刺及络脉分肉就可以了。

[2]脉瘦气弱：脉气未盛，不是衰弱的意思。

[3]绝肤：穿过皮肤，指针刺透过皮肤不宜深。

帝曰：秋取经俞何也？

岐伯曰：秋者金始治，肺将收杀，金将胜火，阳气在合，阴气初胜，湿气及体，阴气未盛，未能深入，故取俞以泻阴邪，取合以虚阳邪，阳气始衰，故取于合。

帝曰：冬取井荥[1]何也？

岐伯曰：冬者水始治，肾方闭，阳气衰少，阴气坚盛，巨阳伏沉[2]，阳脉乃去，故取井以下阴逆，取荥以实阳气。故曰：冬取井荥，春不鼽衄。此之谓也。

帝曰：夫子言治热病五十九俞，余论其意，未能领别其处，愿闻其处，因闻其意。

岐伯曰：头上五行行五者，以越诸阳之热逆也，大杼、膺俞、缺盆、背俞，此八者，以泻胸中之热也。气街、三里、巨虚、上下廉，此八者，以泻胃中之热也。云门、髃（yú）骨、委中、髓空，此八者，以泻四肢之热也。五脏俞傍五，此十者，以泻五脏之热也。凡此五十九穴者，皆热之左右也。

黄帝问道：秋天针刺，为什么要取经脉上的腧穴呢？

岐伯说：秋季是五行中金气主管的季节，秋气开始当令，肺气开始收敛肃杀，金气渐旺，此时人体的阳气在经脉的合穴。秋季阴气开始旺盛，遇湿邪侵犯人体，但由于阴气未太盛，不能助湿邪深入，所以针刺各经的输穴以泻阴湿之邪，并取阳经的合穴以泻阳热之邪。由于阳气开始衰退而阴气未至太盛，所以要取合穴针刺。

黄帝说：冬天针刺，要取井穴和荥穴，又是为什么呢？

岐伯说：冬天是五行中水气主导的季节，肾气开始闭藏，阳气已经衰少，阴气更加旺盛，太阳之气浮沉于下，阳脉也相随沉伏，所以针刺要取阳经的井穴以抑降其阴逆之气，取阴经的荥穴以充实不足之阳气。所以说，冬天取井穴和荥穴，春天就不会流鼻涕和鼻血，就是这个道理。

黄帝说：先生说过治疗热病的五十九个腧穴，我已经知道其大概，但还不知道这些腧穴的部位，希望您能告诉我它们的部位，并说明这些腧穴在治疗上的作用。

岐伯说：头上有五行，每行五个穴位，能泄越诸阳经上逆的热邪。大杼穴、中府穴、缺盆穴、风门穴这八个穴位，可以泻中府穴胸中的热邪。气街穴、足三里穴、上巨虚穴和下巨虚穴这八个穴位，可以泻胃中的热邪。云门穴、肩髃穴、委中穴、髓空穴这八个穴位，可以泻四肢的热邪。背部五脏俞的两旁各有五个穴位，以上共五十九个穴位，都是治疗热病的腧穴。

---

[1] 井荥：指井穴和荥穴。

[2] 巨阳伏沉：巨阳为太阳经，冬季阴气盛，阳气衰，所以其脉沉伏。

帝曰：人伤于寒而传为热何也？

黄帝说：人感受了寒邪反而会传变为热病，这是什么原因？

岐伯曰：夫寒盛则生热也。

岐伯说：物极必反，寒气亢盛到极点，就转变成热。

调经论篇第六十二

黄帝问曰：余闻刺法言，有余泻之，不足补之，何谓有余？何谓不足？

岐伯对曰：有余有五，不足亦有五，帝欲何问？

帝曰：愿尽闻之。

岐伯曰：神有余有不足；气有余有不足；血有余有不足；形有余有不足；志有余有不足。凡此十者，其气不等也。

帝曰：人有精气津液，四肢九窍，五脏十六部，三百六十五节，乃生百病，百病之生，皆有虚实。今夫子乃言有余有五，不足亦有五，何以生之乎？

岐伯曰：皆生于五脏也。夫心藏神，肺藏气，肝藏血，脾藏肉，肾藏志，而此成形。志意通，内连骨髓，而成身形五脏。五脏之道，

黄帝问道：我看到刺法篇上说，病为有余的用泻法，不足的用补法。但什么样是有余，什么样是不足呢？

岐伯回答：有余的情况有五种，不足的情况也有五种，您要问的是哪一种呢？

黄帝说：我希望能全部了解。

岐伯说：神，既有有余的情况，也有不足的情况；气，既有有余的情况，也有不足的情况；血，既有有余的情况，也有不足的情况；形，既有有余的情况，也有不足的情况；志，既有有余的情况，也有不足的情况。这些病理变化和表现是各不相同的。

黄帝说：人有精、气、津液、四肢、九窍、五脏、十六部、三百六十五节，以上部位都可能受到邪气侵犯产生疾病。而百病的发生，都有虚实的不同。现在先生说病有余有五种情况，不足也有五种情况，这些情况是怎样发生的呢？

岐伯说：这十种情况都是生于五脏。心藏神，肺藏气，肝藏血，脾藏肉，肾藏志，由五脏所藏的神、气、血、肉、志，组成了人的形体。但人体只有精神畅快，气血保持流通正常并与内部骨髓相联系，才能使身形与五脏成为一个整体。五脏相互联系的道路是

皆出于经隧，以行血气，血气不和，百病乃变化而生，是故守经隧焉。

经脉，通过经脉以运行血气，如果气血运行发生障碍，就会变化而发生各种疾病。所以必须保持经脉通畅，不失其常。

帝曰：神有余不足何如？

岐伯曰：神有余则笑不休，神不足则悲。血气未并，五脏安定，邪客于形，洒淅起于毫毛，未入于经络也，故命曰神之微。

帝曰：补泻奈何？

岐伯曰：神有余，则泻其小络之血，出血勿之深斥[1]，无中其大经，神气乃平。神不足者，视其虚络，按而致之，刺而利之，无出其血，无泄其气，以通其经，神气乃平。

帝曰：刺微奈何？

岐伯曰：按摩勿释，著针勿斥，移气于不足，神气乃得复。

帝曰：善。有余不足[2]奈何？

岐伯曰：气有余则喘咳上气，不足则息利少气。血气未并，五脏安定，皮肤微病，命曰白气微泄[3]。

黄帝说：神有余和神不足会表现出怎样的症状呢？

岐伯说：神有余表现为喜笑不止，神不足表现是常常悲哀。如果气血运行正常，没有偏聚于身体某一部位时，五脏安定，此时即使邪气侵犯人体也只能侵犯到形体的表层，病人感到轻微的寒栗，邪气尚未侵入较深层的经络之中，是轻微的病证。

黄帝说：怎样进行补泻呢？

岐伯说：对于神有余的病变，可用泻法针刺其小的经络使之出血，但不要针刺过深，不要开大针孔，不要刺中大的经络，神气自会平复。神不足则脉络必虚，应诊察虚络在什么地方，先用手按摩，使气血较为充盈，再用针刺方法导引调和气血，但不要使之出血，也不要使气外泄，只疏通经脉气血，神气就可以平复。

黄帝说：怎样对轻微的神病进行针刺呢？

岐伯说：按摩的时间要久一些，针刺时不要向里深推，使气血移于不足之处，神气就可以平复。

黄帝说：讲得好。气有余和气不足会出现什么症状呢？

岐伯说：气有余就表现为咳嗽、气喘；气不足则表现为鼻塞、呼吸不利、气短等症状。如果气血运行正常而没有偏聚一侧，则五脏安定；如果有邪气侵袭，则邪气仅客于皮肤，使肺脏的功能活动受到轻度影响，造成肺气微泄，称为肺气微虚。

---

[1]深斥：深，深刺；斥，进针后开大针孔。

[2]有余不足：当据《黄帝内经太素·卷二十四·虚实补泻》"有"字前补"气"字，以与前后文相合。

[3]白气微泄：指肺气微虚。白气，指肺气。

帝曰：补泻奈何？

岐伯曰：气有余，则泻其经隧，无伤其经，无出其血，无泄其气。不足，则补其经隧，无出其气。

帝曰：刺微奈何？

岐伯曰：按摩勿释，出针视之，曰我将深之，适人必革，精气自伏，邪气散乱，无所休息，气泄腠理，真气乃相得。

帝曰：善。血有余不足奈何？

岐伯曰：血有余则怒，不足则恐。血气未并，五脏安定，孙络外溢，则经有留血。

帝曰：补泻奈何？

岐伯曰：血有余，则泻其盛经出其血。不足，则视其虚经内针其脉中，久留而视，脉大，疾出其针，无令血泄。

帝曰：刺留血奈何？

岐伯曰：视其血络，刺出其血，无令恶血得入于经，以成其疾。

帝曰：善。形有余不足奈何？

岐伯曰：形有余则腹胀泾溲不利[1]。不足则四肢不用。血气未

黄帝说：怎样进行补泻呢？

岐伯说：气有余的应当针刺表浅部位，但不要损伤机体大的经脉，不要使之出血，不要使其气泄。气不足的应补其经脉之气，不要使病人的气外泄。

黄帝说：怎样针刺治疗微邪呢？

岐伯说：针刺前，先在局部进行按摩，时间要久一些，然后拿出针来给病人看，并说："我准备要深刺。"但实际上，针刺时仍为浅刺。这样做是为了使其精气深注于内，邪气散乱于外，而无所留，邪气从腠理外泄，从而使人体的正气恢复正常。

黄帝说：好。血有余和不足会出现什么症状呢？

岐伯说：血有余表现为容易发怒，血不足表现为容易恐惧。如果气血运行正常没有偏聚一侧，五脏安定之时，即使邪气侵犯人体，也只是在体表的孙络。如果孙络阻塞不通，邪气外溢，就会流于经脉，经脉就会有血液留滞。

黄帝说：怎样进行补泻呢？

岐伯说：血有余的病变，应该针刺体表充血的脉络，以出其血。血不足的应该诊察经脉虚弱不足的部位，针刺经脉，久留其针，观察效果，等到虚弱的经脉充盛，即可迅速出针，但不要使其出血。

黄帝说：对于瘀血的病变怎么治疗呢？

岐伯说：诊察血络有瘀血的，刺出其血，不让瘀血进入大的经脉而形成其他疾病。

黄帝说：讲得好。形有余和形不足会出现什么症状呢？

岐伯说：形有余的则腹胀满，大小便不利；形不足的则四肢不能正常运动。如果气血运行正常，没有

---

[1] 泾溲不利：即二便不利。

并，五脏安定。肌肉蠕动，命曰微风。

帝曰：补泻奈何？

岐伯曰：形有余则泻其阳经，不足则补其阳络。

帝曰：刺微奈何？

岐伯曰：取分肉间，无中其经，无伤其络，卫气得复，邪气乃索[1]。

帝曰：善。志有余不足奈何？

岐伯曰：志有余则腹胀飧泄，不足则厥。血气未并，五脏安定，骨节有动。

帝曰：补泻奈何？

岐伯曰：志有余则泻然筋血者，不足则补其复溜。

帝曰：刺未并奈何？

岐伯曰：即取之，无中其经，邪所乃能立虚。

帝曰：善。余已闻虚实之形，不知其何以生。

岐伯曰：气血以并，阴阳相倾，气乱于卫，血逆于经，血气离居，一实一虚。血并于阴，气

偏聚在某一局部，五脏安定，即使有邪气侵袭，也只是肌肉有微微蠕动的症状，这叫作微风。

黄帝说：怎样进行补泻呢？

岐伯说：形有余应当泻足阳明胃经的经脉，使邪气从内外泻；形不足的应当补足阳明胃经的络脉，使气血得以内聚。

黄帝说：轻微的病怎么治疗呢？

岐伯说：应当刺到肌肉，驱散邪气，但是不要刺伤经脉，也不要刺伤络脉，这样就能使卫气恢复，邪气消散。

黄帝说：好。志有余和志不足会出现什么症状呢？

岐伯说：志有余的就会出现腹胀、腹泻、完谷不化等症状；志不足的就会出现手足厥冷。如果气血运行正常，没有偏聚一侧，五脏安定，即使邪气侵袭，也只是在骨节间有如物鼓动一样的感觉。

黄帝说：怎样进行补泻呢？

岐伯说：志有余的应泻然谷穴，针刺出血；志不足的则应补复溜穴。

黄帝说：如果气血运行正常没有偏聚一侧，轻微的病变，应当怎样针刺呢？

岐伯说：应当在骨节有鼓动感时，立即进行针刺，但不要刺伤经脉，这样邪气就能很快被驱除掉。

黄帝说：好。关于虚实的症状我已经知道了，但还不了解它是怎样发生的。

岐伯说：虚实的发生，是由于病邪的入侵造成气血运行紊乱，阴阳之间失去协调而有所偏倾，气的分布发生混乱，血逆于经，血气偏离正常位置，便形成一虚一实的现象。如果血偏聚在属阴的五脏，气偏聚属阳的六腑，则发生惊狂。血偏聚阳的体表，气偏聚属阴的体

---

[1] 索：消散的意思。

并于阳,故为惊狂。血并于阳,气并于阴,乃为炅(jiǒng)中[1]。血并于上,气并于下,心烦愧善怒。血并于下,气并于上,乱而喜忘。

帝曰:血并于阴,气并于阳,如是血气离居,何者为实?何者为虚?

岐伯曰:血气者,喜温而恶寒,寒则泣不能流,温则消而去之,是故气之所并为血虚,血之所并为气虚。

帝曰:人之所有者,血与气耳。今夫子乃言血并为虚,气并为虚,是无实乎?

岐伯曰:有者为实,无者为虚,故气并则无血,血并则无气,今血与气相失,故为虚焉。络之与孙脉俱输于经,血与气并则为实焉。血之与气并走于上,则为大厥,厥则暴死,气复反则生,不反则死。

帝曰:实者何道从来?虚者何道从去?虚实之要,愿闻其故。

岐伯曰:夫阴与阳皆有俞会[2]。阳注于阴,阴满之外,阴阳均平,

内,会出现体内发热。血偏聚人体上部,气偏聚人体下部,则心烦冈容易发怒。血偏聚人体下部,气偏聚人体上部,会出现精神恍惚健忘的现象。

黄帝说:血偏聚在阴,气偏聚在阳,像这样血气偏离了正常位置的,什么样是实?什么样是虚呢?

岐伯说:血和气都是喜温暖而恶寒冷的,因为寒冷使气血滞涩而流行不畅,温暖则可使滞涩的气血消散而流行。所以气所并之阴血就会虚少,血所并之处阳气会不足。

黄帝说:人身的重要物质是血和气。现在先生说血病是虚,气病也是虚,难道没有实证吗?

岐伯说:多余的就是实,缺乏的就是虚。所以阳气集聚,则血液相对虚;血液集聚,则阳气相对虚。血和气各离其所不能相济就是虚证。人身络脉和孙脉的气血均输注于经脉,如果气血集聚在经脉中,就成为实证了。如果血和气都逆行停聚在人体头部,就会发生大厥病,能够使人突然昏厥如同暴死。这种病如果气血能得以及时下行,则可以恢复正常,否则就要死亡。

黄帝说:实证是怎么形成的?虚证又是怎样形成的呢?形成虚和实的道理,希望能听您讲一讲。

岐伯说:阴经和阳经都有气血灌注而形成的穴位,可以互相沟通。如果阳经的气血灌注于阴经,阴

---

[1]炅中:内热的意思。

[2]俞会:指经气输注会合之处。

以充其形，九候若一，命曰平人。夫邪之生也，或生于阴，或生于阳。其生于阳者，得之风雨寒暑。其生于阴者，得之饮食居处，阴阳喜怒。

帝曰：风雨之伤人奈何？

岐伯曰：风雨之伤人也，先客于皮肤，传入于孙脉，孙脉满则传入于络脉，络脉满则输于大经脉，血气与邪并客于分腠之间，其脉坚大，故曰实。实者外坚充满不可按之，按之则痛。

帝曰：寒湿之伤人，奈何？

岐伯曰：寒湿之中人也，皮肤不收，肌肉坚紧，荣血泣，卫气去，故曰虚。虚者聂（zhě）辟[1]气不足，按之则气足以温之，故快然而不痛。

帝曰：善。阴之生实奈何？

岐伯曰：喜怒不节，则阴气上逆，上逆则下虚，下虚则阳气走之，故曰实矣。

帝曰：阴之生虚奈何？

岐伯曰：喜则气下，悲则气消，消则脉虚空，因寒饮食，寒气熏满，则血泣气去，故曰虚矣。

经的气血盛满则充溢于外，通过这样的调节，保持阴阳平调，形体得到充足的气血滋养，九候的脉象也表现一致，这就是正常的人。邪气侵犯人体产生病变，有的先发于阴经而后影响到阳经，有的先发于阳经而后影响到阴经。疾病发于阳经的，都是感受了风雨寒暑邪气的侵袭；疾病发于阴经的，都是由于饮食不节、起居失常、房事过度、喜怒无常所致。

黄帝说：风雨之邪是怎样伤人的呢？

岐伯说：风雨之邪伤人，是先侵入皮肤，由皮肤而传入于孙脉，孙脉满则传入于络脉，络脉满则输注于大经脉。病邪和人体的气血合并停留在肌肉和皮肤之间，脉搏必坚实而大，所以叫作实证。实证病变局部表面多坚实充满，不可以触按，按压会有痛感。

黄帝说：寒湿之邪是怎样伤人的呢？

岐伯说：寒湿之邪气伤人，使人皮肤收缩，肌肉坚紧，血液凝涩运行不畅，卫气离去，所以叫作虚证。虚证多见皮肤松弛而有褶皱，卫气不足，血液凝涩运行不畅，所以病人喜欢按摩，按摩后气血通畅，感到温暖，病人觉得舒服而不疼痛。

黄帝说：讲得好。阴经所发生的实证是怎样的呢？

岐伯说：人如果喜怒不加节制，就会使阴气向上逆行，阴气上逆则人体的下部就会空虚，阳气乘虚而入，所以叫作实证。

黄帝说；阴经所发生的虚证是怎样的呢？

岐伯说：人如果喜乐过度，心气涣散而下行，过度悲哀肺气消散，造成血行迟缓，脉道空虚；如果再食寒凉饮食，寒气充满于体内，血液运行涩滞不畅则阳气受损，所以叫作虚证。

---

[1] 聂辟：指皮肤松弛有皱纹。

帝曰：经言阳虚则外寒，阴虚则内热，阳盛则外热，阴盛则内寒，余已闻之矣，不知其所由然也。

岐伯曰：阳受气于上焦，以温皮肤分肉之间，令寒气在外，则上焦不通，上焦不通，则寒气独留于外，故寒栗。

帝曰：阴虚生内热奈何？

岐伯曰：有所劳倦，形气衰少，谷气不盛，上焦不行，下脘不通。胃气热，热气熏胸中，故内热。

帝曰：阳盛生外热奈何？

岐伯曰：上焦不通利，则皮肤致密，腠理闭塞，玄府不通，卫气不得泄越，故外热。

帝曰：阴盛生内寒奈何？

岐伯曰：厥气上逆，寒气积于胸中而不泻，不泻则温气[1]去寒独留，则血凝泣，凝则脉不通，其脉盛大以涩，故中寒。

帝曰：阴与阳并，血气以并，病形以成，刺之奈何？

岐伯曰：刺此者取之经隧，取血于营，取气于卫，用形哉，因四时多少高下。

[1]温气：指阳气。

黄帝说：古医经上所说：阳虚就会产生外寒，阴虚就会产生内热，阳盛则产生外热，阴盛则产生内寒。我已听说过了，但不知是什么原因产生的。

岐伯说：人体的阳气，都是从上焦输送分布来的，用来温暖和养护皮肤肌肉，现在寒气从外部侵袭，使上焦的阳气不能通达体表，这样寒气留在皮肤肌肉，因而发生恶寒战栗。

黄帝说：阴虚产生内热是怎样的呢？

岐伯说：过度劳倦则伤脾，脾虚不能运化，形体和气都会耗损虚弱，也不能输布水谷精微至上焦，糟粕也不能顺利排泄，滞留在胃，长时间则化热，热气上熏于胸中，所以发生内热。

黄帝说：阳盛产生外热是怎样的呢？

岐伯说：如果上焦不通畅，就会导致皮肤紧密，腠理闭塞，汗孔不通，这样阳气不得发泄，积郁在体表，所以发生外热。

黄帝说：阴盛产生内寒是怎样的呢？

岐伯说：如果寒气上逆，寒气积于胸中而不能下泄，寒气不泻，那么阳气就会耗伤，寒气独留，使血液运行凝涩不畅，经脉也会阻塞不通，脉搏盛大而涩，所以成为内寒。

黄帝说：阴、阳、气、血偏聚，疾病已经形成时，怎样进行刺治呢？

岐伯说：针刺治疗这种疾病，应取其经脉。血的病变，调理治疗要深刺；气的病变，调理治疗用浅刺法，同时还要根据病人形体的肥瘦高矮、四时气候的寒热温凉，决定针刺次数的多少，取穴部位的高下。

帝曰：血气以并，病形以成，阴阳相倾，补泻奈何？

岐伯曰：泻实者气盛乃内针，针与气俱内，以开其门，如[1]利其户，针与气俱出，精气不伤，邪气乃下，外门不闭，以出其疾，摇大其道，如利其路，是谓大泻，必切而出，大气[2]乃屈。

帝曰：补虚奈何？

岐伯曰：持针勿置，以定其意，候呼内针，气出针入，针空四塞[3]，精无从去，方实而疾出针，气入针出，热不得还，闭塞其门，邪气布散，精气乃得存，动气候时，近气不失，远气乃来，是谓追之[4]。

帝曰：夫子言虚实者有十，生于五脏，五脏五脉耳。夫十二经脉皆生其病，今夫子独言五脏。夫十二经脉者，皆络三百六十五节，节有病必被[5]经脉，经脉之病，皆有虚实，何以合之？

黄帝说：如果气血已经发生合并，疾病已形成，阴阳失去平衡，针刺治疗应怎样用补法和泻法呢？

岐伯说：用泻法治疗实证时，应在气盛的时候进针，即在病人吸气时进针，使针与气同时入内，刺其腧穴以开邪出之门户，并在病人呼气时出针，使针与邪气同时外出，这样可使精气不伤，邪气得以外泄；在针刺时还要注意针孔不要闭塞，以排泄邪气，应摇大针孔，而通利邪出之道路，这叫作大泻，出针时先以左手轻轻切按针孔周围，然后迅速出针，这样亢盛的邪气即可穷尽。

黄帝说：怎样补虚呢？

岐伯说：用手持针后，不要立即刺入，要先安定病人情绪，等病人呼气时进针，即气出针入，针刺入后不要摇动，使针孔周围紧密与针体连接，使精气无隙外泄，当经气至针下并有充实之感时，迅速出针，但要在病人吸气时出针，气入针出，使针下所至的热气不能内还，出针后立即按闭针孔使精气得以保存。留针待经气到来时，要耐心等待，这样才能使经气充实，使以至之气不致散失，远处未至之气可以到来，这样就叫作补法。

黄帝说：先生说虚证和实证共有十种，都是发生于五脏，但五脏只有五条经脉，而人体十二经脉，每经都能发生疾病，先生为什么只单独谈了五脏？况且十二经脉又都联络三百六十五节，每节都可能发病，疾病也必然波及到经脉，经脉所发生的疾病，又都有虚有实，这些虚证和实证，又怎样和五脏的虚证和实证相结合呢？

---

[1]如：义同而。

[2]大气：指亢盛的邪气。

[3]针空四塞：针与孔穴周围紧密接触。

[4]追之：针刺法中补法的术语。

[5]被：波及。

岐伯曰：五脏者，故得六腑与为表里，经络支节，各生虚实，其病所居，随而谓之。病在脉，调之血；病在血，调之络；病在气，调之卫；病在肉，调之分肉；病在筋，调之筋；病在骨，调之骨。燔（fán）针劫刺[1]其下及与急[2]者；病在骨，焠（cuì）针药熨；病不知所痛，两蹻（qiāo）为上；身形有痛，九候莫病，则缪刺之；痛在于左而右脉病者，巨刺之。必谨察其九候，针道备矣。

岐伯说：五脏和六腑，本有其表里关系。经络和肢节，各有其所发生的虚证和实证，应根据其病变所在，随其病情的虚实变化，给予适当的治疗。如果病在脉，治疗时调理血；病在血，治疗时调理络脉；病在气，治疗时调理其卫气；病在肌肉，治疗时调理肌肉；病在筋，治疗时调理筋；病在骨，治疗时调理骨。病在筋，也可用燔针刺其病处及筋脉挛急之处；病在骨，也可用火针或药熨法治疗；病人不知道疼痛，可以刺阳蹻、阴蹻二脉；身有疼痛，但九候之脉没有病象，则用缪刺法进行治疗。如果疼痛在左侧，而右脉有病态表现，则用巨刺法进行治疗。总之，必须仔细地诊察三部九候的脉象，根据病情，运用针刺进行调治。只有这样，针刺的技术才能算完备。

---

[1]燔针劫刺：是指把针刺入人体后，用艾火烧针，也就是温针法。燔，火烧之意。

[2]急：筋脉拘急。

卷第十八

缪刺论篇第六十三

黄帝问曰：余闻缪刺，未得其意，何谓缪刺？

岐伯对曰：夫邪之客于形也，必先舍于皮毛，留而不去，入舍于孙脉，留而不去，入舍于络脉，留而不去，入舍于经脉，内连五脏，散于肠胃，阴阳俱感，五脏乃伤，此邪之从皮毛而入，极于五脏之次也，如此则治其经焉。今邪客于皮毛，入舍于孙络，留而不去，闭塞不通，不得入于经，流溢[1]于大络[2]，而生奇病[3]也。夫邪客大络者，左注右，右注左，上下左右与经相干，而布于四末，其气无常处，不入于经

黄帝问道：我听说有一种缪刺法，但不知道它的意义，究竟什么叫作缪刺呢？

岐伯回答：一般情况下病邪侵袭人体，必先侵入皮毛；如果停留不去，就进入孙脉之中，再停留不去，就进入络脉之中，如果还是停留不去，就进入经脉，并向内延及五脏，流散到肠胃之中；这时表里都受到邪气侵袭，五脏就要受伤。这是邪气从皮毛而入，最终影响到五脏的次序，这种情况就应当治其经穴。如果邪气从皮毛侵入，进入孙脉、络脉之后，停留不去，这是由于络脉闭塞不通，邪气不能经过络脉侵入经脉，于是就流溢于大络之中，从而生成一些异常疾病。邪气侵入大络之后，会从左边流窜到右边，从右边流窜到左边，或上或下，或左或右，但只影响到络脉而不能进入经脉之中，从而随大络流布到四肢。邪气流窜无定处，也不能进入经脉腧穴，这种情况所采用的刺法就叫作缪刺。

---

[1] 流溢：水涨满而溢溢的意思。

[2] 大络：比较大的络脉，即十五络脉。

[3] 奇病：即异乎寻常的疾病。

226

俞，命曰缪刺。

帝曰：愿闻缪刺，以左取右，以右取左奈何？其与巨刺[1]何以别之？

岐伯曰：邪客于经，左盛则右病，右盛则左病，亦有移易者，左痛未已而右脉先病，如此者，必巨刺之，必中其经，非络脉也。故络病者，其痛与经脉缪处[2]，故命曰缪刺。

帝曰：愿闻缪刺奈何？取之何如？

岐伯曰：邪客于足少阴之络，令人卒心痛暴胀，胸胁支满，无积者，刺然骨之前出血，如食顷而已，不已，左取右，右取左，病新发者，取五日已。邪客于手少阳之络，令人喉痹舌卷，口干心烦，臂外廉痛，手不及头，刺手中指次指爪甲上，去端如韭叶各一痏[3]，壮者立已，老者有顷已，左取右，右取左，此新病数日已。邪客于足厥阴之络，令人卒疝暴痛，刺足大指爪甲上，

黄帝问道：我想听听缪刺左病右取、右病左取的道理是怎样的？它与巨刺法有什么区别？

岐伯说：邪气侵袭到经脉，左侧邪气盛则右侧发病，右侧邪气盛则左侧发病；但也有左右相互转移的，如左边疼痛尚未好转，而右边经脉也出现病变，像这样的情况，就必须用巨刺法，刺中其经脉，而不是刺中络脉。因为络脉病，其痛与经脉病的疼痛部位不同，所以叫缪刺。

黄帝说：我想知道缪刺怎样进行，怎样用于治疗病人？

岐伯说：邪气侵入足少阴经的络脉，使人突然发生心痛、腹部胀满、胸胁部支撑胀闷。如果没有积聚形成，针刺然谷穴出血，大约一顿饭的时间，病情就可以缓解；如果尚未好转，可采取左病刺右、右病刺左的方法进行治疗。如果是新发的疾病，针刺治疗五天就可痊愈。邪气侵入手少阳经的络脉，使人发生咽喉疼痛痹塞、舌卷、口干、心中烦闷、手臂外侧疼痛、抬手不能至头等症状，针刺手小指侧的次指指甲上方，距离指甲如韭菜叶宽的关冲穴，各刺一次。身体强壮的人，可立刻缓解；年老体弱的人，稍过一会儿也会好转。用左病刺右、右病刺左的方法，这是指新发的病，几天就可痊愈。邪气侵袭足厥阴经的络脉，使人突然发生疝气，剧烈疼痛，应针刺足大趾爪甲上与皮肉交接处的大敦穴，左右各刺一次。男子能够立刻缓解，女子稍过一会儿也会有所好转。左侧有病的则取

---

[1] 巨刺：也是左病取右，右病取左的一种针刺方法，但直刺至经脉，较缪刺的部位深。

[2] 缪处：不同的部位，这里指在经在络的深浅部位有异。

[3] 痏：指针刺的次数。

与肉交[1]者各一痏,男子立已,女子有顷已,左取右,右取左。邪客于足太阳之络,令人头项肩痛,刺足小指爪甲上,与肉交者各一痏,立已,不已,刺外踝下三痏,左取右,右取左,如食顷已。邪客于手阳明之络,令人气满胸中,喘息而支胠[2],胸中热,刺手大指次指爪甲上,去端如韭叶各一痏,左取右,右取左,如食顷已。

邪客于臂掌之间,不可得屈,刺其踝后,先以指按之痛,乃刺之,以月死生为数,月生一日一痏,二日二痏,十五日十五痏,十六日十四痏。邪客于足阳跷之脉,令人目痛从内眦始,刺外踝之下半寸所各二痏,左刺右,右刺左,如行十里顷而已。人有所堕坠,恶血留内,腹中满胀,不得前后,先饮利药[3],此上伤厥阴之脉,下伤少阴之络。刺足内

右侧,右侧有病的则取左侧。邪气侵袭足太阳经的络脉,使人发生头项、肩部疼痛,应针刺足小趾爪甲上与皮肉交接处的至阴穴,各刺一次,立刻就会缓解。如果没有缓解,再刺外踝下的金门穴三次,采用左病刺右、右病刺左的方法,大约一顿饭的时间就会好转。邪气侵袭手阳明经的络脉,使人发生胸中气满,喘息而胁肋部撑胀,胸中发热,应针刺手大指侧的次指指甲上方,距离指甲如韭菜叶宽的商阳穴,各刺一次。采用左病刺右,右病刺左的方法,大约一顿饭的时间就会好转。

邪气侵入臂掌之间,使其关节不能弯曲,应针刺手腕后方,先以手指按压,找到痛处,再针刺。根据月亮的圆缺确定针刺的次数,例如月亮由缺变圆时,初一刺一针,初二刺二针,以后逐日加一针,直到十五日加到十五针,十六日又减为十四针,以后逐日减一针。邪气侵入足部的阳跷脉,使人发生眼睛疼痛,从内眦开始,应针刺外踝下面约半寸的申脉穴,各刺一针。采用左病刺右、右病刺左的方法,大约如人步行十里路的时间就可以痊愈。人由于堕坠跌伤,瘀血停留体内,使人发生腹部胀满,大小便不通,应先服通便导瘀的药物。这是由于坠跌损伤了上部的厥阴经之脉,也损伤了下部的少阴经之络,可针刺足内踝之下然骨穴之前的络脉出血,再刺足背上动脉处的冲阳穴。如果病情没有缓解,再针刺足大趾三毛处的大敦穴各一次,出血后会立即缓解。左侧的病痛则针刺右侧的穴位,右侧的病痛则应针刺左

---

[1] 肉交:指指甲和皮肉相交接的地方。

[2] 支胠:指胸侧腋下部位胀满,如有物撑持,难以自如收缩。支,支撑;胠,胸侧腋下的部位。

[3] 利药:此处指通便祛瘀的药品。

踝之下，然骨之前血脉出血，刺足
跗上动脉，不已，刺三毛上各一痏，
见血立已，左刺右，右刺左。善悲
惊不乐，刺如右方。

侧的穴位。假如病人出现善悲善惊、郁郁不乐的现象，
针刺治疗的方法同上。

邪客于手阳明之络，令人耳聋，
时不闻音。刺手大指次指爪甲上去
端如韭叶各一痏，立闻，不已，刺
中指爪甲上与肉交者，立闻，其不
时闻者，不可刺也。耳中生风[1]
者，亦刺之如此数，左刺右，右
刺左。

邪气侵入手阳明经的络脉，就可能使人产生耳聋
的症状，会间断性地失去听觉，应针刺手大指侧的次
指指甲上方，距离指甲如韭菜叶宽的商阳穴各一次，
一般说来，病人立刻就可以恢复听觉；如果病人没有
恢复听觉，可以再刺中指爪甲上与皮肉交接处的中冲
穴，即可马上听到声音。如果是完全失去听力，就不
可用针刺治疗了。如果耳中鸣响，如有风声，也可采
取上述方法进行针刺治疗。采用左病刺右、右病刺左
的方法。

凡痹往来行无常处者，在分肉
间痛而刺之，以月死生为数，用针
者，随气盛衰，以为痏数，针过其
日数则脱气，不及日数则气不泻，
左刺右，右刺左，病已止，不已，
复刺之如法，月生一日一痏，二
日二痏，渐多之，十五日十五痏，
十六日十四痏，渐少之。

凡是痹证疼痛走窜，无固定地方的，就随疼痛所
在而针刺肌肉之间，根据月亮盈亏变化确定针刺的次
数。针刺时，还要根据邪气的盛衰情况来确定用针的
次数。如果用针次数超过其相应的日数，就会损耗人
的正气，如果达不到相应的日数，邪气又不得以泻除。
采用左病刺右、右病刺左的方法，疾愈即停止针刺。
如果仍没有痊愈，再按上述方法进行针刺治疗。月亮
新生的初一刺一针，初二刺二针，以后逐日加一针，
至十五日时针刺十五针，十六日又减为十四针，以后
逐日减一针。

邪客于足阳明之经[2]，令人鼽
衄上齿寒，刺足中指次指爪甲上，
与肉交者各一痏，左刺右，右刺
左。邪客于足少阳之络，令人胁痛

邪气侵入足阳明经的络脉，使人发生鼻塞、鼻出
血、上齿寒冷等症状。治疗时，应针刺足中趾侧的次
趾爪甲上方与皮肉交接处的厉兑穴，各针刺一次。采
用左病刺右、右病刺左的方法。邪气侵入足少阳经的
络脉，使人胁痛而呼吸不畅，咳嗽而汗出，应针刺足

---

[1] 耳中生风：就是耳中鸣响，飕飕有声。

[2] 足阳明之经：新校正云："按全元起本与《针灸甲乙经》阳明之经作阳明之络。"可从。

不得息，咳而汗出，刺足小指次指爪甲上，与肉交者各一痏，不得息立已，汗出立止，咳者温衣饮食，一日已，左刺右，右刺左，病立已，不已，复刺如法。邪客于足少阴之络，令人嗌痛不可内食，无故善怒，气上走贲上，刺足下中央之脉[1]各三痏，凡六刺，立已，左刺右，右刺左。嗌中肿，不能内唾，时不能出唾者，缪刺然骨之前，出血立已，左刺右，右刺左。

邪客于足太阴之络，令人腰痛，引少腹控眇[2]，不可以抑息，刺腰尻之解，两胂（shèn）[3]之上，是腰俞，以月死生为痏数，发针立已，左刺右，右刺左。邪客于足太阳之络，令人拘挛背急，引胁而痛，刺之从项始数脊椎挟脊，疾按之应手如痛，刺之傍三痏，立已。邪客于足少阳之络，令人留于枢中痛，髀不可举，刺枢中以毫针，寒则久留针，以月死生为数，立已。治诸经刺之，所

小趾侧的次趾爪甲上方与皮肉交接处的窍阴穴，各针刺一次，呼吸不畅的症状会立刻得到缓解，汗出的症状也可以很快停止；如果有咳嗽的病人，要注意衣服和饮食的温暖，这样一天就可以痊愈。采用左病刺右、右病刺左的方法，一般情况下，疾病很快就可痊愈。如果仍未痊愈，再按上述方法进行针刺。邪气侵入足少阴经的络脉，使人咽喉疼痛，不能进饮食，并且无故发怒，自觉腹部有气上冲到贲门之上的症状。对于这种疾病的治疗，可针刺足心的涌泉穴，左右各三针，共六针，症状可立刻得以缓解。左侧有病的针刺右侧，右侧有病的则针刺左侧。如果病人咽喉肿痛，不能进食，不能下咽唾液，痰涎也不能咯出，此时要针刺然骨前面的穴位，使之出血，则病人很快就会得以痊愈，采用左病刺右、右病刺左的方法。

如果邪气侵入足太阴经的络脉，使人腰痛连及少腹，牵引至胁下，不能挺胸呼吸，可以针刺腰尻部骨缝当中及两旁肌肉上的下髎穴，针刺次数，要根据月亮圆缺来确定，出针后，病会立刻缓解，采用左病刺右、右病刺左的方法。邪气侵入足太阳经的络脉，则会使人背部拘急，牵引胁肋部疼痛。针刺的时候，应从项后部开始沿着脊骨两旁向下按压，在病人感到疼痛处的周围针刺三针，病人的症状会立刻得到缓解。邪气侵入足少阳经的络脉，使人股部环跳胸处疼痛，腿骨不能举动，可以毫针刺其环跳穴。如果寒气较重，可留针久一些，根据月亮盈亏的情况来确定针刺的次数，则病人很快就会得以痊愈。治疗各经疾病用针刺的方法，如果经脉所经过的部位未见病变，就应用缪刺法。耳聋病人，应针刺手阳明经的商阳穴。如果不见好转，再针刺其经脉走行于耳前的听会穴。患有龋齿的病人，可以针刺手阳明经的商阳穴。如果不见好转，再针刺通行于齿中的经络，一般

---

[1] 足下中央之脉：即涌泉穴。

[2] 眇：即季肋下空软之处。

[3] 胂：指夹脊两旁的肌肉。

过者不病，则缪刺之。耳聋，刺手阳明，不已，刺其通脉出耳前者[1]。齿龋（qǔ），刺手阳明，不已，刺其脉入齿中，立已。邪客于五藏之间，其病也，脉引而痛，时来时止，视其病，缪刺之于手足爪甲上，视其脉，出其血，间日一刺，一刺不已，五刺已。缪传[2]引上齿，齿唇寒痛，视其手背脉血者去之，足阳明中指爪甲上一痏，手大指次指爪甲上各一痏，立已，左取右，右取左。

邪客于手足少阴太阴足阳明之络，此五络皆会于耳中，上络左角，五络俱竭，令人身脉皆动，而形无知也，其状若尸，或曰尸厥。刺其足大指内侧爪甲上，去端如韭叶，后刺足心，后刺足中指爪甲上各一痏，后刺手大指内侧，去端如韭叶，后刺手心主，少阴锐骨之端各一痏，立已，不已，以竹管吹其两耳，鬄（tì）[3]其左角之发，方一寸燔（fán）治，饮以美酒一杯，不能饮者灌之，立已。

会立即见效。邪气侵入到五脏之间，其病变表现为经脉牵引作痛，时痛时止，根据其病的情况，在其手足爪甲上的井穴进行缪刺法。选择血液瘀滞的络脉，刺出其血，隔日刺一次。如果针刺一次没有好转，那么针刺五次也会有所好转。手若阳明的病邪交错传入足阳明经而牵引上齿，出现唇齿寒冷疼痛，可在其手背上经脉有瘀血的地方进行针刺，使其出血。然后针刺足阳明胃经在足二趾趾甲的厉兑穴，再针刺手食指指甲上的商阳穴各一次，疾病很快就会得以好转。采用左病刺右、右病刺左的方法。

邪气侵入到手少阴心经、手太阴肺经、足少阴肾经、足太阴脾经和足阳明胃经的络脉，这五经的络脉都聚会于耳中，并上绕左耳上面的额角，若这五条络脉的脉气全都衰竭，就会使人全身的经脉振动，但形体却无知觉，就像死尸一样，有人把它叫作尸厥。此时应当针刺足大趾内侧距离爪甲约韭菜叶宽的隐白穴，再针刺足心的涌泉穴，然后针刺足中趾爪甲上的厉兑穴各一次，然后再针刺手大指内侧距离爪甲韭菜叶宽的少商穴，然后再针刺手少阴经在掌后锐骨端的神门穴。以上穴位各针刺一次，一般情况下，病人会立刻清醒。如果没有好转，就用竹管向病人两耳之中吹气，并把病人左边头角上的头发剃下来，取一方寸左右，烧制为末，用好酒一杯冲服，如因失去知觉而不能饮服，可将药酒强行灌入病人口中，病人很快就可恢复过来。

[1] 通脉出耳前者：指听宫穴。
[2] 缪传：就是不当传而传的意思。
[3] 鬄：俗剃字。

凡刺之数，先视其经脉，切而从之，审其虚实而调之。不调者经刺[1]之，有痛而经不病者缪刺之，因视其皮部有血络者尽取之，此缪刺之数也。

一般来说，凡是针刺治病的方法，先要根据所病的经脉，切按推寻，审察虚实而进行调治；如果病人经脉气血不调，可用巨刺的方法治疗；如果病人感到疼痛而经脉没有病变，可采用缪刺的方法治疗。观察病人皮肤是否有充血显露的络脉，若有则应全部针刺，使之出血，这就是缪刺的方法。

四时刺逆从论篇第六十四

厥阴有余病阴痹，不足病生热痹[2]，滑则病狐疝风，涩则病少腹积气。少阴有余病皮痹隐轸[3]，不足病肺痹，滑则病肺风疝[4]，涩则病积溲血。太阴有余病肉痹寒中，不足病脾痹，滑则病脾风疝，涩则病积心腹时满。阳明有余病脉痹身时热，不足病心痹，滑则病心风疝，涩则病积时善惊。太阳有余病骨痹身重，不足病肾痹，滑则病肾风疝，涩则病积善时颠疾。少阳有余病筋痹胁满，不足病肝痹，滑则病肝风疝，涩则病积时筋急目痛。

是故春气在经脉，夏气在孙

厥阴之气过盛，就会发生阴痹；厥阴之气不足则发生热痹；厥阴脉滑利则患狐疝风；厥阴脉涩滞则形成少腹积气的病证。少阴之气有余，可以发生皮痹和瘾疹；少阴之气不足则发生肺痹；少阴脉过于滑利，说明邪气有余，邪气侵入肺脏，形成肺风疝；少阴脉涩滞，说明心气不足，脉中气血运行缓慢涩滞，形成积聚，血液运行发生紊乱则出现尿血。太阴之气有余，可以发生肉痹和寒中；太阴之气不足则发生脾痹；太阴脉滑利，说明湿气侵入脾脏且较重，病人会患脾风疝；太阴脉涩滞则出现积聚和心腹时有胀满等病证。阳明之气有余，可以发生脉痹，身体时有发热；阳明之气不足则发生心痹；阳明脉过于滑利，说明邪气亢盛，使人患有心风疝；阳明脉涩滞则说明气血不足，易发生积聚和时常惊恐的病变。太阳之气有余，可以发生骨痹，病人身体沉重；太阳之气不足则发生肾痹；太阳脉过于滑利则患肾风疝；太阳脉涩滞则发生积聚病，且不时发生颠顶部疾病。少阳之气有余，可以发生筋痹和胁肋部满闷等病证；少阳之气不足则发为肝痹；少阳脉滑，则患肝风疝；少阳脉涩滞，则易发生积聚病以及筋脉拘急、眼目疼痛等病变。

所以春天人的气血在经脉，夏天人的气血在孙络，

---

[1] 经刺：就是巨刺。

[2] 热痹：痹痛肌肤有灼热感，由于厥阴之气不足，阳邪乘之，故为热痹。

[3] 隐轸：即隐疹，就是皮肤上出现的小疹，有瘙痒感。

[4] 肺风疝：病名，因疝气由于外感风邪所致，故名。

络，长夏气在肌肉，秋气在皮肤，冬气在骨髓中。

帝曰：余愿闻其故。

岐伯曰：春者，天气始开，地气始泄，冻解冰释，水行经通，故人气在脉。夏者，经满气溢，入孙络受血，皮肤充实。长夏者，经络皆盛，内溢肌中。秋者，天气始收，腠理闭塞，皮肤引急[1]。冬者盖藏，血气在中，内著骨髓，通于五脏。是故邪气者，常随四时之气血而入客也，至其变化不可为度[2]，然必从其经气，辟除[3]其邪，除其邪则乱气不生。

帝曰：逆四时而生乱气奈何？

岐伯曰：春刺络脉，血气外溢，令人少气；春刺肌肉，血气环逆[4]，令人上气；春刺筋骨，血气内著，令人腹胀。夏刺经脉，血气乃竭，令人解㑊；夏刺肌肉，血气内却，令人善恐；夏刺筋骨，血气上逆，令人善怒。秋刺经脉，血气上逆，令人善忘；秋刺络脉，气不

长夏人的气血在肌肉，秋天人的气血在皮肤，冬天人的气血在骨髓中。

黄帝说：我想听听其中的道理。

岐伯说：春季，天之阳气开始升发，地之阴气也开始发泄，冰冻逐渐融化消释，河水流动，所以人的气血也集中在经脉中流行。夏季，经脉中气血旺盛而流溢于孙络，孙络接受了气血，皮肤也得以充实润泽。长夏，经脉和络脉中的气血都很旺盛，所以能充分地灌溉润泽于肌肉之中。秋季，天气开始收敛，腠理随之而闭塞，皮肤也收缩紧密起来。冬季主闭藏，人身的气血收藏在内，聚集于骨髓，流通于五脏。所以邪气也往往随着四时气血的变化而侵入人体相应的部位，引起不同的病变。邪气侵入人体产生的各种变化，是难以预测的。所以，必须顺应四时经气的变化进行调治，驱除侵入的邪气，那么气血调和就不会发生逆乱了。

黄帝问道：针刺违反了四时的规律而导致气血逆乱是怎样的？

岐伯回答：春天误刺络脉，会使气血向外散溢，使人出现少气无力的症状；春天误刺肌肉，会使气血循环逆乱，导致人体之气上逆；春天误刺筋骨，会使气血停留在内，使人出现腹胀。夏天误刺经脉，会使气血衰竭，使人出现疲倦、懒惰无力的症状；夏天误刺肌肉，会使人气血内虚，易恐惧；夏天误刺筋骨，会使人气血上逆，容易发怒。秋天误刺经脉，会使人气血上逆，容易忘事；秋天误刺络脉，会使人体阳气不能运行于体表，所以病人会出现嗜睡而不想活动；秋天误刺筋骨，会使气血耗散于内，发生寒战。冬天

---

[1] 皮肤引急：指皮肤毛孔收缩。

[2] 不可为度：不能测度的意思。

[3] 辟除：驱除的意思。

[4] 环逆：指不能按照正常规律循环。

外行，令人卧不欲动；秋刺筋骨，血气内散，令人寒栗。冬刺经脉，血气皆脱，令人目不明；冬刺络脉，内气外泄，留为大痹[1]；冬刺肌肉，阳气竭绝，令人善忘。凡此四时刺者，大逆之病，不可不从也，反之，则生乱气相淫病焉。故刺不知四时之经，病之所生，以从为逆，正气内乱，与精相薄，必审九候，正气不乱，精气不转。

帝曰：善。

刺五脏，中心一日死，其动为噫。中肝五日死，其动为语。中肺三日死，其动为咳。中肾六日死，其动为嚏欠。中脾十日死，其动为吞。刺伤人五脏必死，其动，则依其脏之所变候知其死也。

标本病传论篇第六十五

黄帝问曰：病有标本，刺有逆从奈何？

岐伯对曰：凡刺之方，必别阴阳，前后相应，逆从得施，标本

误刺经脉，会使气血虚脱，不能滋养双眼，出现视物不明等症状；冬天误刺络脉，使气血外泄，体内血行不畅而形成大痹病；冬天误刺肌肉，会使阳气竭绝于外，使人心神失养而出现忘事的症状。凡是逆于四时规律的刺法，都会使气血逆乱而发生大病。所以，必须遵从四时变化而进行针刺。否则，就会正气紊乱，气血失调，扰乱人体生理功能而发生病变。所以，针刺不懂得四时经气的盛衰和疾病之所以产生的道理，并且没有顺应四时的变化规律，就会助长邪气，削弱正气，使邪气与正气相争而发生疾病。所在在针刺时，一定要仔细审察三部九候的脉象变化，并结合四时经气的变化，给予适当的治疗，正气才不会逆乱，邪气也不会与正气相争了。

黄帝说：讲得好。

如果针刺误中了五脏，将会造成严重的后果。如果刺中心脏，一天左右就要死亡，会出现频发噫气的症状；如果刺中肝脏，五天左右就要死亡，会有多语的表现；如果刺中肺脏，三天左右就要死亡，会出现咳嗽的症状；如果刺中肾脏，六天左右就要死亡，会有喷嚏和哈欠的症状；如果刺中脾脏，十天左右就要死亡，出现不自主吞咽的症状。刺伤了人体五脏，一般都会导致死亡，所伤之脏不同则症状各异，因此可以根据不同的症状来测知死亡的日期。

黄帝问道：疾病有标和本的分别，刺法有逆和从的不同，是怎么回事？

岐伯回答：一般而言针刺的准则，必须辨别其阴阳属性，联系其前后关系，恰当地运用逆治和从治，灵活

---

[1] 大痹：是指由于五脏气血俱虚所致的痹证。

相移，故曰有其在标而求之于标，有其在本而求之于本，有其在本而求之于标，有其在标而求之于本。故治有取标而得者，有取本而得者，有逆取而得者，有从取而得者。故知逆与从，正行无问，知标本者，万举万当，不知标本，是谓妄行。

夫阴阳逆从标本之为道也，小而大，言一而知百病之害，少而多，浅而博，可以言一而知百也。以浅而知深，察近而知远，言标与本，易而勿及[1]。

治反为逆，治得为从。先病而后逆者治其本，先逆而后病者治其本，先寒而后生病者治其本，先病而后生寒者治其本，先热而后生病者治其本，先热而后生中满者治其标，先病而后泄者治其本，先泄而后生他病者治其本，必且调之，乃治其他病，先病而后先中满者治其标，先中满而后烦心者治其本。人有客气有同气。小大不利治其标[2]，小大利治其本。病发而有余，本而标之，先治其本，后治其标。病发而不足，标而本之，先治其标，后

地处理治疗中的标本先后关系。所以说，有的病在标就治标，有的病在本就治本，有的病在本却治标，有的病在标却治本。在治疗上，有治标而缓解的，有治本而见效的，有逆治而痊愈的，有从治而成功的。所以懂得了逆治和从治的原则，就能够进行正确的治疗，而不必再有顾虑。如果透彻地认识疾病的标病和本病，以及标本之间的轻重缓急，治疗时就能做到万无一失；如果不知标本，治疗时必然会盲目错乱。

关于阴阳、逆从、标本的道理，看起来很小，而应用的价值却很大。掌握其中的道理，就能触类旁通，知道许多疾病的危害，即由少而知多，由浮浅而深博，言一而知百。但是以浅知深，察近而知远，以及标本的道理，说起来比较容易，而临床运用起来就比较困难了。

不懂得标本的道理，治疗时违反了标本的原则，称为逆；知道标本的道理，治疗时顺应标本的原则，称为从。先患某病而后发生气血逆乱的，应当治其先病之本；先有气血逆乱而后发生病变的，应当治其气血之本。先有寒证而后发生病变的，应当治其先病之寒；先有病而后生寒证的，应当治其先病。先有热证而后发生病变的，应当治其先病之热；先有热证而后出现腹部胀满的，应当治其腹胀之标。先有某病而后出现泄泻，应当治其先病；先有泄泻而后发生疾病的，应当先治其泄泻，必须先把泄泻调治好，然后再治疗其他疾病。先患某病而后发生腹部胀满的，应当治其腹胀之标；先患腹部胀满而后出现心烦的，先治其腹胀之本。人有由新感外邪而生病的，也有由体内邪气致病的。但不管新感之邪还是体内之邪，凡是出现大小便不利，要先通利大小便以治其标，大小便通利则治其本病。疾病发作表现为有余，就用本而标之的治法，即先祛邪以治其本，然后调理气血阴阳以治其标；疾病发作表现为正气不足，采用标而本之的治法，即

---

[1] 易而勿及：指标本的道理是容易理解的，但临床上运用起来并不那么简单。

[2] 小大不利治其标：是说大小便不通是危急的症状，即使它是标病，也应当先治。

治其本。谨察间甚[1]，以意调之，间者并行[2]，甚者独行[3]。先小大不利而后生病者治其本。

先固护正气防止虚脱以治其标，后祛除邪气以治其本。必须谨慎地观察疾病的轻重深浅以及标本缓急的不同，用心调理；凡病轻的，处于缓解期的，可以标本同治；凡病重的，处于发作期的，应当采用专一的治本或治标的方法。另外，如果先有大小便不利而后发生其他疾病的，应当先治大小便不利的本病。

夫病传者，心病先心痛，一日而咳，三日胁支痛，五日闭塞不通，身痛体重，三日不已死，冬夜半，夏日中。肺病喘咳，三日而胁支满痛，一日身重体痛，五日而胀，十日不已死，冬日入，夏日出。肝病头目眩胁支满，三日体重身痛，五日而胀，三日腰脊少腹痛胫酸，三日不已死，冬日入，夏早食。脾病身痛体重，一日而胀，二日少腹腰脊痛胫酸，三日背胠[4]筋痛小便闭，十日不已死，冬入定，夏晏食。肾病少腹腰脊痛胻酸，三日背胠筋痛小便闭，三日腹胀，三日两胁支痛，三日不已死，冬大晨，夏晏晡。胃病胀满，五日少腹腰脊痛胻酸，三日背胠筋痛小便闭，五日身体重，六日不已死，冬夜半后，

疾病的传变，是先传其所胜之脏。心脏有病先出现心痛，如果不愈，过一日病邪就会传到肺脏并引起咳嗽；再过三日病邪传入肝脏，胁肋部位胀痛；再过五日病传入脾脏，大便闭塞不通，身体疼痛沉重；如果再过三日不愈，五脏受损就要死亡，冬天死于半夜，夏天死于中午。肺脏有病，先出现喘咳的症状，如果不愈，三日病邪就会传到肝脏，出现胁肋胀满疼痛的症状；肝病不愈，再过一日病邪传到脾脏，则身体沉重疼痛；脾病不愈，再过五日病邪传到胃腑，胃气不和，就出现腹胀疼痛。再过十日不愈，就要死亡，冬天死于日落之时，夏天死于日出之时。肝脏有病就会出现头痛目眩、胁肋胀满，如果不愈，三日后病邪传到脾脏而出现身体沉重疼痛；脾病不愈再过五日病邪传到胃腑，出现腹胀；再过三日病邪传到肾脏，产生腰脊少腹疼痛、小腿发酸的症状；再过三日不愈，就要死亡，冬天死于日落之时，夏天死于吃早饭之时。脾脏有病出现身体沉重疼痛，如果不愈，一日后病邪就会传入于胃腑，发生腹胀症状；再过二日病邪会传到肾脏，出现小腹和腰椎疼痛、小腿肌肉发酸等症状；再过三日病邪传入膀胱，出现背脊筋骨疼痛、小便不通的症状；再过十日不愈，就要死亡，冬天死于申时之后，夏天死于寅时之后。肾脏有病就会出现小腹腰脊疼痛、小腿肌肉发酸等症状，三日不愈则病邪传入膀胱，引起背脊筋骨疼痛、小便不通；再过三日不愈，病邪传入于胃腑，出现腹胀的症状；再过三日病邪传于肝脏，出现两胁胀痛的症状；再过三日不愈，就要死亡，冬天死于天亮，夏天死于黄昏。胃有病则出现脘腹胀满的症状，如果不愈，五日后病邪传于肾脏，小腹腰脊疼

---

[1]间甚：指深浅轻重。间，指清浅；甚，指深重。

[2]并行：可以和其他疾病一起治疗，也就是标本同治。

[3]独行：是单独进行治疗，不能和其他疾病兼治，也就是治标或者治本。

[4]胠：同脊。

夏日昳。膀胱病小便闭，五日少腹胀，腰脊痛骱酸，一日腹胀，一日身体痛，二日不已死，冬鸡鸣，夏下晡。诸病以次相传，如是者，皆有死期，不可刺。间一脏止，及至三四脏者，乃可刺也。

痛，小腿肌肉发酸；再过三日病邪传入膀胱，引发背脊筋骨疼痛、小便不通；再过五日病邪传于脾脏，致使身体沉重；再过六日不愈就要死亡，冬天死于半夜之后，夏天死于午后。膀胱发病则出现小便不通的症状，五日后病邪传于肾脏，发生少腹胀满、腰脊疼痛、小腿肌肉发酸的症状；再过一日病邪传入于胃脐，出现腹胀的症状；再过一日病邪传于脾脏，身体疼痛；再过二日不愈，就要死亡，冬天死于半夜后，夏天死于下午。各种疾病按次序相传，正如上面所说的，都有一定的死期，不可以用针刺治疗；如果没有按照上述次序传变，而是间隔一脏或者间隔三四脏传变，病尚轻浅，还是可以采用针刺治疗的。

卷第十九

天元纪大论篇第六十六

黄帝问曰：天有五行御五位，以生寒暑燥湿风；人有五脏化五气，以生喜怒思忧恐。论言五运相袭而皆治之，终期之日，周而复始，余已知之矣，愿闻其与三阴三阳之候奈何合之？

鬼臾（yú）区[1]稽首再拜对曰：昭乎哉问也。夫五运阴阳者，天地之道也，万物之纲纪，变化之父母，生杀之本始，神明之府也，可不通乎！故物生谓之化，物极谓之变，阴阳不测谓之神，神用无方谓之圣。夫变化之为用也，在天为玄[2]，在人为道，在地为化，化生五味，道生智，玄

黄帝问道：天有木、火、土、金、水五行，它的作用分布于东、西、南、北、中五个方位，从而产生寒、暑、燥、湿、风等气候变化；人有五脏生五志之气，从而产生喜、怒、思、忧、恐等情志变化。《素问·六节藏象论》中提到，五运之气相互承袭，各有其所主治的季节，到了一年终结的时候，又重新开始，循环无端。这些道理我已经知道了。我还想再听一听关于五运和三阴三阳是怎样结合的呢？

鬼臾区再次跪拜回答：您提的这个问题很高明啊。五运和阴阳是自然界运动变化的根本规律，是自然万物的总纲，是事物发展变化的基础和生长、毁灭的本源，是宇宙间无穷尽的变化所在，这些道理哪能不通晓呢？事物的开始发生叫作"化"；事物发展到极点叫作"变"；难以探测的阴阳变化叫作"神"；能够掌握和运用这种变化规律的人叫作"圣"。自然界中阴阳变化的作用，在天则表现为深远无穷，而为主宰万物的无限力量；在人则表现为能够正确认识和运用这些规律，而适应自然界的一切变化；在地则表现为万物的生长发育。物质的生化而产生五味，人们认识了自然的规律，就能够产生智慧，天地阴阳主宰万物，产生无穷尽的变化。

---

[1] 鬼臾区：是黄帝的臣子之一。

[2] 玄：幽远的意思，又指道德之微妙者。

生神。神在天为风，在地为木；在天为热，在地为火；在天为湿，在地为土；在天为燥，在地为金；在天为寒，在地为水。故在天为气，在地成形，形气相感而化生万物矣。然天地者，万物之上下也；左右者，阴阳之道路也；水火者，阴阳之征兆也；金木者，生成之终始也。气有多少，形有盛衰，上下相召而损益彰矣。

自然界深奥微妙的运动变化，会产生无穷无尽的现象，如在天为无形之风，在地为有形之木；在天为无形之热，在地为有形之火；在天为无形之湿，在地为有形之土；在天为无形之燥，在地为有形之金；在天为无形之寒，在地为有形之水。所以在天为无形之气，在地为有形之质。形和气相互感召，就能变化和产生万物。所以，天覆于上，地载于下，天地是万物的上下；阳升于左，阴降于右，所以左右是阴阳的道路；水属阴，火属阳，所以水火是阴阳的象征；万物生发于属木的春季，成熟于属金的秋季，所以金木是生成的终始。在天的无形之气有多有少，在地的有形之质有盛有衰，上下形气互相感召，事物太过和不及的变化都显露了出来。

帝曰：愿闻五运之主时也如何？

黄帝说：我想听听关于五运分主四时是怎么回事呢？

鬼臾区曰：五气运行，各终期日，非独主时也。

鬼臾区说：五运各能主一年，不是单独只主某一时令。

帝曰：请问其所谓也。

黄帝说：请您讲一讲其中的道理。

鬼臾区曰：臣积考《太始天元册》文曰：太虚廖廓，肇基化元，万物资始，五运终天，布气真灵，揔统坤元[1]，九星悬朗，七曜（yào）周旋。曰阴曰阳，曰柔曰刚，幽显既位，寒暑弛张，生生化化，品物[2]咸章。臣斯十世，此之谓也。

鬼臾区说：我考查过《太始天元册》一书，书中提到：广阔无边的天空，是生化物质的基础和本源，是万物资生的开始，五运行于天道，周而复始。它还布施天地真元之气，是总统万物生长的根源，明朗的九星悬照天空，发光的七曜按周天之度旋转，于是万物就有了阴阳的变化，就有了柔刚的不同性质，昼夜有明亮与黑暗的交替，四时有寒冷暑热的次序。这样生生不息，变化无穷，万物的不同形象都表现出来。我家祖传已经十代了，就是研究前面提到的这些问题的。

帝曰：善。何谓气有多少，形

黄帝说：讲得好。那么请问什么是气有多有少，

---

[1] 坤元：指地之德，为万物生长的根源。坤为地。

[2] 品物：指万物。品，众多的意思。

有盛衰？

鬼臾区曰：阴阳之气各有多少，故曰三阴三阳也。形有盛衰，谓五行之治，各有太过不及也。故其始也，有余而往，不足随之；不足而往，有余从之，知迎知随，气可与期。应天为天符[1]，承岁为岁直[2]，三合[3]为治。

帝曰：上下相召[4]奈何？

鬼臾区曰：寒暑燥湿风火，天之阴阳也，三阴三阳上奉之。木火土金水火，地之阴阳也[5]，生长化收藏下应之。天以阳生阴长，地以阳杀阴藏。天有阴阳，地亦有阴阳。木火土金水火，地之阴阳也，生长化收藏[6]。故阳中有阴，阴中有阳。所以欲知天地之阴阳者，应天之气，动而不息[7]，故五岁而右迁，应地之气，静而守位[8]，故

形有盛有衰呢？

鬼臾区说：阴气和阳气各有多少的不同，所以有一阴、二阴、三阴和一阳、二阳、三阳的区别。形有盛有衰，是指天干所主的运气，分别有太过和不及的区别。如果开始是太过的阳年，随之而来的是不及的阴年；反之，如果是不及的阴年，随之而来的是太过的阳年。明白了太过与不及的往来规律，那么对一年中运气的盛衰情况，就可以预先知道。凡是主一年之运与司天之气相符的，就称为天符；一年之运与年支的五行相同的，就称为岁直；一年之运与司天之气、年支的五行均相合的，称为三合。

黄帝说：天气和地气是怎样互相感召的呢？

鬼臾区说：寒、暑、燥、湿、风、火，是天的阴阳，三阴三阳与其相应。木、火、土、金、水，是地的阴阳，生长化收藏与其相应。上半年天气主之，春夏为天之阴阳，主生主长；下半年地气主之，秋冬为地之阴阳，主杀主藏。天气有阴阳，地气也有阴阳。木火土金水就是地的阴阳，主生长化收藏。天地之气上下相合，则阳中有阴，阴中有阳。所以想要知道天地阴阳的变化情况，就必须知道五行与天干相配合是运转不息的，并且每五年轮转一周，自东向西运转；也必须要知道六气与地支相配合是运转不息的，它们各守其位，每六年而环周一次。由于动和静之间互相感召，天气和地气互相交错，而产生了天地之间无穷无尽的变化。

[1] 天符：中运与司天之气相符的年份。

[2] 岁直：中运与年支之气相同的年份。又叫岁会。

[3] 三合：中运、司天、年支三者形同的年份，即既为天符，又为岁会。也叫太一天符。

[4] 上下相召：即天气和地气相互感召的意思。

[5] 木火土金水火，地之阴阳也：五行本是五个，而本文却为六个，是因为火分为君火与相火，以配三阴三阳。所以火有二。

[6] 木火土金水火，地之阴阳也，生长化收藏：此十六字，文意重复，疑似衍文。

[7] 应天之气，动而不息：天属阳而动，所以天之气动而不息。

[8] 应地之气，静而守位：地属阴而行迟，所以说"静而守位"。

六期而环会，动静相召，上下相临，阴阳相错，而变由生也。

帝曰：上下周纪，其有数乎？

鬼臾区曰：天以六为节，地以五为制。周天气者，六期为一备；终地纪者，五岁为一周。君火以明，相火以位。五六相合而七百二十气为一纪，凡三十岁；千四百四十气，凡六十岁，而为一周，不及太过，斯皆见矣。

帝曰：夫子之言，上终天气，下毕地纪，可谓悉矣。余愿闻而藏之，上以治民，下以治身，使百姓昭著，上下和亲，德泽下流，子孙无忧，传之后世，无有终时，可得闻乎？

鬼臾区曰：至数之机[1]，迫迮（zhǎi）[2]以微，其来可见，其往可追，敬之者昌，慢之者亡，无道行弘，必得夭殃，谨奉天道，请言真要。

帝曰：善言始者，必会于终，

黄帝说：天气和地气，循环周旋，有没有定数呢？

鬼臾区说：司天之气，以六为常数，司地之气，以五为常数。司天之气，六年循环一周，称为一备；司地之气，五年循环一周，称为一周。因为君火主宰神明，只有相火主运气，所以运有五，气有六。六气和五运互相结合，七百二十个节气，为一纪，共三十年；一千四百四十个节气，共六十年而成为一周。在这六十年中，气运的太过和不及，都可以清楚地知道了。

黄帝说：先生所谈论的，上通天气，下达地理，可以说是十分详尽了。我愿把听到的知识珍藏起来，上以解百姓疾苦，下以保自身健康，使百姓也都明白这些道理，上下和睦亲爱，德泽广泛流行，并能传之于子孙后世，永远没有终了的时候。您能再把如何应用这个道理来防治疾病给我讲一讲吗？

鬼臾区说：五运六气的演化有一定的规律，它是精密而深切的，它的未来，可以预见，它的过去，可以追溯。遵从这些规律，就能繁荣昌盛，违背这些规律，就要损折夭亡；不遵守这些规律，而只按个人的意志去行事，必然会遭受灾祸。所以，必须谨慎地遵照和适应运气变化的规律。现在请让我讲一讲其中主要的道理。

黄帝说：善于谈论事理起始的人，也必然知道事

---

[1] 至数之机：至数，指五运六气相合的常数。五运六气交错轮转，六十年中有一定规律，所以叫作"至数之机"。

[2] 迫迮：有切近而深细的意思。

善言近者，必知其远，是则至数极而道不惑，所谓明矣。愿夫子推而次之，令有条理，简而不匮[1]，久而不绝，易用难忘，为之纲纪，至数之要，愿尽闻之。

鬼臾区曰：昭乎哉问！明乎哉道！如鼓之应桴（fú）[2]，响之应声也。臣闻之，甲己之岁，土运统之；乙庚之岁，金运统之；丙辛之岁，水运统之；丁壬之岁，木运统之；戊癸之岁，火运统之。

帝曰：其于三阴三阳，合之奈何？

鬼臾区曰：子午之岁，上见少阴；丑未之岁，上[3]见太阴；寅申之岁，上见少阳；卯酉之岁，上见阳明；辰戌之岁，上见太阳；巳亥之岁，上见厥阴。少阴所谓标也，厥阴所谓终也。厥阴之上，风气主之；少阴之上，热气主之；太阴之上，湿气主之；少阳之上，相火主之；阳明之上，燥气主之；太阳之上，寒气主之。所谓本也，

物的结局；善于谈论现状的人，也必然通晓未来的发展。这样，运气的道理虽很深远，却能够理解其中的道理而不至于被迷惑，这就是所谓明了的意思。请先生把这些道理进一步推理，使它有条不紊、简明扼要，以使其永久流传而不至绝亡、容易掌握而不会被人忘记。对于运气的纲要，我想听您详细地讲一讲。

鬼臾区说：您说的道理很明白，提的问题也很高明，如同鼓槌敲击在鼓上发出的声音立即得到回响一样。我听说过，凡是甲年、己年都是土运治理，乙年、庚年都是金运治理，丙年、辛年都是水运治理，丁年、壬年都是木运治理，戊年、癸年都是火运治理。

黄帝说：三阴三阳与六气是如何配合的呢？

鬼臾区说：子年、午年是少阴司天，丑年、未年是太阴司天，寅年、申年是少阳司天，卯年、酉年是阳明司天，辰年、戌年是太阳司天，巳年、亥年是厥阴司天。地支十二，始于子，终于亥，所以少阴是起首，厥阴是终结。厥阴司天，风气主令；少阴司天，热气主令；太阴司天，湿气主令；少阳司天，相火主令；阳明司天，燥气主令；太阳司天，寒气主令。风、热、湿、火、燥、寒是三阴三阳的本元，所以叫作六元。

---

[1]匮：乏的意思。
[2]桴：指鼓槌。
[3]上：指司天而言。

是谓六元。

帝曰：光乎哉道！明乎哉论！请著之玉版，藏之金匮，署曰《天元纪》。

黄帝说：这是多么明白的道理啊！您讲得又是多么清楚啊！我将把它刻在玉版上，珍藏在金匮里，题上名字，叫作"天元纪"。

五运行大论篇第六十七

黄帝坐明堂[1]，始正天纲[2]，临观八极，考建五常[3]，请天师而问之曰：论言天地之动静，神明为之纪；阴阳之升降，寒暑彰其兆。余闻五运之数于夫子，夫子之所言，正五气之各主岁尔，首甲定运，余因论之。鬼臾区曰：土主甲己，金主乙庚，水主丙辛，木主丁壬，火主戊癸。子午之上，少阴主之；丑未之上，太阴主之；寅申之上，少阳主之；卯酉之上，阳明主之；辰戌之上，太阳主之；巳亥之上，厥阴主之。不合阴阳，其故何也？

黄帝坐在明堂之中，开始厘正天之纲纪，观察八方的地势，研究五气运行的常规，并请教岐伯，向他问道：在医学著作中提到，天地的运动变化，是以自然界中变化莫测的物象为纲纪；阴阳的升降，可以通过寒暑往来的变更，显示出其中的征兆。我也听先生讲过五运的规律，但先生所讲的仅是五运之气分别各主一岁的情况。关于六十甲子，从甲子配合开始的问题，我曾与鬼臾区进行了讨论。鬼臾区说，土运主甲己年，金运主乙庚年，水运主丙辛年，木运主丁壬年，火运主戊癸年。子年与午年是少阴司天，丑年与未年是太阴司天，寅年与申年是少阳司天，卯年与酉年是阳明司天，辰年与戌年是太阳司天，巳年与亥年是厥阴司天。这些与以前所论的阴阳概念不相符，这是什么原因呢？

岐伯曰：是明道也，此天地之阴阳也。夫数之可数者，人中之阴阳也，然所合，数之可得者也。夫阴阳者，数之可十，推之可百，数

岐伯说：这其中的道理很明显，五运六气是阐释天地阴阳变化的规律。可以数得清的阴阳是人体中的阴阳，人体中的脏腑、气血、阴精阳气的相合关系，是可以计算出来的。阴阳变化的推演，可以从十推演至百，由千推演及万，所以天地阴阳的变化，不能用

[1]明堂：黄帝处理事务和宣布政令的地方。

[2]天纲：指天之大纲，如日月轨道、斗纲月建、二十八宿、四时方位等。

[3]考建五常：指观察推求五运六气之大法。

之可千，推之可万。天地阴阳者，不以数推以象之谓也。

帝曰：愿闻其所始也。

岐伯曰：昭乎哉问也！臣览《太始天元册》文，丹天[1]之气经于牛女戊分[2]，黅（jīn）天[1]之气经于心尾己分[3]，苍天[1]之气经于危室柳鬼，素天[1]之气经于亢氐昴（mǎo）毕，玄天[1]之气经于张翼娄胃。所谓戊己分者，奎（kuí）壁角轸，则天地之门户也。夫候之所始，道之所生，不可不通也。

帝曰：善。论言天地者，万物之上下、左右[4]者，阴阳之道路，未知其所谓也？

岐伯曰：所谓上下者，岁上下见阴阳之所在也。左右者，诸上见厥阴，左少阴右太阳；见少阴，左太阴右厥阴；见太阴，左少阳右少阴；见少阳，左阳明右太阴；

数字去推演，只能从自然万象的变化中去推求。

黄帝说：我想听听运气学说是怎样创始的。

岐伯说：您问得很高明啊。我曾看到《太始天元册》中记载，赤色的火气，横布在牛、女二宿及西北方的戊位之间；黄色的土气，横布在心、尾二宿及东南方的己位之间；青色的木气，横布在危、室二宿与柳、鬼二宿之间；白色的金气，横布在亢、氐二宿与昴、毕二宿之间；黑色的水气，横布在张、翼二宿与娄、胃二宿之间。而戊位，即为奎、壁二宿所在之处；己位，即为角、轸二宿所在之处。奎、壁正当秋分时，日渐短，气渐寒，角、轸正当春分时，日渐长，气渐暖，所以是天地阴阳的门户。这是推演气候的开始、自然规律的所在，不可以不明白啊。

黄帝说：讲得好。在《天元纪大论》中提到：天地是万物的上下，左右是阴阳的道路，不知道是什么意思。

岐伯说：这里所说的"上下"指的是该年的司天、在泉，从中可以见到阴阳所在的位置。所说的"左右"指的是司天的左右间气，如厥阴司天，左间是少阴，右间是太阳；少阴司天，左间是太阴，右间是厥阴；太阴司天，左间是少阳，右间是少阴；少阳司天，左间是阳明，右间是太阴；阳明司天，左间是太阳，右间是少阳；太阳司天，左间是厥阴，右间是阳明。这里说的左

[1]丹天、黅天、苍天、素天、玄天：丹是赤，黅是黄，苍是青，素是白，玄是黑。据传说，上古观天时，见有五色之云气，横亘于天空，所以有丹、黅、苍、素、玄五天之气的说法。

[2]经于牛女戊分：经，横亘的意思；牛女，以及下文的心、尾、危、室、柳、鬼、亢、氐、昴、瘁、毕、张、翼、娄、胃、奎、壁、角、轸等，都是二十八星宿的名称。二十八星宿是古代测天的基础。戊分，即奎壁二宿之位。

[3]己分：即角轸二宿之位。

[4]上下、左右：上，指司天；下，指在泉；左右，指司天、在泉之左右，即左右间气。

见阳明，左太阳右少阳；见太阳，左厥阴右阳明。所谓面北而命其位[1]，言其见也。

帝曰：何谓下？

岐伯曰：厥阴在上则少阳在下，左阳明右太阴；少阴在上则阳明在下，左太阳右少阳；太阴在上则太阳在下，左厥阴右阳明；少阳在上则厥阴在下，左少阴右太阳；阳明在上则少阴在下，左太阴右厥阴；太阳在上则太阴在下，左少阳右少阴；所谓面南而命其位，言其见也。上下相遘（gòu）[2]，寒暑相临[3]，气相得[4]则和，不相得[5]则病。

帝曰：气相得而病者何也？

岐伯曰：以下临上[6]，不当位也。

帝曰：动静何如？

岐伯曰：上者右行，下者左行，左右周天，余而覆会也。

右，是面向北方所见的位置。

黄帝说：什么叫作在泉？

岐伯说：厥阴司天，则少阳在泉，在泉的左间是阳明，右间是太阴；少阴司天，则阳明在泉，在泉的左间是太阳，右间是少阳；太阴司天，则太阳在泉，在泉的左间是厥阴，右间是阳明；少阳司天，则厥阴在泉，在泉的左间是少阴，右间是太阳；阳明司天，则少阴在泉，在泉的左间是太阴，右间是厥阴；太阳司天，则太阴在泉，在泉的左间是少阳，右间是少阴。这里所说的左右，是面向南方所见的位置。客气和主气相互交感，客气轮流加临主气之上，如果客主两气相得则平和，不相得则生病。

黄帝说：如果客主两气相得而生病，这是什么原因呢？

岐伯说：这是因为上下关系颠倒造成的，仍属不当其位，所以引起疾病。

黄帝说：天地的动静是怎样的呢？

岐伯说：天在上，自东而西，向右运行；地在下，自东而西，向左运行，左右旋转一周为一年的时间，然后又回到原来的位置。

---

[1]面北而命其位：上为南，下为北。面向南方时的左右和面向北方时的左右恰恰相反，所以经文说司天的左右是面向北方时所定的位置。

[2]上下相遘：上指客气，下指主气。遘，遇之意。上下相遘，就是客主加临。

[3]寒暑相临：客气主气交感，则客气与主气相加临，六气之中，此处只提寒暑，是举例而言。

[4]相得：相互生旺的为相得。

[5]不相得：相互克贼的为不相得。

[6]以下临上：君火为上，相火为下，二火相加，本为相得，然须分别，若下加临于上为逆，上加临于下为顺。

帝曰：余闻鬼臾区曰：应地者静。今夫子乃言下者左行，不知其所谓也，愿闻何以生之乎？

岐伯曰：天地动静，五行迁复，虽鬼臾区其上候而已，犹不能遍明。夫变化之用，天垂象，地成形，七曜（yào）纬虚[1]，五行丽地[2]。地者，所以载生成之形类也。虚者，所以列应天之精气也。形精[3]之动，犹根本之与枝叶也，仰观其象，虽远可知也。

帝曰：地之为下否乎？

岐伯曰：地为人之下，太虚之中者也。

帝曰：冯[4]乎？

岐伯曰：大气举之也。燥以干之，暑以蒸之，风以动之，湿以润之，寒以坚之，火以温之。故风寒在下，燥热在上，湿气在中，火游行其间，寒暑六入[5]，故令虚而生化[6]也。故燥胜则地干，暑胜则地热，风胜则地动，湿胜则

黄帝说：我听鬼臾区说，地之气是静止而不动的。现在先生却说，在下的在泉之气是向左运行的，不明白您的意思，我想听听是什么道理。

岐伯回答：天地阴阳的运动和静止，五行之气的递迁和往复，是十分复杂的，鬼臾区虽然知道天体的运行情况，但是没有全面的了解。天地变化的作用，天空中显示的是日月星象，地形成了有形的物质。日月五星围绕在太空之中，五行之气附着在大地之上，所以地载各类有形的物质，天空悬列日月五星。大地上的物质与天空中精气的运动，就像根本和枝叶的关系。虽然距离很远，但通过对形象的观察，仍然可以晓得他们的情况。

黄帝问道：大地是不是在下面呢？

岐伯回答：应该说大地是在人的下面，在太空之中。

黄帝问道：它在太空中间依靠的是什么呢？

岐伯回答：依靠的是太空间的大气把它托举起来。燥气使它干燥，暑气使它蒸发，风气使它动荡，湿气使它滋润，寒气使它坚实，火气使它温暖。所以风寒之气在下，燥热之气在上，湿气在中，火气游行于诸气之间。一年之内，风、寒、暑、湿、燥、火六气，下临于大地，大地受六气的影响而化生万物。所以燥气太过，大地就会干燥；暑气太过，大地就会炽热；风气太过，大地就会动荡；湿气太过，大地就会泥泞；寒气太过，大地就会坼裂；火气太过，大地就会坚固。

---

[1] 七曜纬虚：指日月七星围绕在太空之中。

[2] 五行丽地：即木、火、土、金、水等附着在大地之上。丽，附着的意思。

[3] 形精：形指大地的万物，精指天之精气，即日月星辰。

[4] 冯：通凭。

[5] 寒暑六入：寒暑指一年，六指六气。一年之内，六气下临大地如自外而入，故称六入。

[6] 令虚而生化：古人认为实则不能接受外来的东西，不接受外来的东西就不能生化，因为六气的影响能使大地生化万物，所以说"令虚而生化"。

地泥，寒胜则地裂，火胜则地固矣。

帝曰：天地之气，何以候之？

岐伯曰：天地之气，胜复之作[1]，不形于诊也。《脉法》曰：天地之变，无以脉诊。此之谓也。

帝曰：间气[2]何如？

岐伯曰：随气所在，期于左右。

帝曰：期之奈何？

岐伯曰：从其气则和，违其气则病。不当其位[3]者病，迭移其位[4]者病，失守其位[5]者危，尺寸反者死，阴阳交[6]者死。先立其年，以知其气，左右应见，然后乃可以言死生之逆顺。

帝曰：寒暑燥湿风火，在人合之奈何？其于万物何以生化？

岐伯曰：东方生风，风生木，木生酸，酸生肝，肝生筋，筋生心。

黄帝说：司天、在泉之气，对人的影响，从脉象上怎样观察呢？

岐伯说：司天、在泉之气，胜气和复气的发作，在人体的脉象上是诊察不出来的。《脉法》上说：司天、在泉之气的变化，无法从脉象上进行诊察。说的就是这个意思。

黄帝说：间气会有怎样的反映呢？

岐伯说：可以随着每年间气应于左右手的脉搏去测知。

黄帝说：怎样进行诊察呢？

岐伯说：脉气与岁气相应的则平和，脉气与岁气相违的则生病。如果脉气不在其位而见于他位，就要引起疾病；脉气位置左右颠倒，就要引起疾病；相应之脉位反见于克贼脉象的，说明病情危重；两手尺脉和寸脉相反的，就要死亡；左右脉发生的变化互相交错，也会死亡。在诊察脉象时，首先要确立每年的司天、在泉，才能知岁气与脉象相应的正常情况，明确左右间气应当出现的位置，然后才可以预测人的生死和病情的逆顺。

黄帝说：寒、暑、燥、湿、风、火六气，是怎样与人体相配合的？对于万物的生化，又有什么关系呢？

岐伯说：东方应春而生风，春风能使木类生长，木气产生酸味，酸味滋养肝脏，肝脏的气血能滋养筋，筋为肝木所生，木生火，所以筋又能滋养心脏。六气在天，深远无边，在人为认识事物的变化规律，在地

---

[1] 胜复之作：凡本运不及者，胜我之气往往乘虚而至，便是胜气；胜极则衰，衰则子运之气复至，便是复气。

[2] 间气：每年主令的六气。三气为司天，终气为在泉，二气与四气加于司天之左右间，初气与五气加于在泉之左右间，故为间气。

[3] 不当其位：指当应的脉象，不应于本位，而应于他位。

[4] 迭移其位：指当应的脉象互相更迭，即当应于左，反见于右；当见于右，反应于左。

[5] 失守其位：指当应的脉位，不见当应之脉，而反见克贼之脉。

[6] 阴阳交：指脉当应于左手者，反见于右手，当应于右手者，反见于左手。

其在天为玄，在人为道，在地为化。化生五味，道生智，玄生神，化生气。神在天为风，在地为木，在体为筋，在气为柔，在脏为肝。其性为暄（xuān）[1]，其德为和，其用为动，其色为苍，其化为荣，其虫[2]毛，其政为散，其令宣发，其变摧拉，其眚（shěng）[3]为陨，其味为酸，其志为怒。怒伤肝，悲胜怒；风伤肝，燥胜风；酸伤筋，辛胜酸。

为万物生化不息。生化然后能产生五味；认识了事物的规律，然后能产生智慧；深远无边的天，生成变化莫测的神，生化作用产生了原始之气。神的变化，在天为风，在地为木，在人体为筋，在气为柔和，在脏为肝。它的性质为温暖，它的品德为平和，它的功用为动，它的色为青色，它的生化为繁荣，在动物中属有毛的一类，它的作用为升散，它的时令特点为宣散柔和。风木之气的异常变动，使万物摧折败坏。它所造成的灾害，使草木陨落。在味道为酸，在情志为怒。怒能伤肝，悲哀能抑制怒气；风气能伤肝，燥气能克制风气；酸味能伤筋，辛味能克制酸味。

南方生热，热生火，火生苦，苦生心，心生血，血生脾。其在天为热，在地为火，在体为脉，在气为息，在脏为心。其性为暑，其德为显，其用为躁，其色为赤，其化为茂，其虫羽，其政为明，其令郁蒸，其变炎烁，其眚燔焫，其味为苦，其志为喜。喜伤心，恐胜喜；热伤气，寒胜热；苦伤气，咸胜苦。

南方应夏而生热，热盛则生火，火气能生苦味，苦味养心，滋养心脏，心脏能产生血液，火生土，所以血液能滋养脾脏。神的变化，在天为热，在地为火，在人体为脉。它在气使万物生长繁茂，在脏为心。它的性质为暑热，它的品德为光华显明，它的功用为躁动，它的颜色为赤色，它的生化为茂盛，在动物中属羽毛一类，它的作用是光明普照，它的时令特点是盛热蒸腾。火热之气的异常变化，是炎热灼烁。它所造成的灾害，可以产生大火焚烧。在味道为苦，在情志为喜。喜能伤心，恐惧能抑制喜气；火热能伤气，寒气能克制热气；苦味能伤气，咸味能克制苦味。

中央生湿，湿生土，土生甘，甘生脾，脾生肉，肉生肺。其在

中央应长夏而生湿，湿能生土，土气能产生甘味，甘味入脾，能滋养脾脏，脾脏能滋肌肉，土生金，所以脾气通过肌肉而滋养肺脏。神的变化，在天为湿，在地

---

[1] 暄：温暖的意思。

[2] 虫：指动物的总称。

[3] 眚：灾害的意思。

天为湿，在地为土，在体为肉，在气为充，在脏为脾。其性静兼，其德为濡，其用为化，其色为黄，其化为盈，其虫倮（luǒ）[1]，其政为谧，其令云雨，其变动注，其眚淫溃，其味为甘，其志为思。思伤脾，怒胜思；湿伤肉，风胜湿；甘伤脾，酸胜甘。

西方生燥，燥生金，金生辛，辛生肺，肺生皮毛，皮毛生肾。其在天为燥，在地为金，在体为皮毛，在气为成，在脏为肺，其性为凉，其德为清，其用为固，其色为白，其化为敛，其虫介，其政为劲，其令雾露，其变肃杀，其眚苍落，其味为辛，其志为忧。忧伤肺，喜胜忧；热伤皮毛，寒胜热；辛伤皮毛，苦胜辛。

北方生寒，寒生水，水生咸，咸生肾，肾生骨髓，髓生肝。其在天为寒，在地为水，在体为骨，在气为坚，在脏为肾。其性为凛，其德为寒，其用为□[2]，其色为黑，

为土，在人体为肉，在气使物体充盈，在脏为脾。它的性质安静能兼容万物，它的品德为濡润，它的功用为生化，它的颜色为黄色，它的生化使万物盈满，在动物为裸体类，它的作用为安静，它的时令特点为布化云雨。湿土之气的异常变化，是容易发生暴雨或淫雨连绵。它所造成的灾害，为大水流溢，堤坝崩溃。在味道为甘，在情志为思。思能伤脾，愤怒能抑制思虑；湿气太过能伤肌肉，风气能克制湿气；甘味能伤脾，酸味能克制甘味。

西方应秋而生燥，燥能生金，金气能生辛味，辛味入肺而能滋养肺脏，肺能滋养皮毛，金生水，肺气通过皮毛又能滋养肾脏。神的变化，在天为燥，在地为金，在人体为毛，在气使万物收成，在脏为肺。它的性质清凉，它的品德洁净，它的功用特点为坚固，它的颜色为白色，它的生化使万物收敛，在动物为甲介一类，它的作用刚劲有力，它的时令特点为雾露。燥金之气的异常变动，为肃杀摧残，它所造成的灾害，是苍老陨落。在味道为辛，在情志为忧愁。忧能伤肺，喜能抑制忧愁；热气能伤皮毛，寒气能克制热气；辛味能伤皮毛，苦味能克制辛味。

北方应冬而生寒，寒能生水，水气能生咸味，咸味入肾而能滋养肾脏，肾能滋养骨髓，水生木，所以骨髓能滋养肝脏。神的变化，在天为寒，在地为水，在人体为骨，在气使物体坚实，在脏为肾。它的性质为清冷，它的品德为寒冷，它的功用特点为闭藏，它的颜色为黑色，它的生化使万物肃静，在动物属鳞虫一类，它的作用为澄清冰冷，它的时令特点为寒凝。

[1]倮：指无毛无甲无鳞无羽的裸体动物。
[2]□：原文缺。明抄本为"藏"字。

其化为肃，其虫鳞，其政为静，其令□□[1]，其变凝冽[2]，其眚冰雹，其味为咸，其志为恐。恐伤肾，思胜恐；寒伤血，燥胜寒；咸伤血，甘胜咸。五气更立[3]，各有所先，非其位则邪，当其位则正。

寒水之气的异常变动，是水冰气寒，它所造成的灾害，是冰雹非时而降。在味道为咸，在情志为恐。恐能伤肾，思能抑制恐惧；寒能伤血，燥热能克制寒气；咸味能伤血，甘味能克制咸味。五行之气在四时交替更换主时，分别所主，非其所主时，可以成为邪气，在其所主时，就是正气。

帝曰：病生之变何如？

岐伯曰：气相得则微，不相得则甚。

帝曰：主岁[4]何如？

岐伯曰：气有余，则制己所胜[5]而侮[6]所不胜；其不及，则己所不胜侮而乘之，己所胜轻而侮之。侮反受邪，侮而受邪，寡于畏也。

帝曰：善。

黄帝问道：邪气致病所发生的变化是怎样的呢？

岐伯回答：来气与主时之令相合，则病情轻微；来气与主时之令不相合，则病情严重。

黄帝说：五气主岁是怎样的呢？

岐伯说：五运之气太过，不仅能制约自己所克制的气，而且又能欺侮本来克制自己的气；五运之气不及，使克制自己的气对自己的克制加重，而且自己所能克制的气也轻视自己，反而侵犯自己。凡是欺侮他气者，自己也会受到邪气的伤害，这是因为它无所忌惮，盛极必衰，必会被别气所乘。

黄帝说：讲得好。

六微旨大论篇第六十八

黄帝问曰：呜呼远哉！天之

黄帝说：啊！关于天的变化规律，是多么深远，好

---

[1] □□：原文缺。明绿格抄本为"霰雪"二字。

[2] 凝冽：水结冰为凝，冷极为冽。

[3] 五气更立：指五行之气交替主时。五气，指五行之气，更立，指四时更换。

[4] 主岁：五行之气各主一年。

[5] 胜：克制。

[6] 侮：欺侮，侵犯。

道[1]也,如迎[2]浮云,若视[3]深渊,视深渊尚可测,迎浮云莫知其极[4]。夫子数言谨奉天道,余闻而藏之,心私异[5]之,不知其所谓也。愿夫子溢志[6]尽言其事,令终不灭,久而不绝,天之道可得闻乎?

岐伯稽首再拜对曰:明乎哉问天之道也!此因天之序,盛衰之时也。

帝曰:愿闻天道六六之节,盛衰何也?

岐伯曰:上下有位,左右有纪。故少阳之右,阳明治之;阳明之右,太阳治之;太阳之右,厥阴治之;厥阴之右,少阴治之;少阴之右,太阴治之;太阴之右,少阳治之。此所谓气之标[7],盖南面而待也。故曰:因天之序,盛衰之时,移光定位,正立而待之[8],此之谓也。少阳之上,火气治之,中见厥阴;

像仰望空中的浮云,又好像俯视深渊一样。深渊虽深,但仍可以被测知,而仰望浮云则不知它的终极之处。先生多次谈到,要小心谨慎地遵循天地阴阳的变化规律,我听到以后,都铭记在心,但是心里常感到疑惑,不明白其中的道理。请先生详尽地讲讲其中的道理,使它永远地流传下去,不致灭绝。您可以把它的规律讲给我听吗?

岐伯再次行礼后回答:您提的问题很高明。这是由于运气秩序的变更,表现出来自然气象的盛衰变化。

黄帝问道:我想听听关于六气循环盛衰的情况是怎样的?

岐伯回答:六气司天在泉,有一定的位置,左右间气有一定的规则定位。所以少阳的右方,是阳明主司;阳明的右方,是太阳主司;太阳的右方,是厥阴主司;厥阴的右方,是少阴主司;少阴的右方,是太阴主司;太阴的右方,是少阳主司。这就是所说的六气之标,是以面向南方来定位的。所以说,天之六气按照一定的顺序循环运动,产生了时令的盛衰变化,这种变化要通过观察日影移动的刻度来确定位置。说的就是这个道理。少阳司天,火气主司,少阳与厥阴相表里,所以厥阴为中气;阳明司天,燥气主司,阳明与太阴相表里,所以太阴为中气;太阳司天,寒气主司,太阳与少阴相表里,所以少阴为中气;厥阴司

[1] 道:规律。

[2] 迎:仰望。

[3] 视:俯视。

[4] 极:终极。

[5] 异:困惑,疑问。

[6] 溢志:开怀泻意,犹言尽情。

[7] 气之标:指三阴三阳为六气之标,六气为三阴三阳之本。

[8] 移光定位,正立而待之:是古代测天以定节气的方法,在最初用"树立木杆"来观看日影,后来逐步改进而成为一种叫作圭表的天文仪器。

阳明之上，燥气治之，中见太阴；

太阳之上，寒气治之，中见少阴；

厥阴之上，风气治之，中见少阳；

少阴之上，热气治之，中见太阳；

太阴之上，湿气治之，中见阳明。

所谓本也，本之下，中之见也，

见之下，气之标也，本标不同，

气应异象。

天，风气主司，厥阴与少阳相表里，所以少阳为中气；少阴司天，热气主司，少阴与太阳相表里，所以太阳为中气；太阴司天，湿气主司，太阴与阳明相表里，所以阳明为中气。这就是所谓本元之气，本元之气的下面是中气，中气的下面是六气之标，由于本标不同，从六气应病来看，所反映的病情也不一样。

帝曰：其有至[1]而至[2]，有至而不至，有至而太过，何也？

黄帝说：六气与时令的关系，有时令到而气候也到的，有时令到而气候未到的，有时令未到而气候先到的，这是为什么呢？

岐伯曰：至而至者和；至而不至，来气不及也；未至而至，来气有余也。

岐伯说：时令到而气候也到的，为和平之年；时令到而气候未到的，是应至之气有所不及；时令未到而气候先到的，是应至之气有余。

帝曰：至而不至，未至而至如何？

黄帝说：时令到而气候未到的，时令未到而气候先到的会怎样呢？

岐伯曰：应则顺，否则逆，逆则变生，变则病。

岐伯说：时令与六气相应是为顺，时令与六气不相应是为逆，逆就要发生反常的变化，反常的变化就会导致疾病的发生。

帝曰：善。请言其应。

黄帝说：讲得好，请您再讲一讲相应的情况。

岐伯曰：物生其应[3]也，气脉其应[4]也。

岐伯说：万物对六气的感应，表现其生长的情况。六气对于人体的影响，从脉象上可以反映出来。

帝曰：善。愿闻地理之应六节气位何如？

黄帝说：讲得好。我想听您讲讲六气与地理位置是怎样相应的呢？

[1] 至：指时令到。

[2] 至：指气候到。

[3] 物生其应：万物对六气的感应。

[4] 气脉其应：六气对人体的影响可以反映在脉象的变化上。

岐伯曰：显明[1]之右，君火之位也；君火之右，退行一步，相火治之；复行一步，土气治之；复行一步，金气治之；复行一步，水气治之；复行一步，木气治之；复行一步，君火治之。相火之下，水气承之；水位之下，土气承之；土位之下，风气承之；风位之下，金气承之；金位之下，火气承之；君火之下，阴精承之。

帝曰：何也？

岐伯曰：亢则害，承乃制[2]。制则生化，外列盛衰；害则败乱，生化大病。

帝曰：盛衰何如？

岐伯曰：非其位[3]则邪，当其位则正，邪则变甚，正则微。

帝曰：何谓当位？

岐伯曰：木运临卯，火运临午，土运临四季[4]，金运临酉，水运临

岐伯回答：显明正当春分之时，它的右边，为少阴君火主治之位；君火的右边，再退行一步，为少阳相火主治之位；再退行一步，为太阴湿土主治之位；再退行一步，为阳明燥金主治之位；再退行一步，为太阳寒水主治之位；再退行一步，为厥阴风木主治之位；再退行一步，为少阴君火主治之位。六气各有相克之气，相火的下面，水气承之而制约相火；水位的下面，土气承之而制约水气；土位的下面，风气承之而制约土气；风位的下面，金气承之而制约风气；金位的下面，火气承之而制约金气；君火的下面，阴精承之而制约君火。

黄帝说：这是什么原因呢？

岐伯说：六气亢盛，就会克制其所胜，侮其所不胜，损害万物的生机。只有加以制约，才能有正常的生化过程。在四时之气中表现为气盛者必衰，衰者必盛，如果六气过亢，而无制约之气，就会引起气候紊乱失常，使生化受到严重损害，从而产生病变。

黄帝说：气的盛衰是怎样的呢？

岐伯说：每年所属的地支，恰好在五方正位上，叫作"当其位"，反之称为"非其位"。非其位的是邪气，当其位的是正气。邪气引起的变化严重，正气引起的变化轻微。

黄帝说：怎样叫当其位呢？

岐伯说：例如木运遇到卯位，火运遇到午位，土运遇到辰、戌、丑、未位，金运遇到酉位，水运遇到

---

[1] 显明：显明之位，正当日出之所，卯正之位。在一年的时间里，则正当春分之时。

[2] 承乃制：六气中的一气出现太过时，便由其所不胜之气去克制它，使其不至于太亢，称为"承"。如少阳相火之气过亢，则由太阳寒水之气去承制，以防其太过。

[3] 位：指十二地支在方位中的位置。正北方为子位，属水；正南方为午位，属火；正东方为卯位，属木；正西方为酉位，属金。丑寅居东北隅中，辰巳居东南隅中，未申居西南隅中，戌亥居西北隅中。土位中央，寄旺于四季之末各十八日，所以辰戌丑未属土。

[4] 四季：指辰戌丑未四个方位。

子，所谓岁会^[1]，气之平也。

帝曰：非位何如？

岐伯曰：岁不与会也。

帝曰：土运之岁，上见太阴；火运之岁，上见少阳、少阴；金运之岁，上见阳明；木运之岁，上见厥阴；水运之岁，上见太阳，奈何？

岐伯曰：天之与会^[2]也，故《天元册》曰天符。

帝曰：天符岁会何如？

岐伯曰：太一天符之会也。

帝曰：其贵贱何如？

岐伯曰：天符为执法，岁位为行令，太一天符为贵人。

帝曰：邪之中也奈何？

岐伯曰：中执法者，其病速而危；中行令者，其病徐而持；中贵人者，其病暴而死。

帝曰：位之易也，何如？

岐伯曰：君位臣则顺，臣位君则逆。逆则其病近，其害速；顺则其病远，其害微。所谓二火也。

子位，为中运之气与年之方位五行之气相同，也就是所说的岁会。岁会之年，为和平之气。

黄帝说：非其位是怎样的呢？

岐伯说：就是中运之气与年之方位五行之气不相符。

黄帝说：土运之年，遇到太阴司天；火运之年，遇到少阳、少阴司天；金运之年，遇到阳明司天；木运之年，遇到厥阴司天；水运之年，遇到太阳司天，这是怎样的呢？

岐伯说：这是中运之气与司天之气相会。所以《天元册》中叫作天符。

黄帝说：既是天符，又是岁会的年份会是怎样的呢？

岐伯说：这叫作太一天符。

黄帝说：它们有什么贵贱的不同吗？

岐伯说：天符犹如执法，岁会犹如行令，太一天符犹如贵人。

黄帝说：邪气中人发病时，三者有什么不同吗？

岐伯说：感受执法之邪，发病快速而危重；感受行令之邪，发病缓慢而持久；感受贵人之邪，发病急剧而多死。

黄帝说：主气、客气位置互换时，又是怎样的呢？

岐伯说：君位客气居于臣位主气之上的为顺，臣位客气居于君位主气之上的为逆。逆者发病迅速而且危害较大，顺者发病缓慢而且危害轻微。这里主要是指君火、相火位置变化而言的。

---

[1] 岁会：又称岁直或岁位。岁会必须具备两个条件：一是地支与天干的五行属性相同；二是当五方之正位。因此所谓岁会是该岁的天干和地支相会于五方正位。

[2] 天之与会：即司天与中运相符合。

帝曰：善。愿闻其步^[1]何如？

岐伯曰：所谓步者，六十度而有奇^[2]，故二十四步积盈百刻而成日也。

帝曰：六气应五行之变何如？

岐伯曰：位有终始，气有初中，上下不同，求之亦异也。

帝曰：求之奈何？

岐伯曰：天气始于甲，地气始于子，子甲相合，命曰岁立，谨候其时，气可与期。

帝曰：愿闻其岁六气，始终早晏何如？

岐伯曰：明乎哉问也！甲子之岁，初之气，天数始于水下一刻^[3]，终于八十七刻半；二之气，始于八十七刻六分，终于七十五刻；三之气，始于七十六刻，终于六十二刻半；四之气，始于六十二刻六分，终于五十刻；五之气，始于五十一刻，终于三十七刻半；六之气，始于三十七刻六分，终

黄帝说：讲得好。我想听听关于步的情况是怎样的？

岐伯说：所谓一步，就是指六十日有零的时间，每年是六步，所以在二十四步中，即四年内，积每年刻度的余数共为一百刻，就成为一日。

黄帝说：六气应于五行的变化是怎样的呢？

岐伯说：每一气所占的位置，是有始有终的，一气中又分为初气和中气，由于天气和地气的不同，所以推算起来，也就有了差异。

黄帝说：怎样推算呢？

岐伯说：天气从天干的甲开始，地气从地支的子开始，子和甲结合起来，就叫岁立。谨密地注意交气的时间，六气变化的情况，就可以推求出来。

黄帝说：我想听听关于不同年份，六气的开始和终止的时间早晚是怎样的？

岐伯说：您提的这个问题很高明。甲子之年，初之气，天时的刻数，开始于漏水下一刻，终止于八十七刻五分；二之气，开始于八十七刻六分，终止于七十五刻；三之气，开始于七十六刻，终止于六十二刻五分；四之气，开始于六十二刻六分，终止于五十刻；五之气，开始于五十一刻，终止于三十七刻五分；六之气，开始于三十七刻六分，终止于二十五刻。这就是所说的第一个六步，天时开始和终止的刻数。乙丑年，初之气，天时的刻数，开始于二十六刻，终止于十二刻五分；二之气，开

---

[1] 步：六步，即六气之位数。

[2] 六十度而有奇：周岁即一年共三百六十五日二十五刻，以六步分之，则每步得六十日又八十七刻半，故曰有奇也。度，一日一度，度即日也。

[3] 水下一刻：古代无钟表，用铜壶贮水，壶上穿一个小孔，使水自然经小孔滴漏以为计时之器，名叫铜壶。壶中所贮水量恰巧一昼夜漏尽，在壶面刻度101条横线，横线与横线之间称为刻，合计共得100刻，每刻又分十分。所谓水下一刻，是壶水贮满至第一条横线处开始下滴，水面微低于第一条横线的一刹那间。如果以现代的习惯来说，应该称为零刻。

于二十五刻。所谓初六，天之数[1]也。乙丑岁，初之气，天数始于二十六刻，终于一十二刻半；二之气，始于一十二刻六分，终于水下百刻；三之气，始于一刻，终于八十七刻半；四之气，始于八十七刻六分，终于七十五刻；五之气，始于七十六刻，终于六十二刻半；六之气，始于六十二刻六分，终于五十刻。所谓六二，天之数也。丙寅岁，初之气，天数始于五十一刻，终于三十七刻半；二之气，始于三十七刻六分，终于二十五刻；三之气，始于二十六刻，终于一十二刻半；四之气，始于一十二刻六分，终于水下百刻；五之气，始于一刻，终于八十七刻半；六之气，始于八十七刻六分，终于七十五刻。所谓六三，天之数也。丁卯岁，初之气，天数始于七十六刻，终于六十二刻半；二之气，始于六十二刻六分，终于五十刻；三之气，始于五十一刻，终于三十七刻半；四之气，始于三十七刻六分，终于二十五刻；五之气，始于二十六刻，终于一十二刻半；六之气，始于一十二刻六分，终于下水百刻。所谓六四，天之数也。次[2]戊辰岁，初之气，复始于一刻，常如是无已，周而复始。

始于十二刻六分，终止于一百刻；三之气，开始于一刻，终止于八十七刻五分；四之气，开始于八十七刻六分，终止于七十五刻；五之气，开始于七十六刻，终止于六十二刻五分；六之气，开始于六十二刻六分，终止于五十刻。这就是所说的第二个六步，天时开始和终止的刻数。丙寅之年，初之气，天时的刻数，开始于五十一刻，终止于三十七刻五分；二之气，开始于三十七刻六分，终止于二十五刻；三之气，开始于二十六刻，终止于十二刻五分；四之气，开始于十二刻六分，终止于一百刻；五之气，开始于一刻，终止于八十七刻五分；六之气，开始于八十七刻六分，终于七十五刻；这就是所说的第三个六步，天时开始和终止的时间。丁卯之年，初之气，天时的刻数，开始于七十六刻，终止于六十二刻五分；二之气，开始于六十二刻六分，终止于五十刻；三之气，开始于五十一刻，终止于三十七刻五分，四之气，开始于三十七刻六分，终止于二十五刻；五之气，开始于二十六刻，终止于十二刻五分；六之气，开始于十二刻六分，终止于一百刻。这就是所说的第四个六步，天时开始和终止的刻数。依次相推便是戊辰年，又开始于一刻，按常规不间断上述次序，周而复始地循环着。

---

[1] 初六，天之数：初六，指甲子年开始六气的第一周；天，指天之六气；数，指六气始终的刻分数。

[2] 次：六气始终刻分早晏的一个周期为四年，第五年为第二个周期开始，所以用"次"字。

帝曰：愿闻其岁候何如?

岐伯曰：悉乎哉问也！日行一周，天气始于一刻，日行再周，天气始于二十六刻，日行三周，天气始于五十一刻，日行四周，天气始于七十六刻，日行五周，天气复始于一刻，所谓一纪也。是故寅午戌岁气会同[1]，卯未亥岁气会同，辰申子岁气会同，巳酉丑岁气会同，终而复始。

黄帝说：我想听听每年的计算方法。

岐伯说：您问得很详尽。太阳运行一周，就是一年。太阳运行第一周时，六气开始于水下一刻；太阳运行于第二周时，六气开始于二十六刻；太阳运行于第三周时，六气开始于五十一刻；太阳运行于第四周时，六气开始于七十六刻；太阳运行于第五周时，六气又开始于一刻。太阳运行四周，也就是经过四年，称为一纪。所以寅、午、戌三年，岁时与六气相同，卯、未、亥三年，岁时与六气相同，辰、申、子三年，岁时与六气相同，巳、酉、丑三年，岁时与六气相同，周流不息，循环无端。

帝曰：愿闻其用也。

岐伯曰：言天者求之本，言地者求之位，言人者求之气交。

帝曰：何谓气交?

岐伯曰：上下之位，气交之中，人之居也。故曰：天枢[2]之上，天气主之；天枢之下，地气主之；气交之分，人气从之，万物由之。此之谓也。

黄帝说：我想听听六步的运用。

岐伯说：谈论天气的变化，必须知道六气的本元；谈论地气的变化，应该掌握六气主时的步位；谈论人体的变化，要明确天地之气相交对人体产生的影响。

黄帝说：什么是天地之气相交呢?

岐伯说：天气居于上位，地气居于下位，上下交互的地方，就是叫作气交，人类所居之处在天地气交之中。所以说，天枢以上，天气主之，天枢以下，地气主之；在气交之处，从气顺从天地之气的变化，万物由此而生。就是这个道理。

帝曰：何谓初中?

岐伯曰：初凡三十度而有奇[3]? 中气同法。

黄帝说：什么是初气、中气呢?

岐伯说：初气有三十天有零。中气也是这样。

---

　[1]岁气会同：指六气始终的时刻相同的年岁。岁气，这里指一年中六气始终的刻分数；会同，是复归相同的意思。

　[2]天枢：有天地之气升降之枢机的含义。张介宾认为当以"中"字为解。

　[3]三十度而有奇：一步六十度有奇，初气与中气各占一半，所以说三十度而有奇。

帝曰：初中何也？

岐伯曰：所以分天地也。

帝曰：愿卒闻之。

岐伯曰：初者地气也，中者天气也。

帝曰：其升降何如？

岐伯曰：气之升降，天地之更用也。

帝曰：愿闻其用何如？

岐伯曰：升已而降，降者谓天；降已而升，升者谓地。天气下降，气流于地，地气上升，气腾于天。故高下相召，升降相因，而变作矣。

帝曰：善。寒湿相遘[1]，燥热相临[1]，风火相值[1]，其有闻乎？

岐伯曰：气有胜复，胜复之作，有德有化，有用有变，变则邪气居之。

帝曰：何谓邪乎？

岐伯曰：夫物之生从于化，物之极由乎变，变化之相薄，成败之所由也。故气有往复，用有迟速，四者之有，而化而变，风之来也。

黄帝说：为什么要分初气和中气呢？

岐伯说：这是为了区别天气与地气。

黄帝说：我想听您详尽地讲讲。

岐伯说：初气为地气，中气为天气。

黄帝说：它们的升降是怎样的呢？

岐伯说：气的升降，是天气和地气互相作用的结果。

黄帝说：我想听听它们的互相作用是怎样的？

岐伯说：地气可以上升，但升到极点就要下降，下降是天气的作用；天气可以下降，但降到极点就要上升，上升是地气的作用。天气下降，气流荡于地；地气上升，气蒸腾于天。由于天气和地气的相互感召，上升和下降的相互为因，就产生了自然的一切运动和变化。

黄帝说：讲得好。寒气与湿气相遇，燥气与热气相接，风气与火气相逢，其中有没有异常变化？

岐伯说：六气都有太过的胜气和胜极而复的复气，胜气和复气的不断发生，就产生了六气的特性和生化作用，也就有异常的变化，异常变化就会产生邪气。

黄帝说：什么是邪气？

岐伯说：物体的新生，是从化而来，物体到极点，是由变而成，变和化的互相斗争与转化，是事物成长进而衰败的根本原因。由于气有往来进退，作用有缓慢与迅速，由于有往复和迟速不同的作用，就产生了化和变，并发生了六气的变化。

---

[1] 遘、临、值：都是遇合的意思。

帝曰：迟速往复，风所由生，而化而变，故因盛衰之变耳。成败倚伏游乎中何也？

岐伯曰：成败倚伏生乎动，动而不已则变作矣。

帝曰：有期乎？

岐伯曰：不生不化，静之期也。

帝曰：不生化乎？

岐伯曰：出入废则神机化灭，升降息则气立孤危。故非出入，则无以生长壮老已；非升降，则无以生长化收藏。是以升降出入，无器不有。故器者生化之宇，器散则分之，生化息矣。故无不出入，无不升降。化有小大，期有近远，四者之有，而贵常守，反常则灾害至矣。

故曰：无形无患，此之谓也。

帝曰：善。有不生不化乎？

岐伯曰：悉乎哉问也！与道合同，惟真人也。

帝曰：善。

黄帝说：气有迟速往复，所以发生六气的变化，有化有变，是由于气的盛衰变化所致。成长和衰败相互为因，已经潜藏于事物之中，这是什么原因呢？

岐伯说：成败互因的关键在于运动，不断的运动，就会发生不断的变化。

黄帝说：运动有没有静止的时候呢？

岐伯说：停止生化，处于相对稳定的时期，静止的时间就到了。

黄帝说：有停止生化的时候吗？

岐伯说：事物是不断运动与不断生化的。如果出入的功能停止，则阴阳变化的神机将会毁灭；如果升降的作用停息，则一切生气将要消亡。因此，没有出入，也就不会有发生、成长、壮实、衰老与灭亡；没有升降，也就不会有发生、成长、变化、收敛与闭藏。所以升降出入，是任何事物都具备的。因而物体就像是生化之器，如果器物的形体不存在了，则升降出入就要停止，生化之机也就停止了。因此说，天地万物，都存在升降出入的运动。只不过，生化有大小的不同，时间有远近的区别，不管大小远近，必须保持一定的规律，否则就要发生灾害。所以没有形态，也就无所谓灾害了，就是这个意思。

黄帝说：讲得好。有没有不生不化的人呢？

岐伯说：您问得很详尽。能够结合自然规律而适应其变化的，只有真人。

黄帝说：讲得好。

卷第二十

气交变大论篇第六十九

黄帝问曰：五运更治，上应天碁，阴阳往复，寒暑迎随，真邪相薄，内外分离，六经波荡，五气倾移，太过不及，专胜兼并[1]，愿言其始，而有常名，可得闻乎？

岐伯稽首再拜对曰：昭乎哉问也！是明道也。此上帝所贵，先师传之，臣虽不敏，往闻其旨。

帝曰：余闻得其人不教，是谓失道，传非其人，慢泄天宝。余诚菲德，未足以受至道；然而众子哀其不终，愿夫子保于无穷，流于无极，余司其事，则而行之奈何？

黄帝问道：五运之气交替，与周天三百六十五度相应，阴阳消长往复，寒暑转化不息，真气与邪气斗争，人体内外阴阳之气不得统一，六经的血气动荡不安，五脏的本气失去平衡。运气太过则一气独胜，运气不及则所胜与所不胜二气合并侵犯。我希望听您讲一讲怎样推算五运的太过与不及，以及五运的规律？

岐伯再次行礼后回答：您问得很好，这是应该明白的道理，它一直被历代帝王所重视，也是我的先师传授下来的。我的学问虽然很肤浅，但过去曾听老师讲过这些道理。

黄帝说：我听说，如果遇到适当的人而不教给他，就会使学术的相传受影响，称为失道；如果把重要的理论传授给不适当的人，是轻视学术、不负责任的表现。我虽然没有很高的修养，未必符合接受和掌握这个重要理论的要求，但我有同情百姓们伤于疾病而夭亡的心。因此，为了保全百姓的生命并使学术永久流传，请先生把理论讲出来，我一定按照规矩来做，您看怎么样？

---

[1] 专胜兼并：一气独盛侵犯他气，称为专胜；一气独衰，被两气相兼所吞并即被侵犯，称为兼并。专胜为太过，兼并为不及。

岐伯曰：请遂言之也。《上经》[1]曰：夫道者，上知天文，下知地理，中知人事，可以长久，此之谓也。

帝曰：何谓也？

岐伯曰：本气位也。位天者，天文也。地位者，地理也。通于人气之变化者，人事也。故太过者先天，不及者后天，所谓治化而人应之也。

帝曰：五运之化，太过何如？

岐伯曰：岁木太过，风气流行，脾土受邪。民病飧泄食减，体重烦冤，肠鸣腹支满，上应岁星[2]。甚则忽忽[3]善怒，眩冒颠疾。化气不政，生气独治，云物飞动，草木不宁，甚而摇落，反胁痛而吐甚，冲阳绝者死不治，上应太白星[4]。

岁火太过，炎暑流行，肺金受邪。民病疟，少气咳喘，血溢血泄、注下，溢燥耳聋，中热肩背热，上应荧惑星[5]。甚则胸中痛，胁支满

岐伯说：让我详细地讲给您听。《上经》中说：研究医学之道的人，要上知天文，下知地理，中知人事，只有这样，医学理论才能保持长久，就是这个道理。

黄帝又问：这是什么意思？

岐伯回答：就是根据运气主治的定位，研究它的规律。天气的位置，是指天文学；地气的位置，是指地理学；通晓人气变化的，是指人事。因而五运太过，气候会先于时令而至；五运不及，气候会晚于时令而至。所以说，天地的运动有正常的变化，而人体的活动也随之有相应的变化。

黄帝问道：五运气化太过，是怎样的情况呢？

岐伯说：木运太过，风气流行，木胜克土，所以脾土受其侵害。人们多患泄泻、饮食减少、肢体沉重无力、烦闷抑郁、肠鸣腹胀等病证，这是由于木气太过的缘故。在天上应于木星格外光明。如果风气过于亢盛，反而会伤害肝脏，出现容易发怒，并伴有头昏眼花等头部症状。这是土气无权，不能发挥正常作用，而木气独胜的现象。由于木气太盛，致使天上的云雾在飞腾，地上的草木动摇不定，甚至树倒草偃，人体出现胁部疼痛、呕吐不止。如果胃经的冲阳脉断绝，大多会因无法治疗而死亡。木气太盛，则受到金气的制约，与此相应，天上的金星就会格外明亮。

火运太过，暑热流行，火胜克金，所以肺脏受其侵害。人们多患疟疾、呼吸少气、咳嗽气喘、吐血衄血、便血、尿血、水泻如注、咽喉干燥、耳聋、胸及肩背部发热等疾病。在天上相应的火星则格外光亮。如果火热之气过于亢盛，人体会出现胸中疼痛、胁下

---

[1]《上经》：古书名。

[2] 岁星：即木星。古代认为它十二年周天一次（实际是11.86年），每年走十二次中的一次，因此较岁星。

[3] 忽忽：精神失意的样子。

[4] 太白星：即金星。由于它光亮银白，亮度极强，所以称为太白星。

[5] 荧惑星：即火星。由于它的红光荧荧似火，以及它在天空中的运动，有时自西向东，有时自东向西，很易迷惑人，所以称为荧惑星。

胁痛，膺背肩胛间痛，两臂内痛，身热骨痛而为浸淫。收气不行，长气独明，雨水霜寒，上应辰星[1]。上临[2]少阴少阳，火燔焫，水泉涸，物焦槁，病反谵妄狂越，咳喘息鸣，下甚血溢泄不已，太渊绝者死不治，上应荧惑星。

岁土太过，雨湿流行，肾水受邪。民病腹痛，清厥意不乐，体重烦冤，上应镇星[3]。甚则肌肉萎，足痿不收，行善瘈，脚下痛，饮发中满食减，四肢不举。变生得位，藏气伏，化气独治之，泉涌河衍，涸泽生鱼，风雨大至，土崩溃，鳞见于陆，病腹满溏泄肠鸣，反下甚而太溪绝者死不治，上应岁星。

岁金太过，燥气流行，肝木受邪。民病两胁下少腹痛，目赤痛眦疡，耳无所闻。肃杀而甚，则体重烦冤，胸痛引背，两胁满且痛引少腹，上应太白星。甚则喘咳逆气，肩背痛，尻阴股膝髀腨

胀痛、胸背肩胛间等部位疼痛，两臂内侧疼痛，身热肤痛，骨节疼痛，发生浸淫疮等症状。这是金气不振，火气独旺，就会有寒水之气制约它，所以出现雨冰霜寒的变化，与此相应，天上的水星显得格外光亮。如果遇到少阴或少阳司天的年份，火热之气更加亢盛，如燃烧烤灼，以致水源干涸，植物焦枯。火热上迫心神，出现谵语妄动，咳嗽气喘，喉中痰鸣，火热迫于下部则出现便血不止。如果肺经的太渊脉断绝，大多会因无法治疗而死亡。在天上与火星相应，也格外明亮。

土运太过，雨湿之气流行，肾脏受其侵害。所以人们出现腹部疼痛、四肢厥冷、情绪忧郁、身体困重而烦闷等症状。由于土气太过，所以天上相应的土星，显得格外光明。土气太过，会伤及脾脏，出现肌肉枯萎，两足痿弱不能行动，抽掣牵痛，或者形成痰饮，水饮之邪积于体内而发生胀满，饮食减少，四肢无力，不能举动等症状。如果遇土气过于亢盛，过分制约水气，使水气无权，土气独旺，因此会出现泉水喷涌，河水高涨，本来干涸的池泽也会出现鱼类。湿土之气亢盛，则会受到风木之气的制约，因而出现风雨暴至，使堤岸崩溃，河水泛滥，陆地上可出现鱼类。人们会发生腹部胀满、大便溏泄、肠鸣、泄泻不止等症状。如果肾经的太溪脉绝，多会因无法治疗而死亡。由于土气太过，就会有木气来制约它，与此相应，天上的木星显得格外光明。

金运太过，燥气流行，所以肝木受到其侵害。人们多患两胁及少腹疼痛，目赤而痛，眼角溃烂，两耳不能听到声音。如果金气的收敛作用过盛，就会出现身体沉重而烦闷，胸部疼痛并牵引及背部，两胁胀满并牵引少腹等症状。由于金运太过，所以天上相应的金星，显得格外光亮。如果金气太过，反而会伤及肺脏，出现喘息咳嗽，呼吸困难，肩背疼痛，尾骶、前后阴、大腿、膝关节、髋关节、小腿肌肉、小腿骨骼以及足部等处发生

---

[1]辰星：即水星。古人认为水星之出入，不违其时，所以称为辰星。

[2]上临：指司天。

[3]镇星：又名填星，即土星。

骭足皆病，上应荧惑星。收气峻，生气下，草木敛，苍干雕陨，病反暴痛，胠胁不可反侧，咳逆甚而血溢，太冲绝者死不治，上应太白星。

岁水太过，寒气流行，邪害心火。民病身热烦心躁悸，阴厥上下中寒，谵妄心痛，寒气早至，上应辰星。甚则腹大胫肿，喘咳，寝汗出憎风，大雨至，埃雾朦郁，上应镇星。上临太阳，则雨冰雪，霜不时降，湿气变物，病反腹满肠鸣，溏泄食不化，渴而妄冒，神门绝者死不治，上应荧惑辰星。

帝曰：善。其不及何如？

岐伯曰：悉乎哉问也！岁木不及，燥乃大行，生气失应，草木晚荣，肃杀而甚，则刚木辟著，柔萎苍干，上应太白星，民病中清，胠胁痛，少腹痛，肠鸣溏泄，凉雨时至，上应太白星，其谷苍。上临阳明，生气失政，草木再荣，化气乃急，上应太白、镇星，其主苍早。复[1]则炎暑流火，湿性燥，柔脆

病变。金气亢盛，受到火热之气的制约，与此相应，天上的火星则显得格外明亮。金气收敛太过，木气受到克制，所以草木的生气不足，枝叶枯干凋落。在人体上出现胁肋急剧疼痛，不能翻身，咳嗽气喘，甚至吐血衄血等症状。如果肝经的太冲脉断绝，多会因无法治疗而死亡。此时，天上相应的金星，也会显得格外光亮。

水运太过，则寒气流行，所以心火受到其侵害。人们多患有发热、心悸、烦躁、四肢逆冷、全身发冷、谵语妄动、心痛等病证。寒冷之气过早到来，与此相应，天上的水星显得明亮光明。如果寒水之气亢盛，反而会伤及肾脏，出现腹部肿大、足胫浮肿、气喘咳嗽、盗汗、恶风等症状。由于水气太过，就会受到土湿之气的制约，所以出现大雨下降，尘雾迷蒙，郁结于天地之间。与此相应，天上的土星显得格外光亮。如果遇到太阳寒水司天，寒气过盛则冰雹霜雪不时下降，湿气过盛，使万物改变形态。人们多患腹中胀满、肠鸣溏泄、饮食不消化、口渴、眩晕、神识不清等病证。如果心经的神门脉绝，多会因无法治疗而死亡。此时，天上的火星昏暗，而水星明亮。

黄帝说：讲得好。五运不及的情况是怎样的呢？

岐伯回答：您问得真详细！木运不及，燥金之气就会旺盛，木的生气不能按时到来，所以草木繁荣也较晚。肃杀之气亢盛，会使坚硬的树木枝条干枯，使柔嫩的草木枯萎青干。与此相应，天上的金星格外明亮。人们多患中气虚寒、胠胁部疼痛、少腹疼痛、肠鸣腹泻等病证。在气候方面，因为金气太过，所以冷雨不时下降。此时，天上的金星十分明亮，在谷类则呈青色而不能成熟。如果遇到阳明司天，金气抑木，木气失却了正常作用。由于木虚不能制约土气，而土气兴起，则草木再度繁荣，所以开花结果的过程非常急促。与此相应，在天上的金、土二星显得十分明亮。金气太盛，就会有火气来制约它，会出现炎热如火的暑气，

---

[1] 复：指复气。复有报复或报仇的意思。凡本气不及，则己所不胜之气侮而乘之，己所生之气，又将复之，故称为复气。

草木焦槁，下体再生[1]，华实齐化，病寒热疮疡痱胗痈痤，上应荧惑、太白，其谷白坚。白露早降，收杀气行，寒雨害物，虫食甘黄，脾土受邪，赤气后化，心气晚治，上胜肺金，白气乃屈，其谷不成，咳而鼽，上应荧惑、太白星。

岁火不及，寒乃大行，长政不用，物荣而下，凝惨而甚，则阳气不化，乃折荣美，上应辰星。民病胸中痛，胁支满，两胁痛，膺背肩胛间及两臂内痛，郁冒蒙昧，心痛暴暗，胸腹大，胁下与腰背相引而痛，甚则屈不能伸，髋髀如别，上应荧惑、辰星，其谷丹。复则埃郁，大雨且至，黑气乃辱，病鹜（wù）溏腹满，食饮不下，寒中肠鸣，泄注腹痛，暴挛痿痹，足不任身，上应镇星、辰星，玄谷不成。

岁土不及，风乃大行，化气不令，草木茂荣，飘扬而甚，秀而不实，上应岁星。民病飧泄霍乱，

湿润的万物因而变得干燥，柔嫩草木因而枯焦，但是枝叶从根部重新生长，开花结实并见，在短促的时间内完成全部的生化过程。在人体则炎热之气郁于皮毛，多发生寒热、疮疡、痱、胗、痈、痤等病证。天上的火星格外明亮，而金星则变得昏暗。五谷受金气的制约，不能成熟。阳明司天，金气偏盛，白霜提早下降，秋收肃杀之气流行，寒雨连绵不断，损害万物，味甘色黄的谷物，多生虫蛀。在人体则表现为脾土受邪。金气亢盛，受到火气的制约。火气因金气衰弱而成复气，所以生化功能推迟，心火旺盛也较晚，火气克金，金气受到抑制，使得谷物不能成熟，在人体则表现为咳嗽、流鼻涕等病证。在天上相应的金星与火星，显得格外明亮。

火运不及，寒气就会旺盛，夏天生长之气不能发挥作用，植物生长低垂而不繁茂。阴寒之气过盛，则阳气不能生化，万物的繁荣生机就会受到摧毁。与此相应，天上的水星就显得格外明亮。人们出现胸中疼痛，两胁胀满疼痛，胸部、背部、肩胛之间及两臂内侧都感到疼痛，头晕昏蒙，心痛，突然失语，胸腹胀大，两胁下与腰背牵引疼痛，严重时出现筋脉屈曲不伸的病证。与此相应，天上的火星变得昏暗而水星十分明亮。与火气相应的红色谷物也不能成熟。火被水抑，寒水之气太盛，就会受到土气的制约，湿土之气蒸腾为云，所以大雨不时而降。水气受到抑制，所以出现大便溏泄、腹部胀满、饮食不下、腹中寒冷鸣响、大便泄泻如注、腹中疼痛、四肢突然拘挛痿软麻痹、两足不能支撑身体等病证。所以，天上的水星昏暗，而土星却十分明亮。与水气相应的黑色谷物，也不能成熟。

土运不及，风气因而流行，土气失去生化作用，草木虽然茂盛繁荣，但华秀而不能结实。与此同时，天上的木星则格外明亮。人体多见消化不良所致的腹泻、霍乱、肢体沉重、腹痛、筋骨动摇、肌肉跳动酸疼、容易发怒等脾虚肝郁的症状。寒水之气失制而亢盛，因而虫

---

[1] 下体再生：即从根部重新生长。

体重腹痛，筋骨繇（yáo）[1]复，肌肉瞤（rún）酸，善怒，藏气举事，蛰虫早附，咸病寒中，上应岁星、镇星，其谷黅。复则收政严峻，名木苍雕，胸胁暴痛，下引少腹，善太息，虫食甘黄，气客于脾，黅谷乃减，民食少失味，苍谷乃损，上应太白、岁星。上临厥阴，流水不冰，蛰虫来见，脏气不用，白乃不复，上应岁星，民乃康。

类提早伏藏，人们多发生里寒之病。由于土气被木气制约，所以天上相应的木星格外明亮，而土星则变得昏暗。与土气相应的黄色谷类也不能成熟。木气亢盛，就会有金气制约它，于是秋收之气严峻，出现一派肃杀峻烈之气，坚固的树木也要枝叶凋谢。在人体，出现胸胁急剧疼痛，向下牵引少腹，频频叹息等症状。凡是味甘色黄的谷物会被害虫蛀食。邪气客于脾脏，致使人们饮食减少，食而无味。金气胜木，所以青色的谷物受到损害。与此相应，天上的金星十分明亮，而木星则变得昏暗。如遇厥阴司天，相火在泉，则流水不能结冰，本来早已冬眠的虫类，重新又活动起来。等到秋冬之时，木气已平，所以也没有金气报复，天上的木星也不昏暗，人们康健无病。

岁金不及，炎火乃行，生气乃用，长气专胜，庶物以茂，燥烁以行，上应荧惑星。民病肩背瞀重，鼽嚏血便注下，收气乃后，上应太白星，其谷坚芒[2]。复则寒雨暴至，乃零[3]冰雹霜雪杀物，阴厥且格，阳反上行，头脑户痛，延及囟顶，发热，上应辰星，丹谷不成，民病口疮，甚则心痛。

金运不及，火热之气与木之生气就变得旺盛，同时火的长气专胜，所以万物因而茂盛，气候干燥炎热。与此同时，天上的火星格外光亮。人们多患肩背沉重、鼻塞流涕、打喷嚏、便血、泄泻如注等病证。秋收之气不能及时而至，所以天上的金星变得昏暗，而火星则格外明亮。白色的谷类也不能成熟。火气过盛，就会有寒水之气制约它，于是寒雨暴至，然后降落冰雹霜雪，杀害万物。在人体，阴气厥逆而格拒，使阳气浮越于上，所以出现头后部疼痛并牵连头顶，身体发热。天上的水星十分明亮，而火星则变得昏暗，所以与火气相应的红色谷类也不能成熟。心火上炎，致使口舌生疮，甚至发生心痛。

岁水不及，湿乃大行，长气反用，其化乃速，暑雨数至，上应镇星。民病腹满身重，濡泄寒疡流水[4]，

水运不及，湿土之气因而流行，水不治火，火气反而旺盛，天气炎热，暴雨频繁，万物的生化迅速。与此相应，天上的土星格外明亮。人们多患腹胀、身体困重、大便溏泄、疮疡脓水稀薄、腰股疼痛、下

---

[1] 繇：摇动的意思。

[2] 坚芒：白的颜色。

[3] 零：降落的意思。

[4] 寒疡流水：阴性疮疡，由于阳虚不化，溃后脓水清稀，状如流水。

腰股痛发，腘腨股膝不便，烦冤足痿清厥，脚下痛，甚则胕肿，脏气不政，肾气不衡，上应辰星，其谷秬（jù）[1]。上临太阴，则大寒数举，蛰虫早藏，地积坚冰，阳光不治，民病寒疾于下，甚则腹满浮肿，上应镇星，其主龄谷。复则大风暴发，草偃木零，生长不鲜，面色时变，筋骨并辟，肉瞤瘛，目视䀮䀮，物疏璺（wèn）[2]，肌肉胗发，气并鬲中，痛于心腹，黄气乃损，其谷不登，上应岁星。

帝曰：善。愿闻其时也。

岐伯曰：悉哉问也！木不及，春有鸣条律畅[3]之化，则秋有雾露清凉之政，春有惨凄残贼之胜，则夏有炎暑燔烁之复，其眚[4]东，其脏肝，其病内舍胠胁，外在关节。

火不及，夏有炳明光显之化，则冬有严肃霜寒之政，夏有惨凄凝冽之胜，则不时有埃昏大雨之复，其眚南，其脏心，其病内舍

---

[1] 秬：指黑色的谷物。

[2] 疏璺：破裂的意思。璺，裂纹的意思。

[3] 鸣条律畅：形容春天正常的时令。

[4] 眚：疾苦的意思。

肢关节活动不利、烦闷抑郁、两足痿弱清冷、脚底疼痛，甚至足背浮肿等病证。这是由于土气旺盛而制约水气，使冬藏之气不能发挥作用，肾气失去平衡所致。此时，天上的土星格外明亮，而水星则变得昏暗。与水气相应的黑色谷类也不能成熟。如果遇到太阴司天，寒水在泉，则寒气频频侵袭，虫类很早就冬眠，地上的积水结成坚固的厚冰。阳气伏藏，太阳也不能发挥它温暖的作用。在人体，多发生下半身的寒性疾病，甚至腹满浮肿。与此相应，天上的土星格外明亮，而火星则变得昏暗，与土气相应的黄色谷类也不能成熟。土气过盛，就会有风木之气制约它，因而出现大风暴发，草类倒伏，树木凋零，植物失去了润泽的气象。人的面色也会变得萎黄而无光泽，筋骨拘急疼痛，活动不利，肌肉跳动抽掣，两眼昏花，视觉不明或失常，甚至出现复视，肌肉发风疹，胸膈之气壅滞，而心腹疼痛。这是因为木气太过，土气受伤，因而黄色谷类难以成熟。与此相应，天上的木星格外明亮，而土星则变得昏暗。

黄帝说：好。希望听您讲一讲五运之气主时的变化情况。

岐伯说：您问得真详细啊！木运不及的年份，如果春天气候和缓，鸟语花香，那秋天也就有雾露润泽而凉爽的正常气候；如果木气受到金气的克制，春天出现寒冷惨凄的景象，那么到了夏天就有特别炎热的气候。这些都是木气不及所引起的，所以灾害往往发生在东方；在人体与肝脏相应，所以其病在内发生在胠胁部，在外发生在筋骨关节处。

火运不及的年份，如果夏天气候平和，那冬天也就有霜降严寒的正常气候；如果火气不及而受水气克制，夏天就会见到萧条凄惨严寒的气候变化。水寒之气太盛，则有湿土之气制约它，到了长夏，会有湿气郁蒸、天空昏蒙不清、大雨倾盆的气候变化。这些都是火气不及引起的，所以灾害往往发生在南方；在人体与心脏相

膺胁，外在经络。

土不及，四维[1]有埃云润泽之化，则春有鸣条鼓拆之政，四维发振拉飘腾[2]之变，则秋有肃杀霖霪（yín）[3]之复，其眚四维，其脏脾，其病内舍心腹，外在肌肉四肢。

金不及，夏有光显郁蒸之令，则冬有严凝整肃之应，夏有炎烁燔燎之变，则秋有冰雹霜雪之复，其眚西，其脏肺，其病内舍膺胁肩背，外在皮毛。

水不及，四维有湍润埃云之化，则不时有和风生发之应，四维发埃昏骤注之变，则不时有飘荡振拉之复，其眚北，其脏肾，其病内舍腰脊骨髓，外在溪谷踹膝。

夫五运之政，犹权衡也，高者抑之，下者举之，化者应之，变者复之，此生长化成收藏之理，气之常也，失常则天地四塞矣。故曰：天地之动静，神明为之纪，阴阳之往复，寒暑彰其兆。此之谓也。

应，所以其病在内发生在胸胁部，在外发生在经络处。

土运不及的年份，如果气候平和，春、夏、秋、冬四季之末的各十八日，都会有湿润之气，那么春天也就会有和暖的正常气候；如果土气不及，而木气克制，那么在四季之末，就会有狂风飞扬、草木折断的异常气候，秋天也就有久雨不止的气候变化。这些都是由于土气不及引起的，所以灾害往往发生在东南、西南、东北、西北四隅；在人体与脾脏相应，所以其病在内发生在心腹，在外发生在肌肉四肢处。

金运不及的年份，如果夏天有草木茂盛，光明炎热的正常景象，那么冬季也就有冰冻寒冷的正常气候；如果金气不足，受到火气的克制，夏天会出现如火烧灼的炎热气候，秋天也就会有冰雹霜雪的异常气候。这些都是由于金气不及所引起的，所以灾害往往发生在西方；在人体与肺脏相应，所以其病在内发生在胸胁肩背部，在外发生在皮毛处。

水运不及的年份，如果气候平和，在四季之末都会有湿润之气发生，以利于万物，如果水运不及，受到土气克制，那么四季之末就会出现天空昏暗、暴雨如注的异常气候。由于土气太盛，风木之气制约它，则出现大风飘扬、折断草树的情况。这些都是由于水气不及所引起的，所以灾害往往发生在北方；在人体与肾脏相应，所以其病在内发生在腰脊骨髓部，在外发生在腧穴、膝关节及小腿肌肉处。

五运之气的太过与不及，如同权衡之器，太过的加以抑制，不及的加以扶助。正常的变化则有正常的感应；反常的变化，就会有相应之气的产生，促使其恢复正常。这是生长化收藏的道理，是四时气候应有的规律，如果失去了这些规律，天地之气升降运动就会闭塞不通。所以说，天地的动静，虽然无形可察，但是会以日月星辰的运动变化作为标志；阴阳消长的变化，也可以从四时寒暑的变迁中显示出它的征兆，就是这个道理。

---

[1]四维：又名四隅。东南、东北、西南、西北称为四维；人的四肢也叫作四维；辰戌丑未月也叫作四维。此处指四季之末，应土气。

[2]振拉飘腾：是对暴风的形容。

[3]霖霪：久雨不止的意思。

帝曰：夫子之言五气之变，四时之应，可谓悉矣，夫气之动乱，触遇而作，发无常会，卒然灾合，何以期之？

岐伯曰：天气之动变，固不常在，而德化政令灾变，不同其候也。

帝曰：何谓也？

岐伯曰：东方生风，风生木，其德敷和，其化生荣，其政舒启[1]，其令风，其变振发，其灾散落。南方生热，热生火，其德彰显，其化蕃茂，其政明曜，其令热，其变销烁，其灾燔焫[2]。中央生湿，湿生土，其德溽蒸，其化丰备，其政安静，其令湿，其变骤注，其灾霖溃。西方生燥，燥生金，其德清洁，其化紧敛，其政劲切，其令燥，其变肃杀，其灾苍陨。北方生寒，寒生水，其德凄沧，其化清谧，其政凝肃，其令寒，其变溧（lì）冽[3]，其灾冰雪霜雹。是以察其动也，有德有化，有政有令，有变有灾，而物由之，而人应之也。

黄帝说：先生讲五气与四时气候的相应关系，可以说很详尽了。然而五气的动乱是互相遇合而发生的，常可发生灾害，而这些是突然产生的，没有规律可循，那么这些异常的变动，怎样才能预测呢？

岐伯说：五气的变动，固然没有一定的规律，然而它们正常的德、化、政、令和异常的灾、变，却具有不同的反应。

黄帝又问：这是什么意思呢？

岐伯回答：风是生于东方的，风能使木气旺盛。木的特性是布散柔和之气；它的生化作用是使万物滋生荣盛；它行使的职权是使万物舒展宣通，它的表现是风气。它发生的异常变化是发散太过而动荡不宁，它引起的灾害是使草木振摇。热气是生于南方的，热能使火气旺盛。火的特性是光明照耀；它的生化作用是使万物繁荣茂盛；它行使的职权是明亮光耀，它的表现是热气。它发生的异常变化是酷热难耐，它引起的灾害是焚烧万物。湿气是生于中央的，湿能使土气旺盛。土的特性是蒸腾滋润；它的生化作用是使万物充实丰满；它行使的职权是安静，它的表现是湿气。它发生的异常变化是暴风骤雨而降，它引起的灾害是久雨不止，堤防崩溃。燥是生于西方的，燥能使金气旺盛。金的特性是清洁凉爽；它的生化作用是紧缩收敛；它行使的职权是强劲急迫，它的表现是燥气。它发生的异常变化是肃杀万物，它引起的灾害是使草木干枯凋落。寒是生于北方的，寒能使水气旺盛。水的特性是寒冷的；它的生化作用是清静而安谧的；它行使的职权是凝固严厉，它的表现是寒气。它发生的异常变化是剧烈的严寒和冰冻，它引起的灾害是冰雹霜雪。所以，观察五气的运动变化，了解它们的特性、作用、职权、表现以及变动、灾害等情况，就可以知道万物的生长变化，同样，也可以知道人体的相应变化。

---

[1] 舒启：指舒展开发。

[2] 燔焫：燃烧的意思。

[3] 溧冽：指寒冷。

帝曰：夫子之言岁候，其不及太过，而上应五星。今夫德化政令，灾眚变易，非常而有也，卒然而动，其亦为之变乎。

岐伯曰：承天而行之，故无妄动，无不应也。卒然而动者，气之交变也，其不应焉。故曰：应常不应卒。此之谓也。

帝曰：其应奈何？

岐伯曰：各从其气化也。

帝曰：其行之徐疾逆顺何如？

岐伯曰：以道留久，逆守而小，是谓省下。以道而去，去而速来，曲而过之，是谓省遗过也。久留而环，或离或附，是谓议灾与其德也。应近则小，应远则大。芒而大倍常之一，其化甚；大常之二，其眚即发也。小常之一，其化减；小常之二，是谓临视，省下之过与其德也。德者福之，过者伐之。是以象之见也，高而远则小，下而近则大，故大则喜怒迩，小则祸福远。岁运太过，则运星北越。运气相得，则各行以道。故岁运太过，畏星失色而兼其母，不及，则色兼其所不胜。肖者瞿瞿，莫知其妙，闵闵之当，孰者为良，妄行无征，示畏侯王。

黄帝说：先生讲过五运的太过与不及而引起的变化，与天上的五星相应。现在五运的特性、作用、职权、表现、灾害、变异等，并不是按规律发生，而是突然的变化，天上的五星是不是也会随之变动呢？

岐伯回答：五星是随天体的运动而运动的，所以它不会随意变动，五运随着天体而有规律的运行，那么肯定与五行相应。突然而来的变动，是天地阴阳之气相交所致的偶然变化，与天运无关，所以五星不受影响。所以五星运行是规律的，而不应突然变化，就是这个意思。

黄帝问道：五星与天运正常相应的规律是怎样的？

岐伯回答：五星与五运之气相应，随五运之气的变化而变化。

黄帝问道：五星运行的徐缓、迅速、逆行、顺行是怎样的？

岐伯说：五星在其轨道上运行，或停留在轨道上而徘徊不前，或长久留守在轨道上而使其光芒变小，叫作省下；如果五星在其运行轨道上去而速回，或屈曲而行的，称为省遗过；如果五星久留而回环旋转，似去似来的，称为议灾或议德。如果距离发生变动时间近，且变异轻微，那么其星就小；如果距离发生变动的时间远，且变异严重的，那么其星就大。如果光芒大于正常一倍的，说明气化亢盛；大于平常二倍的，说明灾害即至。如果光芒小于正常一倍的，说明气化减退；小于正常二倍的，则称为临视，好像在省察下面的过与德，有德的就会获得幸福，有过的则会得到灾害。所以在观察五星之象时，高而远的，看起来就小；低而近的，看起来就大；星的光芒大，则说明喜怒变化的感应靠近；光芒小，则说明福祸灾害的感应远离。岁运太过的，主运之星就向北越出轨道；运气相和，则五星各自运行在正常的轨道上。若岁运之气太过，受其制约的星就会暗淡而兼见母星的颜色；若岁运之气不及，则运星兼有其不胜之星的颜色。天地之间的变化微妙而深奥。那些无知的人，不知道其中的道理，心理非常忧惧，不知道应该怎样才好，毫无根据地猜测，只能使侯王君主们感到迷惑和恐惧。

帝曰：其灾应何如？

岐伯曰：亦各从其化也，故时至有盛衰，凌犯有逆顺，留守有多少，形见有善恶，宿属有胜负，征应有吉凶矣。

帝曰：其善恶何谓也？

岐伯曰：有喜有怒，有忧有丧，有泽有燥，此象之常也，必谨察之。

帝曰：六者高下异乎？

岐伯曰：象见高下，其应一也，故人亦应之。

帝曰：善。其德化政令之动静损益皆何如？

岐伯曰：夫德化政令灾变，不能相加也。胜复盛衰，不能相多也。往来小大，不能相过也。用之升降，不能相无也。各从其动而复之耳。

帝曰：其病生何如？

岐伯曰：德化者气之祥，政令者气之章，变易者复之纪，灾眚者伤之始，气相胜者和，不相胜者病，重感于邪则甚也。

帝曰：善。所谓精光之论，大圣之业，宣明大道，通于无穷，

黄帝又问道：五星在灾害方面的应验是怎样的呢？

岐伯回答：也是根据各年的运气不同，而有所区分。所以随着时令的更迭，五星有盛有衰，五星的运行有逆有顺，留守的时间有长有短，表现出来的形象有好有坏，星宿的气化太过与不及，应验就有吉有凶。

黄帝说：怎样辨别五星形象与颜色的善恶呢？

岐伯回答：它们有喜悦有愤怒，有忧愁有悲伤，有润泽有燥乱，这是星象变化所常见的，必须谨慎地观察。

黄帝问道：喜、怒、忧、丧、泽、燥六种现象，跟五星的位置高低有无关系？

岐伯回答：五星的位置，虽有高低的不同，但其应验都是一样的，所以人身的吉凶祸福与星位的高低是没有关系的。

黄帝说：讲得好。它们的特性、作用、职权、表现等，对人体及万物的损益是怎样的呢？

岐伯说：五气特性、作用、职权、表现与灾害、变动等都是有一定规律的，而不能彼此随便相加。胜复之气的盛衰不能随意增加，胜复往来的日数，也是相同的，而不能超过。天地阴阳之气的运动，升降交替进行，没有一时停息。胜气与复气，就是从运动中产生出来的。

黄帝问道：它们与疾病的发生有什么关系？

岐伯说：五运的特性与作用，是五气的外在现象；变动是复气产生的前提；灾害是万物损伤的根源。人体的正气能够抗拒邪气，说明人体和平无病；不能抗拒邪气就会生病；如果重复感受邪气，病势就会更加严重。

黄帝说：讲得好。这些正是精深高明的理论，伟大神圣的事业，宣扬阐明了伟大的道理，达到了无穷无尽

究于无极也。余闻之，善言天者，必应于人；善言古者，必验于今；善言气者，必彰于物；善言应者，同天地之化；善言化言变者，通神明之理，非夫子孰能言至道欤（yú）！乃择良兆而藏之灵室，每旦读之，命曰《气交变》，非斋戒不敢发，慎传也。

的境界。我听说，善于谈论天文的，必定将其理论应验于人；善于谈论历史的，必定能古为今用；善于谈论气化的，必定能通晓万物；善于谈论天人相应的，必定能够适应天地变化的规律；善于谈论化与变的，必定通达自然界变化莫测的道理。除了先生这样的人，还有谁能够说清楚这些高深的道理呢！我一定会选择一个吉日，把它藏在书室里，每天早晨取出来诵读，将此篇文章命名为"气交变"。不经过斋戒，不敢打开它，并且不会轻易传授给他人。

五常政大论篇第七十

黄帝问曰：太虚寥廓，五运回薄[1]，衰盛不同，损益相从，愿闻平气何如而名？何如而纪也？

岐伯对曰：昭乎哉问也！木曰敷和[2]，火曰升明，土曰备化，金曰审平，水曰静顺。

帝曰：其不及奈何？

岐伯曰：木曰委和，火曰伏明[3]，土曰卑监[4]，金曰从革，水曰涸流。

黄帝问道：宇宙广阔无边，五运循环不息而相互制约。其中有太过与不及的不同，随之而有损益的变化，请您讲一讲五运中的平气，是怎样命名的？有哪些标志和表现呢？

岐伯答道：您问得十分有意义啊！木的平气称为敷和，具有散布温和阳气的作用，使万物荣华；火的平气称为升明，有鼓动阳气上升的作用，使万物繁茂；土的平气称为备化，具有旺盛生化的作用，使万物充满完备；金的平气称为审平，具有收敛清肃的作用，使万物结实；水的平气称为静顺，具有柔顺沉静的作用，使万物归藏。

黄帝问道：五运不及是怎样的呢？

岐伯回答：木运不及称为委和，不能正常地布散温和阳气，使万物萎靡不振；火运不及称为伏明，缺少温暖之气，使万物暗淡无光；土运不及称为卑监，生化之气的作用减弱，使万物萎弱无力；金运不及称为从革，收敛坚硬之气减少，使万物松脆，从而变革形态；

---

[1] 回薄：回环迫薄，在此有周流不息的意思。

[2] 敷和：即木象春气，其平气有散布温和的作用，使万物得以生长发育。敷，散布；和，温和。

[3] 伏明：指阳热光明之气，伏藏不用。

[4] 卑监：即土生万物，故其位尊，令土气不及，则位卑而临视的职能有失。监，即临下，有观察的意思。

帝曰：太过何谓？

岐伯曰：木曰发生，火曰赫（hè）曦，土曰敦阜，金曰坚成，水曰流衍（yǎn）[1]。

帝曰：三气之纪，愿闻其候。

岐伯曰：悉乎哉问也！敷和之纪，木德周行，阳舒阴布，五化[2]宣平，其气端，其性随，其用曲直，其化生荣，其类草木，其政发散，其候温和，其令风，其脏肝，肝其畏清，其主目，其谷麻，其果李，其实核，其应春，其虫毛，其畜犬，其色苍，其养筋，其病里急支满，其味酸，其音角，其物中坚，其数八。

升明之纪，正阳[3]而治，德施周普，五化均衡，其气高，其性速，其用燔灼，其化蕃茂，其类火，其政明曜，其候炎暑，其令热，其脏心，心其畏寒，其主舌，其谷麦，其果杏，其实络，

水运不及称为涸流，封藏的作用减弱，使万物干枯。

黄帝问道：五运太过是怎样呢？

岐伯回答：木运太过称为发生，过早地散布温和阳气，使万物提早发育；火运太过称为赫曦，炎热之气过盛，使万物枯焦；土运太过称为敦阜，生命之力过盛，反而使得万物不能成形；金运太过称为坚成，收敛之气旺盛，使万物坚实；水运太过，称为流衍，水气流行溢满，使万物潜藏。

黄帝说：对于平气、太过、不及的名称和表现，我想知道怎样辨别。

岐伯说：您问得真详细。木运平气，也就是敷和之年，木的作用可以达于四方上下，阳气得以舒发，阴气得以散布，五行的气化都能发挥其正常的功能。木气正直，其性质柔和，顺从万物；它的作用如树木枝干一般自由伸展；它的生化之气，能使万物繁荣；它的属类是草木；它的权利是发散；它的气候特点是温和；它的表现是风气；它应于人的肝脏，肝木受清凉的金气克制，肝开窍于目；它在谷类是麻，在果类是李，在果实是核；与春季相应；它在虫类是毛虫，在畜类是犬；它在颜色是苍；它的精气能充养筋；它的发病特点是胸胁胀满，腹部拘急；它在五味是酸，在五音是角；它在物体来说是属于中坚的一类，在五行成数是八。

火运平气，也就是升明之年，与南方相应的阳气旺盛，它的作用是普及四方，使五行气化平衡发展；火气上升，它的性质急速；它的作用是燃烧；它的生化之气，能使繁荣茂盛；它的属类是火；它的职权是光明显耀；它的气候特点是炎暑；它的表现是热气；它应于人的心脏，心火受寒冷的水气克制，心开窍于舌；它在谷类是麦，在果类是杏，在果实是筋络；与夏季相应；它在虫类是羽虫，在畜类是马；它在颜色是赤；它的精气

---

[1] 流衍：指水流满溢。

[2] 五化：指五行的气化，即生、长、化、收、藏之五气。

[3] 正阳：是阳气明盛，火运行常令的代称。正，方正、盛大的意思。

其应夏，其虫羽，其畜马，其色赤，其养血，其病瞤瘛（chì）[1]，其味苦，其音徵，其物脉，其数七。

能充养血；它的发病特点是肌肉跳动，肢体抽搐；它在五味是苦，在五音是徵；它在物体来说是属于脉络一类，在五行成数是七。

备化之纪，气协天休[2]，德流四政，五化齐修[3]，其气平，其性顺，其用高下，其化丰满，其类土，其政安静，其候溽（rù）蒸[4]，其令湿，其脏脾，脾其畏风，其主口，其谷稷，其果枣，其实肉，其应长夏，其虫倮，其畜牛，其色黄，其养肉，其病否[5]，其味甘，其音宫，其物肤，其数五。

土运平气，也就是备化之年，天地的气化协调和平，土气的作用流布于四方，使五行气化都能完善地发挥它们的作用；土气和平，性质柔顺；它的功能表现为可高可低；它的生化之气，能使万物成熟丰满；它的属类是土；它的职权是安静；它的气候特点是湿热交蒸；它的表现是湿气；与人体脾脏相应，脾受风木之气的克制，脾开窍于口；它在谷类是稷，在果类是枣，它在果实是肉；它所应的时令是长夏；在虫类是倮虫，在畜类是牛；它在颜色是黄；它的精气充养的是肉；它的发病特点是痞塞不通；它在五味是甘，在五音是宫；它在物体来说是属于肌肤一类，在五行成数是五。

审平之纪，收而不争，杀而无犯，五化宣明，其气洁，其性刚，其用散落，其化坚敛，其类金，其政劲肃，其候清切，其令燥，其脏肺，肺其畏热，其主鼻，其谷稻，其果桃，其实壳，其应秋，其虫介，其畜鸡，其色白，其养皮毛，其病咳，其味辛，其音商，其物外坚，其数九。

金运平气，也就是审平之年，天地之气虽主收敛约束，但无剥夺的现象，五行的气化都宣畅清明。金气洁净，它的性质刚强；它的作用是成熟散落；它的生化之气能使万物结实收敛；它的属类是金；它的职权是强劲清肃；它的气候特点是清凉；它的表现是燥；它与人体肺脏相应，肺受火热之气的克制，肺开窍于鼻；它在谷类是稻，在果类是桃，在果实是皮壳；它与秋季相应；它在虫类是介虫，在畜类是鸡；它在颜色是白；它的精气充养的是皮毛；它的发病特点是咳嗽；它在五味是辛，在五音是商；它在物体来说是属于外面包裹一类，在五行成数是九。

---

[1] 瞤瘛：瞤，肌肉跳动的意思；瘛，身体筋脉拘急，抽搐的意思。

[2] 休：美善的意思。

[3] 修：治理的意思。

[4] 溽蒸：湿热蒸腾的意思。溽，湿气。

[5] 否：通痞，痞塞不通的意思。

静顺之纪，藏而勿害，治而善下，五化咸整，其气明，其性下，其用沃衍[1]，其化凝坚，其类水，其政流演，其候凝肃，其令寒，其脏肾，肾其畏湿，其主二阴，其谷豆，其果栗，其实濡，其应冬，其虫鳞，其畜彘（zhì）[2]，其色黑，其养骨髓，其病厥，其味咸，其音羽，其物濡，其数六。

故生而勿杀，长而勿罚，化而勿制，收而勿害，藏而勿抑，是谓平气。

委和之纪，是谓胜生[3]，生气不政，化气乃扬，长气自平，收令乃早，凉雨时降，风云并兴，草木晚荣，苍干雕落，物秀而实，肤肉内充，其气敛，其用聚，其动緛戾拘缓[4]，其发惊骇，其脏肝，其果枣李，其实核壳，其谷稷稻，其味酸辛，其色白苍，其畜犬鸡，其虫毛介，其主雾露凄沧，其声角商，其病摇动注恐，从金化也，少角与判商同，上角

水运平气，就是静顺之年，天地之气具有纳藏的性质，但无害于万物，它的性质平顺而下行，五行的气化状态完整；水气明净，它的性质润泽下行；它的作用为灌溉；它的生化之气为凝固坚硬；它的属类为水；它的职权是流动不息；它的气候特点是严寒阴凝；它的表现是寒气；它与人体的肾脏相应；肾受土湿之气的克制，肾开窍于二阴；它在谷类是豆，在果类是栗，在果实是液汁；它与冬季相应，在虫类是鳞虫，在畜类是猪；它在颜色是黑；它的精气充养骨髓；它的发病特点是手足清冷；它在五味是咸，在五音是羽；它在物体来说是属于流动的液体一类，在五行成数是六。

所以，生、长、化、收、藏的规律不容破坏，敷和之年，万物生而不杀伤；升明之年，万物长养而不削罚；备化之年，万物化育而不制止；审平之年，万物收敛而不残害；静顺之年，万物收藏而不抑制。这就叫作平气。

委和之年，称为胜生。生气不能很好地行使职权，土气不受木气的制约，所以化气发扬。木气不能生火，所以长气自然平静。金气胜木，所以收气提早到来，而凉雨不时下降，风云经常发起，草木不能及时繁荣，并且易于干枯凋落，万物迅速成熟，皮肉充实。木衰金旺，所以其气有收敛的作用，作用表现为拘束，不得曲直伸展，使人体筋络拘挛无力，或者易于惊骇；它在人体与肝脏相应；在果类是枣、李，在果实是核、壳；在谷类是稷、稻；在五味是酸、辛；在颜色是白、苍；在畜类是犬、鸡；在虫类是毛虫、介虫；所主的气候是雾露寒冷之气；在声音是角、商；其疾病的特点是摇动和恐惧。这是由于木运不及而金气克之，木气随金气而变化的缘故。木运不及称为少角，木气从金而化，所以少角等同判商。如果遇到厥阴风木司天，则不及的木运得司天，也可以成为平气，所以委和，逢上角，则其气可

[1]沃衍：灌溉满溢的意思。沃，灌溉。

[2]彘：即猪。

[3]胜生：指木运不及，生气不得施用，为克我之气所胜。

[4]緛戾拘缓：緛戾，指拘挛收缩；拘缓，指收缩或弛张无力，都属于筋病。

与正角同，上商与正商同，其病肢废痈肿疮疡，其甘虫[1]，邪伤肝也。上宫与正宫同，萧飋（sè）[2]肃杀则炎赫沸腾，眚于三[3]，所谓复也，其主飞蠹（dù）蛆雊，乃为雷霆。

伏明之纪，是为胜长，长气不宣，藏气反布，收气自政，化令乃衡，寒清数举，暑令乃薄，承化[4]物生，生而不长，成实而稚，遇化已老，阳气屈伏，蛰虫早藏，其气郁，其用暴，其动彰伏[5]变易，其发痛，其脏心，其果栗桃，其实络濡，其谷豆稻，其味苦咸，其色玄丹，其畜马彘，其虫羽鳞，其主冰雪霜寒，其声徵羽，其病昏惑悲忘，从水化也，少徵与少羽同，上商与正商同，邪伤心也，凝惨凛冽则暴雨霖霆，眚于九，其主骤注雷霆震惊，沉黔（yīn）[6]淫雨。

与正角相同。如果遇到阳明燥金司天，则木运更衰，顺从金气用事，而成为金之平气，所以委和之年，逢上商，其运气与正商相同。在人体可发生四肢痿弱、痈肿、疮疡、虫积等病，这是由于金气伤肝的缘故。如正当太阴湿土司天，因土不畏，亦能形成土气用事，而成为土之平气，所以逢上宫，其运气则和正宫相同。所以委和之年，起初是一片肃杀的景象，但随之则为火热蒸腾，其灾害发生于与木气相应的东方。当火气前来报复，多见飞虫、蛀虫、蛆虫和雊鸡。由于木气被郁，而火气来复，所以发为雷霆。

伏明之年，称为胜长。火的长气不得发扬，水的藏气反见布散，收气也擅自行使职权，化气平定而不能发展。水气、金气旺盛，致使寒冷之气常现，暑热之气衰薄。火气不能生土，万物生而不长，在稚嫩的情况下结成果实。等到生化的时候，已经衰老，阳气屈伏，蛰虫过早伏藏。火气郁结，所以当其发作时，必然横暴，其变动或明显或隐匿，在人体病发为疼痛；它在人体与心脏相应；它在果类为栗、桃；在果实是筋络、汁液；在谷类是豆、稻；在五味是苦、咸；在颜色是黑、赤；在畜类是马、猪；在虫类是羽虫、鳞虫；气候特点是冰雪霜寒；在声音是徵、羽；它的病变特点表现为精神昏乱，悲哀易忘，这是火运不及而从水化的关系。由于火气从水化，因而兼有水运的特点，所以少徵和少羽相同。如果遇到阳明燥金司天，火气更加不能制约金气，而成为金气的平气。所以，逢上商则与正商相同。人体发生的疾病，是由于邪气伤心，火运衰，所以有阴凝惨淡、寒风凛冽的现象，但随之而暴雨连绵不止，所以灾害发生在与火气相应的南方。当土气来复，以致暴雨下注，雷霆闪电，乌云蔽日，阴雨连绵。

---

[1] 甘虫：甘是土味，因木运不及，土来反侮，甘味生虫，所以称为甘虫。

[2] 萧飋：形容金气使万物萧条之义。

[3] 三：指三宫，即东方震位。

[4] 承化：万物都秉承土的化气而生。

[5] 彰伏：彰，表现于外的意思；伏，隐伏于内的意思。

[6] 沉黔：指云遮太阳。

卑监之纪，是谓减化，化气不令，生政独彰，长气整，雨乃愆[1]，收气平，风寒并兴，草木荣美，秀而不实，成而秕（bǐ）[2]也，其气散，其用静定，其动疡涌，分溃痈肿，其发濡滞[3]，其脏脾，其果李栗，其实濡核，其谷豆麻，其味酸甘，其色苍黄，其畜牛犬，其虫倮毛，其主飘怒[4]振发，其声宫角，其病流满否塞，从木化也，少宫与少角同，上宫与正宫同，上角与正角同，其病飧泄，邪伤脾也，振拉飘扬则苍干散落，其眚四维，其主败折虎狼，清气乃用，生政乃辱。

从革之纪，是谓折收，收气乃后，生气乃扬，长化合德[5]，火政乃宣，庶类[6]以蕃（fán），其气扬，其用躁切，其动铿（kēng）禁[7]瞀厥，其发咳喘，其脏肺，其果李杏，其实壳络，其谷麻麦，

卑监之年，称为减化。土的化气不得其令，而木的生气旺盛，长气自能完整如常，雨水不能及时下降，收气平定，风寒并起，草木虽繁荣美丽，但秀而不实，所结的果实，只是空壳一类的东西。由于木气旺盛，所以卑监之气含有散发的特点，它的作用表现是镇静、安定；在人体发为疮疡、流脓溃烂、痈肿等疾病，并发展为水气不行；在人体与脾脏相应；在果类是李、栗；在果实是汁液、核；在谷类是豆、麻；在五味是酸、甘；在颜色是苍、黄；在畜类是牛、犬；在虫类是倮虫、毛虫；因木胜风动，在气候表现为狂风怒号，树木动摇；在声音是宫、角；其发病特点为胀满，闭塞不通，这是土运不及而从木气旺盛的缘故，所以少宫和少角相同。如果遇到太阴湿土司天，虽然土运不及，但得司天之助，也可成为平气，所以卑监之年，逢上宫和正宫相同。如果遇到厥阴风木司天，则土运更衰，顺从木气，而成为木之平气，所以逢上角和正角相同。在人体会发生泄泻。土衰木胜，所以出现狂风怒号、草木动摇的现象，随之草木干枯凋落，其灾害应于中宫而通于四方。这些都是由于土气不及所引起的，所以灾害发生在与土气相应的中央，而散布四方。木气太盛，就会有金气制约它，金气肃杀，所以出现败坏折伤，好像遭到虎狼伤害一样。清冷的金气旺盛，所以木的生气便被抑制而不能行使权力。

从革之年，称为折收，金的收敛之气不能正常发挥作用，木的生气得以发扬，长气和化气合而相得，火得以施行其权力，万物繁盛。木气发扬，其作用躁动急切，在人体发病为咳嗽失音、烦闷气逆，发展为咳嗽气喘，其与肺相应；在果类是李、杏；在果实是壳、络；在谷类是麻、麦；在五味是苦、辛；在颜色是白、赤；在畜类是鸡、羊；在虫类是介虫、羽虫。因为金虚火胜，在气候表现为晴朗炎热；在声音是商、徵；在人

[1] 愆：过期的意思。
[2] 秕：不饱满的意思。
[3] 濡滞：指水气不行。滞，不畅。
[4] 飘怒：风动迅速，势不可当，用怒来形容。
[5] 长化合德：火能生土，故火之长气与土之化气相合而为用。
[6] 庶类：指万物。庶，众多的意思。
[7] 铿禁：指咳嗽与失音两种病证。

其味苦辛，其色白丹，其畜鸡羊，其虫介羽，其主明曜炎烁，其声商徵，其病嚏咳鼽衄，从火化也，少商与少徵同，上商与正商同，上角与正角同，邪伤肺也，炎光赫烈则冰雪霜雹，眚于七，其主鳞伏彘鼠，岁气早至，乃生大寒。

涸流之纪，是谓反阳，藏令不举，化气乃昌，长气宣布，蛰虫不藏，土润水泉减，草木条茂，荣秀满盛，其气滞，其用渗泄，其动坚止，其发燥槁，其脏肾，其果枣杏，其实濡肉，其谷黍稷，其味甘咸，其色黅玄，其畜彘牛，其虫鳞倮，其主埃郁昏翳[1]，其声羽宫，其病痿厥坚下，从土化也，少羽与少宫同，上宫与正宫同，其病癃闭[2]，邪伤肾也。埃昏骤雨则振拉摧拔，眚于一，其主毛显狐狢（hé）[3]，变化不藏。

故乘危而行，不速而至，暴疟无德，灾反及之，微者复微，甚者复甚，气之常也。

体，发病的特点表现为喷嚏、咳嗽、鼻塞流涕、衄血等病证，这是因金运不及而从火化的缘故，所以少商和少徵相同。如果遇到阳明燥金司天，则金运虽不及，得司天之助，也能变为平气，所以从革之年，逢上商就和正商相同。如果遇到厥阴风木司天，因金运不及，木不畏金，同样能形成木气用事而成为木之平气，所以逢上角和正角相同。其病变是由于邪气伤于肺脏引起的。因金衰火旺，所以火势炎热，但随之见冰雪霜雹。这些都是由于金气不足引起的，所以灾害发生在与金气相应的西方。水气来复，鳞虫、猪、鼠之类的动物都会伏藏。冬藏之气提早而至，于是气候严寒。

涸流之年，称为反阳。藏气衰弱，不能行使其封藏的权力，化气因而昌盛，长气反见宣行而布达于四方，蛰虫应藏而不藏，土润泽而泉水减少，草木条达茂盛，万物繁荣秀丽而丰满。其气不得流畅，作用为暗中渗透；其变动为津液停滞不行；发病为干燥枯槁，其应于内脏为肾；在果类是枣、杏；其所充实的是汁液、肉；在谷类是黍、稷；在五味是甘、咸；在颜色是黄、黑；在畜类是猪、牛；在虫类是鳞虫、倮虫。水运衰，土气克水，所以出现尘土昏郁的现象；在声音是羽、宫；在人体的病变为痿厥、厥逆和二便不通，这是水运不及而从土化的缘故，所以少羽和少宫相同。如果涸流之年，逢土气司天，则水运更衰，顺从土气，所以涸流之年，逢上宫与正宫相同。其病见大小便不畅或闭塞不通，是邪气伤于肾脏引起的。因水运不及，所以阴云蔽日，大雨骤然下降，但随之而来的为大风振动、草木折断等现象，其灾害应于北方。木气来复，所以又见毛虫狐狢之类属于善变的动物，出来活动而不藏。

所以当运气不及的年份，所胜与所不胜之气，就乘其衰弱而侵犯，好像不速之客，不招自来，暴虐而毫无道德，结果反而使他自己受到损害，这是子来报复的缘故。凡施行暴虐轻微的，所受的报复也轻；胜气厉害的，所受到的报复也厉害。这种有胜必有复的情况，是运气中的一种常见规律。

---

[1]埃郁昏翳：形容尘土飞扬，有遮天蔽日之势。埃，指尘土；昏翳，指昏暗。

[2]癃闭：癃，指小便不畅；闭，指闭塞不通。

[3]毛显狐狢：指藏气不用，长气宣发，因而毛虫、狐狢等显现于外而不伏藏。

发生之纪，是为启陈，土疏泄，苍气达，阳和布化，阴气乃随，生气淳化[1]，万物以荣，其化生，其气美，其政散，其令条舒，其动掉眩颠疾，其德鸣靡启坼[2]，其变振拉摧拔，其谷麻稻，其畜鸡犬，其果李桃，其色青黄白，其味酸甘辛，其象春，其经足厥阴少阳，其脏肝脾，其虫毛介，其物中坚外坚，其病怒，太角与上商同，上徵则其气逆，其病吐利，不务其德则收气复，秋气劲切，甚则肃杀，清气大至，草木雕零，邪乃伤肝。

发生之年，称为启陈。土气疏松薄弱，草木之气繁荣，阳气温和布化于四方，阴气随阳气而动，生气淳厚，化生万物，万物欣欣向荣。它的生化作用为生，万物得其气则秀丽；它的职权为散布；它的表现为舒展畅达；它在人体的变动可引起眩晕、颤动及颠顶部的疾病；它的特性是风和日暖，使万物华丽，推陈出新；它的变动为狂风振拉，使树木摧折拔倒；在谷类是麻、稻；在畜类是鸡、犬；在果类是李、桃；在颜色是青、黄、白；在五味是酸、甘、辛；与春季相应；在经脉与足厥阴肝经和足少阳胆经相应；在五脏与肝和脾相应；在虫类是毛虫、介虫；在物体属内外坚硬的一类；引起的疾病是容易发怒。这是木运太过，会有金气来制约它，木气太过则与金气司天相同，所以太角与上商同。少阴君火和少阳相火司天，木运太过使火性上逆，木旺克土，所以疾病出现气逆、吐泻等症状。木气太过失去了正常的性能，则金之收气来复，以致出现秋凉急切的景象，甚则有肃杀之气，气候清凉，草木凋零。引起人们的病变，多是由于邪气伤害了肝脏的缘故。

赫曦之纪，是为蕃茂，阴气内化，阳气外荣，炎暑施化，物得以昌，其化长，其气高，其政动，其令鸣显[3]，其动炎灼妄扰，其德暄[4]暑郁蒸，其变炎烈沸腾，其谷麦豆，其畜羊彘，其果杏栗，其色赤白玄，其味苦辛咸，其象夏，其经手少阴太阳，手厥阴少

赫曦之年，称为蕃茂。少阴之气从内而化，阳气发扬在外，炎暑的气候施行，万物得以昌盛。它的生化作用是长；它的性质是上升；它的职权是活动不止；它的表现为显露声色；它的变动为烧灼发热，扰乱不宁；它正常的性能是暑热郁蒸；它的异常变化为异常炎热；在谷类是麦、豆；在畜类是羊、猪；在果类是杏、栗；在颜色是赤、白、黑；在五味是苦、辛、咸；与夏天相应；在经脉与手少阴、手太阳和手厥阴、手少阳相应；在五脏与心、肺相应；在虫类是羽虫、鳞虫；在人体属脉络和津液；在人体的病变为喜笑无常、疟疾、疮疡、失血、发狂、目赤等。火运太过，如果逢太阳寒水司

---

[1] 淳化：指生发之气雄厚，能化生万物。淳，厚。
[2] 鸣靡启坼：指春天的景象，和风舒畅，万物靡丽，推陈出新。靡，散乱；坼，同拆，裂开的意思。
[3] 鸣显：宣畅显露的意思。
[4] 暄：温暖的意思。

阳，其脏心肺，其虫羽鳞，其物脉濡，其病笑疟疮疡血流狂妄目赤，上羽与正徵同，其收齐，其病痓，上徵而收气后也，暴烈其政，藏气乃复，时见凝惨，甚则雨水霜雹切寒，邪伤心也。

敦阜之纪，是谓广化，厚德清静，顺长以盈，至阴内实，物化充成，烟埃朦郁[1]，见于厚土[2]，大雨时行，湿气乃用，燥政乃辟，其化圆，其气丰，其政静，其令周备，其动濡积并稸（xù）[3]，其德柔润重淖，其变震惊，飘骤崩溃，其谷稷麻，其畜牛犬，其果枣李，其色黅玄苍，其味甘咸酸，其象长夏，其经足太阴阳明，其脏脾肾，其虫倮毛，其物肌核，其病腹满四肢不举，大风迅至，邪伤脾也。

坚成之纪，是谓收引，天气洁，地气明，阳气随，阴治化，燥行其政，物以司成，收气繁布，化洽[4]不终，其化成，其气削，其政肃，其

天，水能胜火，适得其平，所以赫曦之年，逢上羽和正徵相同。水运既平，金不受克，所以气候正常，因水气司天，水受火制，所以在人发病为筋脉拘急、肢体抽搐、口噤不开；如果火运太过又逢火气司天，二火相合，则金气受伤，所以逢上徵则收气不能及时到来。由于火运过于暴烈，水之藏气来复，出现阴凝惨淡的景象，甚至雨水霜雹，转为寒冷；引起的疾病，是由于邪气损伤了心火的缘故。

敦阜之年，称为广化。它的特性浑厚而清静，使万物顺时生长乃至充盈；土的精气充实，万物能生化而成形；土运太过，故见土气蒸腾如烟，笼罩于山丘之上，大雨常下，于是湿土过盛，而燥气退避；它的生化作用是圆满，所以敦阜之气丰盛；它的职权是宁静；它的表现是周密完备；它的变动引起人体湿气停滞；它的特性是柔润；它的异常变化是雷霆震动、山崩堤溃，暴雨倾盆；在谷类是稷、麻；在畜类是牛、犬；在果类是枣、李；在颜色是黄、黑、青；在五味是咸、酸；与长夏相应；在经脉与足太阴、足阳明相应；在五脏与脾、肾相应；在虫类是倮虫、毛虫；在物体应于肌肤和核一类；病变表现为腹中胀满、四肢沉重、举动不便。由于土运太过，木气来复，所以大风迅速而来。所引起的疾病，多是因为邪气损伤了脾脏的缘故。

坚成之年，称为收引。天高气爽而洁净，地气清静而明朗，阳气跟随阴气而生化，因为阳明燥金之气当权，于是万物成熟，但金运太过，所以秋收之气旺盛四布，以致长夏的化气未尽而顺从收气行令。它的生化作用是收成；它的职权为严厉肃杀；它的表现是

---

[1] 烟埃朦郁：烟埃，指土气；朦郁，形容土气盛，有笼罩的意思。

[2] 厚土：指山岭高丘。

[3] 稸：同蓄，积聚的意思。

[4] 化洽：指土气湿润而主化。洽，润泽。

令锐切，其动暴折疡疰（zhù）[1]，其德雾露萧飔，其变肃杀雕零，其谷稻黍，其畜鸡马，其果桃杏，其色白青丹，其味辛酸苦，其象秋，其经手太阴阳明，其脏肺肝，其虫介羽，其物壳络，其病喘喝胸凭仰息[2]，上徵与正商同，其生齐，其病咳，政暴变则名木不荣，柔脆焦首，长气斯救，大火流，炎烁且至，蔓将槁，邪伤肺也。

流衍之纪，是谓封藏，寒司物化，天地严凝，藏政以布，长令不扬，其化凛，其气坚，其政谧，其令流注，其动漂泄沃涌，其德凝惨寒雰（fēn）[3]，其变冰雪霜雹，其谷豆稷，其畜彘牛，其果栗枣，其色黑丹黅，其味咸苦甘，其象冬，其经足少阴太阳，其脏肾心，其虫鳞倮，其物濡满，其病胀，上羽而长气不化也。政过则化气大举，而埃昏气交，大雨时降，邪伤肾也。

锋利而刚劲；它的变动可使人体出现折伤、疮疡、皮肤溃疡等病证；它的特性是雾露凉风；它的异常变动是出现肃杀凋零的景象；在谷类是稻、黍；在畜类是鸡、马；在果类是桃、杏；在颜色是白、青、丹；在五味是辛、酸、苦；与秋天相应；在经脉与手太阴、手阳明经相应；在五脏与肺、肝相应。它在虫类是介虫、羽虫；在物体是属于皮壳和筋络一类；如果发生病变，多会引起气喘胸闷、呼吸困难，甚至仰面呼吸等症状。如果金运太过，而又逢火气司天的年份，金气被克，所以说上徵与正商相同。金气得到抑制，则木气不受克制，生气就能正常行令，发生的病变为咳嗽。金运太过之年剧变暴虐，各种树木受到影响，不能发荣，使得草类柔软脆弱而枯焦。金气太盛，火气来复，于是炎热的天气流行，树木蔓草被烧灼枯槁。人们发生病变，多是由于邪气伤肺脏所致。

流衍之年，称为封藏。寒气主管万物的变化，天地间严寒阴凝，闭藏之气行使其权力，火的长气不得发扬。它的生化为凛冽，所以流衍之气坚凝；它的权力为安静；它的表现是流动灌注；它的活动为漂浮，或为下泻，或为灌溉，或为外溢；它的性能是寒凝惨淡；它的气候变化为冰雪霜雹；在谷类是豆、稷；在畜类是猪、牛；在果类是栗、枣；在颜色是黑、朱、黄；在五味是咸、苦、甘；与冬季相应；在经脉与足少阴、足太阳经相应；在五脏为肾和心；在虫类是鳞虫、倮虫；在物体属汁液、肌肉一类；如果发生病变，多见胀满。如果遇到水气司天，水气更甚，二水相合，则火气更衰。所以流衍之年，逢上羽，火的长气不能发挥作用。如果水气太过，则土气来复，以致地气上升，大雨不时下降。人们发生的病变，多是由于邪气伤于肾脏所致。

---

[1] 疰：皮肤溃疡。

[2] 胸凭仰息：呼吸困难的一种表现，其状半仰半坐。

[3] 雰：水气寒凝冻结的状态。

故曰：天恒其德，则所胜来复，政恒其理，则所胜同化。此之谓也。

以上运气太过的年份，其所行使的权力，失去了正常的性能，横施暴虐，而欺侮所胜之气，结果必有所不胜之气前来报复。如果五行正常发挥作用，合乎正常的规律，即使所胜之气也能同化，说的就是这个意思。

帝曰：天不足西北，左寒而右凉，地不满东南，右热而左温，其故何也？

黄帝问：天气不足于西北，北方寒而西方凉；地气不满于东南，南方热而东方温。这是什么缘故？

岐伯曰：阴阳之气，高下之理，太少之异也。东南方，阳也，阳者其精降于下，故右热而左温。西北方，阴也，阴者其精奉于上，故左寒而右凉。是以地有高下，气有温凉，高者气寒，下者气热，故适寒凉者胀，之温热者疮，下之则胀已，汗之则疮已，此腠理开闭之常，太少之异耳。

岐伯说：这是由于南北有阴气与阳气多少的区别，地势有高低的不同，气有太过和不及的差异。东方、南方属阳，阳气有余，阳精自上而下降，所以南方热而东方温。西方、北方属阴，阴气有余，阴精自下而上奉，所以北方寒而西方凉。因此，地势有高有低，气候有温有凉，地势高的气候寒凉，地势低的气候温热。所以在西方、北方寒凉的地方多出现腹部胀满的症状，而在东方、南方温热的地方多出现疮疡等症状。胀满可以用下法消除，疮疡可以用汗法治愈。这是气候和地理影响人体腠理开阖的一般规律，无非是有太过和不及的区别罢了。

帝曰：其于寿夭何如？

黄帝问道：天气寒热与地势高下对人的寿命有什么影响？

岐伯曰：阴精所奉其人寿，阳精所降其人夭。

岐伯说：阴精上承的地方，阳气坚固，所以人们长寿；阳精下降的地方，阳气常发泄而衰薄，所以人们寿命短。

帝曰：善。其病也，治之奈何？

黄帝说：讲得对。如果发生病变，应该怎样治疗呢？

岐伯曰：西北之气散而寒之，东南之气收而温之，所谓同病异治也。故曰：气寒气凉，治以寒凉，行水渍之。气温气热，治以温热，强其内守。必同其气，可使平也，假者反之[1]。

岐伯说：西北方天气寒冷，疾病多表现为外寒里热，应散其外寒，而除其里热；东南方天气温热，阳气外泄，导致寒气内生，所以应收敛其外泄的阳气，而温其内寒。这就是所谓的同病异治，即同样发病而治法不同。所以说，气候寒凉的地方，多内热，可用寒凉药治疗，并采用汤液浸泡的方法；气候温热的地方，多内寒，可治以温热的方法，并加强对内部阳气的固守。治法必须与该地的气候相宜，才能使之平调。若病情出现假象，如真寒假热、真热假热，则以反治法治疗。

---

[1] 假者反之：假者，指不符合其地域致病规律者；反之，即用相反的方法治疗。

帝曰：善。一州之气，生化寿夭不同，其故何也？

岐伯曰：高下之理，地势使然也。崇高则阴气治之，污下则阳气治之，阳胜者先天，阴胜者后天，此地理之常，生化之道也。

帝曰：其有寿夭乎？

岐伯曰：高者其气寿，下者其气夭，地之小大异也。小者小异，大者大异。故治病者，必明天道地理，阴阳更胜，气之先后，人之寿夭，生化之期，乃可以知人之形气矣。

帝曰：善。其岁有不病，而藏气不应不用者何也？

岐伯曰：天气制之，气[1]有所从也。

帝曰：愿卒闻之。

岐伯曰：少阳司天，火气下临，肺气上从，白[2]起金用，草木眚，火见燔焫，革[3]金且耗，大暑以行，咳嚏衄衊鼻窒，曰疡，寒热胕肿。风行于地，尘沙飞扬，心痛胃脘痛，厥逆鬲不通，其主暴速。

黄帝说：讲得好。但有地处一州，而人们的寿夭各不相同，是什么缘故？

岐伯道：虽在同一州，而地势高下不同，故生化寿夭不同。因为地势高的地方，属于阴气所治，地势低的地方，属于阳气所治。阳气盛的地方气候温热，万物生化先于四时而生化；阴气盛的地方气候寒冷，万物晚于四时而生化。这是地势高下不同而影响万物生化的迟早规律。

黄帝说：有没有寿和夭的分别呢？

岐伯说：地势高的地方，阴气所治，故其人寿；地势低下的地方，阳气多泄，其人多夭。而地势高下相差有程度上的不同，相差小的其寿夭差别也小，相差大的其寿夭差别也大。所以医生必须懂得天道和地理、阴阳的多少、气候的先后、人身的寿夭、生化的规律，然后才能知晓人体形态和气机的变化情况。

黄帝说：讲得好。一年之中，有应当病而不病，脏气应当相应而不相应，应当发生作用的而不发生作用，这是什么道理呢？

岐伯说：这是由于受着司之气的制约，人体脏气有所顺从的关系。

黄帝说：请您详细地告诉我。

岐伯说：少阳相火司天的年份，火气下临于地，人体肺脏之气上从天气，燥金之气克制木气，地上的草木受灾，火热如烧灼，金气为之变革，火气太过故暑热流行，人们出现咳嗽、喷嚏、衄血、鼻塞流涕、口疮、寒热、浮肿等病证；少阳司天则厥阴在泉，故风气流行于地，沙尘飞扬，表现为心痛、胃脘痛、厥逆、胸膈阻滞不通等症状，所以发病急暴，变化快速。

---

[1]气：这里指人身五脏之气。

[2]白：是燥金之气的代名词。

[3]革：变革的意思。

阳明司天，燥气下临，肝气上从，苍起木用而立，土乃眚，凄沧数至，木伐草萎，胁痛目赤，掉振鼓栗，筋痿不能久立。暴热至，土乃暑，阳气郁发，小便变，寒热如疟，甚则心痛，火行于槁，流水不冰，蛰虫乃见。

阳明司天的年份，燥气下临于地，人体肝脏之气上从天气，风木之气克制土气，所以脾土必受灾害，清冷之气常见，草木被克伐而枯萎，所以出现胁痛、目赤、眩晕、摇动、战栗、筋痿不能久立等症状；阳明司天则少阴君火在泉，所以暴热而至，地气变为暑热蒸腾，在人则阳气郁于内而发病，小便不利，寒热往来如疟状，甚至发生心痛。火气流行于草木枯槁的冬季，流水不得结冰，蛰虫不藏而出来活动。

太阳司天，寒气下临，心气上从，而火且明，丹起金乃眚，寒清时举，胜则水冰，火气高明，心热烦，嗌干善渴，鼽嚏，喜悲数欠，热气妄行，寒乃复，霜不时降，善忘，甚则心痛。土乃润，水丰衍，寒客至，沉阴化，湿气变物，水饮内稸，中满不食，皮痛（qún）[1]肉苛，筋脉不利，甚则胕肿身后痈。

太阳司天的年份，寒水之气下临于地，人身心脏之气上从天气，火气照耀显明，火热之气克制金气，则肺金必然受伤，寒冷之气非时而出现，寒气太过则水结成冰，因火气被迫而应从天气，故发病常见心热烦闷、咽喉干、口渴、流鼻涕、打喷嚏、易于悲哀、时常呵欠等症状。热气妄行于上，所以寒气报复，则寒霜不时下降，寒复则神气伤，发病多表现为善忘，甚至心痛；太阳司天则太阴湿土在泉，所以土气滋润，水流丰盛，太阳司天则寒水之客气加临于主气之上，太阴在泉则湿土之气下临于终之气，水湿相合而从阴化，万物因寒湿而发生变化，应在人身的病则为水饮内蓄、腹中胀满、不能饮食、皮肤麻痹、肌肉不仁、筋脉不利，甚至浮肿、背部生痈。

厥阴司天，风气下临，脾气上从，而土且隆，黄起水乃眚，土用革，体重肌肉萎，食减口爽，风行太虚，云物摇动，目转耳鸣。火纵其暴，地乃暑，大热消烁，赤沃下，蛰虫数见，流水不冰，其发机速。

厥阴司天的年份，风木之气下临于地，人体脾脏之气上从天气，土气兴起而隆盛，湿土之气克制水气，于是水气必受损，土从木化而受其克制，所以脾脏发生病变，多表现为身体沉重、肌肉枯萎、饮食减少、口淡无味。风气行于宇宙之间，云气与万物为之动摇，在人体之病变为目眩，耳鸣。厥阴司天则少阳相火在泉，风火相煽，故火气横行，地气变为暑热，在人体则见大热而消烁津液，血水下流。因气候温热，所以蛰虫不藏而外见，流水不能成冰。风性善于运动变化，所以引起的疾病急骤，变化迅速。

---

[1] 皮痛：指皮肤麻木不仁一类的病证。

少阴司天，热气下临，肺气上从，白起金用，草木眚，喘呕寒热，嚏鼽衄鼻窒，大暑流行，甚则疮疡燔灼，金烁石流。地乃燥清，凄沧数至，胁痛善太息，肃杀行，草木变。

少阴君火司天的年份，火热之气下临于地，人体肺脏之气上从天气，燥金之气克制木气，则草木必然受损，人发病多见气喘、呕吐、寒热、喷嚏、鼻涕、衄血、鼻塞不通等症。若热气过甚而暑热流行，甚至出现疮疡、高热等症状，暑热如火焰，有熔化金石之状。少阴司天则阳明燥气在泉，故地气干燥而清净，寒凉之气常至，在病变为胁痛，时时叹息，肃杀之气流行，草木发生变化。

太阴司天，湿气下临，肾气上从，黑起水变，埃冒云雨，胸中不利，阴痿气大衰而不起不用。当其时^[1]反腰脽痛，动转不便也，厥逆。地乃藏阴，大寒且至，蛰虫早附^[2]，心下否痛，地裂冰坚，少腹痛，时害于食，乘金则止水增，味乃咸，行水减也。

太阴司天的年份，湿气下临于地，人体肺脏之气上从天气，寒水之气克制火气，火气必然受损。人体出现胸中不爽，阴痿，阳气大衰，不能振奋而失去作用，当土旺之时，则感到腰臀部疼痛，转动不便，或厥逆。太阴司天则太阳寒水在泉，故地气闭藏，寒冷的气候提前到来，蛰虫很早就伏藏起来。人发病多见心下痞满而痛。如果寒气太过则土地冻裂，冰冻坚硬，出现腹痛，常常妨碍饮食。若乘金气之化，则金水相生，所以水气增多，则口味变咸，而江河流动之水减少。

帝曰：岁有胎孕不育，治之不全，何气使然？

黄帝说：在同一年中，有的动物能够受孕而繁殖，有的却不能生育，岁治之气有所不全，这是什么气化使它们这样的呢？

岐伯曰：六气五类^[3]，有相胜制也，同者盛之，异者衰之，此天地之道，生化之常也。故厥阴司天，毛虫静，羽虫育，介虫不成；在泉，毛虫育，倮虫耗^[4]，羽虫不育。少阴司天，羽虫静，介

岐伯说：六气和五类动物之间，有相胜而制约的关系。如果六气与动物的五行相同，则生育力就强盛，如果不同，生育力就衰退。这是自然界中万物生化的一般规律。所以逢厥阴风木司天，毛虫安静，羽虫可以生育，介虫不能生育；如果厥阴在泉，毛虫则可以生育，倮虫损耗，羽虫不育。少阴君火司天，羽虫安静，介虫得以生育，毛虫不能生育；少阴在泉，羽虫则多生育，介虫遭受损耗。太阴湿土司天，倮虫安静，鳞虫多生

[1] 当其时：值土旺之时。

[2] 附：归藏的意思。

[3] 五类：指五类动物，即毛虫、羽虫、倮虫、鳞虫、介虫。

[4] 耗：生育受到耗损。

虫育，毛虫不成；在泉，羽虫育，介虫耗不育。太阴司天，倮虫静，鳞虫育，羽虫不成；在泉，倮虫育，鳞虫不成。少阳司天，羽虫静，毛虫育，倮虫不成；在泉，羽虫育，介虫耗，毛虫不育。阳明司天，介虫静，羽虫育，介虫不成；在泉，介虫育，毛虫耗，羽虫不成。太阳司天，鳞虫静，倮虫育；在泉，鳞虫耗，倮虫不育。诸乘所不成之运，则甚也。故气主[1]有所制，岁立有所生，地气制己胜，天气制胜己，天制色，地制形，五类衰盛，各随其气之所宜也。故有胎孕不育，治之不全，此气之常也，所谓中根也。根于外者亦五，故生化之别，有五气五味五色五类五宜也。

帝曰：何谓也？

岐伯曰：根于中者，命曰神机，神去则机息。根于外者，命曰气立，气止则化绝。故各有制，各有胜，各有生，各有成。故曰：不知年之所加，气之同异，不足以言生化。此之谓也。

帝曰：气始而生化，气散而有形，气布而蕃育，气终而象变，其

育，羽虫不能生育；太阴在泉，倮虫则多生育，鳞虫不能生育。少阳相火司天，羽虫安静，毛虫多生育，鳞虫不能生育；少阳在泉，羽虫则多生育，介虫遭受损耗，而毛虫不育。阳明燥金司天，介虫安静，羽虫则多生育，介虫不得生育；阳明在泉，介虫则多生育，毛虫损耗，而羽虫不能生育。太阳寒水司天，鳞虫安静，倮虫可以生育；如果太阳在泉，鳞虫损耗，倮虫不能生育。凡五运被六气所乘的时候，被克之年所应的虫类，则不能孕育。所以六气所主的司天在泉，各有制约的作用，而岁运在中，秉五行而立，万物都有所生化，在泉之气可以制约己所胜之气，司天之气可以制约胜己之气，司天之气制色，在泉之气制形，五类动物的繁盛和衰微，各自随着天地六气的不同而相应。因此有胎孕和不育的分别，是由于岁治有所不全的缘故，这是运气变化的一种规律，称之为中根。中根之外的六气，同样根据五行而变化，所以万物的生化有五气、五味、五色、五类的分别，随五运六气而各得其宜。

黄帝问道：这是什么道理？

岐伯回答：根于中的叫作神机，它是生化作用的主宰，所以神去则生化的功能也将停止；根于外的叫作气立，假如没有六气在外，则生化也随之而断绝。所以运各有制约，各有相胜，各有所生，各有所成。因此说，如果不知道每年的岁运和六气的加临，以及六气和岁运的异同，就不足以谈论生化，说的就是这个意思。

黄帝说：万物开始受气而生化，其气逐渐扩散而具有一定的形态，由于气的布化，而能够发育生殖，

---

[1] 气主：六气所主之司天在泉。

致一也。然而五味所资，生化有薄厚，成熟有多少，终始不同，其故何也？

岐伯曰：地气制之也，非天不生，地不长也。

帝曰：愿闻其道。

岐伯曰：寒热燥湿，不同其化也。故少阳在泉，寒毒不生，其味辛，其治苦酸，其谷苍丹。阳明在泉，湿毒不生，其味酸，其气湿，其治辛苦甘，其谷丹素。太阳在泉，热毒不生，其味苦，其治淡咸，其谷黅秬[1]。厥阴在泉，清毒不生，其味甘，其治酸苦，其谷苍赤，其气专，其味正。少阴在泉，寒毒不生，其味辛，其治辛苦甘，其谷白丹。太阴在泉，燥毒不生，其味咸，其气热，其治甘咸，其谷黅秬。化淳则咸守，气专则辛化而俱知。

故曰：补上下者从之，治上下者逆之，以所在寒热盛衰而调之。故曰：上取下取，内取外取，以求其过。能毒者以厚药，不胜毒者以薄药。此之谓也。气反者，病在上，取之下；病在下，取之上；病在中，傍取之。治热以寒，温而行之；治

气化终止时，物体则发生变易，万物虽不同，但这种情况是一致的。然而五味的资生，生化有厚有薄，成熟有少有多，开始和终止也有不同，这是什么缘故呢？

岐伯说：这是由于地气的制约，故万物生化非天气则不生，非地气则不长。

黄帝说：请您告诉我其中的道理。

岐伯说：寒、热、燥、湿等气，其气化作用各有不同。故少阳相火在泉，则寒毒之物不生，火能克金，味辛的东西被克而不生，其所主之味是苦和酸，在谷类是应于青和红色的一类。阳明燥金在泉，则湿毒之物不生，味酸及气湿的东西都不生，所主之味是辛、苦、甘，在谷类是应于红和白色的一类。太阳寒水在泉，则热毒之物不生，凡苦味的东西都不生，其所主之味是淡和咸，在谷类应于黄和黑色一类。厥阴风木在泉，则清毒之物不生，凡甘味的东西都不生，其所主之味是酸、苦，在谷类是应于青和红色之类；厥阴在泉，则少阳司天，上阳下阴，木火相合，故其气化专一，其味纯正。少阴君火在泉，则寒毒之物不生，味辛的东西不生，其所主之味是辛、苦、甘，在谷类是应于白色和红色之类。太阴湿土在泉，燥毒之物不生，凡咸味及气热的东西都不生，其所主之味是甘和咸，在谷类是应于黄和黑色之类；太阴在泉，是土居之位，所以其气化淳厚，足以制水，所以咸味得以内守，其气专精而能生金，故辛味也得以生化，与湿土同治。

所以说：因司天在泉之气不及而导致不足的，用补法时当顺其气，因太过而导致有余的，治疗时当逆其气，根据其寒热盛衰进行调治。所以说：从上、下、内、外取治，要探求致病的原因。凡体强能耐受毒药的就给以性味厚的药物，凡体弱不能耐受毒药的就给以性味薄的药物，说的就是这个道理。如果病气有相反的，如病在上，治其下；病在下，治其上；病在中，治其四旁。治热病用寒药，而用温服法；治寒病用热药，而用凉服法；治温病用凉药，而用冷服法；治凉病用温药，而用热服的方法。所以病积者用消法，病

---

[1] 秬：即黑黍，属水。

寒以热，凉而行之；治温以清，冷而行之；治清以温，热而行之。故消之削之，吐之下之，补之泻之，久新同法。

帝曰：病在中而不实不坚，且聚且散，奈何？

岐伯曰：悉乎哉问也！无积者求其藏，虚则补之，药以祛之，食以随之，行水渍之，和其中外，可使毕已。

帝曰：有毒无毒，服有约[1]乎？

岐伯曰：病有久新，方有大小，有毒无毒，固宜常制矣。大毒治病，十去其六，常毒治病，十去其七，小毒治病，十去其八，无毒治病，十去其九，谷肉果菜，食养尽之，无使过之，伤其正也。不尽，行复如法，必先岁气，无伐天和，无盛盛，无虚虚，而遗人天殃，无致[2]邪，无失正，绝人长命。

帝曰：其久病者，有气从不康，病去而瘠，奈何？

岐伯曰：昭乎哉圣人之问也！

有余者用削法，病在上者用吐法，病在下者用通下法，病虚者用补法，病实者用泻法，不论是久病还是新病，都可根据这些原则进行治疗。

黄帝说：若病在内，不实也不坚硬，有时聚而有形，有时散而无形，应当怎样治疗呢？

岐伯说：您问得可真详细。这种病如果没有积滞，应当从内脏方面去探求，虚者用补法，有邪可先用药祛其邪，然后以饮食调养，或用水渍法调和其内外，便可使病痊愈。

黄帝说：有毒药和无毒药，服用时有一定的规则吗？

岐伯说：病有新有久，处方有大有小，药物有毒无毒，服用时当然有一定的规则。凡用大毒的药，病去十分之六，不可再服；一般的毒药，病去十分之七，不可再服；小毒的药物，病去十分之八，不可再服；即使没有毒的药，病去十分之九，也不可再服。以后就用谷类、肉类、果类、蔬菜等饮食调养，使邪去正复而疾病痊愈，不要用药过度，以免伤其正气。如果邪气未尽，再用药时仍如上法。用药时，首先必须要知道当年岁气的盛衰情况，不可违反天人相应的规律。切记不要实证用补法，虚证用泻法，这样会使实证更实，虚证更虚，反而造成灾害。用药时，不可误补而使邪气更盛，不可误泄而损伤人体正气，断送了病人的性命。

黄帝说：有久病的人，气机虽然已调顺，但身体不能完全康复；病邪虽去而形体依然瘦弱，应当怎样处理呢？

岐伯说：您问得真详细啊。要知道天地之气化，

---

[1] 约：规则的意思。

[2] 致：招引的意思。

化不可代，时不可违。夫经络以通，血气以从，复其不足，与众齐同，养之和之，静以待时，谨守其气，无使倾移，其形乃彰，生气以长，命曰圣王。故《大要》曰：无代化，无违时，必养必和，待其来复，此之谓也。

帝曰：善。

是不可用人力来代替的，四时运行的规律，是不可以违反的。如果经络已经畅通，血气已经和顺，要恢复正气的不足，使其与平常人一样，就必须注意保养，协调阴阳，耐心等待天时，谨慎守护真气，不使其发生偏差，其形体就可以壮实，生气也会增长起来，这就是圣王的调养之法。所以《大要》上说：不要以人力来代替天地之气化，不要违反四时的运行规律，必须善于调养，协调阴阳，等待正气的恢复，说的就是这个意思。

黄帝说：讲得很好。

六元正纪大论篇第七十一

黄帝问曰：六化六变，胜复淫治，甘苦辛咸酸淡先后，余知之矣。夫五运之化，或从五气，或逆天气，或从天气而逆地气，或从地气而逆天气，或相得，或不相得，余未能明其事。欲通天之纪，从地之理，和其运，调其化，使上下合德，无相夺伦，天地升降，不失其宜，五运宣行，勿乖其政，调之正味，从逆奈何？

岐伯稽首再拜对曰：昭乎哉问也。此天地之纲纪，变化之渊源，非圣帝孰能穷其至理欤！臣虽不敏，请陈其道，令终不灭，久而不易。

帝曰：愿夫子推而次之，从其类序[1]，分其部主[2]，别其宗

黄帝问道：六气的正常生化和异常生化、胜气复气等淫邪致病及其主治原则，以及甘苦辛咸酸淡诸气味所化的情况，我已经知道了。关于五运主岁的气化，或与司天之气相顺，或与司天之气相逆，或与司天之气相顺而与在泉之气相逆，或与在泉之气相顺而与司天之气相逆，或司天之气与岁运之气相生，或司天之气与岁运之气相制，我还未能完全明了其中的道理。我想通晓司天在泉的道理，并上下相互协调，不致破坏正常的秩序，天地升降的正常规律，不失其所宜，五运之气的布化运行，不违背其应时的政令，根据运气的顺逆情况，调节饮食和药物，应当怎样呢？

岐伯再次跪拜答道：这个问题提得很高明。这是有关天气和地气的总纲，是万物变化的本源，如果不是圣明的帝王，谁能够穷尽这些至理要道呢！我对这个问题虽然领会不深，但愿意讲述其中的道理，使它永远不致灭绝，能长期流传而不被更改。

黄帝说：希望先生把这些道理进一步推演，使其更有条理，根据天干地支的属类和一般顺序，分析司天在泉等所主的部位，分别每年主岁之气与各步之气，

---

[1] 类序：类属及次序。如甲乙属天干，子午属地支，甲为天干之始，子位地支之始，各有次序。

[2] 部主：司天在泉，左右间气，各有一定的部位，而主其时之气。

司^[1]，昭其气数^[2]，明其正化^[3]，可得闻乎？

岐伯曰：先立其年以明其气，金木水火土运行之数，寒暑燥湿风火临御之化^[4]，则天道可见，民气可调，阴阳卷舒^[5]，近而无惑，数之可数者，请遂言之。

帝曰：太阳之政奈何？

岐伯曰：辰戌之纪也。

太阳 太角 太阴 壬辰 壬戌 其运风，其化鸣紊启拆，其变振拉摧拔，其病眩掉目瞑。

太角（初正） 少徵 太宫 少商 太羽（终）

太阳 太徵 太阴 戊辰 戊戌同正徵。其运热，其化喧暑郁燠，其变炎烈沸腾，其病热郁。

太徵 少宫 太商 少羽（终） 少角（初）

太阳 太宫 太阴 甲辰岁会（同天符）甲戌岁会（同天符）其运阴埃，其化柔润重泽，其变震

[1] 宗司：指一年之中，有主岁之运气以统之，各步之中有相应之气以司之。
[2] 气数：五运六气各有其气，也各有其数。
[3] 正化：当其位者为正，非其位者为邪。
[4] 临御之化：指六气司天在泉之气化。
[5] 阴阳卷舒：阴阳互为收藏舒张。

以及三阴三阳主持各年的气候特点，及五运常数的计算法则等，可以听您进一步讲述吗？

岐伯说：首先要确立纪年的天干地支，以明了主岁之气与木、火、土、金、水五运常数，及寒、暑、燥、湿、风、火六气司天在泉的变化。这样就可以掌握自然界的变化规律，人们可以根据这种规律调养身体，阴阳之气盛衰的道理也就浅显易知而不被迷惑。关于它的一般理论，我可以进行推数，尽量讲给您听。

黄帝说：太阳寒水司天的情况是怎样的呢？

岐伯说：太阳寒水司天，是在辰年与戌年。

壬辰年、壬戌年，太阳寒水司天，太阴湿土在泉。丁壬为木运，壬为阳年，故运为太角。木运之气为风，正常气化为风声紊乱，万物生机活跃，其反常变化为大风阵作，摧毁、折断万物，其致病表现为头目眩晕，视物不明。

客运五步：初之运太角（客运与主运之气相同，气得正化），二之运少徵，三之运太宫，四之运少商，终之运太羽。主运五步与客运相同，起于太角，终于太羽。

戊辰年、戊戌年，太阳寒水司天，太阴湿土在泉。戊癸为火运，戊为阳年，故运为太徵。火运虽太过，但为司天之寒水所克，则与火运平气相同。火运之气为热，其正常气化为温暑郁热，其反常变化为火炎炽热，犹如沸水沸腾，其致病表现为热邪郁滞在里。

客运五步：初之运太徵，二之运少宫，三之运太商，四之运少羽，终之运太角。主运五步：初之运少角，二之运太徵，三之运少宫，四之运太商，终之运少羽。

甲辰年、甲戌年，太阳寒水司天，太阴湿土在泉。此二年土运与湿土之气相同，所以又称为同天符。甲己为土运，甲为阳年，故运为太宫。土运之气为阴雨，其

惊飘骤，其病湿下重。

太宫　少商　太羽（终）太角（初）少徵

太阳　太商　太阴　庚辰　庚戌　其运凉，其化雾露萧飈，其变肃杀雕零，其病燥背瞀胸满。

太商　少羽（终）少角（初）太徵　少宫

太阳　太羽　太阴　丙辰天符丙戌天符。其运寒，其化凝惨凓冽，其变冰雪霜雹，其病大寒留于溪谷。

太羽（终）太角（初）少徵太宫　少商

凡此太阳司天之政，气化运行先天，天气肃，地气静，寒临太虚，阳气不令，水土合德，上应辰星镇星。其谷玄黅，其政肃，其令徐。寒政大举，泽无阳焰，则火发待时。少阳中治，时雨乃涯。止极雨散，还于太阴，云朝北极，湿化乃布，泽流万物。寒敷于上，雷动于下，寒湿之气，持于气交。民病寒湿，发肌肉萎，足痿不收，濡泻血溢。初之气，地气迁，气乃大温，草乃早荣，民乃厉，温病乃作，身热头痛呕吐，肌腠疮疡。二之气，

正常气化为润泽多湿，其反常变化为狂风暴雨，雷声大作，其致病为湿邪侵犯人体下部，表现为肢体沉重。

客运五步：初之运太宫，二之运少商，三之运太羽，四之运少角，终之运太徵。主运五步：初之运太角，二之运少徵，三之运太宫，四之运少商，终之运太羽。

庚辰年、庚戌年，太阳寒水司天，太阴湿土在泉。乙庚为金运，庚为阳年，故运为太商。金运之气为凉，其正常气化为雾露萧瑟，其反常变化为肃杀之气流行，其致病表现为津液干燥，胸背部胀满烦闷。

客运五步：初之运太商，二之运太羽，三之运太角，四之运少徵，终之运太宫。主运五步：初之运少角，二之运太徵，三之运少宫，四之运太商，终之运少羽。

丙辰年、丙戌年，太阳寒水司天，太阴湿土在泉。丙辛为水运，丙为阳年，故运为太羽。因为水运与司天寒水之气相同，所以称为天符。水运之气寒冷肃杀，其正常气化为寒风凛冽，凝剑凄惨，其反常变化为冰雪霜雹，其致病表现为寒气滞于筋肉关节空隙之处。

客运五步：初之运太羽，二之运少角，三之运太徵，四之运少宫，终之运太商。主运五步：初之运太角，二之运少徵，三之运太宫，四之运少商，终之运太羽。

凡是辰、戌太阳司天的年份，其气太过，先天时而至，太阳寒水司天，其气肃厉，太阴湿土在泉，其气沉静，寒水之气临于太空，阳气不得施令，水土二气相合，以为功德，上应于辰星与镇星的光芒显著。在谷类，应于黑色与黄色者，其司天之政清肃，其在泉之令徐缓。由于寒水之政大起，阳气不得伸张，湖泽中不见阳热者气焰升腾，火气则需等到其相应之时，方能舒发。主气少阳居中为三之气，因火气过胜，则应时之雨水穷尽不降。四之气在泉用事，雨水止极而云散，气还于太阴主令之时，云会于北极雨府之处，湿气四布，万物为之润泽。太阳寒湿布于高空，少阴雷火动而在下，寒湿之气则持续于气交之中。人们易患寒湿之病，表现为肌肉痿弱、两足痿软不收、大便泄泻、血液外溢等症状。初之气，主气为厥阴风木，客气为少阳相火，上年在泉之气迁移退位，温气大行，草木较早繁荣，人们易患疫疠之类的病证，表现为温热病发作，如身热、头痛、呕吐、肌肤疮疡等病

大凉反至，民乃惨，草乃遇寒，火气遂抑，民病气郁中满，寒乃始。三之气，天政布，寒气行，雨乃降，民病寒，反热中，痈疽注下，心热瞀闷，不治者死。四之气，风湿交争，风化为雨，乃长乃化乃成。民病大热少气，肌肉萎足痿。注下赤白。五之气，阳复化，草乃长乃化乃成，民乃舒。终之气，地气正，湿令行，阴凝太虚，埃昏郊野，民乃惨凄，寒风以至，反者孕乃死。故岁宜苦以燥之温之，必折其郁气，先资其化源，抑其运气，扶其不胜，无使暴过而生其疾，食岁谷[1]以全其真，避虚邪以安其正。适气同异，多少制之，同寒湿者燥热化，异寒湿者燥湿化，故同者多之，异者少之，用寒远寒，用凉远凉，用温远温，用热远热，食宜同法。有假者反常，反是者病，所谓时也。

帝曰：善。阳明之政奈何？

证。二之气，主气为少阴君火，客气为阳明燥金，所以凉气反而大行，阳气不得舒发，人们感到凄惨，草木受寒凉之气而不易生长，火气受到抑制，人们容易患气郁不舒、腹中胀满等病证，寒气开始发生。三之气，主气为少阳相火，客气为太阳寒水，司天之气布其政令，寒气侵袭，大雨降下。人们易患外寒里热、痈疽、下利如注、心热烦闷等病证，如果治疗不及时，就会死亡。四之气，主气为太阴湿土，客气为厥阴风木，风湿二气，交争于气交，湿得风气乃化为雨，万物乃得生长、化育、成熟。人们易患高热、少气、肌肉痿弱、两足痿软、下利赤白等病证。五之气，主气为阳明燥金，客气为少阴君火，阳气重新施化，草木之类又得生长、化育而成熟，人们感到身心舒畅而无病。终之气，主气为太阳寒水，客气为太阴湿土，在泉之气，得其正令，湿气大行，阴寒之气凝聚太空，尘埃昏暗，笼罩郊野。人们感到凄惨。如果寒风骤至，则土气不胜，脾气不得长养，虽有妊娠，亦多主死而不能生。凡此太阳寒水司天之年，则火气郁而不行，宜食苦味以泻火，以燥治湿，以温治寒，必须折减其致郁之胜气，资助不胜之气的生化之源，抑制中运与司天的太过之气，扶持被抑制的不胜之气，不要使运气猝暴太过而发生疾病。饮食方面，当食用与岁气相应的谷类以保全真气，避免虚邪贼风，以安定正气。根据中运与司天、在泉的异同确定药食性味的多少。岁运与六气寒湿相同者，应选用燥热之品；如果岁运与六气寒湿不同，应选用去湿之品；气与运相同而气势盛的，药量可多些，以抑制太过；气与运不同而气势弱的，药量应减少。凡用寒性药品时，应避开寒气主令之时；用凉性药品时，应避开凉气主令之时；用温性药品时，应避开温气主令之时；用热性药品时，应避开热气主令之时；用饮食调养时，也应遵照这个原则，这是就一般情况而言。如果气候有反常变化时，就不必拘守这一原则。如果不遵守这些规律，就会导致疾病的发生。就是说要根据四时气候变化的具体情况，确定治疗原则。

黄帝说：讲得好。阳明燥金司天的运气情况是怎样的呢？

---

[1] 岁谷：与主岁之气相合的谷类，即感司天在泉的气运而成熟的谷物。

岐伯说：卯酉之纪也。

阳明　少角　少阴　清热胜复同，同正商。丁卯（岁会）丁酉　其运风清热。

少角（初正）太徵　少宫　太商　少羽（终）

阳明　少徵　少阴　寒雨胜复同，同正商。癸卯（同岁会）癸酉（同岁会）其运热寒雨。

少徵　太宫　少商　太羽（终）太角（初）

阳明　少宫　少阴　风凉胜复同。己卯　己酉　其运雨风凉。

少宫　太商　少羽（终）少角（初）太徵

阳明　少商　少阴　热寒胜复同，同正商。乙卯天符乙酉岁会，太一天符，其运凉热寒。

少商　太羽（终）太角（初）少徵　太宫

阳明　少羽　少阴　雨风胜复同，同少宫。辛卯　辛酉其运寒雨风。

岐伯说：阳明燥金司天，是在卯年与酉年。

丁卯年、丁酉年，阳明燥金司天，少阴君火在泉。丁壬为木运，丁为阴干，故运为少角。木运不及，则克己之金的清气乃为胜气，胜气之后，则我生之火的热来复，此二年胜复之气相同。由于木运不及，又逢阳明燥金司天，则金兼木化，反得其政，故同金运平气。凡此二年，运气为风，胜气为清，复气为热。

客运五步：初之运少角，二之运太徵，三之运少宫，四之运太商，终之运少羽。主运五步与客运相同，起于少角，终于少羽。

癸卯年，癸酉年，此二年俱为同岁会，阳明燥金司天，少阴君火在泉。戊癸为火运，癸为阴干，故运少徵。火运不及，则克己之水的寒气乃为胜气，胜气之后，则我生之土的雨气来复，此二年胜复之气相同。由于火运不及，无力克金，司天之金气得政，同金运平气。凡此二年，运气为热，胜气为寒，复气为雨。

客运五步：初之运少徵，二之运太宫，三之运少商，四之运太羽，终之运少角。主运五步：初之运太角，二之运少徵，三之运太宫，四之运少商，终之运太羽。

己卯年、己酉年，阳明燥金司天，少阴君火在泉。甲己为土运，己为阴干，故运为少宫。土运不及，则克我之木的风气乃为胜气，胜气之后，则我生之金的凉气来复，此二年胜复之气相同。凡此二年，运气为雨，胜气为风，复气为凉。

客运五步：初之运少宫，二之运太商，三之运少羽，四之运太角，终之运少徵。主运五步：初之运太角，二之运少徵，三之运少宫，四之运太商，终之运少羽。

乙卯年、乙酉年，阳明燥金司天，少阴君火在泉。乙庚为金运，乙为阴干，故运为少商。金运不及则克己之火的热气乃为胜气，胜气之后则我生之水的寒气来复，此二年胜复之气相同。金运虽不及，但得司天之金气相助，同金运平气。凡此二年，运气为凉，胜气为热，复气为寒。

客运五步：初之运少商，二之运太羽，三之运少角，四之运太徵，终之运少宫。主运五步：初之运太角，二之运少徵，三之运太宫，四之运少商，终之运太羽。

辛卯年、辛酉年，阳明燥金司天，少阴君火在泉。丙辛为水运，辛为阴干，故运少羽。水运不及，则克我之土的雨气乃为胜气，胜气之后，则我生之木的风气来复，此二年胜复之气相同。凡此二年，运气为寒，胜气为雨，复气为风。

少羽（终） 少角（初） 太徵
少宫 太商

凡此阳明司天之政，气化运行后天，天气急，地气明，阳专其令，炎暑大行，物燥以坚，淳风乃治，风燥横运，流于气交，多阳少阴，云趋雨府，湿化乃敷。燥极而泽，其谷白丹，间谷命太者，其耗白甲品羽，金火合德，上应太白荧惑。其政切，其令暴，蛰虫乃见，流水不冰，民病咳嗌塞，寒热发暴，振溧癃闷，清先而劲，毛虫乃死，热后而暴，介虫乃殃，其发躁，胜复之作，扰而大乱，清热之气，持于气交。初之气，地气迁，阴始凝，气始肃，水乃冰，寒雨化。其病中热胀，面目浮肿，善眠，鼽衄嚏欠呕，小便黄赤，甚则淋。二之气，阳乃布，民乃舒，物乃生荣。厉大至，民善暴死。三之气，天政布，凉乃行，燥热交合，燥极而泽，民病寒热。四之气，寒雨降。病暴仆，振栗谵妄，少气嗌干引饮，及为心痛痈肿疮疡疟寒之疾，骨痿血便。五之气，春令反行，草乃生荣，民气和。终之气，阳

客运五步：初之运少羽，二之运太角，三之运少徵，四之运太宫，终之运少商。主运五步：初之运少角，二之运太徵，三之运少宫，四之运太商，终之运少羽。

凡此卯酉年阳明司天之政，其气不及，晚于时令而至，阳明燥金司天，其气急切，少阴君火在泉，其气盛明，金气不及，火气乘之，则阳气主宰其令，炎暑之气大行，万物干燥而坚硬，金气不及则木无所畏，和风主治，风气与燥气相兼而流行于气交之内，使阳气多而阴气少，阳气盛极必衰，衰则阴气来复，当四之气主客二气，即太阴与太阳主令之时，云归于雨府，湿气敷布，干燥之气又变为润泽。其中谷类，应于白色与赤色者，间谷则为借间气太过而得成熟者，金气不及，火气乘之，损伤属金的白色甲虫类，待水气来复则损及属火的羽虫类，金气与火气相合，支配着一年的气候以为功德，上则应于太白星与荧惑星的光芒更为显著。司天之政清肃急切，其在泉之令猝暴，蛰虫不欲伏藏而出，流水不能结冰。人们易患咳嗽、咽肿喉塞、寒热发作急剧、寒栗颤抖、大小便不通等病证。如果燥金清凉之气早至而急切，则属木的毛虫类死亡，如在泉之热气后至而急暴，则属金的介虫类乃受灾害。胜气与复气发作急暴，正常的气候，被扰乱而不定，司天之清气与在泉之热气，持续于气交之内。初之气，主气为厥阴风木，客气为太阴湿土，上年在泉之气迁移退位，阳明司天燥金用事，阴气开始凝集，天气肃杀，水乃结成冰，寒水之气化。人们发病表现为内热胀满、面目浮肿、嗜睡、鼻塞流涕、衄血、喷嚏、呵欠、呕吐、小便赤黄，甚至淋沥不通等病证。二之气，主气为少阴君火，客气为少阳相火，二火用事，阳气乃布，人们感到舒适，万物开始生长繁荣。如果此时疫疠流行，人们容易突然死亡。三之气，主气为少阳相火，客气为阳明燥金，司天之气乃布，凉气乃行，客气之燥气与主气之热气相互交合，燥气极则湿气复而润泽，人们易患寒热之病。四之气，主气为太阴湿土，客气为太阳寒水，水土气化，寒雨降下。人们易患突然仆倒、振动战栗、谵言妄语、少气、咽喉干燥、口渴喜饮、心痛、痈肿疮疡、疟疾寒冷、骨软、便血等病证。五之气，主气为阳明燥金，客气为厥阴风木，秋行春令，草木又生长而繁荣，人们也平和而无病。终之气，主气为太阳寒水，客气为少阴君火，在

气布，候反温，蛰虫来见，流水不冰，民乃康平，其病温。故食岁谷以安其气，食间谷[1]以去其邪，岁宜以咸以苦以辛，汗之清之散之，安其运气，无使受邪，折其郁气，资其化源。以寒热轻重少多其制，同热者多天化，同清者多地化，用凉远凉，用热远热，用寒远寒，用温远温，食宜同法。有假者反之，此其道也。反是者，乱天地之经，扰阴阳之纪也。

帝曰：善。少阳之政奈何？

岐伯曰：寅申之纪也。

少阳　太角　厥阴　壬寅（同天符）　壬申（同天符）其运风鼓，其化鸣紊启拆，其变振拉摧拔，其病掉眩支胁惊骇。

太角（初正）　少徵　太宫　少商　太羽（终）

少阳　太徵　厥阴　戊寅天符　戊申天符　其运暑，其化喧嚣郁燠，其变炎烈沸腾，其病上热郁血溢血泄心痛。

泉之气用事，阳气敷布，气候反而温暖，蛰虫出现于土层外面，流水不能结冰，人们也健康平安，阳气盛则易发温病。因而在阳明司天之年，应当食用得岁气的谷类以安定正气，食用得间气的谷类以祛邪气，本年当用咸味、苦味、辛味的药物以汗之、清之、散之的方法进行治疗，安定其不及之气，不使其受邪侵，还要清泄其郁气，并且资助其不胜之气的生化之源。根据寒热的轻重，决定方宜的多少。如果中运与在泉之热气相同时，应多用与在司天凉气相同之品；如果中运与司天之凉气相同时，应多用与在泉之热气相同之品。凡用凉性药品时，应避开凉气主令之时；用热性药品时，应避开热气主令之时；用寒性药品时，应避开寒气主令之时；用温性药品时，应避开温气主令之时。用饮食调养时，也应遵照这个原则，这是就一般情况而言。如果气候有反常的变化时，就不必拘守这一原则，这是指的自然变化之道，如果违背了它，就会扰乱天地阴阳的自然规律。

黄帝说：讲得好。少阳相火司天的情况是怎样的呢？

岐伯说：少阳相火司天，是在寅年与申年。

壬寅年、壬申年，此二年俱为同天符。少阳相火司天，厥阴风木在泉。丁壬为木运，壬为阳年，故运为太角。木运之气为风气鼓动，其正常气化为风吹万物，发出鸣响，自然万物生机活跃；其反常变化为大风狂作，摧毁、折断草木。其致病常表现为头目眩晕、两胁支撑胀满、惊骇等。

客运五步：初之运太角，二之运少徵，三之运太宫，四之运少商，终之运太羽。主运五步与客运相同，起于太角，终于太羽。

戊寅年、戊申年，少阳相火司天，厥阴风木在泉，此二年俱为天符。戊癸为火运，戊为阳年，故运为太徵。火运之气为暑热，其正常气化为火盛热郁；其反常变化为火炎炽热，犹如沸水沸腾。其致病多表现为热郁于上，见血溢、血泄、心痛等症。

---

[1] 间谷：岁谷以外的谷类都称间谷，是感受太过之间气而成熟的谷物。

太徵　少宫　太商　少羽
（终）少角（初）

少阳　太宫　厥阴　甲寅
甲申　其运阴雨，其化柔润重泽，
其变震惊飘骤，其病体重胕肿
痞饮。

太宫　少商　太羽（终）太
角（初）少徵

少阳　太商　厥阴　庚寅　庚
申　同正商　其运凉，其化雾露
清切，其变肃杀雕零，其病肩背
胸中。

太商　少羽（终）少角（初）
太徵　少宫

少阳　太羽　厥阴　丙寅
丙申　其运寒肃，其化凝惨溧洌，
其变冰雪霜雹，其病寒浮肿。

太羽（终）太角（初）少徵
太宫　少商

凡此少阳司天之政，气化运行
先天，天气正，地气扰，风乃暴
举，木偃沙飞，炎火乃流，阴行
阳化，雨乃时应，火木同德，上
应荧惑岁星。其谷丹苍，其政严，
其令扰。故风热参布，云物沸腾。
太阴横流，寒乃时至，凉雨并起。
民病寒中，外发疮疡，内为泄满。

客运五步：初之运太徵，二之运少宫，三之运太商，
四之运少羽，终之运太角。主运五步：初之运少角，二之
运太徵，三之运少宫，四之运太商，终之运少羽。

甲寅年、甲申年，少阳相火司天，厥阴风木在泉。
甲己为土运，甲为阳年，故运为太宫。土运之气为阴
雨，其正常气化为润泽湿润；其反常变化为风雨暴作。
其致病表现为身重浮肿、水饮、痞满等。

客运五步：初之运太宫，二之运少商，三之运太羽，
四之运少角，终之运太徵。主运五步：初之运太角，二
之运少徵，三之运太宫，四之运少商，终之运太羽。

庚寅年、庚申年，少阳相火司天，厥阴风木在泉。
乙庚为金运，庚为阳年，故运为太商。金运虽太过，但
被司天相火所克，故同金运平气。金运之气为凉，其正
常气化雾露清冷；其反常变化为肃杀凋零。其致病则发
为肩、背、胸中等部位的病证。

客运五步：初之运太商，二之运少羽，三之运太角，
四之运少徵，终之运太宫。主运五步：初之运少角，二
之运太徵，三之运少宫，四之运太商，终之运少羽。

丙寅年、丙申年，少阳相火司天，厥阴风木在泉。
丙辛为水运，丙为阳年，故运为太羽。水运之气为寒，
其正常气化凝敛凄惨，寒风凛冽；其反常变化为冰雪霜
雹。其致病表现为寒证、浮肿。

客运五步：初之运太羽，二之运少角，三之运太徵，
四之运少宫，终之运太商。主运五步：初之运太角，二
之运少徵，三之运太宫，四之运少商，终之运太羽。

凡寅、申的年份，少阳司天之政，其气太过，先天
时而至，司天之气得其正化之位，厥阴风木在泉，其气
扰动不宁，大风突然而起，草木折断，走石飞沙，少阳
相火之气流行，岁半之前，为君火相火与太阴湿土行令
之时，阴气流行，阳气布化，雨乃应时而降，少阳司天
为火，厥阴在泉为木，木火相生，故同为功德，上应于
荧惑星与岁星之光较强。其在谷类应于赤色与青色者，
其司天之政严厉，在泉之令扰动。所以司天之热与在泉
之风相参而敷布，云雾沸腾，流动不定，太阴湿土之气
横行气交，寒气有时而至，凉雨随之而降。人们易患里
寒、疮疡、胀满、泄泻等病证。所以懂得养生之道的

故圣人遇之，和而不争。往复之作，民病寒热疟泄，聋瞑呕吐，上怫肿色变。初之气，地气迁，风胜乃摇，寒乃去，候乃大温，草木早荣。寒来不杀，温病乃起，其病气怫于上，血溢目赤，咳逆头痛，血崩胁满，肤腠中疮。二之气，火反郁，白埃四起，云趋雨府，风不胜湿，雨乃零，民乃康。其病热郁于上，咳逆呕吐，疮发于中，胸嗌不利，头痛身热，昏愦脓疮。三之气，天政布，炎暑至，少阳临上，雨乃涯。民病热中，聋瞑血溢，脓疮咳呕，鼽衄渴嚏欠，喉痹目赤，善暴死。四之气，凉乃至，炎暑间化，白露降，民气和平，其病满身重。五之气，阳乃去，寒乃来，雨乃降，气门乃闭，刚木早雕。民避寒邪，君子周密。终之气，地气正，风乃至，万物反生，霿（méng）雾以行。其病关闭不禁，心痛，阳气不藏而咳。抑其运气，赞所不胜，必折其郁气，先取化源，暴过不生，苛疾不起。故岁宜咸辛宜酸，渗之泄之，溃之发之，观气寒温以调其过，同风热者多寒化，异风热者少寒化，用热远热，用温远温，用寒远寒，用凉远凉，食宜同法，此其道也。有假者反之，反是者病之阶也。

人，遇到这种情况时，则调和水火寒热，不与之抗争。寒热之气，反复发作，人们易患疟疾、泄泻、耳聋、目瞑、呕吐、上部气郁胀肿而肤色改变等病证。初之气，主气为厥阴风木，客气为少阴君火，上年在泉之气，迁移退位，风气盛时则摇动不宁，主客二气木火相生，寒气消失，气候大温，草木早期繁荣。有时寒气虽来但不能行其杀伐之令，温热病发生，其发病多为气郁于上、血液外溢、目赤、咳嗽气逆、头痛、血崩、胁肋胀满、皮肤生疮等病证。二之气，主气为少阴君火，客气为太阴湿土，火气反为湿土之气郁遏而不发，白色云烟四起，云气归于雨府，风气若不胜湿土之气，则雨水降下，人们身体安康。其发病多为热郁于上部、咳嗽气逆、呕吐、疮疡发生于内部、胸中与咽喉不利、头痛身热，甚至昏迷不清，脓疮等病证。三之气，主气为少阳相火，客气亦为少阳相火，主客气同，司天之气施布政令，炎暑乃至，少阳相火上临，火气过甚，故雨水穷尽而不降。人们易患里热病、耳聋、目瞑、血溢、脓疮、咳嗽、呕吐、鼻塞流涕、衄血、口渴、喷嚏、呵欠、喉痹、目赤等病证，甚至突然死亡。四之气，主气为太阴湿土，客气为阳明燥金，阳明主令，凉乃至，炎暑之气间时而化，白露降下，人们和平生活，没有灾祸，其发病多为胀满、肢体沉重等病证。五之气，主气为阳明燥金，客气为太阳寒水，阳气离去，寒气随之而至，由于阳气敛藏，气门乃闭，则树木早为凋零，人们应避开寒邪，通晓养生之道者，居处周密，以避寒气。终之气，主气为太阳寒水，客气为厥阴风木，在泉之气得其正化之位，风气乃至，万物反而有生发之施，雾气流行。由于气机外泄，阳气不得收敛，人们容易发生心痛、咳嗽等。凡此少阳司天之年，必须抑制中运与司天太过之气，赞助所不胜之气，折减其致郁的胜气，资助不胜之气的生化之源，就不会发生急暴或严重的疾病。所以本岁当用咸味、辛味及酸味药物，用渗泄水渍发散等方法进行治疗，观察气候的寒热变化，以调治其太过之邪气，如果中运遇太角、太徵与岁气风热相同之年，应多用寒凉之品，如果中运遇太宫、太商、太羽岁气风热不同之年，应少用寒凉之品。用热性药品时，应避开热气主令之时；用温性药品时，应避开温气主令之时；用寒性药品时，应避开寒气主令之时；用凉性药品时，应避开凉气主令之时。用饮食调养时，也应遵照这个原则，这是就一般情况而言。如果气候有反常变化时，就不必拘守这一原则，如果不遵守这些规律，就会导致疾病的发生。

帝曰：善。太阴之政奈何？

岐伯曰：丑未之纪也。

太阴　少角　太阳　清热
胜复同，同正宫。丁丑　丁未
其运风清热。

少角（初正）　太徵　少
宫　太商　少羽（终）

太阴　少徵　太阳　寒雨
胜复同。癸丑　癸未　其运热
寒雨。

少徵　太宫　少商　太羽
（终）　太角

太阴　少宫　太阳　风清
胜复同，同正宫。己丑太一天
符　己未太一天符，其运雨
风清。

少宫　太商　少羽（终）
少角（初）　太徵

太阴　少商　太阳　热寒
胜复同，乙丑　乙未　其运凉
热寒。

少商　太羽（终）　太角
（初）　少徵　太宫

太阴　少羽　太阳　雨风
胜复同，同正宫。辛丑（同岁
会）　辛未（同岁会）其运寒
雨风。

黄帝说：讲得好。太阴湿土司天的情况是怎样的呢？

岐伯说：太阴湿土司天，是在丑年与未年。

丁丑年、丁未年，太阴湿土司天，太阳寒水在泉。丁壬为木运，丁为阴年，故运为少角。木运不及，则克我之金的清气乃为胜气，清气之后，则我生之火的热气来复，此二年胜复之气相同。木运不及，无力克土，司天之土气得政，故同土运平气。凡此二年，运气为风，胜气为清，复气为热。

客运五步：初之运少角，二之运太徵，三之运少宫，四之运太商，终之运少羽。主运五步与客运相同，起于少角，终于少羽。

癸丑年、癸未年，太阴湿土司天，太阳寒水在泉。戊癸为火运，癸为阴年，故运为少徵。火运不及，则胜我之水的寒气乃为胜气，胜气之后，则我生之土的雨气来复，此二年胜复之气相同。凡此二年，运气为热，胜气为寒，复气为雨。

客运五步：初之运少徵，二之运太宫，三之运少商，四之运太羽，终之运少角。主运五步：初之运太角，二之运少徵，三之运太宫，四之运少商，终之运太羽。

己丑年、己未年，太阴湿土司天，太阳寒水在泉。己为阴干，在五行中属土，故运为少宫。土运不及，则克我之木的风气乃为胜气，胜气之后，则我生之金的清气来复，此二年胜复之气相同，土运虽不及，但得司天土气之助，故同土运平气。凡此二年，运气为雨，胜气为风，复气为清。

客运五步：初之运少宫，二之运太商，三之运少羽，四之运太角，终之运少徵。主运五步：初之运少角，二之运太徵，三之运少宫，四之运太商，终之运少羽。

乙丑年、乙未年，太阴湿土司天，太阳寒水在泉。乙庚为金运，乙为阴年，故运为少商。金运不及，则克我之火的热气乃为胜气，胜气之后则生我之水的寒气来复，此二年胜复之气相同。凡此二年，运气为凉，胜气为热，复气为寒。

客运五步：初之运少商，二之运太羽，三之运少角，四之运太徵，终之运少宫。主运五步：初之运太角，二之运少徵，三之运太宫，四之运少商，终之运太羽。

辛丑年、辛未年，太阴湿土司天，太阳寒水在泉，此二年俱为同岁会。丙辛为水运，辛为阴年，故运为少羽。水运不及，则克我之土的雨气乃为胜气，胜气之后，则我生之木的风气来复，此二年胜复之气相同。由于水运不及，司天之土气胜之，则土兼水化，反得其政，故同土运平气。凡此二年，运气为寒，胜气为雨，复气为风。

少羽（终）　少角（初）　太徵
少宫　太商

凡此太阴司天之政，气化运行
后天，阴专其政，阳气退辟，大风
时起，天气下降，地气上腾，原野
昏霜，白埃四起，云奔南极，寒雨
数至，物成于差夏。民病寒湿，腹
满，身膜愦，胕肿，痞逆寒厥拘
急。湿寒合德，黄黑埃昏，流行气
交，上应镇星辰星。其政肃，其令
寂，其谷黔玄。故阴凝于上，寒积
于下，寒水胜火，则为冰雹，阳光
不治，杀气乃行。故有余宜高，不
及宜下，有余宜晚，不及宜早，土
之利，气之化也，民气亦从之，间
谷命其太也。初之气，地气迁，寒
乃去，春气正，风乃来，生布万物
以荣，民气条舒，风湿相薄，雨乃
后。民病血溢，筋络拘强，关节不
利，身重筋痿。二之气，大火正，
物承化，民乃和，其病温厉大行，
远近咸若，湿蒸相薄，雨乃时降。
三之气，天政布，湿气降，地气腾，
雨乃时降，寒乃随之。感于寒湿，
则民病身重胕肿，胸腹满。四之
气，畏火临，溽蒸化，地气腾，天
气否隔，寒风晓暮，蒸热相薄，草

客运五步：初之运少羽，二之运太角，三之运少徵，
四之运太宫，终之运少商。主运五步：初之运少角，二
之运太徵，三之运少宫，四之运太商，终之运少羽。

凡是丑年、未年，太阴司天之政，其气不及，晚
于时令而至，太阴司天，太阳在泉，其气皆阴，故阴
专其令，阳气退避，时常有大风兴起。司天之气下降
于地，在泉之气上腾于天，原野雾气昏暗，白色云埃
四起，云奔向南极雨府，由于太阴湿土与太阳寒水主
令，故寒雨频频降下，万物成熟于夏末秋初。人们易
患寒湿病证如腹部胀满、全身肿胀、浮肿、痞满、厥
逆、筋脉拘急等。湿气与寒气相合，以为功德，黄黑
色尘埃昏暗，流行于气交之内，上应于镇星与辰星之
光较强。司天之政严肃，在泉之令寂静，其在谷类应
于黄色与黑色者。由于司天之阴气凝集于上，在泉之
寒气积聚于下，寒水之气胜于火气，则为冰雹，阳光
不得施治，阴寒肃杀之气乃行。所以太过年应在高地
种植谷物，不及年应在低地种植谷物，太过年应晚，
不及年应早，这不仅要看土地条件是否有利，而且要
根据气化的情况而定，人们对于养生之道，也必须适
应这些情况，间谷则借间气之太过而得以成熟。初之
气，主气为厥阴风木，客气亦为厥阴风木，上年在泉
之气，迁移退位。由于主客二气相同，则春得气化之
正，风气乃来，生发之气布化，万物因而繁荣，人们
感到条畅舒适，由于湿气为风气所迫，降雨较迟。人
们易患出血、筋络拘急、强直、关节不利、身体沉重、
筋脉痿软等病证。二之气，主气为少阴君火，客气亦
为少阴君火，主客二气相同，故火得气化之正，万物
因而生化，人们也感到平和，如果引起疾病，多为温
热与疫疠流行，使远近的病人症状相同。湿与热气相
迫，雨水乃按时降下。三之气，主气为少阳相火，客
气为太阴湿土，司天之气布化，湿气乃降，地气上升，
雨水时常降下，寒气随之而来。受寒湿之邪侵袭，人
们容易患身体沉重、肢体浮肿、胸腹满闷等病证。四
之气，主气为太阴湿土，客气为少阳相火，相火加临
于主气之上，湿热合化，地气上升，与天气否隔不通，
早晚俱有寒风吹来，热气与寒气相迫，烟雾凝集于草
木之上，湿化之气不得流动，则白露阴布，成为秋令。

木凝烟，湿化不流，则白露阴布，以成秋令。民病腠理热，血暴溢疟，心腹满热胪（lú）胀，甚则胕肿。五之气，惨令已行，寒露下，霜乃早降，草木黄落，寒气及体，君子周密，民病皮腠。终之气，寒大举，湿大化，霜乃积，阴乃凝，水坚冰，阳光不治。感于寒，则病人关节禁固，腰脽痛，寒湿推于气交而为疾也。必折其郁气，而取化源，益其岁气，无使邪胜，食岁谷以全其真，食间谷以保其精。故岁宜以苦燥之温之，甚者发之泄之。不发不泄，则湿气外溢，肉溃皮折而水血交流。必赞其阳火，令御甚寒，从气异同，少多其判也，同寒者以热化，同湿者以燥化，异者少之，同者多之，用凉远凉，用寒远寒，用温远温，用热远热，食宜同法。假者反之，此其道也，反是者病也。

帝曰：善。少阴之政奈何？

岐伯曰：子午之纪也。

少阴　太角　阳明　壬子壬午　其运风鼓，其化鸣紊启拆，其变振拉摧拔，其病支满。

人们容易患皮肤发热、突然出血、疟疾、心悸、腹满、烦热、膜胀，甚至浮肿等病证。五之气，主气为阳明燥金，客气亦为阳明燥金，寒凉之气以行，寒露降下，霜乃早降，草木萎黄凋落，寒气侵及人体，善于养生的人们应居处周密，防止疾病发生。人们易患皮肤与腠理等部位的疾病。终之气，主气为太阳寒水，客气亦为太阳寒水，寒气大举而来，湿气大化，霜乃聚积，阴气凝结，水结成坚冰，阳光不得施治。感受寒邪，则人们易患关节拘急、活动不便、腰部与臀部疼痛等病证，是由于寒湿之气相持于气交所致。凡此太阴司天之年，必须折减其致郁的邪气，而取其不胜之气的生化之源，补益不及的岁气，不使邪气过胜，食用得岁气的谷类以保全其真气，食用得间气的谷类以保养精气。所以本年宜用苦味的药物，用燥性以祛湿，用温性以祛寒，甚则用发泄的方法以祛除湿邪。如果没有使用发泄的方法治疗，则湿气向外溢出，使肌肉溃烂，皮肤破裂，水血淋漓。一定要资助其阳火之气，使其抵御极度的寒凉之气。根据岁运和六气的异同，以制定药物性味的多少。岁运与岁气相同为寒性的，用热性之品，岁运与岁气同为湿性的，多用燥湿之品。运与气不相同的，应该少用调和之品，运与气相同的可以多用调和之品。用凉性药品时，应避开凉气主令之时；用寒性药品时，应避开寒气主令之时；用温性药品时，应避开温气主令之时；用热性药品时，应避开热气主令之时。用饮食调养时，也应遵照这个原则，这是就一般情况而言。若气候有反常变化时，则不必拘守这一原则，如果不遵守这些规律，就会导致疾病的发生。

黄帝说：讲得好。那少阴君火司天的情况是怎样的呢？

岐伯说：少阴君火司天，是在子年与午年。

壬子年、壬午年，少阴君火司天，阳明燥金在泉。丁壬为木运，壬为阳年，故运为太角。木运之气为风气鼓动，其正常气化为风吹万物，发出鸣响，自然界万物生机活跃，其反常变化为狂风大作，摧毁、折断草木，其致病表现为两胁支撑胀满。

太角（初正） 少徵 太宫
少商 太羽（终）

太阴 太徵 阳阴 戊子天
符，戊午太一天符 其运炎暑，
其化喧曜郁燠，其变炎烈沸腾，
其病上热血溢。

太徵 少宫 太商 少羽
（终） 少角（初）

少阴 太宫 阳明 甲子
甲午 其运阴雨，其化柔润时
雨。其变震惊飘骤，其病中满
身重。

太宫 少商 太羽（终）太
角（初） 少徵

少阴 太商 阳明 庚子
（同天符） 庚午（同天符）同正
商 其运凉劲，其化雾露萧飀，
其变肃杀雕零，其病下清。

太商 少羽（终） 少角
（初） 太徵 少宫

少阴 太羽 阳明 丙子岁
会 丙午 其运寒，其化凝惨溧
洌，其变冰雪霜雹，其病寒下。

太羽（终） 太角（初） 少
徵 太宫 少商

凡此少阴司天之政，气化运
行先天，地气肃，天气明，寒交

客运五步：初之运太角，二之运少徵，三之运太宫，
四之运少商，终之运太羽。主运五步与客运相同，起于
太角，终于太羽。

戊子年、戊午年，少阴君火司天，阳明燥金在泉。戊
癸为火运，戊为阳年，故运为太徵。火运之气为火炎暑
热，其正常气化为温暖而光明，其反常变化为火炎炽热，
犹如沸水沸腾，其致病表现为热在上部，血液外溢。

客运五步：初之运太徵，二之运少宫，三之运太商，
四之运少羽，终之运太角。主运五步：初之运少角，二
之运太徵，三之运少宫，四之运太商，终之运少羽。

甲子年、甲午年，少阴君火司天，阳明燥金在泉。甲
己为土运，甲为阳年，故运为太宫。土运之气为阴雨，
其正常气化为润泽湿润；其反常变化为风雨骤降，雷霆
闪电。其致病表现为腹中胀满、肢体沉重。

客运五步：初之运太宫，二之运少商，三之运太羽，
四之运少角，终之运太徵。主运五步：初之运太角，二
之运少徵，三之运太宫，四之运少商，终之运太羽。

庚子年、庚午年，少阴君火司天，阳明燥金在泉。乙
庚为金运，庚为阳年，故运为太商。金运虽太过，但被
司天相火所克，故同金运平气。金运之气为清凉急切，
其正常气化雾露萧瑟，其反常变化为肃杀凋零，其致病
表现则为下部清冷。

客运五步：初之运太商，二之运少羽，三之运太角，
四之运少徵，终之运太宫。主运五步：初之运少角，二
之运太徵，三之运少宫，四之运太商，终之运少羽。

丙子年、丙午年，少阴君火司天，阳明燥金在泉。丙
辛为水运，丙为阳年，故运为太羽。水运之气为寒，其
正常气化凝敛凄惨，寒风凛冽；其反常变化为冰雪霜雹。
其致病表现为下部寒冷。

客运五步：初之运太羽，二之运少角，三之运太徵，
四之运少宫，终之运太商。主运五步：初之运太角，二
之运少徵，三之运太宫，四之运少商，终之运太羽。

凡此子午年少阴司天之政，其气太过，早于时令而
至，少阴司天，阳明在泉，在泉之气肃杀，司天之气光

暑，热加燥，云驰雨府，湿化乃行，时雨乃降，金火合德，上应荧惑太白。其政明，其令切，其谷丹白。水火寒热持于气交而为病始也，热病生于上，清病生于下，寒热凌犯而争于中，民病咳喘，血溢血泄，鼽嚏，目赤眦疡[1]，寒厥入胃，心痛腰痛，腹大，嗌干肿上。

初之气，地气迁，燥将去，寒乃始，蛰复藏，水乃冰，霜复降，风乃至，阳气郁，民反周密，关节禁固，腰脽痛，炎暑将起，中外疮疡。

二之气，阳气布，风乃行，春气以正，万物应荣，寒气时至，民乃和。其病淋，目瞑目赤，气郁于上而热。

三之气，天政布，大火行，庶类番鲜，寒气时至。民病气厥心痛，寒热更作，咳喘目赤。

四之气，溽暑至[2]，大雨时行，寒热互至。民病寒热，嗌干黄瘅，鼽衄饮发。

五之气，畏火临，暑反至，阳

明，客气之寒，与上年终气少阳之暑相交，司天之热气与在泉之燥气相加，云驰于雨府，湿化之气乃得流行，雨乃应时而降，金之燥气与火之热气相合，以为功德，上则荧惑星与太白星之光较强。司天之气光明，在泉之气急切，其在谷类应于赤色与白色者。水之寒气与火之热气相持于气交，为疾病发生的原因，热性病变发生在上部，凉性病变发生在下部，寒气与热气相互侵犯而争扰于中部，人们易患咳嗽气喘，血液上溢或下泄，鼻塞流涕，喷嚏，目赤，眼角溃烂，寒厥之气入胃，心痛，腰痛，腹部胀满，咽喉干燥，上部肿胀等病证。

初之气，主气为厥阴风木，客气为太阳寒水，上年在泉之气迁移退位，少阳之暑气将要退去，寒冷之气始至，蛰虫重又归藏，水结为冰，霜又降下，主气之风受客气之影响而凛冽寒冷，阳气因而被郁，不得宣发，人们反而居处周密，以避寒气，易患关节强硬、活动不灵、腰部与臀部疼痛等病证，初之气后，炎暑之气即将发生，可致内部与外部疮疡一类疾病。

二之气，主气为少阴君火，客气为厥阴风木，阳气乃得舒布，风气乃得流行；春气属于正化之令，万物亦当繁荣，寒气虽然有时而至，但因主客二气均属阳，所以人们仍然感到平和。其发病多见小便淋沥、目视不清、两眼红赤、气郁于上、发热等病证。

三之气，主气为少阳相火，客气为少阴君火，司天之气布化，主客二气皆为火，所以火热流行，万物旺盛而鲜明，寒气有时而至。人们易患厥逆、心痛、寒热交作、咳嗽、气喘、目赤等病证。

四之气，主气为太阴湿土，客气亦为太阴湿土，暑湿俱至，大雨时常降下，寒热交互而至。人们易患寒热、咽喉干燥、黄疸、鼻塞、衄血、水饮等病证。

五之气，主气为阳明燥金，客气为少阳相火，少阳

---

[1] 眦疡：眼角溃疡称为眦疡。眦，眼角。

[2] 溽暑至：溽是湿润；暑是炎热。

乃化，万物乃生乃长荣，民乃康，其病温。

终之气，燥令行，余火内格[1]，肿于上，咳喘，甚则血溢。寒气数举，则霜雾翳，病生皮腠，内舍于胁，下连少腹而作寒中，地将易也。必抑其运气，资其岁胜，折其郁发，先取化源，无使暴过而生其病也。食岁谷以全真气，食间谷以辟虚邪。岁宜咸以㒤之，而调其上，甚则以苦发之；以酸收之，而安其下，甚则以苦泄之。适气同异而多少之，同天气者以寒清化，同地气者以温热化，用热远热，用凉远凉，用温远温，用寒远寒，食宜同法。有假则反，此其道也，反是者病作矣。

帝曰：善。厥阴之政奈何？

岐伯曰：巳亥之纪也。

厥阴　少角　少阳　清热胜复同，同正角。丁巳天符　丁亥天符其运风清热。

少角（初正）　太徵　少宫太商　少羽（终）

之烈火降临，暑气反而又至，阳热之气生化，万物又出现生长繁荣景象，人们感到安康，其发病为温病。

终之气，主气为太阳寒水，客气为阳明燥金，燥气流行，由于燥金之收敛，使五之气的余火隔拒于内，不得外泄，则肿于上部，咳嗽气喘，甚则血液外溢。若寒气时常发起，则雾气弥漫，其为病多发生于皮肤，邪气居于胁部，向下连及少腹而发生内部寒冷的病，至终气之末，则在泉之气将要改变。凡此少阴司天之年，必须抑制其太过的运气，资助岁气所胜之气，折减其郁而将发之气，先取所不胜之气的化源，不要使运气猝暴太过而发生疾病。食用得岁气的谷类以保全真气，食用得间气的谷类以避虚邪。本年宜用咸味以软之，以调其上部，甚则用苦味以泄之。食用酸味而收敛之，以安定下部腹泻之病，甚则用苦味清热祛湿止泻。应根据中运与岁气的同异，确定药物及用量，中运与司天之气同为热者，用寒凉之品以化之，若中运与在泉之气同为凉者，用温热之品以化之。用热性药品时，应避开热气主令之时；用凉性药品时，应避开凉气主令之时；用温性药品时，应避开温气主令之时；用寒性药品时，应避开寒气主令之时。饮食调养时，也应遵照这个原则，这是就一般情况而言。若气候有反常变化时，则不必拘守这一原则，若不遵守这些规律，就会导致疾病的发生。

黄帝说：讲得好。那厥阴风木司天的情况是怎样的呢？

岐伯说：厥阴风木司天，是在巳年与亥年。

丁巳年、丁亥年，厥阴风木司天，少阳相火在泉，此二年俱为天符年。丁壬为木运，丁为阴年，故运为少角。木运不及，则克我之金的清气乃为胜气，胜气之后，则我生之火的热气来复，凡此二年，运气为风，胜气为清，复气为热。

客运五步：初之运少角，二之运太徵，三之运少宫，四之运太商，终之运少羽。主运五步与客运相同，起于少角，终于少羽。

---

[1] 余火内格：火热之余邪未尽，郁滞在内，不得发泄。格，拒也。

厥阴　少徵　少阳　寒雨
胜复同。癸巳（同岁会）癸
亥（同岁会）其运热寒雨。

少徵　太宫　少商　太羽
（终）　太角（初）

厥阴　少宫　少阳　风清
胜复同，同正角。己巳　己亥
其运雨风清。

少宫　太商　少羽（终）
少角（初）　太徵

厥阴　少商　少阳　热寒
胜复同，同正角。乙巳　乙亥
其运凉热寒。

少商　太羽（终）　太角
（初）　少徵　太宫

厥阴　少羽　少阳　雨风
胜复同。辛巳　辛亥　其运寒
雨风。

少羽（终）　少角（初）
太徵　少宫　太商

凡此厥阴司天之政，气化
运行后天，诸同正岁，气化运
行同天，天气扰，地气正，风
生高远，炎热从之，云趋雨

癸巳年，癸亥年，厥阴风木司天，少阳相火在泉，此二
年俱为同岁会。戊癸为火运，癸为阴年，故运为少徵。火运
不及，则胜我之水的寒气乃为胜气，胜气之后，则我生之土
的雨气来复，此二年胜复之气相同。凡此二年，运气为热，
胜气为寒，复气为雨。

客运五步：初之运少徵，二之运太宫，三之运少商，四
之运太羽，终之运少角。主运五步：初之运太角，二之运少
徵，三之运太宫，四之运少商，终之运太羽。

己巳年、己亥年，厥阴风木司天，少阳相火在泉。甲己
为土运，己为阴年，故运为少宫。土运不及，则克我之木的
风气乃为胜气，胜气之后，则我生之金的凉气来复，此二年
胜复之气相同。由于土运不及，司天之木气胜之，则木兼土
化，反得其政，故同土运平气。凡此二年，运气为雨，胜气
为风，复气为清。

客运五步：初之运少宫，二之运太商，三之运少羽，四
之运太角，终之运少徵。主运五步：初之运少角，二之运太
徵，三之运少宫，四之运太商，终之运少羽。

乙巳年，乙亥年，厥阴风木司天，少阳相火在泉。乙庚
为金运，乙为阴年，故运为少商。金运不及，则克我之火的
热气乃为胜气，胜气之后，则生我之水的寒气来复，此二年
胜复之气相同。金运不及，无力克木，司天之木气反而得政，
故同木运平气。凡此二年，运气为凉，胜气为热，复气为寒。

客运五步：初之运少商，二之运太羽，三之运少角，四
之运太徵，终之运少宫。主运五步：初之运太角，二之运少
徵，三之运太宫，四之运少商，终之运太羽。

辛巳年、辛亥年，厥阴风木司天，少阳相火在泉。丙辛
为水运，辛为阴年，故运为少羽。水运不及，则克我之土的
雨气乃为胜气，胜气之后，则我生之木的风气来复，此二年
胜复之气相同。凡此二年，运气为寒，胜气为雨，复气为风。

客运五步：初之运少羽，二之运太角，三之运少徵，四
之运太宫，终之运少商。主运五步：初之运少角，二之运太
徵，三之运少宫，四之运太商，终之运少羽。

凡此巳亥年厥阴司天之气，其气不及，后天时而至。上
述所谓同正角诸岁，其气化情况，中运与司天之气相同，均
为木运平气。厥阴司天，少阳在泉，司天之气扰动，在泉之
气正化，司天之风气，生于高远之处，在泉之炎热自下而从
上，云归于雨府，湿化之气流行，司天之风气与在泉之火气
相合，以为功德，上则应于岁星与荧惑星之光较强。司天之

府，湿化乃行，风火同德，上应岁星，荧惑。其政挠，其令速，其谷苍丹，间谷言太者。其耗文角品羽。风燥火热，胜复更作，蛰虫来见，流水不冰，热病行于下，风病行于上，风燥胜复，形于中。初之气，寒始肃，杀气方至，民病寒于右之下。二之气，寒不去，华雪水冰，杀气施化，霜乃降，名草上焦，寒雨数至。阳复化，民病热于中。三之气，天政布，风乃时举。民病泣出，耳鸣掉眩。四之气，溽暑湿热相薄，争于左之上。民病黄瘅而为胕肿。五之气，燥湿更胜，沉阴乃布，寒气及体，风雨乃行。终之气，畏火司令，阳乃大化，蛰虫出现，流水不冰，地气大发，草乃生，人乃舒。其病温厉。必折其郁气，资其化源，赞其运气，无使邪胜。岁宜以辛调上，以咸调下，畏火之气，无妄犯之。用温远温，用热远热，用凉远凉，用寒远寒，食宜同法。有假反常，此之道也。反是者病。

政扰动，在泉之令迅速，其在谷类应于青色与赤色者，间谷则为借间气太过而得成熟者，易耗损具有纹角虫类及羽虫类动物。风气燥气，火气热气，互为胜复，交替发作，蛰虫出现，流水不能结冰，热病生于人之下部，风病生于人之上部，风气与燥气则互为胜复，见于人体中部。初之气，主气为厥阴风木，客气为阳明燥金，寒气开始严厉，杀伐之气方来。人们身体右下部易生寒病。二之气，主气为少阴君火，客气为太阳寒水，所以寒冷之气不去，雪花飘，水成冰，肃杀之气施化，霜乃降下，草类上部干燥，寒冷的雨水时常降下，若阳气来复则人们易患里热证。三之气，主气为少阴相火，客气为厥阴风木，司天之气布化，大风时起，人们易患两目流泪、耳鸣、头目眩晕等病证。四之气，主气为太阴湿土，客气为少阴君火，炎暑与湿热之气交争于司天之左间，人们易患黄疸、浮肿等病。五之气，主气为阳明燥金，客气为太阴湿土，燥气与湿气互有胜复，阴寒沉降之气乃得布化，寒气侵及人体，风雨流行。终之气，主气为太阳寒水，客气为少阳相火，由于少阳之烈火主令，阳气大化，蛰虫出现，流水不得结冰，阳气发泄，草类生长，人们也感到舒适，其发病多为温疫。凡此厥阴司天之年，必须折减其致郁之气，资助不胜之气的生化之源，赞助其不及的运气，不要使邪气太胜。本年宜用辛味药物以调治司天之风邪，用咸味药物以调治在泉之火邪，少阳相火，其性尤烈，不可轻易触犯，应当慎重调治。用温性药物时，应避开温气主令之时；用热性药品时，应避开热气主令之时；用凉性药品时，应避开凉气主令之时；用寒性药品时，应避开寒气主令之时。用饮食调养时，也应遵照这个原则，这是就一般情况而言。若气候有反常变化时，则不必拘守这一原则。若不遵守这些规律，就会导致疾病的发生。

帝曰：善。夫子言可谓悉矣，然何以明其应乎？

岐伯曰：昭乎哉问也！夫六气者，行有次，止有位，故常以正月

黄帝说：讲得好。先生讲得很详尽了，不过怎样才能知道运与气是否相应呢？

岐伯说：您提的问题很高明。关于六气的问题，其运行有一定的次序，其终止有一定的方位，所以通

朔日平旦视之，睹其位而知其所在矣。运有余，其至先，运不及，其至后，此天之道，气之常也。运非有余非不足，是谓正岁，其至当其时也。

帝曰：胜复之气，其常在也，灾眚时至，候也奈何？

岐伯曰：非气化者，是谓灾也。

帝曰：天地之数[1]，终始奈何？

岐伯曰：悉乎哉问也！是明道也。数之始，起于上而终于下，岁半[2]之前，天气主之，岁半之后，地气主之，上下交互，气交主之，岁纪毕矣。故曰：位明气月可知乎，所谓气也。

帝曰：余司其事，则而行之，不合其数何也？

岐伯曰：气用有多少，化治有盛衰，衰盛多少，同其化也。

帝曰：愿闻同化何如？

岐伯曰：风温春化同，热曛昏火夏化同，胜与复同，燥清烟露秋化同，云雨昏瞑埃长夏化同，

常在正月初一的早晨进行观察，根据六气主时所在的位置，就可以知道其气是应或不应。中运太过的，其气先于时令而至，中运不及的，其气后于时令而至，这是自然气象的一般规律和六气的正常情况。如果中运是既非太过也非不及的平气，谓之正岁，其气正当其时而至。

黄帝说：胜气和复气是经常存在的，灾害的发生会有怎样的表现呢？

岐伯说：不属正常气化的，就可以形成灾害。

黄帝说：司天在泉之气的开始和终止是怎样的呢？

岐伯说：您问得很详细。这是属于阐明气象变化规律的问题。司天在泉之数，开始于司天，终止于在泉，岁半以前，司天主其气，岁半以后，在泉主其气，天地之气相交之处，气交主其气，作为一年气数的纲领，概括其中。司天在泉所主的方位既然明白了，就可以知道每气所主持的月份了。这就是天地之数。

黄帝说：我曾经用以上的规律观察运气，结果却与实际不相符，这是什么原因呢？

岐伯说：岁气有太过和不及的差别，四时主治的气化也有盛衰的不同，盛衰的多少与春、夏、长夏、秋、冬之气化相同。

黄帝说：什么是同化呢？

岐伯说：风温的气候与春季之气同化，炎暑的气候与夏季之气同化，胜气与复气的同化也是一样的，清燥烟露的气候与秋季之气同化，云雨昏沉的气候与长夏之气同化，寒霜冰雪的气候与冬季之气同化。这就是天地

---

[1] 天地之数：即六气之数，因为六气所主起止时期的月日时刻，均由"数"字来标志，所以叫作"数"。

[2] 岁半：二十四节气中的"大寒"至"小暑"为岁半以前，即初气至三气；"大暑"至"小寒"，为岁半以后，即四气至终气。

寒气霜雪冰冬化同，此天地五运六气之化，更用盛衰之常也。

帝曰：五运行同天化[1]者，命曰天符，余知之矣。愿闻同地化[2]者何谓也？

岐伯曰：太过而同天化者三，不及而同天化者亦三，太过而同地化者三，不及而同地化者亦三，此凡二十四岁也。

帝曰：愿闻其所谓也。

岐伯曰：甲辰甲戌太宫下加[3]太阴，壬寅壬申太角下加厥阴，庚子庚午太商下加阳明，如是者三。癸巳癸亥少徵下加少阳，辛丑辛未少羽下加太阳，癸卯癸酉少徵下加少阴，如是者三。戊子戊午太徵上临[4]少阴，戊寅戊申太徵上临少阳，丙辰丙戌太羽上临太阳，如是者三。丁巳丁亥少角上临厥阴，乙卯乙酉少商上临阳明，己丑己未少宫上临太阴，如是者三。除此二十四岁，则不加不临[5]也。

间五运六气之所化以及运气互有胜衰的一般情况。

黄帝说：把中运与司天之气相同的叫作天符，我已经知道了。我想听听五运与在泉之气同化是怎样的呢？

岐伯说：岁运太过而与司天之气同化的有三种情况，岁运不及而与司天之气同化的也有三种情况，岁运太过而与在泉之气同化的有三种情况，岁运不及而与在泉之气同化的也有三种情况。属于这类情况的总计共有二十四年。

黄帝说：请您把上述情况进一步加以说明。

岐伯说：甲辰、甲戌年中运太宫，为土运太过，下加太阴湿土在泉；壬寅、壬申年中运太角，为木运太过，下加厥阴风木在泉；庚子、庚午年中运太商，为金运太过，下加阳明燥金在泉。这些就是中运太过与在泉之气相同的三种情况。癸巳、癸亥年中运少徵，为火运不及，下加少阳相火在泉；辛丑、辛未年中运少羽，为水运不及，下加太阳寒水在泉；癸卯、癸酉年中运少徵，为火运不及，下加少阴君火在泉。这就是中运不及与在泉之气相同的三种情况。戊子、戊午年中运太徵，为火运太过，上临少阴君火司天；戊寅、戊申年中运太徵，为火运太过，上临少阳相火司天；丙辰、丙戌年中运太羽，为水运太过，上临太阳寒水司天。这些就是中运太过与司天之气相同的三种情况。丁巳、丁亥年中运少角，为木运不及，上临厥阴风木司天；乙酉、乙卯年中运少商，为金运不及，上临阳明燥金司天；己丑、己未年中运少宫，为土运不及，上临太阴湿土司天。这些就是中运不及与司天之气相同的三种情况。除此二十四年之外，就是中运与司天在泉不加不临的年份。

---

[1] 同天化："天"指司天之气。同天化就是岁运与司天之气相同。

[2] 同地化："地"指在泉之气。同地化就是岁运与司天之气相同。

[3] 下加：下加于上叫作"加"，运与在泉同化，称为"下加"。

[4] 上临：上临于下叫作"临"，运与司天同化，称为"上临"。

[5] 不加不临：不加，指在泉与岁运不同；不临，指司天与岁运不同。

帝曰：加者何谓？

岐伯曰：太过而加同天符，不及而加同岁会也。

帝曰：临者何谓？

岐伯曰：太过不及，皆曰天符，而变行有多少，病形有微甚，生死有早晏耳。

帝曰：夫子言用寒远寒，用热远热，余未知其然也，愿闻何谓远？

岐伯曰：热无犯热，寒无犯寒，从者和，逆者病，不可不敬畏而远之，所谓时兴六位也。

帝曰：温凉何如？

岐伯曰：司气以热，用热无犯，司气以寒，用寒无犯，司气以凉，用凉无犯，司气以温，用温无犯，间气同其主无犯，异其主则小犯之，是谓四畏[1]，必谨察之。

帝曰：善。其犯者何如？

岐伯曰：天气反时，则可依时，及胜其主[2]则可犯，以平为期，而不可过，是谓邪气反胜者。

黄帝说：下加的年份叫作什么？

岐伯说：中运太过而与在泉相加的是同天符，中运不及而与在泉相加的是同岁会。

黄帝说：上临的年份叫作什么？

岐伯说：中运太过或不及与司天相同的，都叫作天符，由于运气变化有太过与不及的不同，病情变化则有轻微与严重的差异，生死转归也有早晚的区别。

黄帝说：先生说，用寒远寒，用热远热，我不明白其中道理，希望能听您讲一讲什么是远？

岐伯说：用热性药物，不要和炎热的天气相抵触；用寒性药物，不要和寒冷的天气相抵触。如果顺从这一原则，就可以和平；如果违背这一原则，就可能导致疾病，所以对主时之气不可不畏而避忌。这就是所说的四时六气各有寒热温凉，不要触犯它们。

黄帝说：温凉之气应当怎样避免呢？

岐伯说：主时之气为热，热性药物不可触犯；主时之气为寒，寒性药物不可触犯；主时之气为凉，凉性药物不可触犯；主时之气为温，温性药物不可触犯。间气与主气相同时不可触犯，间气与主气不相同的，可以稍稍违反。由于寒热温凉四气，不可随意触犯，所以称为四畏，必须谨慎地加以考察。

黄帝说：讲得好。那在什么情况下可以触犯呢？

岐伯说：天气与主时之气相反的，以主时之气为依据，客气胜过主气的，则可以触犯，以达到平衡协调为目的，而不可使之太过，这是指客气胜过主气而言。所以说不要违背天气时令，不要违背六气宜忌，不可助长

---

[1] 四畏：指寒热温凉之气，应敬畏而避忌。

[2] 胜其主：指客气太过。如夏而反寒，冬而反热，春而反凉，秋而反温等。

故曰：无失天信[1]，无逆气宜[2]，无翼其胜，无赞其复，是谓至治。

帝曰：善。五运气行主岁之纪，其有常数乎？

岐伯曰：臣请次之。

甲子　甲午岁

上少阴火　中太宫土运，下阳明金　热化二，雨化五，燥化四，所谓正化日也。其化上咸寒，中苦热，下酸热，所谓药食宜也。

乙丑　乙未岁

上太阴土　中少商金运　下太阳水　热化寒化胜复同，所谓邪气化日也，灾七宫。湿化五，清化四，寒化六，所谓正化日也。其化上苦热，中酸和，下甘热，所谓药食宜也。

丙寅　丙申岁

上少阳相火　中太羽水运　下厥阴木　火化二，寒化六，风化三，所谓正化日也。其化上咸寒，中咸温，下辛温，所谓药食宜也。

丁卯（岁会）　丁酉岁

上阳明金　中少角木运　下少

胜气，不可助长复气，这才是最好的治疗原则。

黄帝说：讲得好。五运之气的运行与主岁之年，有一定的规律吗？

岐伯说：让我把它排列出来，讲给您听。

甲子年、甲午年

上为少阴君火司天；中为太宫土运太过；下为阳明燥金在泉。司天之气数为热化二，中运之气数为雨化五，在泉之气数为燥化四，凡不出现胜气的，就是所谓正化日。其气化致病时，司天热化所致宜用咸寒，中运雨化所致宜用苦热，在泉燥化所致宜用酸温，这就是所适宜的药食性味。

乙丑年、乙未年

上为太阴湿土司天；中为少商金运不及；下为太阳寒水在泉。金运不及，则可出现热化的胜气与寒化的复气，丑年与未年相同，凡出现胜气复气的，就是所谓邪化日。灾变发生在西方七宫。司天之气数为湿化五，中运之气数为清化四，在泉之气数为寒化六，若不出现胜气复气的，就是所谓正化日。其气化致病时，司天湿化所致宜用苦热，中运清化所致宜用酸平，在泉寒化所致宜用甘热，这就是所适宜的药食性味。

丙寅年、丙申年

上为少阳相火司天；中为太羽水运太过；下为厥阴风木在泉。司天之气数为火化二，中运之气数为寒化六，在泉之气数为风化三，凡不出现胜气复气的，就是所谓正化日。其气化致病时，司天热化所致宜用咸寒，中运寒化所致宜用咸温，在泉风化所致宜用辛凉，这就是所适宜的药食性味。

丁卯年（岁会）、丁酉年

上为阳明燥金司天；中为少角木运不及；下为少

---

[1] 天信：天气根据时令至期必有变迁，所以称为“天信”。

[2] 气宜：指六气之宜忌。如热者宜寒，寒者宜热，温者宜凉，凉者宜温。

阴火　清化热化胜复同，所谓邪气化日也，灾三宫。燥化九，风化三，热化七，所谓正化日也。其化上苦小温，中辛和，下咸寒，所谓药食宜也。

戊辰　戊戌岁

上太阳水　中太徵火运　下太阴土　寒化六，热化七，湿化五，所谓正化日也。其化上苦温，中甘和，下甘温，所谓药食宜也。

己巳　己亥岁

上厥阴木　中少宫土运　下少阳相火　风化清化胜复同，所谓邪气化日也，灾五宫。风化三，湿化五，火化七，所谓正化日也。其化上辛凉，中甘和，下咸寒，所谓药食宜也。

庚午（同天符）　庚子岁（同天符）

上少阴火　中太商金运　下阳明金　热化七，清化九，燥化九，所谓正化日也。其化上咸寒，中辛温，下酸温，所谓药食宜也。

辛未（同岁会）　辛丑岁（同岁会）

上太阴土　中少羽水运　下太阳水　雨化风化胜复同，所谓邪气化日也，灾一宫。雨化五，寒

阴君火在泉。木运不及，则可出现清化的胜气与热化的复气，卯年与酉年相同，凡出现胜气复气的，就是所谓邪化日。灾变发生在东方三宫。司天之气数为燥化九，中运之气数为风化三，在泉之气数为热化七，若不出现胜气复气的，就是所谓正化日。其气化致病时，司天燥化所致宜用苦小温，中运风化所致宜用辛平，在泉热化所致宜用咸寒，这就是所谓适宜的药食性味。

戊辰年、戊戌年

上为太阳寒水司天；中为太徵火运太过；下为太阴湿土在泉。司天之气数为寒化六，中运之气数为热化七，在泉之气数为湿化五，凡不出现胜气复气的，就是所谓正化日。其气化致病时，司天寒化所致宜用苦温，中运热化所致宜用甘平，在泉湿化所致宜用甘温，这就是所谓适宜的药食性味。

己巳年、己亥年

上为厥阴风木司天；中为少宫土运不及；下为少阳相火在泉。土运不及，则可出现风化的胜气与清化的复气，巳年与亥年相同，凡出现胜气复气的，就是所谓邪化日。灾变发生在中央五宫。司天之气数为风化三，中运之气数为湿化五，在泉之气数为火化七，若不出现胜气复气的，就是所谓正化日。其气化致病时，司天风化所致宜用辛凉，中运湿化所致宜用甘平，在泉火化所致宜用咸寒，这就是所谓适宜的药食性味。

庚午年、庚子年（两年都是同天符）

上为少阴君火司天；中为太商金运太过；下为阳明燥金在泉。司天之气数为热化七，中运之气数为清化九，在泉之气数为燥化五，凡不出现胜气复气的，就是所谓正化日。其气化致病时，司天热化所致宜用咸寒，中运清化所致宜用辛温，在泉燥化所致宜用酸温，这就是所谓适宜的药食性味。

辛未年、辛丑年（两年都是同岁会）

上为太阴湿土司天；中为少羽水运不及；下为太阳寒水在泉。水运不及，则可出现雨化的胜气与风化的复气，未年与丑年相同，凡出现胜气复气的，就是所谓邪化日。灾变发生在北方一宫。司天之气数为雨化五，中

化一，所谓正化日也。其化上苦热，中苦和，下苦热，所谓药食宜也。

壬申（同天符） 壬寅岁（同天符）

上少阳相火 中太角木运 下厥阴木 火化二，风化八，所谓正化日也。其化上咸寒，中酸和，下辛凉，所谓药食宜也。

癸酉（同岁会） 癸卯岁（同岁会）

上阳明金 中少徵火运 下少阴火 寒化雨化胜复同，所谓邪气化日也，灾九宫。燥化九，热化二，所谓正化日也。其化上苦小温，中咸温，下咸寒，所谓药食宜也。

甲戌（岁会同天符） 甲辰岁（岁会同天符）

上太阳水，中太宫土运，下太阴土，寒化六，湿化五，正化日也。其化上苦热，中苦温，下苦温，药食宜也。

乙亥 乙巳岁

上厥阴木，中少商金运，下少阳相火，热化寒化胜复同，邪气化日也。灾七宫。风化八，清化四，火化二，正化度也。其化上辛凉，中酸和，下咸寒，药食宜也。

运之气数为寒化一，在泉之气数为寒化一，若不出现胜气复气的，就是所谓正化日。其气化致病时，司天雨化所致宜用苦热，中运寒化所致宜用苦平，在泉寒化所致宜用甘热，这就是所谓适宜的药食性味。

壬申年、壬寅年（两年都是同天符）

上为少阳相火司天；中为太角木运太过；下为厥阴风木在泉。司天之气数为火化二，中运之气数为风化八，在泉之气数亦为风化八，凡不出现胜气复气的，就是所谓正化日。其气化致病时，司天火化所致宜用咸寒，中运风化所致宜用酸平，在泉风化所致宜用辛凉，这就是所谓适宜的药食性味。

癸酉年、癸卯年（两年都是同岁会）

上为阳明燥金司天；中为少徵火运不及；下为少阴君火在泉。火运不及，则可出现寒化的胜气与雨化的复气，酉年与卯年相同，凡出现胜气复气的，就是所谓邪化日。灾变发生在南方九宫。司天之气数为燥化九，中运之气数为热化二，在泉之气数为热化二，凡不出现胜气复气的，就是所谓正化日。其气化致病时，司天燥化所致宜用苦小温，中运热化所致宜用咸温，在泉热化所致宜用咸寒，这就是所谓适宜的药食性味。

甲戌年、甲辰年（两年既是岁会又是同天符）

上为太阳寒水司天；中为太宫土运太过；下为太阴湿土在泉。司天之气数为寒化六，中运之气数为湿化五，在泉之气数亦为湿化五，凡不出现胜气复气的，就是所谓正化日。其气化致病时，司天寒化所致宜用苦热，中运湿化所致宜用苦温，在泉湿化所致宜用苦温，这就是所谓适宜的药食性味。

乙亥年、乙巳年

上为厥阴风木司天；中为少商金运不及；下为少阳相火在泉。金运不及，则可出现热化的胜气与寒化的复气，亥年与巳年相同，凡出现胜气复气的，就是所谓邪化日。灾变发生在西方七宫。司天之气数为风化八，中运之气数为清化四，在泉之气数为火化二，凡不出现胜气复气的，就是所谓正化日。其气化致病时，司天风化所致宜用辛凉，中运清化所致宜用酸平，在泉火化所致宜用咸寒，这就是所谓适宜的药食性味。

丙子（岁会） 丙午岁

上少阴火 中太羽水运 下阳明金 热化二，寒化六，清化四，正化度也。其化上咸寒，中咸热，下酸温，药食宜也。

丁丑 丁未岁

上太阴土，中少角木运，下太阳水，清化热化胜复同，邪气化度也。灾三宫。雨化五，风化三，寒化一，正化度也。其化上苦温，中辛温，下甘热，药食宜也。

戊寅 戊申岁（天符）

上少阳相火，中太徵火运，下厥阴木，火化七，风化三，正化度也。其化上咸寒，中甘和，下辛凉，药食宜也。

己卯 己酉岁

上阳明金，中少宫土运，下少阴火，风化清化胜复同，邪气化度也。灾五宫，清化九，雨化五，热化七，正化度也。其化上苦小温，中甘和，下咸寒，药食宜也。

庚辰 庚戌岁

上太阳水，中太商金运，下太阴土，寒化一，清化九，雨化五，正化度也。其化上苦热，中辛温，下甘热，药食宜也。

丙子年（为岁会年）、丙午年

上为少阴君火司天；中为太羽水运太过；下为阳明燥金在泉。司天之气数为热化二，中运之气数为寒化六，在泉之气数为清化四，凡不出现胜气复气的，就是所谓正化日。其气化致病时，司天热化所致宜用咸寒，中运寒化所致宜用咸温，在泉清化所致宜用酸温，这就是所谓适宜的药食性味。

丁丑年、丁未年

上为太阴湿土司天；中为少角木运不及；下为太阳寒水在泉。木运不及，则可出现清化的胜气与热化的复气，丑年与未年相同，凡出现胜气复气的，就是所谓邪化日。灾变发生在东方三宫。司天之气数为雨化五，中运之气数为风化三，在泉之气数为寒化一，若不出现胜气复气的，就是所谓正化日。其气化致病时，司天雨化所致宜用苦温，中运风化所致宜用辛平，在泉寒化所致宜用甘热，这就是所谓适宜的药食性味。

戊寅年、戊申年（为天符年）

上为少阳相火司天；中为太徵火运太过；下为厥阴风木在泉。司天之气数为火化七，中运之气数为火化七，在泉之气数为风化三，凡不出现胜气复气的，就是所谓正化日。其气化致病时，司天火化所致宜用咸寒，中运火化所致宜用甘平，在泉风化所致宜用辛凉，这就是所谓适宜的药食性味。

己卯年、己酉年

上为阳明燥金司天；中为少宫土运不及；下为少阴君火在泉。土运不及，则可出现风化的胜气与热化的复气，卯年与酉年相同，凡出现胜气复气的，就是所谓邪化日。灾变发生在中央五宫。司天之气数为清化九，中运之气数为雨化五，在泉之气数为热化七，若不出现胜气复气的，就是所谓正化日。其气化致病时，司天清化所致宜用苦小温，中运雨化所致宜用甘平，在泉热化所致宜用咸寒，这就是所谓适宜的药食性味。

庚辰年、庚戌年

上为太阳寒水司天；中为太商金运太过；下为太阴湿土在泉。司天之气数为寒化一，中运之气数为清化九，在泉之气数为雨化五，凡不出现胜气复气的，就是所谓正化日。其气化致病时，司天寒化所致宜用苦热，中运清化所致宜用辛温，在泉雨化所致宜用甘热，这就是所谓适宜的药食性味。

辛巳　辛亥岁

上厥阴木，中少羽水运，下少阳相火，雨化风化胜复同，邪气化度也。灾一宫。风化三，寒化一，火化七，正化度也。其化上辛凉，中苦和，下咸寒，药食宜也。

壬午　壬子岁

上少阴火，中太角木运，下阳明金，热化二，风化八，清化四，正化度也。其化上咸寒，中酸凉，下酸温，药食宜也。

癸未　癸丑岁

上太阴土，中少徵火运，下太阳水，寒化雨化胜复同，邪气化度也。灾九宫。雨化五，火化二，寒化一，正化度也。其化上苦温，中咸温，下甘热，药食宜也。

甲申　甲寅岁

上少阳相火，中太宫土运，下厥阴木，火化二，雨化五，风化八，正化度也。其化上咸寒，中咸和，下辛凉，药食宜也。

乙酉（太一天符）　乙卯岁（天符）

上阳明金，中少商金运，下少阴火，热化寒化胜复同，邪气化度

辛巳年、辛亥年

上为厥阴风木司天；中为少羽水运不及；下为少阳相火在泉。水运不及，则可出现雨化的胜气与风化的复气，巳年与亥年相同，凡出现胜气复气的，就是所谓邪化日。灾变发生在北方一宫。司天之气数为风化三，中运之气数为寒化一，在泉之气数为火化七，若不出现胜气复气的，就是所谓正化日。其气化致病时，司天风化所致宜用辛凉，中运寒化所致宜用苦平，在泉火化所致宜用咸寒，这就是所谓适宜的药食性味。

壬午年、壬子年

上为少阴君火司天；中为太角木运太过；下为阳明燥金在泉。司天之气数为热化二，中运之气数为风化八，在泉之气数为清化四，凡不出现胜气复气的，就是所谓正化日。其气化致病时，司天热化所致宜用咸寒，中运风化所致宜用酸平，在泉清化所致宜用酸温，这就是所谓适宜的药食性味。

癸未年、癸丑年

上为太阴湿土司天；中为少徵火运不及；下为太阳寒水在泉。火运不及，则可出现寒化的胜气与雨化的复气，未年与丑年相同，凡出现胜气复气的，就是所谓邪化日。灾变发生在北方九宫。司天之气数为雨化五，中运之气数为火化二，在泉之气数为寒化一，若不出现胜气复气的，就是所谓正化日。其气化致病时，司天雨化所致宜用苦温，中运火化所致宜用咸温，在泉寒化所致宜用甘热，这就是所谓适宜的药食性味。

甲申年、甲寅年

上为少阳相火司天；中为太宫土运太过；下为厥阴风木在泉。司天之气数为火化二，中运之气数为雨化五，在泉之气数为风化八，凡不出现胜气复气的，就是所谓正化日。其气化致病时，司天火化所致宜用咸寒，中运雨化所致宜用咸平，在泉风化所致宜用辛凉，这就是所谓适宜的药食性味。

乙酉年（为太一天符年），乙卯年（为天符年）

上为阳明燥金司天；中为少商金运不及；下为少阴君火在泉。金运不及，则可出现热化的胜气与寒化的复气，酉年与卯年相同，凡出现胜气复气的，就是

也。灾七宫。燥化四，清化四，热化二，正化度也。其化上苦小温，中苦和，下咸寒，药食宜也。

丙戌（天符） 丙辰岁（天符）

上太阳水，中太羽水运，下太阴土，寒化六，雨化五，正化度也。其化上苦热，中咸温，下甘热，药食宜也。

丁亥（天符） 丁巳岁（天符）

上厥阴木，中少角木运，下少阳相火，清化热化胜复同，邪气化度也。灾三宫。风化三，火化七，正化度也。其化上辛凉，中辛和，下咸寒，药食宜也。

戊子（天符）戊午岁（太一天符）

上少阴火，中太徵火运，下阳明金，热化七，清化九，正化度也。其化上咸寒，中甘寒，下酸温，药食宜也。

己丑（太一天符） 己未岁（太一天符）

上太阴土，中少宫土运，下太阳水，风化清化胜复同，邪气化度也。灾五宫。雨化五，寒化一，正化度也。其化上苦热，中甘和，下甘热，药食宜也。

庚寅 庚申岁

所谓邪化日。灾变发生在西方七宫。司天之气数为燥化四，中运之气数为清化四，在泉之气数为热化二，若不出现胜气复气的，就是所谓正化日。其气化致病时，司天燥化所致宜用苦小温，中运清化所致宜用酸平，在泉热化所致宜用咸寒，这就是所谓适宜的药食性味。

丙戌年、丙辰年（两年都为天符年）

上为太阳寒水司天；中为太羽水运太过；下为太阴湿土在泉。司天之气数为寒化六，中运之气数为寒化六，在泉之气数为雨化五，凡不出现胜气复气的，就是所谓正化日。其气化致病时，司天寒化所致宜用苦热，中运寒化所致宜用咸温，在泉雨化所致宜用甘热，这就是所谓适宜的药食性味。

丁亥年、丁巳年（两年都为天符年）

上为厥阴风木司天；中为少角木运不及；下为少阳相火在泉。木运不及，则可出现清化的胜气与热化的复气，亥年与巳年相同，凡出现胜气复气的，就是所谓邪化日。灾变发生在东方三宫。司天之气数为风化三，中运之气数为风化三，在泉之气数为火化七，若不出现胜气复气的，就是所谓正化日。其气化致病时，司天风化所致宜用辛凉，中运风化所致宜用辛平，在泉火化所致宜用咸寒，这就是所谓适宜的药食性味。

戊子年（天符）、戊午年（太一天符）

上为少阴君火司天；中为太徵火运太过；下为阳明燥金在泉。司天之气数为热化七，中运之气数为热化七，在泉之气数为清化九，凡不出现胜气复气的，就是所谓正化日。其气化致病时，司天热化所致宜用咸寒，中运热化所致宜用甘平，在泉清化所致宜用酸温，这就是所谓适宜的药食性味。

己丑年、己未年（两年都为太一天符）

上为太阴湿土司天；中为少宫土运不及；下为太阳寒水在泉。土运不及，则可出现风化的胜气与清化的复气，丑年与未年相同，凡出现胜气复气的，就是所谓邪化日。灾变发生在中央五宫。司天之气数为雨化五，中运之气数为雨化五，在泉之气数为寒化一，若不出现胜气复气的，就是所谓正化日。其气化致病时，司天雨化所致宜用苦热，中运雨化所致宜用甘平，在泉寒化所致宜用甘热，这就是所谓适宜的药食性味。

庚寅年、庚申年

上少阳相火，中太商金运，下厥阴木，火化七，清化九，风化三，正化度也。其化上咸寒，中辛温，下辛凉，药食宜也。

辛卯　辛酉岁

上阳明金，中少羽水运，下少阴火，雨化风化胜复同，邪气化度也。灾一宫，清化九，寒化一，热化七，正化度也。其化上苦小温，中苦和，下咸寒，药食宜也。

壬辰　壬戌岁

上太阳水，中太角木运，下太阴土，寒化六，风化八，雨化五，正化度也。其化上苦温，中酸和，下甘温，药食宜也。

癸巳（同岁会）　癸亥（同岁会）

上厥阴木，中少徵火运，下少阳相火，寒化雨化胜复同，邪气化度也。灾九宫。风化八，火化二，正化度也。其化上辛凉，中咸和，下咸寒，药食宜也。

凡此定期之纪，胜复正化，皆有常数，不可不察。故知其要者，一言而终，不知其要，流散无穷，此之谓也。

上为少阳相火司天；中为太商金运太过；下为厥阴风木在泉。司天之气数为火化七，中运之气数为清化九，在泉之气数为风化三，凡不出现胜气复气的，就是所谓正化日。其气化致病时，司天火化所致宜用咸寒，中运清化所致宜用辛温，在泉风化所致宜用辛凉，这就是所谓适宜的药食性味。

辛卯年、辛酉年

上为阳明燥金司天；中为少羽水运不及；下为少阴君火在泉。水运不及，则可出现雨化的胜气与风化的复气，卯年与酉年相同，凡出现胜气复气的，就是所谓邪化日。灾变发生在北方一宫。司天之气数为清化九，中运之气数为寒化一，在泉之气数为热化七，若不出现胜气复气的，就是所谓正化日。其气化致病时，司天清化所致宜用苦小温，中运寒化所致宜用苦平，在泉热化所致宜用咸寒，这就是所谓适宜的药食性味。

壬辰年、壬戌年

上为太阳寒水司天；中为太角木运太过；下为太阴湿土在泉。司天之气数为寒化六，中运之气数为风化八，在泉之气数为雨化五，凡不出现胜气复气的，就是所谓正化日。其气化致病时，司天寒化所致宜用苦温，中运风化所致宜用酸平，在泉雨化所致宜用甘温，这就是所谓适宜的药食性味。

癸巳年、癸亥年（两者都为同岁会）

上为厥阴风木司天；中为少徵火运不及；下为少阳相火在泉。火运不及，则可出现寒化的胜气与雨化的复气，巳年与亥年相同，凡出现胜气复气的，就是所谓邪化日。灾变发生在南方九宫。司天之气数为风化八，中运之气数为火化二，在泉之气数为火化二，若不出现胜气复气的，就是所谓正化日。其气化致病时，司天风化所致宜用辛凉，中运火化所致宜用咸平，在泉火化所致宜用咸寒，这就是所谓适宜的药食性味。

凡此六十年运气变化的周期，胜气复气及正化邪化的不同变化，都有一定的规律可循，要加以考察。所以说，有关五运六气的问题，只要掌握了它的要领，一句话就能够说明问题；若没有掌握它的要领，则毫无头绪，讲的就是这个意思。

帝曰：善。五运之气，亦复岁乎？

岐伯曰：郁极乃发，待时而作也。

帝曰：请问其所谓也？

岐伯曰：五常之气，太过不及，其发异也。

帝曰：愿卒闻之。

岐伯曰：太过者暴，不及者徐，暴者为病甚，徐者为病持。

帝曰：太过不及，其数何如？

岐伯曰：太过者其数成，不及者其数生，土常以生也。

帝曰：其发也何如？

岐伯曰：土郁之发，岩谷震惊，雷殷气交，埃昏黄黑，化为白气，飘骤高深，击石飞空，洪水乃从，川流漫衍，田牧土驹。化气乃敷，善为时雨，始生始长，始化始成。故民病心腹胀，肠鸣而为数后，甚则心痛胁䐜，呕吐霍乱，饮发注下，胕肿身重。云奔雨府，霞拥朝阳，山泽埃昏，其乃发也，以其四气。云横天山，浮游生灭，怫之先兆。

金郁之发，天洁地明，风清气

黄帝说：讲得好。五运六气也会有复气的年份吗？

岐伯说：五运之气郁到极点，就要爆发，不过需要等待一定的时机才能发作。

黄帝说：请问其中的道理是什么呢？

岐伯说：五运之气分为太过和不及，其复气的发作也是不一样的。

黄帝说：我想请您详尽地讲讲。

岐伯说：太过者，发作急暴，不及者，发作徐缓；急暴者，致病严重，徐缓者，致病持久。

黄帝说：太过与不及的气化之数是怎样的呢？

岐伯说：气太过的，其气化之数为五行的成数，气不及的，其气化之数为五行的生数，惟有土运，无论太过还是不及，其气化之数都用生数。

黄帝说：五气郁极而发作的情况是怎样的呢？

岐伯说：土气郁极而发作的情况：山谷惊动，在三气与四气相交之时，雷声大作，地气上腾，尘埃黄黑昏暗，湿气蒸发则化为白气，急风骤雨降于高山深谷，山崩石陷，撞击横飞，山洪暴发，大水随之而至，河流湖泊泛滥，土质破坏，水去之后，田土荒芜，只可牧畜而已。土郁发作，则土湿之气得以敷布，雨水按时下降，万物开始生长收成。湿气过胜则使人体水液的运化受到影响，所以人们易患心腹胀满、肠鸣、频繁泄泻，甚至严重时发生心痛、胁胀、呕吐霍乱、痰饮、大便泄下如注、浮肿身重等病证。云气奔向雨府，早霞环绕于朝阳之处，尘埃昏暗，山泽不清，这就是土郁开始发作的现象，发作时间多在四气之时。发现云雾横贯于天空与山谷，或聚或散，忽生忽灭，浮动不定，乃是土郁将发的先兆。

金气郁而发作是这样的情况：天气清爽，地气明净，

切，大凉乃举，草树浮烟，燥气以行，霜雾数起，杀气来至，草木苍干，金乃有声。故民病咳逆，心胁满引少腹，善暴痛，不可反侧，嗌干面尘色恶。山泽焦枯，土凝霜卤，怫乃发也，其气五。夜零白露，林莽声凄，怫之兆也。

风清凉，气急切，凉气大起，草木之上轻浮着云烟，燥气流行，时常有雾气弥漫，肃杀之气到来，草木干枯凋落，西风发出凄厉的声音。燥气过胜则气化受到影响，所以人们易患咳嗽气逆，心胁胀满疼痛，牵引少腹部，急剧疼痛不能转动，咽喉干燥，面色如烟尘等病证。山泽干枯，地面凝聚着白色寒霜，这就是金郁开始发作的现象，发作时间多在秋分之时。如果发现夜间降下白露，丛林深处风声凄凉，便是金郁将发的先兆。

水郁之发，阳气乃辟，阴气暴举，大寒乃至，川泽严凝，寒雾[1]结为霜雪，甚则黄黑昏翳，流行气交，乃为霜杀，水乃见祥。故民病寒客心痛，腰脽痛，大关节不利，屈伸不便，善厥逆，痞坚腹满。阳光不治，空积沉阴，白埃昏瞑，而乃发也，其气二火前后。太虚深玄，气犹麻散，微见而隐，色黑微黄，怫之先兆也。

水气郁而发作是这样的情况：阳气退避，阴气骤起，严寒的气候乃至，川流湖泽，被严寒冻结，寒冷的雾气结为霜雪，甚则黄黑浑浊之气，流行于气交，而为霜雪肃杀之气，水乃预先发现某些征兆。所以人们易感受寒邪而出现心痛、腰部与臀部疼痛、大关节活动不便、屈伸不利、厥逆、腹部痞满坚硬等病证。如果阳气不得发挥作用，阴气聚积于空中，白色昏浊之气，蒙蔽着天空，这就是水郁开始发作的征象，发作时间，多在君火与相火主时的前后，即春分之后、小满之前。如果发现太空之气散乱如麻，深远昏暗，隐约可见，颜色黑而微黄，乃是水郁将发的先兆。

木郁之发，太虚埃昏，云物以扰，大风乃至，屋发折木，木有变。故民病胃脘当心而痛，上支两胁，鬲咽不通，食饮不下，甚则耳鸣眩转，目不识人，善暴僵仆。太虚苍埃，天山一色，或气浊色，黄

木气郁而发作是这样的情景：空中尘埃昏暗，云物飘动，大风乃至，屋顶掀起，树木折断，草木之类发生变化。所以人们易患胃脘当心疼痛，向上撑两胁，咽喉堵塞不通，食饮难以咽下，甚则耳鸣，头晕，目眩，两眼分辨不清人物，突然僵直仆倒等病证。太空中尘埃苍茫，天空和山脉同样颜色，或呈现浊气，色黄黑郁滞不散，云虽横于空中，而雨水不降，这就是木郁开始发作的现象，发作的时间不固定。如果发现

---

[1] 寒雾：指寒冷潮湿的空气。

黑郁若，横云不起雨，而乃发也，其气无常。长川草偃，柔叶呈阴，松吟高山，虎啸岩岫，怫之先兆也。

平野中的草皆低垂不起，柔软的树叶被风吹动而背面翻转向外，高山之松，风吹作响，犹如山崖峰峦中的虎啸，乃是木郁将发的先兆。

火郁之发，太虚肿翳，大明不彰，炎火行，大暑至，山泽燔燎，材木流津，广厦腾烟，土浮霜卤，止水乃减，蔓草焦黄，风行惑言，湿化乃后。故民病少气，疮疡痈肿，胁腹胸背，面首四支，䐜愤胪胀，疡痱呕逆，瘛疭骨痛，节乃有动，注下温疟，腹中暴痛，血溢流注，精液乃少，目赤心热，甚则瞀闷懊憹，善暴死。刻终大温，汗濡玄府，其乃发也。其气四。动复则静，阳极反阴，湿令乃化乃成，华发水凝，山川冰雪，焰阳午泽[1]，怫之先兆也。有怫之应而后报也，皆观其极而乃发也。木发无时，水随火也。谨候其时，病可与期，失时反岁，五气不行，生化收藏，政无恒也。

火气郁而发作是这样的情况：太空中有黄赤之气遮避，太阳光不很明亮，炎热的火气流行，大暑乃至，高山湖泽似被火焰烧燎一样，木材流出液汁，高楼大厦之上烟气升腾，地面上浮现出霜卤，不流动的水减少，蔓草类焦枯干黄，风火相煽，人们言语惑乱，湿润的雨气不能按时而来。所以人们易患少气，疮疡痈肿，胁、腹、胸、背、面、四肢胀满而不舒适，痱疹，呕逆，筋脉抽搐，骨节疼痛而抽动，泄泻，温疟，腹中急剧疼痛，血液外溢，精液减少，目赤，心中烦热，甚则昏蒙烦闷等病证，容易突然死亡。每日在百刻终尽之后，本应凉爽反而阳气来复，气候大温，汗出较多，这就是火郁开始发作的现象，发作的时间，多在四气之时即大暑到秋分的时候。事物动极则静，阳极则阴，热极之后，湿气乃化乃成。花开之时又见水结成冰，山川出现冰雪，见到南面池塘有阳气升腾，乃是火郁将发的先兆。五气之郁，必有先兆，而后乃发生报复之气，都是在郁极的时候开始发作，木郁的发作，没有固定的时间，水郁的发作，在君、相二火主时的前后。细心地观察时令，发病的情况是可以预测的，若不了解正常的时令及岁气运行的规律，就不能根据胜复之气的变化来防治疾病了。

帝曰：水发而雹雪，土发而飘骤，木发而毁折，金发而清明，

黄帝说：水郁而发为冰雪霜雹，土郁而发为暴风骤雨，木郁而发为毁坏断折，金郁而发为清爽明净，火郁

---

[1] 焰阳午泽：焰阳，指阳气上腾；午泽，即面南之泽。

火发而曛昧，何气使然？

岐伯曰：气有多少，发有微甚，微者当其气，甚者兼其下，征其下气而见可知也。

帝曰：善。五气之发，不当位者何也？

岐伯曰：命其差。

帝曰：差有数乎？

岐伯曰：后皆三十度而有奇[1]也。

帝曰：气至而先后者何？

岐伯曰：远太过则其至先，远不及则其至后，此候之常也。

帝曰：当时而至者何也？

岐伯曰：非太过非不及，则至当时，非是者眚也。

帝曰：善。气有非时而化者何也？

岐伯曰：太过者当其时，不及者归其己胜也。

帝曰：四时之气，至有早晏高下左右，其候何如？

岐伯曰：行有逆顺，至有迟速，故太过者化先天，不及者化后天。

帝曰：愿闻其行何谓也？

而发为热气黄赤昏暗，这是什么原因造成的呢？

岐伯说：六气有太过和不及的不同，发作时有轻微和严重的差别，发作轻微的，只限于本气，发作严重的，则兼见于其下承之气，预见其下承之气的变化，则气发的情况就可以知道了。

黄帝说：讲得好。五郁之气的发作，不与其所主时令相应，这是什么原因呢？

岐伯说：这是属于时间上的差异。

黄帝说：这种差异，有一定的日数吗？

岐伯说：差异都在相应时令之后三十日多一点。

黄帝说：五运主时之气，来时有先后的不同，是什么原因呢？

岐伯说：岁运太过，气提前而至，岁运不及，气延迟而至，这属于正常的气候变化规律。

黄帝说：岁运之气，不早不晚正当适时到来的，属于什么呢？

岐伯说：没有太过和不及，气候准时到来，否则就要发生灾害。

黄帝说：讲得好。气有非其时而有其化的，是什么道理呢？

岐伯说：气太过的，其气化则正当其时；气不及的，其气化则归之于胜己者之所化。

黄帝说：四时之气，来时有早晚高下左右的不同，怎样测知呢？

岐伯说：气的运行有逆有顺，气的到来有快有慢。所以气太过的，气化先于时令，气不及的，气化后于时令。

黄帝说：我想听听关于气的运行情况是怎样的呢？

---

[1]三十度而有奇：度，即日；三十度，即一个月三十天；奇，为八十七刻半的一半，即四十三刻七分半。

岐伯曰：春气西行，夏气北行，秋气东行，冬气南行。故春气始于下，秋气始于上，夏气始于中。冬气始于标。春气始于左，秋气始于右，冬气始于后，夏气始于前。此四时正化之常。故至高之地，冬气常在，至下之地，春气常在，必谨察之。

帝曰：善。

黄帝问曰：五运六气之应见，六化之正，六变之纪何如？

岐伯对曰：夫六气正纪，有化有变，有胜有复，有用有病，不同其候，帝欲何乎？

帝曰：愿尽闻之。

岐伯曰：请遂言之。夫气之所至也，厥阴所至为和平，少阴所至为暄，太阴所至为埃溽，少阳所至为炎暑，阳明所至为清劲，太阳所至为寒雾，时化之常也。

厥阴所至为风府[1]为璺（wèn）启[2]，少阴所至为火府为舒荣，太阴所至为雨府为员盈，少阳所

岐伯说：春气生于东而西行，夏气生于南而北行，秋气生于西而东行，冬气生于北而南行。所以春气自下而升于上，秋气自上而降于下，夏气万物生长，其气布化于中，冬气严于外表，而气于标。春气在东，故始于左，秋气在西，故始于右，冬气在北，故始于后，夏气在南，故始于前。这就是四时正常气化的一般规律。所以高原地带，气候严寒，冬气常在；下洼地带，气候温和，春气常在，必须根据不同的时间地点，仔细地加以考察。

黄帝说：好。

黄帝问道：五运六气变化应于所见的物象，其正常气化与反常的变化是怎样的呢？

岐伯回答：关于六气正常与反常的变化，有气化，有变化，有胜气，有复气，有作用，有病气，各有不同的情况，您想了解哪一方面呢？

黄帝说：我想听您详尽地讲讲。

岐伯说：我尽量讲给您听吧。关于六气的到来，厥阴风木之气到来时，则为平和；少阴君火之气到来时，则为温暖；太阴湿土之气到来时，则为尘埃湿润；少阳相火之气到来时，则为火炎暑热；阳明燥金之气到来时，则为清凉刚劲；太阳寒水之气到来时，则为寒冷气氛。这是四时正常气化的一般情况。

厥阴之气到来，为风化之府，草木开始萌芽；少阴之气到来，为火化之府，万物舒发繁荣；太阴之气到来，为雨化之府，物体充盈丰满；少阳之气到来，为热化之府，万物生长茂盛；阳明之气到来，为肃杀之府，

---

[1] 府：物聚之处称之"府"。

[2] 璺启：就是植物萌芽生长的意思。璺，微裂未破之意；启，开拆之意。

至为热府为行出，阳明所至为司杀府为庚苍，太阳所至为寒府为归藏，司化之常也。

厥阴所至为生为风摇，少阴所至为荣为形见，太阴所至为化为云雨，少阳所至为长为番鲜，阳明所至为收为雾露，太阳所至为藏为周密，气化之常也。

厥阴所至为风生，终为肃；少阴所至为热生，中为寒；太阴所至为湿生，终为注雨；少阳所至为火生，终为蒸溽；阳明所至为燥生，终为凉；太阳所至为寒生，中为温。德化之常也。

厥阴所至为毛化，少阴所至为羽化，太阴所至为倮化，少阳所至为羽化，阳明所至为介化，太阳所至为鳞化，德化之常也。

厥阴所至为生化，少阴所至为荣化，太阴所至为濡化，少阳所至为茂化，阳明所至为坚化，太阳所至为藏化，布政之常也。

厥阴所至为飘怒大凉，少阴所至为大暄寒，太阴所至为雷霆骤注烈风，少阳所至为飘风燔燎霜凝，阳明所至为散落温，太阳所至为寒

万物苍老成熟；太阳之气到来，为寒化之府，万物生机潜藏。这是六气司化的一般情况。

厥阴之气到来，为万物发生，和风飘荡；少阴之气到来，为万物繁荣，形象显现；太阴之气到来，为万物化育，湿化云雨；少阳之气到来，为万物盛长，蕃秀鲜明；阳明之气到来，为万物收敛，雾露下降；太阳之气到来，生机潜藏，阳气固密。这是六气主时对万物产生的影响。

厥阴之气到来，为风气发生，厥阴之下，金气承之，故气终则肃杀；少阴之气到来，为热气发生，少阴之中见为太阳，故其中为寒化；太阴之气到来，为湿气发生，太阴之下，风气承之，风来湿化，故气终则大雨如注；少阳之气到来，为火气发生，相火之下，水气承之，故气终为湿热交蒸；阳明之气到来，为燥气发生，其气终则为凉；太阳之气到来，为寒气发生，太阳之中见为少阴，故其中为温化。这是六气主时气候变化的一般情况。

厥阴之气到来，有毛的动物化育；少阴之气到来，有羽的动物化育；太阴之气到来，倮体的动物化育；少阳之气到来，有羽翼的动物化育；阳明之气到来，有甲壳的动物化育；太阳之气到来，有鳞片的动物化育。这是六气在动物化育上的反映。

厥阴之气到来则万物生发，故为生化；少阴之气到来则万物繁荣，故为荣化；太阴之气到来则万物湿润，故为濡化；少阳之气到来则万物茂盛，故为茂化；阳明之气到来则万物坚实，故为坚化；太阳之气到来则万物闭藏，故为藏化。这是六气敷布而变化的一般情况。

厥阴风木之气到来，为狂风怒吼，风木亢盛则金气承而制之，其气为大凉；少阴君火之气到来，为气甚温暖，火气亢盛则阴精承而制之，其气为寒冷；太阴湿土之气到来为雷雨剧烈，湿土亢盛则风气承而制之，其气为狂风；少阳相火之气到来，为旋风及火热如燔，火气亢盛则水气承而制之，其气为霜凝；阳明燥金之气到来，

雪冰雹白埃，气变之常也。

厥阴所至为挠动为迎随，少阴所至为高明焰为曛，太阴所至为沉阴为白埃为晦暝，少阳所至为光显为彤云为曛，阳明所至为烟埃为霜为劲切为凄鸣，太阳所至为刚固为坚芒为立，令行之常也。

厥阴所至为里急，少阴所至为疡胗身热，太阴所至为积饮否隔，少阳所至为嚏呕为疮疡，阳明所至为浮虚，太阳所至为屈伸不利，病之常也。

厥阴所至为支痛，少阴所至为惊惑、恶寒战栗谵妄，太阴所至为稸满，少阳所至为惊躁、瞀昧、暴病，阳明所至为鼽尻、阴股膝髀腨骱足病，太阳所至为腰痛，病之常也。

厥阴所至为緛戾[1]，少阴所至为悲妄衄衊[2]，太阴所至为中满霍乱吐下，少阳所至为喉痹、耳鸣、呕涌，阳明所至为胕揭，太阳所至

为物体散落，金气亢盛则火气承而制之，其气温暖；太阳寒水之气到来，为寒雪冰雹，寒水亢盛则土气承而制之，其气为白色尘埃。这是六气过亢而气候反常的情况。

厥阴风木之气到来，为物体扰动，为随风往来；少阴君火之气到来，为火焰高明，为空中有黄赤之气色；太阴湿土之气到来，为阴气沉滞，为白色尘埃，为晦暗不明；少阳相火之气到来，为虹电等光闪，为赤色之云，为空中有黄赤之气色；阳明燥金之气到来，为烟尘，为霜冻，为刚劲急切，为凄惨之声；太阳寒水之气到来，为坚硬，为锋利，为挺立。这是六气行令的一般情况。

厥阴风木之气到来而致病，为腹中拘急；少阴君火之气到来而致病，为疮疡、皮疹、身热；太阴湿土之气到来而致病，为水饮积聚，阻塞不通；少阳相火之气到来而致病，为喷嚏、呕吐、疮疡；阳明燥金之气到来而致病，为皮肤气肿；太阳寒水之气到来而致病，为关节屈伸不利。这是六气致病的一般情况。

厥阴之气到来而致病，为肝气不舒，胸胁部支撑疼痛；少阴之气到来而致病，为心神不宁，常见易惊而惑乱、恶寒战栗、谵言妄语等症；太阴之气到来而致病，为脾气不运，常见蓄积胀满等症；少阳之气到来而致病，为胆气被伤，常见易惊、躁动不安、神识昏迷等症，常突然发病；阳明之气到来而致病，为胃足阳明之经脉不适，常见鼻塞流涕、臀、会阴、大腿、膝、髋、腓肠肌、小腿骨、足部不适等症；太阳之气到来而致病，为膀胱足太阳之经脉不适，多发为腰痛。这是六气致病的一般情况。

厥阴之气到来，会引起肢体屈伸短缩、转动不灵等症；少阴之气到来，会发生多言及无故悲伤、衄衊等症；太阴之气到来，会发生腹中胀满、霍乱吐泻等症；少阳之气到来，会发生喉痹、耳鸣、呕吐等病证；阳明之气到来，会发生皮肤干燥皲裂；太阳之气到来，会发

---

[1] 緛戾：即身体短缩、屈曲之意。緛，短缩之意。戾，指身体屈曲。

[2] 衊：血污。

为寝汗痉，病之常也。

生盗汗、发痉等症。这是六气致病的一般情况。

厥阴所至为胁痛呕泄，少阴所至为语笑，太阴所至为重胕肿，少阳所至为暴注瞤瘛暴死，阳明所至为鼽嚏，太阳所至为流泄禁止，病之常也。

厥阴之气到来而致病，为胁痛，常见呕吐泻利等症；少阴之气到来而致病，为多言善笑；太阴之气到来而致病，为身重浮肿；少阳之气到来而致病，为急剧泻利不止，肌肉抽搐，甚至突然死亡；阳明之气到来而致病，为鼻塞、喷嚏；太阳之气到来而致病，为二便失禁或闭塞不通。这是六气致病的一般情况。

凡此十二变者，报德以德，报化以化，报政以政，报令以令，气高则高，气下则下，气后则后，气前则前，气中则中，气外则外，位之常也。故风胜则动，热胜则肿，燥热则干，寒胜则浮，湿胜则濡泄，甚则水闭胕肿，随气所在，以言其变耳。

凡此十二变者，六气作用为德者，那么万物以德回应它；六气作用为化者，那么万物以化回应它；六气作用为政者，那么万物以政回应它；六气作用为令者，那么万物以令回应它；气在上的则病位高；气在下的则病位低；气在后则病在后，气在前则病在前，气在中的则病位在中；气在外的则病位在外；这是六气致病之病位的一般情况。所以风气胜者则动而不宁，热气胜者则肿，燥气胜者则干，寒气胜者则虚浮，湿气胜者则濡泻，甚则小便不通，全身浮肿。随着六气所在之处，以知其病变的情况。

帝曰：愿闻其用也。

黄帝说：我想听听六气的作用是怎样的。

岐伯曰：夫六气之用，各归不胜而为化，故太阴雨化，施于太阳；太阳寒化，施于少阴；少阴热化，施于阳明；阳明燥化，施于厥阴；厥阴风化，施于太阴。各命其所在以徵之也。

岐伯说：关于六气的作用，各自归之于被我克之气而以为气化。如太阴的雨化，作用于太阳；太阳的寒化，作用于少阴；少阴的热化，作用于阳明；阳明的燥化，作用于厥阴；厥阴的风化，作用于太阴。各随其所在的方位以显示其作用。

帝曰：自得其位何如？

黄帝说：六气在本位上发挥的作用是怎样的呢？

岐伯曰：自得其位常化也。

岐伯说：六气自得其本位的，是正常的气化。

帝曰：愿闻所在也。

黄帝说：我想听听六气本位的所在。

岐伯曰：命其位而方月[1]可知也。

岐伯说：确立了六气所居的位置，就可以知道它所主的方隅和时间了。

---

[1]方月：古人将一年的十二个月平均分配于四方，所以称为"方月"。方，指方隅；月，指月份。

帝曰：六位之气盈虚何如？

岐伯曰：太少异也。太者之至徐而常，少者暴而亡。

帝曰：天地之气，盈虚何如？

岐伯曰：天气不足，地气随之，地气不足，天气从之，运居其中而常先也。恶所不胜，归所同和，随运归从，而生其病也。故上胜则天气降而下，下胜则地气迁而上，多少而差其分，微者小差，甚者大差，甚则位易气交易，则大变生而病作矣。《大要》曰：甚纪五分，微纪七分，其差可见。此之谓也。

帝曰：善。论言热无犯热，寒无犯寒，余欲不远寒，不远热奈何？

岐伯曰：悉乎哉问也！发表而不远热，攻里不远寒。

帝曰：不发不攻犯寒犯热何如？

岐伯曰：寒热内贼，其病益甚。

帝曰：愿闻无病者何如？

岐伯曰：无者生之，有者甚之。

帝曰：生者何如？

黄帝说：岁气六步之位的太过不及是怎样的呢？

岐伯说：太过和不及是不同的。太过之气，来时缓慢而时间持续较长，不及之气，来时燥急而容易消失。

黄帝说：司天与在泉之气的太过和不及是怎样的呢？

岐伯说：司天之气不足时，在泉之气随之上迁，在泉之气不足时，司天之气从之下降，岁运之气居于中间，若在泉之气上迁则运气先上迁，司天之气下降则运气先下降，所以岁运之气的迁降，常在司天在泉之先。岁运不胜司天在泉之气时则相憎恶，岁运与司天在泉之气相和时，则同归其化，随着岁运与司天在泉之气所归从，而发生各种不同的病变。所以司天之气太过时，则天气下降，在泉之气太过时，则地气上迁，上迁下降的多少，随着天地之胜气多少，存在着一定的差异，气微则差异小，气甚则差异大，甚至可以改变气交的时位，气交时位改变时则有大的变化，疾病就要发作。《大要》上说：差异大的有五分，差异小的有七分，这种差异就表现出来了，说的就是这个意思。

黄帝说：讲得好。前面论述过用热品时，不要触犯主时之热；用寒品时，不要触犯主时之寒。我想用药不避寒、热时令，应当怎样做呢？

岐伯说：您问得很全面。发表时可以不避热，攻里时可以不避寒。

黄帝问：不发表、不攻里时而触犯了寒热会怎样呢？

岐伯答：如果寒热之气伤害于内，那么他的病就会更加严重了。

黄帝问：我想听听无病的人这样做了，情况会怎样呢？

岐伯答：无病的人，能够生病，有病的人会更加严重。

黄帝问：生病的情况是怎样的呢？

岐伯曰：不远热则热至，不远寒则寒至，寒至则坚否腹满，痛急下利之病生矣，热至则身热，吐下霍乱，痈疽疮疡，瞀郁注下，胸瘈肿胀，呕齁衄头痛，骨节变肉痛，血溢血泄，淋闷之病生矣。

帝曰：治之奈何？

岐伯曰：时必顺之，犯者治以胜也。

黄帝问曰：妇人重身，毒之何如？

岐伯曰：有故无殒，亦无殒也。

帝曰：愿闻其故何谓也？

岐伯曰：大积大聚，其可犯也，衰其太半而止，过者死。

帝曰：善。郁之甚者治之奈何？

岐伯曰：木郁达之，火郁发之，土郁夺之，金郁泄之，水郁折之，然调其气，过者折之，以其畏也，所谓泻之。

帝曰：假者何如？

岐伯曰：有假其气，则无禁也。所谓主气不足，客气胜也。

帝曰：至哉圣人之道！天地大化运行之节，临御之纪，阴阳之政，

岐伯答：不避热时则热至，不避寒时则寒至。寒至则发生腹部坚硬，痞闷胀满，疼痛急剧，下利等病；热至则发生身热、呕吐下利、霍乱、痈疽疮疡，甚至昏迷、烦闷、泄泻、肌肉抽动、筋脉抽搐、肿胀、呕吐、鼻塞、衄血、头痛、骨节改变、肌肉疼痛、吐血、便血、小便淋沥、癃闭不通等病证。

黄帝问：应当怎样治疗呢？

岐伯答：主时之气，必须顺从，触犯了主时之气，可用相胜之气的药物加以治疗。

黄帝问道：妇女怀孕，应该如何使用峻猛的药物呢？

岐伯回答：针对疾病使用药物，母体不会受伤害，胎儿也不会受到伤害。

黄帝说：我想听听这是什么道理呢？

岐伯说：妇女虽然怀孕，但有大积大聚的病证，是可以用峻猛的药物治疗的，但是在积聚衰减时，就要停止用药，如果使用峻猛药过量，就会导致胎儿死亡。

黄帝说：讲得好。严重的郁病，应当怎样治疗呢？

岐伯说：肝木抑郁的，应当舒畅条达；心火抑郁的，应当发散；土气抑郁的，应当消导、泻下；金气抑郁的，应当宣泄；水气抑郁的，应当调理制约。这样去调整五脏的气机，就是治疗气郁的基本方法。对于气太过的，就要抑制其旺盛之势，就是所谓的泻法。

黄帝问：假借之气致病，应当怎样治疗呢？

岐伯答：如果主气不足而有假借之气致病时，就不必遵守"用寒远寒，用热远热"的禁忌。这就是所谓主气不足，客气胜之而有非时之气的意思。

黄帝说：多么深远而伟大的学说！关于天地的变化，运行的节律，运用的纲领，阴阳的治化，寒暑的

寒暑之令，非夫子孰能通之！请藏之灵兰之室，署曰"六元正纪"，非斋戒不敢示，慎传也。

号令，除了先生谁还能通晓呢！我想把它藏在灵兰室中，命名为"六元正纪"，不经过斋戒沐浴，不敢随意将其展示，不是诚心实意的人，不可轻易传授给他。

刺法论篇第七十二（遗篇）

黄帝问曰：升降不前，气交有变，即成暴郁，余已知之。如何预救生灵，可得却乎？

岐伯稽首再拜对曰：昭乎哉问！臣闻夫子言，既明天元，须穷法刺，可以折郁扶运，补弱全真，泻盛蠲（juān）余，令除斯苦。

帝曰：愿卒闻之。

岐伯曰：升之不前，即有甚凶也。木欲升而天柱[1]窒抑之，木欲发郁亦须待时，当刺足厥阴之井。火欲升而天蓬[1]窒抑之，火欲发郁亦须待时，君火相火同刺包络之荥。土欲升而天冲[1]窒抑之，土欲发郁亦须待时，当刺足太阴之俞。金欲升而天英[1]窒抑之，金欲发郁亦须待时，当刺手太阴之经。水欲升而天芮（ruì）[1]窒抑之，水欲发郁亦须待时，当刺足少阴之合。

黄帝问道：运气当升不能升，当降不能降，升降失常，反而会成为侵犯人体的暴烈邪气，我已经知道了。要怎样加以预防，才能使人们免于疾病呢？有退却邪气的办法吗？

岐伯再次行礼答道：这个问题问得很好啊。我听自己的老师讲过，不仅要明白天地之间的六气变化，还要全面掌握针刺方法，才可以制约失常的邪气，扶助正常的运气，补助虚弱的正气，保全人体的真气，泻去亢盛之气，祛除余留邪气，以此解除病人的痛苦。

黄帝说：我想详尽地了解这其中的道理。

岐伯说：气机当升而不得升，便可能导致严重的灾祸。厥阴风木之气当升，遇金气过胜，则木气被郁而不得升。但木之郁气，必须等到木气当位之时才会发作，这个时候应当针刺足厥阴经的井穴"大敦"，以泻木之郁气；少阴君火当升，遇水气过胜，则火气被郁而不得升。但火之郁气，必须等到火气当位之时才会发作，这个时候应当针刺心包络手厥阴经的井穴"劳宫"，以泻火之郁气；太阴湿土之气当升，遇木气过胜，则土气被郁而不得升。但土之郁气，必须等到土气当位之时才会发作，这个时候应当针刺足太阴经的输穴"太白"，以泻土之郁气；阳明燥金之气当升，遇火气过胜，则金气被郁而不得升。但金之郁气，必须等到金气当位之时才会发作，这个时候应当针刺手太阴经的经穴"经渠"，以泻金之郁气；太阳寒水之气当升，遇土气过胜，则水气被郁而不得升。但水之郁气，必须等到水气当位之时才会发作，这个时候应当针刺足少阴经的合穴"阴谷"，以泻水之郁气。

[1] 天柱、天蓬、天冲、天英、天芮：是金、水、木、火、土星的别名。天柱，金正之宫；天蓬，水正之宫；天冲，木正之官；天英，火正之宫；天芮，土星之应宫。

帝曰：升之不前，可以预备，愿闻其降，可以先防。

岐伯曰：既明其升，必达其降也。升降之道，皆可先治也。木欲降而地晶（xiǎo）[1]窒抑之，降而不入，抑之郁发，散而可得位，降而郁发，暴如天间之待时也，降而不下，郁可速矣，降可折其所胜也，当刺手太阴之所出，刺手阳明之所入。火欲降而地玄[1]窒抑之，降而不入，抑之郁发，散而可矣，当折其所胜，可散其郁，当刺足少阴之所出，刺足太阳之所入。土欲降而地苍[1]窒抑之，降而不下，抑之郁发，散而可入，当折其胜，可散其郁，当刺足厥阴之所出，刺足少阳之所入。金欲降而地彤[1]窒抑之，降而不下，抑之郁发，散而可入，当折其胜，可散其郁，当刺心包络所出，刺手少阳所入也。水欲降而地阜[1]窒抑之，降而不下，抑之郁发，散而可入，当折其土，可散其郁，当刺足太阴之所出，刺足阳明之所入。

黄帝说：运气当升而不得升的，可以预防。我想知道运气当降而不得降时，该怎么事先防备呢？

岐伯说：既然知道了升的情况，那么也就知道了降的道理。运气升降失常所导致的疾病，都可以进行预防。厥阴风木之气当降，遇金气过胜，则木气被抑而不得降，成为郁气，待郁气消散则木可降至其本位。木气当降而不得降所发生的郁气，其危害暴烈程度与当升不得升所产生的郁气一样，但是当降不得降，郁气形成的时间更为迅速。如果使木气得降，当泻去亢盛的金气，针刺手太阴经的井穴"少商"、手阳明经的合穴"曲池"。少阴君火、少阳相火当降，遇水气过胜，则火气被抑而不得降，成为郁气，待郁气消散则火可降至其本位。只有去其亢盛的水气，才可使火之郁气消散，这时应该针刺足少阴经的井穴"涌泉"、足太阳经的合穴"委中"。太阴湿土之气当降，遇木气过胜，则土气被抑而不得降，成为郁气，待郁气消散则土可降至其本位。只有去其亢盛的木气，才可使土之郁气消散，这时应该针刺足厥阴经的井穴"大敦"、足少阳经的合穴"阳陵泉"。阳明燥金之气当降，遇火气过胜，则金气被抑而不得降，成为郁气，待郁气消散则金可降至其本位。只有去其亢盛的火气，才可使金之郁气消散，这时应该针刺手厥阴心包经的井穴"中冲"、手少阳经的合穴"天井"。太阳寒水之气当降，遇土气过胜，则水气被抑而不得降，成为郁气，待郁气消散则水可降至其本位。只有去其亢盛的土气，才可使水之郁气消散，这时应该针刺足太阴经的井穴"隐白"、足阳明经的合穴"足三里"。

---

[1]地晶、地玄、地苍、地彤、地阜：是金、水、木、火、土星的别名。地晶，西方金司；地玄，北方水司；地苍，东方木司；地彤，南方火司；地阜，中央土司。

帝曰：五运之至，有前后与升降往来，有所承抑之，可得闻乎刺法？

岐伯曰：当取其化源也。是故太过取之，不及资之。太过取之，次抑其郁，取其运之化源，令折郁气。不及扶资，以扶运气，以避虚邪也。资取之法令出《密语》。

黄帝问曰：升降之刺，以知其要，愿闻司天未得迁正，使司化之失其常政，即万化之或其皆妄。然与民为病，可得先除，欲济群生，愿闻其说。

岐伯稽首再拜曰：悉乎哉问！言其至理，圣念慈悯，欲济群生，臣乃尽陈斯道，可申洞微。太阳复布，即厥阴不迁正，不迁正气塞于上，当泻足厥阴之所流。厥阴复布，少阴不迁正，不迁正即气塞于上，当刺心包络脉之所流[1]。少阴复布，太阴不迁正，不迁正即气留于上，当刺足太阴之所流。太阴复布，少阳不迁正，

黄帝说：关于五运之太过和不及，气至有先后，与天气升降往来，互有相承相抑的问题，我可以听听其致病时所运用的针刺法则吗？

岐伯说：应当取其气化的本源。所以气盛则泻之，气不足则补之。采用泻法，就是根据运气升降的次序，抑制亢盛之气，通过调节运气的化生之源，使郁气消散。采用补法，就是辅助五运之气，避免邪气的侵入。补泻的方法，出自《玄珠密语》一书。

黄帝问道：关于六气为间气时，升降失常引起疾病的针刺治疗方法，我已经知道了。我想要再听听关于司天之气未能迁于正位，致使司天所主持的气化不能正常进行，使一切生化都失于正常，从而使百姓患病，请问能否在未病之前进行防御，以救济百姓呢？

岐伯再次跪拜回答：您问得很全面。谈到这些至理要言，体现了圣人仁慈怜悯之心，要拯救民众的疾苦，我一定详尽地陈述这些道理，把其中深奥微妙之处都讲解清楚。上一年司天的太阳寒水，继续主持气化，则厥阴风木不能迁居于司天之正位，厥阴不能迁正则木气郁塞于上，应当泻足厥阴经的荥穴"行间"。上一年司天的厥阴风木，继续主持气化，则少阴君火不能迁居于司天之正位，少阴不能迁正则火气郁塞于上，应当针刺手厥阴心包经的荥穴"劳宫"。上一年司天的少阴君火，继续主持气化，则太阴湿土不能迁居于司天之正位，太阴不能迁正则土气留居于上，应当针刺足太阴经的荥穴"大都"。上一年司天的太阴湿土，继续主持气化，则少阳相火不能迁居于司天之正位，少阳不能迁正则火气闭塞而不通，应当针刺手少阳经的荥穴"液门"。上一

---

[1]所流：流，作"溜"，义同。所流，即荥穴。

不迁正则气塞未通，当刺手少阳之所流。少阳复布，则阳明不迁正，不迁正则气未通上，当刺手太阴之所流。阳明复布，太阳不迁正，不迁正则复塞其气，当刺足少阴之所流。

帝曰：迁正不前，以通其要，愿闻不退，欲折其余，无令过失，可得明乎？

岐伯曰：气过有余，复作布正，是名不退位也。使地气不得后化，新司天未可迁正，故复布化令如故也。巳亥之岁，天数有余，故厥阴不退位也，风行于上，木化布天，当刺足厥阴之所入[1]。子午之岁，天数有余，故少阴不退位也，热行于上，火余化布天，当刺手厥阴之所入。丑未之岁，天数有余，故太阴不退位也，湿行于上，雨化布天，当刺足太阴之所入。寅申之岁，天数有余，故少阳不退位也，热行于上，火化布天，当刺手少阳之所入。卯酉之岁，天数有余，故阳明不退位也，金行于上，燥化布天，当刺手太阴之所入。辰戌之岁，天数有

---

[1] 所入：就是合穴。

年司天的少阳相火，继续主持气化，则阳明燥金不能迁居于司天之正位，阳明不能迁正则金气郁塞于上，应当针刺手太阴经的荥穴"鱼际"。上一年司天的阳明燥金，继续主持气化，则太阳寒水不能迁居于司天之正位，太阳不能迁正则水气郁塞于上，应当针刺足少阴经的荥穴"然谷"。

黄帝说：关于司天之气不能迁正，我已经明白了它的针刺要点，还想听听关于不退位的问题，要想折减有余之气，使它不会太过而造成灾害，您可以帮我理解这个问题吗？

岐伯说：如果上一年的司天之气太过而有余，继续居于正位，主持气化，称为不退位。如此必然导致在泉之气后退而行间气之化，而当年司天之气不能迁居于正位，上一年之气仍发挥作用。巳年与亥年，厥阴风木之气不退位，到了午年与子年，风气仍运行于上，木气布化于天，应当针刺足厥阴经的合穴"曲泉"。子年与午年，少阴君火之气不退位，到了丑年与未年，热气仍运行于上，火的余气布化于天，应当针刺手厥阴经的合穴"曲泽"。丑年与未年，太阴湿土之气不退位，到了寅年与申年，湿气仍运行于上，雨气化布于天，应当针刺足太阴经的合穴"阴陵泉"。寅年与申年，少阳君火不退位，到了卯年和酉年，热气仍运行于上，火气气布化于天，当刺手少阳经的合穴"天井"。卯年与酉年，阳明燥金之气不退位，到了辰年与戌年，金气仍运行于上，燥气化布于天，应当针刺手太阴经的合穴"尺泽"。辰年与戌年，太阳寒水之气不退位，到了巳年与亥年，寒气仍运行于上，凛冽的水气化布于天，应当针刺足少阴经的合穴"阴谷"。所以说司天、在泉之气，出现异常变化，就会使人们生病，按照上述方法进行针刺，可以预先平定将要发生的疾病。

余，故太阳不退位也，寒行于上凛，水化布天，当刺足少阴之所入。故天地气逆，化成民病，以法刺之，预可平疴。

黄帝问曰：刚柔二干[1]，失守其位，使天运之气皆虚乎？与民为病，可得平乎？

岐伯曰：深乎哉问！明其奥旨，天地迭移，三年化疫，是谓根之可见，必有逃门。

假令甲子，刚柔失守，刚未正，柔孤而有亏，时序不令，即音律非从，如此三年，变大疫也。详其微甚，察其浅深，欲至而可刺，刺之，当先补肾俞，次三日，可刺足太阴之所注。又有下位己卯不至，而甲子孤立者，次三年作土疠，其法补泻，一如甲子同法也。其刺以毕，又不须夜行及远行，令七日洁，清净斋戒。所有自来肾有久病者，可以寅时面向南，净神不乱，思闭气不息七遍，以引颈咽气顺之，如咽甚硬

黄帝说：刚干与柔干，失守其司天在泉之位，会使司天和中运之气都虚吗？给人们造成的疾病，能够使其平和吗？

岐伯说：您提的这个问题很深奥。需要明白其奥妙的意义，司天在泉之气，逐年更迭迁移，如果运转失常，大约三年，就会化为疫病。因此说，认识了它的根本所在，必定会有避免疫病的法门。

假如甲子年，刚柔失守，司天之刚气不得按时迁正，在泉之柔气也就会孤立而亏虚，四时的气候，失去正常的秩序，相应的音律不能相从。这样，在三年左右的时间，就要发生较大的疫病。应该审察运气失常的轻重与深浅，在疫病将要发生而可刺之时，就用针刺进行治疗。土疫易伤水脏，当先取背部的肾俞穴，以补肾水；三日后，再针刺足太阴经的太白穴，以泻土气。又有在泉之气，己卯不能迁正，而司天甲子阳刚之气，则孤立无配，三年左右的时间，也可发作土疠。补泻方法，和上述甲子司天不得迁正致疫之法是一样的。针刺以后，不可夜行或远行，七日内，要保持洁净，素食养神。凡原来肾脏有久病的人，在寅时，面向南方，净心安神，吸而不呼，伸直颈项，用力咽气，如同吞咽很硬的东西那样，这样连作七遍，然后再吞咽舌下的津液。

---

[1]刚柔二干：干，即天干。其中甲、丙、戊、庚、壬为阳干，乙、丁、己、辛、癸为阴干。阳干气刚，五运表现为太过；阴干气柔，五运表现为不及，所以称"刚柔二干"。

物，如此七遍后，饵舌下津令无数。

假令丙寅，刚柔失守，上刚干失守，下柔不可独主之，中水运非太过，不可执法而定之，布天有余，而失守上正，天地不合，即律吕音异，如此即天运失序，后三年变疫。详其微甚，差有大小，徐至即后三年，至甚即首三年，当先补心俞，次五日，可刺肾之所入。又有下位地甲子，辛巳柔不附刚，亦名失守，即地运皆虚，后三年变水疠，即刺法皆如此矣。其刺如毕，慎其大喜欲情于中，如不忌，即其气复散也，令静七日，心欲实，令少思。

假令庚辰，刚柔失守，上位失守，下位无合，乙庚金运，故非相招，布天未退，中运胜来，上下相错，谓之失守，姑洗林钟，商音不应也，如此则天运化易，三年变大疫。详其天数，差有微甚，微即微，三年至，甚即甚，三年至，当先补肝俞，次三日，可刺肺之所行。刺毕，可静神七日，慎勿大怒，怒必真气却散之。又或在下地甲子乙未失守者，即乙柔干，即上庚独治之，亦名失守者，即天运孤主之，

假如丙寅年，刚柔失守，司天之气不按时迁正，在泉之气不能独主时令。由于司天之气不得迁正，所以丙虽阳干，则水运不为太过，不能用常法来论定。司天之气虽有余，但不得迁正其位，天地上下，不相配合，阳律阴吕其音各异。这样，就是天气运行失去正常的秩序，其后三年左右的时间，就要发生疫病。审察运气失常的轻重和深浅差异，其中较为徐缓的可在三年后发生疾病，而较为严重的在三年之内就会发生疫病。水疫易伤心火，当其将要发生时，用针刺之，应当针刺背部的心俞穴，以补心火。五日后，针刺肾足少阴经的阴谷穴，以泻肾水。又有在泉干支辛巳不能迁正附于上刚的，也叫作失守，就会使运与在泉之气都虚，其后三年左右，变成水疫，其补泻刺法，也和上述司天不得迁正致疫之法相同。针刺完毕，不可大喜情动于中，如不加以禁忌，就会使气再度耗散。要让病人休养七日，心情安闲自在，不可有过多的思念。

假如庚辰年，刚柔失守，司天之气不得按时迁正，在泉之气无所配合，乙庚为金运，刚柔失守，上下不能相招，上一年阳明燥金司天之气不退，其在泉之火，来胜今年中运之金，司天在泉，其位相错，叫作失守使太商阳律之姑洗与少商阴吕之林钟，不能相应。这样，则天运变化失常，三年左右，就要发生较大的疫病。审察五气失常的轻重及差异的大小，其中差异较大的，则疫气甚，也在三年左右时发病，金疫易伤肝木，当针刺背部的肝俞穴，以补肝木，三日后，针刺肺手太阴经的经渠穴，以泻肺金。针刺完毕，可安养神志七日，不可大怒，大怒则使真气散失。又或在泉干支乙未失守，不得迁正即下乙柔干不至，上庚刚干独治，也叫作失守，即司天与中运独治之年，三年左右，变为疠气，名叫金疠，审察其在泉变化规律，推断其疠气的差异大小，即可知道发病的迟速。凡是乙庚刚柔失位，其刺法都相同，肝应保持平和，不可发怒，以伤其气。

三年变疠，名曰金疠，其至待时也，详其地数之等差，亦推其微甚，可知迟速尔。诸位乙庚失守，刺法同，肝欲平，即勿怒。

假令壬午，刚柔失守，上壬未迁正，下丁独然，即虽阳年，亏及不同，上下失守，相招其有期，差之微甚，各有其数也，律吕二角，失而不和，同音有日，微甚如见，三年大疫，当刺脾之俞，次三日，可刺肝之所出也。刺毕，静神七日，勿大醉歌乐，其气复散，又勿饱食，勿食生物，欲令脾实，气无滞饱，无久坐，食无太酸，无食一切生物，宜甘宜淡。又或地下甲子，丁酉失守其位，未得中司，即气不当位。下不与壬奉合者，亦名失守，非名合德，故柔不附刚，即地运不合，三年变疠，其刺法一如木疫之法。

假令戊申，刚柔失守，戊癸虽火运，阳年不太过也，上失其刚，柔地独主，其气不正，故有邪干，迭移其位，差有浅深，欲至将合，音律先同，如此天运失时，三年之中，火疫至矣，当刺肺之俞。

假如壬午年，刚柔失守，司天之气不得按时迁正，在泉之丁，孤独而无司天之气相配，壬虽阳年，不得迁正则亏，不同于正常之气，上下失守，则其相应当有一定时间，其差异的微甚，各有一定之数，太角的阳律与少角的阴吕相失而不能配合，待上下得位之时，则律吕之音相同有日，根据其微甚的差异，三年左右，便会发生较大的疫病，木疫易伤脾土，应当针刺背部的脾俞穴，以补脾土，三日后，针刺肝足厥阴经的大敦穴，以泻肝木。针刺之后，安养神志七日，不可大醉及唱歌娱乐，否则使真气再度消散，也不要过饱或吃生的食物，要使脾气充实，不可滞塞饱满，不可久坐不动，食物不可太酸，不可吃生的食物，宜于食用清淡之味的食物。又或在泉干支丁酉，不得迁正，失守其位，不能与中运司天之气相应，即下位不能奉合于上，也叫作失守，不能叫作合德，因而为柔不附刚，即在泉之气，与中运不合，三年便可变为疫疠，其针刺方法，与上述针刺木疫之法相同。

假如戊申年，刚柔失守，司天之气不得按时迁正，戊癸虽然是火运阳年，若刚柔失守，则阳年也不属火运太过，司天之气不得迁正，上失其刚，在泉之柔，独主无配，岁气不正，因而有邪气干扰，司天在泉之位，更迭变移，其差异有深浅，刚柔之位，将欲应合，阳律与阴吕必先应而同，像这样天运失去正常时位的，在三年之中，火疫就要发生，火疫易伤肺金，应当针刺背部的肺俞穴，以补肺金。针刺之后，安养七日，不可悲伤，

刺毕，静神七日，勿大悲伤也，悲伤即肺动，而真气复散也，人欲实肺者，要在息气也。又或地下甲子，癸亥失守者，即柔失守位也，即上失其刚也，即亦名戊癸不相合德者也，即运与地虚，后三年变疠，即名火疠。

悲伤则动肺气，使真气再度消散。人们要使肺气充实，重要的方法是闭气养神。又或在泉干支癸亥失守，不得迁正，则司天之刚气无配，也叫作戊癸不能合德，也就是运与在泉之气俱虚，三年之后变为疠气，名叫火疠。

是故立地五年，以明失守，以穷法刺，于是疫之与疠，即是上下刚柔之名也，穷归一体也，即刺疫法，只有五法，即总其诸位失守，故只归五行而统之也。

所以用五运之气，分立五年，来说明司天在泉刚柔失守的道理，并叙述针刺的方法。疫病与疠病，是根据上下刚柔失守而定名。虽然有两个名称，但其实质却是一个疾病，针刺疫疠的方法，也是上述五种。这些理论汇总了刚柔失守的情况，可以用五行规律进行归纳和概括。

黄帝曰：余闻五疫之至，皆相染易，无问大小，病状相似，不施救疗，如何可得不相移易者？

黄帝说：我听说五疫发病都具有传染性，不论大人与小儿，症状表现相似，除了针刺方法治疗以外，还有什么方法能使它不传染呢？

岐伯曰：不相染者，正气存内，邪不可干，避其毒气，天牝[1]从来，复得其往，气出于脑，即不邪干，气出于脑，即室先想心如日。欲将入于疫室，先想青气自肝而出，左行于东，化作林木。次想白气自肺而出，右行于西，化作戈甲。次想赤气自心而出，南行于上，化作焰明。次想黑气自肾而出，

岐伯说：五疫发病时，有的人不受感染，这是由于正气充实，邪气不能触犯。还要避忌毒气，邪气自鼻孔而入，又从鼻孔而出，正气出自于脑，则邪气便不能侵犯。所谓正气出之于脑，就是说，集中神思，觉得内心好像太阳一样光明。将要进入病室时，想象有青气从肝脏发出，向左而运行于东方，化作繁荣的树木，以诱导肝气。其次想象有白气从肺脏发出，向右而运行于西方，化作干戈金甲，以诱导肺气。其次想象有赤气从心脏发出，向南而运行于上方，化作火焰光明，以诱导心气。其次想象有黑气从肾脏发出，向北而运行于下方，化作寒冷之水，以诱导肾气。其次想象有黄气从脾脏发出，留存于中央，化作黄土，

---

[1] 天牝：指鼻子。

北行于下，化作水。次想黄气自脾而出，存于中央，化作土。五气护身之毕，以想头上如北斗之煌煌，然后可入于疫室。

又一法，于春分之日，日未出而吐之。又一法，于雨水日后，三浴以药泄汗。又一法，小金丹方：辰砂二两，水磨雄黄一两，叶子雌黄一两，紫金半两，同入合中，外固了，地一尺筑地实，不用炉，不须药制，用火二十斤煅之也，七日终，候冷七日取，次日出合子，埋药地中七日，取出顺日研之三日，炼白沙蜜为丸，如梧桐子大，每日望东吸日华气一口，冰水下一丸，和气咽之，服十粒，无疫干也。

黄帝问曰：人虚即神游失守位，使鬼神外干，是致夭亡，何以全真？愿闻刺法。

岐伯稽首再拜曰：昭乎哉问！谓神移失守，虽在其体，然不致死，或有邪干，故令夭寿。只如厥阴失守，天以虚，人气肝虚，

以诱导脾气。有了五脏之气，还要想象头上有北斗星的光辉照耀，然后才可以进入病室。

还有一种方法，就是在春分的清晨，太阳尚未升起的时候，用催吐的方法，使阳气振奋，这样就能达到预防的目的。另一种方法，是在雨水节气之后，用药水冲洗三次，使汗液外出而驱除邪气，起到预防的作用。另一种方法，是服用小金丹，起到防止传染的作用。小金丹的组成：辰砂二两，水磨雄黄一两，叶子雌黄一两，紫金半两。混合以上四味药物，放入密闭的盒子中，埋入地下一尺深的地方，盖土封实。不用火炉及其他药物，用二十斤燃料在地面上烧煅，七日后完成。冷却七日后取出盒子。第二天，取出药物，再将药物埋入地下，七日后取出。每日研磨，三天后，用白蜜合药，做成梧桐子大小的药丸。每日清晨日出之时，面向东方，吸取自然精华，然后用冰水送服一粒，连同吸入的精华之气一同咽下。连续服用十日，疫气便不能侵犯人体了。

黄帝问道：人体虚弱，会使精神游离，失去正常位置，从而使邪气容易侵入机体，因而导致死亡，怎样才能保全真气呢？我想听听关于针刺治疗的方法。

岐伯再次跪拜回答：您这个问题问得很高明啊。精神虽然游离无主，失去正常位置，但并没有离开形体，这样就不会死亡。如果再有邪气侵犯，便会使人短命而亡。例如厥阴司天不得迁正，失其正常位置，人体肝气素虚，感受天地之间的虚邪，谓之重虚，使神魂不得归藏而游离于上，邪气侵犯则大气厥逆。如果身体温暖，

感天重虚[1]，即魂游于上，邪干厥大气，身温犹可刺之，刺其足少阳之所过，次刺肝之俞。人病心虚，又遇君相二火司天失守，感而三虚[2]，遇火不及，黑尸鬼[3]犯之，令人暴亡，可刺手少阳之所过，复刺心俞。人脾病，又遇太阴司天失守，感而三虚，又遇土不及，青尸鬼邪犯之于人，令人暴亡，可刺足阳明之所过，复刺脾之俞。人肺病，遇阳明司天失守，感而三虚，又遇金不及，有赤尸鬼干人，令人暴亡，可刺手阳明之所过，复刺肺俞。人肾病，又遇太阳司天失守，感而三虚，又遇水运不及之年，有黄尸鬼干犯人正气，吸人神魂，致暴亡，可刺足太阳之所过，复刺肾俞。

黄帝问曰：十二脏之相使，神失位，使神彩之不圆，恐邪干犯，治之可刺，愿闻其要。

岐伯稽首再拜曰：悉乎哉，问至理，道真宗，此非圣帝，焉究斯源，是谓气神合道，契符上天。心

仍可以采用针刺救治。针刺足少阳经的原穴"丘墟"，再针刺背部肝脏的俞穴"肝俞"，以补肝脏之气。人体心气虚弱，遇到君火或相火司天不得迁正，失其正常位置，邪气侵犯人体而使心脏之气复伤，称为三虚。遇到火运不及，水疫之邪侵犯，使人突然死亡。可以先针刺手少阳经的原穴"阳池"，再针刺背部心脏的俞穴"心俞"，以补心脏之气。人体脾气虚弱，又遇到太阴司天不得迁正，失其正常位置，邪气侵袭使脾脏之气复伤，称为三虚，遇到土运不及时，木疫之邪侵犯，使人突然死亡。可以针刺足阳明经的原穴"冲阳"，再针刺背部脾脏的俞穴"脾俞"，以补脾脏之气。人体肺气虚弱，遇到阳明司天不得迁正，失其正常位置，邪气侵袭损伤肺脏，使肺脏之气复伤，称为三虚，又遇到金运不及时，火疫之邪侵犯，使人突然死亡。可以先针刺手阳明经的原穴"合谷"，再针刺背部肺脏的俞穴"肺俞"，以补肺脏之气。人体肾气虚弱，又遇到太阳司天，不得迁正，失其正常位置，邪气侵犯人体，使肾脏之气复伤，称为三虚，又遇到水运不及之年，土疫之邪侵犯，伤及正气，人的神魂像是被从体内吸走一样，突然死亡。可以先针刺足太阳经的原穴"京骨"，再刺背部肾脏的俞穴"肾俞"，以补肾脏之气。

黄帝问道：十二个脏器的功能都是相互为用的，任何一个脏腑功能失调，都会使全身的神气受到影响而不能充实，容易受到邪气的侵犯，这种情况可以采用刺法治疗吗？我想听听关于针刺治疗的要点。

岐伯再次跪拜回答：您问得真详尽啊。问及这些要的道理，真正的宗旨，如果不是贤明的帝王，谁能深究这些根源呢。这是所谓神与气相合的理论，合

[1]重虚：人虚、天虚，两者并至，就称重虚。
[2]三虚：人因内伤而虚，运气因不及而虚，复感外来虚邪，就称三虚。
[3]黑尸鬼：鬼指疫邪。因疫疠之病致人死亡后，其邪仍能传染他人，所以称为"尸鬼"。黑，即水。黑尸鬼即水疫之邪。以下的"青""赤""黄"等亦为此意。

者，君主之官，神明出焉，可刺手少阴之源。肺者，相傅之官，治节出焉，可刺手太阴之源。肝者，将军之官，谋虑出焉。可刺足厥阴之源。胆者，中正之官，决断出焉，可刺足少阳之源。膻中者，臣使之官，喜乐出焉，可刺心包络所流。脾为谏议之官，知周出焉，可刺脾之源。胃为仓廪之官，五味出焉，可刺胃之源。大肠者，传道之官，变化出焉，可刺大肠之源。小肠者，受盛之官，化物出焉，可刺小肠之源。肾得，作强之官，伎巧出焉，刺其肾之源。三焦者，决渎之官，水道出焉，刺三焦之源。膀胱者，州都之官，精[1]液藏焉，气化则能出矣，刺膀胱之源。凡此十二官者，不得相失也。是故刺法有全神养真之旨，亦法有修真之道，非治疾也，故要修养和神也。道贵常存，补神固根，精气不散，神守不分，然即神守而虽[2]不去，亦能全真，人神不守，非达至真，至真之要，在乎天玄，神守天息，复入本元，命曰归宗。

---

[1] 精：灵兰秘典论篇作"津"，为妥。

[2] 虽：通惟。

乎一定的自然规律，符合司天之气。心的职能如同君主，人的一切精神活动，都由心而产生，心脏有病可以针刺手少阳经的原穴"神门"。肺的职能如同宰相，协助心脏治理与调节全身的气血营卫，肺脏有病可以针刺手太阴经的原穴"太渊"。肝的职能如同将军，人的深谋远虑都由肝而产生，肝脏有病可以针刺足厥阴经的原穴"太冲"。胆的职能如同"中正"之官，起判断和决断的作用，胆有病，可以针刺足少阳经的原穴"丘墟"。膻中的职能如同臣使，保护心脏，能够反映出心脏的欢喜、快乐的情绪，膻中有病，可以针刺心包经的荥穴"劳宫"。脾的职能如同谏议之官，智慧周密，辅助君主，脾脏有病，可以针刺足太阴经的原穴"太白"。胃的职能如同管理粮库的官，饮食物都要经过胃的消化，胃有病，可以针刺足阳明经的原穴"冲阳"。大肠为传导糟粕的通路，糟粕排泄都在此处完成，大肠有病，可以针刺手阳明经的原穴"合谷"。小肠的职能是接受从胃中下移的饮食物，消化食物，泌别清浊，称为受盛之官，小肠有病，可以针刺手太阳经的原穴"腕骨"。肾脏能保持人体精力充沛，强壮矫健，称为"作强"之官，肾脏有病，可以针刺足少阴经的原穴"太溪"。三焦保持全身水道通利，人体水液代谢依靠三焦的气化功能，三焦有病，可以针刺手少阳经的原穴"阳池"。膀胱是水液聚集的地方，尿液通过膀胱的气化作用才能排出体外，膀胱有病，可以针刺足太阳经的原穴"京骨"。以上这十二脏器的职能，必须保持协调一致。如果脏腑功能失调，可以采用针刺的方法进行治疗。针刺治疗具有保全神气、调养元气的意义。养生之道，贵在持之以恒，补养神气，巩固根本，使精气不散，使神气内守。只有神守不去，才能保全真气。如果神与形不能紧密联系而分离，就不能达到养生的目的。保养真气的道理，如同天空一样玄妙和广阔，人的神气与自然息息相通，所以，必须适应自然的一切变化。做到这些，才能做到与自然融为一体，才可以称为回归本源。

本病论篇第七十三（遗篇）

黄帝问曰：天元九窒[1]，余已知之，愿闻气交，何名失守？

岐伯曰：谓其上下升降，迁正退位，各有经论，上下各有不前，故名失守也。是故气交失易位，气交乃变，变易非常，即四时失序，万化不安，变民病也。

帝曰：升降不前，愿闻其故，气交有变，何以明知？

岐伯曰：昭乎问哉！明乎道矣。气交有变，是为天地机，但欲降而不得降者，地窒刑之。又有五运太过，而先天而至者，即交不前，但欲升而不得其升，中运抑之，但欲降而不得其降，中运抑之。于是有升之不前，降之不下者，有降之不下，升而至天者，有升降俱不前，作如此之分别，即气交之变，变之有异，常各各不同，灾有微甚者也。

黄帝说：关于天地之气，升降不得，窒抑而不得归于正位的九种情况，我已经知道了，我还想听听关于气交的变化，怎样才称为失守呢？

岐伯说：这是关于司天、在泉的迁正、退位和左右间气升降的问题，司天、在泉的迁正与退位，都有一定的规律。如果左右间气出现升降失常，不能进入正常位置的现象，称为失守。由于气交失守，不能正常交换更移时位，气交就要发生反常的变化，也就是四时时令失去正常的秩序，万物生化不得正常进行，人们就会发生疾病。

黄帝说：关于间气不能正常升降的问题，我想听听这其中的原因。怎样才能理解气交发生的变化呢？

岐伯说：您提的问题很高明啊，不愧为贤明的圣人。气交发生的变化，是天地运转固有的机制，气欲降而不得降的，是由于地气窒抑相胜所致。五运之气太过的年份，主岁之气先于时令而至，使气交升降不能正常进行。地气欲降而不得降，是因为受到了中运之气的阻滞。于是出现欲升不得升，欲降不得降，降之不下而升至天，以及升降都不能进行的情况。这些就是气交发生异常变化的原因，情况各不相同，所以，发生的灾害也就有轻有重了。

[1]九窒：地之六气欲升天，或天之六气欲入地，而适遇相胜，则被窒抑，共有九种情况，故称九窒。

帝曰：愿闻气交遇会胜抑之由，变成民病，轻重何如？

岐伯曰：胜相会，抑伏使然。是故辰戌之岁，木气升之，主逢天柱，胜而不前。又遇庚戌，金运先天，中运胜之，忽然不前。木运升天，金乃抑之，升而不前，即清生风少，肃杀于春，露霜复降，草木乃萎。民病温疫早发，咽嗌（yì）乃干，四肢满，肢节皆痛。久而化郁，即大风摧拉，折陨（yǔn）鸣紊。民病卒中偏痹，手足不仁。

是故巳亥之岁，君火升天，主窒天蓬，胜之不前。又厥阴未迁正，则少阴未得升天，水运以至其中者。君火欲升，而中水运抑之，升之不前，即清寒复作，冷生旦暮。民病伏阳，而内生烦热，心神惊悸，寒热间作。日久成郁，即暴热乃至，赤风肿翳（yì），化疫，温疠暖作，赤气彰而化火疫，皆烦而躁渴，渴甚治之以泄之可止。

黄帝说：我想听听关于气交相遇、相会、相胜、相抑的原因，以及这些变化使人发生疾病的轻重情况是怎样的？

岐伯说：气交有胜气相会时，就可以引起阻滞抑郁的变化。辰戌之年，太阳寒水司天，厥阴风木应从上一年在泉的右间，升为本年司天的左间，如果遇到金气过胜，则木气被郁则不得升。如果又遇到庚戌之年，金运之气先于时令而至，中运之胜气，使木气抑郁而不能前进。木气欲升天，而受到金气的抑制，不能上升，即便是在春季，风木之气不足，所以也会出现清凉肃杀的景象。风木之气减少，清凉肃杀之气行于春季，露霜再次降下，草木因而枯萎。温疫病提前发生，人们易患咽喉干燥、两胁胀满、关节疼痛等病证。木气不升，久而化为郁气，郁极则发作，就要出现狂风大作、摧毁折损、鸣声紊乱等现象。人们易患猝然中风、半身不遂、手足麻木不仁等病证。

因此在巳年、亥年，少阴君火应从上一年在泉的右间，升为本年司天的左间。如果遇到天蓬水气过胜，使君火不得上升。如果遇到厥阴司天，未得迁居正位，则少阴君火也就不能升于司天的左间，这是由于水运在中间阻抑所致。少阴君火欲升至司天的左间，受到水运的窒抑，而不得上升，则清凉寒冷的气候再度到来，尤其在早晚寒气更甚。人们阳气伏郁于内，出现烦热内生，心神惊悸，寒热交作等病证。君火不升，久而化为郁气，郁极则发作，出现暴热，赤风瞳翳，甚至化为瘟疫。温病与疫病都是由于气候暴热而引起的，所以出现心烦而躁动、口渴等症状。口渴较甚的，可以用清泻火热的方法治疗，使疾病得到控制。

是故子午之岁，太阴升天，主窒天冲，胜之不前。又或遇壬子，木运先天而至者，中木遇抑之也。升天不前，即风埃四起，时举埃昏，雨湿不化。民病风厥涎潮，偏痹不随，胀满。久而伏郁，即黄埃化疫也，民病夭亡，脸肢府黄疸满闭，湿令弗布，雨化乃微。

因此在子年、午年，太阴湿土应从上一年在泉的右间，升为本年司天的左间。如果遇到木气过胜，使土气不得上升。如果遇到壬年、子年，木运之气先于时令而至，中运之胜气，阻抑土气不能上升为司天的左间，木气胜而土气受制，则出现风起尘扬，天地昏暗，雨湿之气不得布化，雨水难降。人们易患风厥、涎液上涌、半身麻痹不遂、腹部胀满等病证。土气不升，久而化为郁气，郁极则发作，发生土气尘埃而化为疫病，使人们患病，容易猝然死亡，面部、四肢的皮肤出现黄疸症状等。湿气不能布化，雨水就要减少。

是故丑未之年，少阳升天，主窒天蓬，胜之不前。又或遇太阴未迁正者，即少阳未升天也，水运以至者，升天不前，即寒雾反布，凛冽如冬，水复涸，冰再结，暄暖乍作，冷复布之，寒暄不时。民病伏阳在内，烦热生中，心神惊骇，寒热间争。以成久郁，即暴热乃生，赤风气瞳翳，化成郁疠，乃化作伏热内烦，痹而生厥，甚则血溢。

因此在丑年、未年，少阳相火应从上年在泉的右间，升为本年司天的左间。如果遇到水气过胜，使少阳相火不得上升。如果遇到太阴司天，未得迁居正位，则少阳相火也就不能升于司天的左间，这是由于主岁的水运已经到来，火受到水的抑制而不能进入正常位置。少阳之气欲升至司天的左间，受到水运的阻抑，所以出现寒冷的雾露布满天空，气候凛冽如冬季，河水干涸，冰冻再次凝结，偶然出现温暖的气候，接着又变为寒气布散，忽冷忽热，发作不时。人们阳气伏郁在内，出现烦热生于心中、心神惊骇、寒热交作等病证。相火不升，久而化为郁气，郁极则发作，就要出现暴热之气，人们易患赤风，气肿，瞳翳，化为疫病，变为伏热内烦，肢体麻痹而厥逆，甚至出现血液外溢等症状。

是故寅申之年，阳明升天，主窒天英，胜之不前。又或遇戊申戊寅，火运先天而至。金欲升天，火运抑之，升之不前，即时雨不降，西风数举，咸卤燥生。民病上热，喘嗽血溢。久而化郁，即白埃翳雾，清生杀气，民病胁满悲伤，寒鼽嚏嗌干，手拆皮肤燥。

因此在寅年、申年，阳明燥金应从上一年在泉的右间，升为本年司天的左间。如果遇到天英火气过胜，使金气不得上升。如果遇到戊申年、戊寅年，中运之火则先于时令到来，金气欲升之为司天之左间，中运之火阻抑之，金气不得升之，则应时之雨不能按时下降，西风频作，土地干燥，咸卤发生。人们易患气喘、咳嗽、出血等病证。燥气不升，久而化为郁气，郁极则发作，就会出现白色雾气笼罩天空，清冷肃杀之气流行，人们易患两胁胀满、无故悲伤、鼻塞流涕、喷嚏、咽喉干燥、手部皲裂、皮肤干燥等病证。

是故卯酉之年,太阳升天,主
窒天芮,胜之不前。又遇阳明未
迁正者,即太阳未升天也,土运
以至。水欲升天,土运抑之,升
之不前,即湿而热蒸,寒生两间。
民病注下,食不及化。久而成郁,
冷来客热,冰雹卒至。民病厥逆
而哕,热生于内,气痹于外,足
胫酸疼,反生心悸懊热,暴烦而
复厥。

黄帝曰:升之不前,余已尽知
其旨。愿闻降之不下,可得明乎?

岐伯曰:悉乎哉问! 是之谓
天地微旨,可以尽陈斯道,所谓
升已必降也。至天三年,次岁必
降,降而入地,始为左间也。如
此升降往来,命之六纪者矣。是
故丑未之岁,厥阴降地,主窒地
晶,胜而不前。又或遇少阴未退
位,即厥阴未降下,金运以至中。
金运承之,降之未下,抑之变郁,
木欲降下,金承之,降而不下,
苍埃远见,白气承之,风举埃昏,
清躁行杀,霜露复下,肃杀布令。
久而不降,抑之化郁,即作风躁
相伏,暄而反清,草木萌动,杀
霜乃下,蛰虫未见,惧清伤脏。

因此在卯年、酉年,太阳寒水应从上一年在泉的右
间,升为本年司天的左间。如果遇到天芮土气过胜,使
太阳寒水不得上升。如果遇到阳明司天,未得迁居正
位,则太阳寒水不能升于司天的左间,土运按时到来。
寒水之气欲升至司天的左间,受到土运的阻抑,就会出
现湿热相蒸,寒气在间气的位置出现。人们易患泄泻如
注、完谷不化等病证。寒水不升,久而化为郁气,郁极
则发,寒气又胜过热气,则出现冰雹突然降下。人们
易患厥气上逆而哕,热病生于内,阳气痹于外,足胫酸
疼,心悸,懊侬,烦热,突然暴躁而又发为厥逆等病证。

黄帝说:我已经明白六气不得上升的道理,还想听
听关于六气不能下降的问题,可以讲给我听吗?

岐伯说:您问得很全面。这其中讲的是天气与地气
变化的精妙意义,我可以详细地讲述其中的道理。六气
上升之后,必然还要下降,六气中的每一气都是从在泉
的右间,第二年上升为司天的左间,第三年上升至司天
的位置;司天之后第四年,下降到司天的右间,第五年
降至在泉左间,第六年降至在泉的位置。这样一升一
降,一往一来,共为六年,叫作六纪。因此,丑年、未
年,厥阴风木应从上一年司天的右间,降为本年在泉的
左间。如果遇到金气过胜,则厥阴风木不得下降。如果
遇到少阴司天,不得退位,则厥阴风木也就不能下降至
在泉的左间,居中的金运则会按时来到。金运居于司天
之下而承其气,则厥阴风木,不能下降,造成青色的尘
埃见于天空之上,清凉之气布散于地面,大风时起,天
地昏暗。清燥之气主持时令,则霜露再次降下。如果木
气日久不降,其气被抑则化为郁气,所以本应该温暖的
季节,反而出现清冷的气候,草木虽已萌芽生长,而严
寒霜冻又至,蛰虫却仍伏藏不出。此时,人们要防止清
凉之气伤害肝脏。

是故寅申之岁，少阴降地，主窒地玄，胜之不入。又或遇丙申丙寅，水运太过，先天而至。君火欲降，水运承之，降而不下，即彤云才见，黑气反生，暗暖如舒，寒常布雪，凛冽复作，天云惨凄。久而不降，伏之化郁，寒胜复热，赤风化疫，民病面赤心烦，头痛目眩也，赤气彰而温病欲作也。

因此在寅年、申年，少阴君火应从上一年司天的右间，降为本年在泉的左间，如果遇到火气过胜，则少阴君火不得降入地下。遇到丙申年、丙寅年，则水运太过，先于时令到来。少阴君火欲降，水运居中承之，使君火不得降下，于是赤色云气出现，黑色云气又反生，温暖的气候使万物舒适，却又有寒雪降下，严寒发作，天空乌云笼罩，呈现凄凉的景象。少阴君火不降，久而化为郁气，郁极而发作，所以寒气过胜之后，又有热气发生，火热之气变为疫病之气。人们易患面赤、心烦、头痛、目眩等病证。火气暴露之后，温病就要发作。

是故卯酉之岁，太阴降地，主窒地苍，胜之不入。又或少阳未退位者，即太阴未得降也，或木运以至。木运承之，降而不下，即黄云见而青霞彰，郁蒸作而大风，雾翳埃胜，折损乃作。久而不降也，伏之化郁，天埃黄气，地布湿蒸，民病四肢不举，昏眩肢节痛，腹满填臆。

因此在卯年、酉年，太阴湿土应从上一年司天的右间，下降为本年在泉的左间。如果遇到木气过胜，使太阴湿土不得下降入地。遇到少阳司天，不得退位，则太阴湿土不得降入在泉的左间，或木运按时到来。木运居于司天之下而承其气，太阴湿土降之不下，于是黄色云气刚出现，而有青色云霞显露，湿气郁蒸而大风发作，雾气遮蔽，尘埃飞扬，草木为之折损。如果太阴湿土日久不降，伏而日久则化为郁气，郁极而发作，所以天空出现黄色尘埃，地上湿气郁蒸，人们易患四肢不能举动、头晕、目眩、肢节疼痛、腹胀胸满等病证。

是故辰戌之岁，少阳降地，主窒地玄，胜之不入。又或遇水运太过，先天而至也。水运承之，水降不下，即彤云才见，黑气反生，暗暖欲生，冷气卒至，甚即冰雹也。久而不降，伏之化郁，冷气复热，赤风化疫，民病面赤心烦，头痛目眩也，赤气彰而热病欲作也。

因此在辰年、戌年，少阳相火应从上一年司天的右间，下降为本年在泉的左间。如果遇到火气过胜，则少阳相火不得下降入地。遇到水运太过，则先于时令到来。水运居中承之，相火欲降而不得降下，于是赤色云气刚出现，黑色云气反而发作，温暖之气将要到来，冷气又突然而至，甚至出现冰雹。如果少阳相火日久不得降下，伏而不布则化为郁气，郁极而发作，所以冷气之后又生热，火热之气化为疫病之气，则人们易患面赤、心烦、头痛、目眩等病证。火气暴露之后，热病就要发作。

是故巳亥之岁，阳明降地，主窒地肜，胜而不入。又或遇太阴未退位，即少阳未得降，即火运以至之。火运承之不下，即天清而肃，赤气乃彰，暄热反作。民皆昏倦，夜卧不安，咽干引饮，懊热内烦，天清朝暮，暄还复作。久而不降，伏之化郁，天清薄寒，远生白气。民病掉眩，手足直而不仁，两胁作痛，满目晾晾。

因此在巳年、亥年，阳明燥金应从上一年司天的右间，下降为本年在泉的左间。如果遇到火气过胜，则阳明燥金不得下降入地。遇到太阳司天不得退位，则阳明燥金不得降入在泉的左间，或火运按时到来。火运居于司天之下而承其气，阳明燥金降之不下，于是天气应见清冷肃降的气候，反而火气显露，使气候变得温热反常。人们感到昏沉困倦，夜卧不安，易患咽喉干燥、懊恼烦热等病证。早晚虽有寒凉之气，而湿热之气仍会发作。如果阳明燥金日久不降，伏而不布则化为郁气，郁极而发作，于是天气清凉而寒冷，远处有白气发生。人们易患眩晕、振颤动摇、手足强直麻木不仁、两胁作痛、视物不清等病证。

是故子午之年，太阳降地，主窒地阜胜之，降而不入。又或遇土运太过，先天而至。土运承之，降而不入，即天彰黑气，瞑暗凄惨，才施黄埃而布湿，寒化令气，蒸湿复令。久而不降，伏之化郁，民病大厥，四肢重怠，阴萎少力，天布沉阴，蒸湿间作。

因此在子年、午年，太阳寒水应从上一年司天的右间，降为本年在泉的左间。如果遇到地阜土气过胜，则太阳寒水不得下降入地。遇到土运太过，则先于时令到来。土运居中承之，太阳寒水欲降而不得降下，则出现天空暴露黑气，昏暗凄惨。黄色尘埃弥漫，湿气布散，寒水之气刚发生，又出现湿热之气。如果太阳寒水日久不得降下，伏而不布则化为郁气。人们易患大厥、四肢沉重倦怠、阴痿少力等病证。天气阴沉，热气与湿气交替发作。

帝曰：升降不前，晰知其宗，愿闻迁正，可得明乎？

岐伯曰：正司中位，是谓迁正位，司天不得其迁正者，即前司天以过交司之日。即遇司天太过有余日也，即仍旧治天数，新司天未得迁正也。厥阴不迁正，即风暄不时，花卉萎瘁，民病淋溲，

黄帝说：我已经明白了关于间气升降的问题，还想听听关于六气迁正的问题，可以讲给我听吗？

岐伯说：六气迁居于一年的中位，叫作迁正位。司天之气不能迁居于正位，是由于上一年司天之气超过了新旧司天交移的日期。也就是上一年司天之气太过，不能按时退位，依然治理着本年的司天之数，所以使新的司天之气不得迁正。比如，厥阴风木之气不能迁正，风木的温暖之气不能按时到来，所以花卉枯萎。人们易患小便淋沥、目系转、转筋、善怒、小便赤等病证。风木之气应主持主令，而寒气不退，温暖的气候不至，则失

目系转，转筋喜怒，小便赤。风欲令而寒由不去，温暄不正，春正失时。少阴不迁正，即冷气不退，春冷后寒，暄暖不时。民病寒热，四肢烦痛，腰脊强直。木气虽有余，位不过于君火也。太阴不迁正，即云雨失令，万物枯焦，当生不发。民病手足肢节肿满，大腹水肿，填臆不食，飧泄胁满，四肢不举。雨化欲令，热犹治之，温煦于气，亢而不泽。少阳不迁正，即炎灼弗令，苗莠不荣，酷暑于秋，肃杀晚至，霜露不时。民病痎疟骨热，心悸惊骇，甚时血溢。阳明不迁正，则暑化于前，肃杀于后，草木反荣。民病寒热鼽嚏，皮毛折，爪甲枯焦，甚则喘嗽息高，悲伤不乐。热化乃布，燥化未令，即清劲未行，肺金复病。太阳不迁正，即冬清反寒，易令于春，杀霜在前，寒冰于后，阳光复治，凛冽不作，雾云待时。民病温疠至，喉闭嗌干，烦躁而渴，喘息而有音也。寒化待燥，犹治天气，过失序，与民作灾。

帝曰：迁正早晚，以命其旨，愿闻退位，可得明哉？

去了春季正常的气候。子年、午年，如果上一年厥阴风木不退位，则本年的少阴君火不得迁正，冷气不退，春天先冷而后又寒，温暖之气不能按时到来。人们易患寒热、四肢烦痛、腰脊强直等病证。上一年厥阴风木之气虽然有余，但其不能超过主气二之气君火当令的时候。丑年、未年，如果上一年少阴君火不退位，则本年太阴湿土不得迁正，雨水不能及时下降，万物枯焦，应当生长发育的也不能生发。人们易患手足肢节肿满、大腹水肿、胸腹胀满、饮食减少、完谷不化、泄泻、胁满、四肢不能举动等病证。湿土之气应主持主令，但由于少阴君火不退位而继续发挥作用，所以温暖之气亢盛而缺少雨水。寅年、申年，如果上一年太阴湿土不退位，则本年少阳相火不得迁正，炎热的气候不能主持时令，植物不能繁荣茂盛。酷暑见之于秋季，肃杀之气晚至，霜露不得应时令而下降。人们易患疟疾、骨热、心悸、惊骇，甚至血液外溢等病证。卯年、酉年，如果上一年少阳相火不退位，则本年阳明燥金不得迁正，暑热之气先于时令到来，阳明燥金的肃杀之气晚至，虽然到了秋季，但草木反而繁荣茂盛。人们易患寒热、鼻塞、喷嚏、皮毛不润泽、爪甲枯焦，甚至出现喘息、咳嗽、呼吸急促而粗、悲伤不乐等病证。由于相火主持气化不退，燥令不行，不能发挥正常作用，清凉之气不能布散，因此肺脏再次患病。辰年、戌年，如果上一年阳明燥金不退位，则本年太阳寒水不得迁正，致使冬季寒冷的气候推迟到春季才发生。肃杀的霜冻之气在前，严寒冰雪之气在后。如果阳光充足，则寒冷之气不得发作，白色云雾要到一定时间才会出现。人们易患瘟疫、喉闭咽干、烦躁口渴、喘息有音等病证。太阳寒水之气要等到燥金之气退去，才能司天主治。如果燥金之气不退，时令失去正常规律，会引发疾病。

黄帝说：对于迁正早晚的问题，你已讲得很明白了，我还想听听有关退位的情况，可以吗？

岐伯曰：所谓不退者，即天数未终，即天数有余，名曰复布政，故名曰再治天也，即天令如故而不退位也。厥阴不退位，即大风早举，时雨不降，湿令不化，民病温疫，疵（cī）废风生，民病皆肢节痛，头目痛，伏热内烦，咽喉干引饮。少阴不退位，即温生春冬，蛰虫早至，草木发生。民病膈热咽干，血溢惊骇，小便赤涩，丹瘤疮疡留毒。太阴不退位，而取寒暑不时，埃昏布作，湿令不去，民病四肢少力，食饮不下，泄注淋满，足胫寒，阴萎闭塞，失溺小便数。少阳不退位，即热生于春，暑乃后化，冬温不冻，流水不冰，蛰虫出见，民病少气，寒热更作，便血上热，小腹坚满，小便赤沃，甚则血溢。阳明不退位，即春生清冷，草木晚荣，寒热间作，民病呕吐暴注，食饮不下，大便干燥，四肢不举，目瞑掉眩。

帝曰：天岁[1]早晚，余以知

岐伯说：所谓不退位，就是指司天之数未尽，也就是司天之数有余，名叫复布政，又叫作再治天，是由于时令已经过去，而司天之数未尽，气化作用依然如故，而不得退位的缘故。厥阴风木之气不退位，则大风时作，雨水不得按时下降，湿土之气不能布散。人们易患瘟疫、斑疹偏废、肢节疼痛、头痛、目痛、伏热在内而心烦、咽喉干燥、口渴喜饮等病证。少阴君火不退位，温暖的气候出现在春季或冬季，蛰虫提前出现，草木提前发芽生长。人们易患胸膈发热、咽干、出血、惊骇、小便赤涩、丹、瘤、疹、疮、疡、留毒等病证。太阴湿土不退位，寒冷与暑热不时发生，尘埃昏暗弥漫于天空。湿土之气不退，人们易患四肢少力、饮食不下、泄泻如注、小便淋沥、腹部胀满、足胫寒冷、阴痿、大便闭塞不通、小便失禁或小便频数等病证。少阳相火不退位，炎热的气候出现于春季，由于暑热之气持续时间长，冬季温暖而不冻，流水不冰，仍可见蛰虫活动。人们易患少气、寒热交替发作、便血、上部发热、小腹坚硬而胀满、小便色赤，甚至出血等病证。阳明燥金不退位，春天出现清冷的气候，草木繁荣的时间推迟，寒气与热气交替发作。人们易患呕吐、暴泻、饮食不下、大便干燥、四肢不能举动、头目眩晕、视物不清等病证。

黄帝说：岁气司天的早晚，我已经知道了。我还想

---

[1] 天岁：司天的意思。

之，愿闻地数^[1]，可得闻乎？

岐伯曰：地下迁正升天及退位不前之法，即地土产化，万物失时之化也。

帝曰：余闻天地二甲子，十干十二支。上下经纬天地，数有迭移，失守其位，可得昭乎？

岐伯曰：失之迭位者，谓虽得岁正，未得正位之司，即四时不节，即生大疫。注《玄珠密语》^[2]云：阳年三十年，除六年天刑^[3]，计有太过二十四年，除此六年，皆作太过之用，令不然之旨。今言迭支迭位，皆可作其不及也。

假令甲子阳年，土运太窒，如癸亥天数有余者，年虽交得甲子，厥阴犹尚治天，地已迁正，阳明在泉，去岁少阳以作右间，即厥阴之地阳明，故不相和奉者也。癸巳相会，土运太过，虚反受木胜，故非太过也，何以言土运太过？况黄钟不应太窒，木既胜而金还复，金既复而少阴如至，即木胜如火而金复

听听在泉之数，可以讲给我听吗？

岐伯说：在泉之气及其左间、右间三气，每年有一气迁正，一气升天，一气退位，如果不得正常前进，则会使万物的生化失于正常的时令。

黄帝说：我听说天地二甲子，十干与十二支配合。司天与在泉，上下升降相互配合而主治天地之气，按照一定的规律互相更移，但有时也会失常而不能守其本位，您可以把这个道理讲给我听吗？

岐伯说：不能按照正常的次序迁移位置，就是说虽然已得岁时之正位，但是未得司位之气，以致四时之气失常，出现疫病大规模流行的情况。《玄珠密语》上说过，阳年甲子有三十，除去六年天地之气相互克制，而成为运气不及之年外，尚有二十四年，这二十四年都是运气太过之年。如果出现不同的情况，是因为司天、在泉之气不能按时迁居正位，以致虽然有太过之年，而仍可作为不及来看待。

假如甲子年，本为阳年，土运受到阻抑，如果上一年的癸亥年，司天的厥阴风木之气有余，虽然在时间上已交到甲子年，但厥阴风木之气仍居于司天之位，本年地气已经迁正，阳明燥金之气在泉。这样，去年司天的厥阴风木之气不退位，本年的在泉的阳明燥金之气已迁正在下，因此二者不相协调。由于在上的癸与在下的己相会，则本应太过的土运，却变虚而为木气所胜，所以就不会太过，况且应于土运的音律不应受到抑塞，现在木气既胜，则金气来复。金气报复之时，若少阴君火随之而至，则木之胜气随从君火之气，所以金之复气微弱。这样，司天与在泉失守其位，其后三年则化成土疫，晚至丁卯年，早在丙寅年，土疫

[1] 地数：在泉的意思。

[2] 注《玄珠密语》：从此"注"字至"皆可作其不及也"一段，可能是后人注解的文字，传抄误入正文，所以《玄珠密语》前有一"注"字。

[3] 天刑：是年岁的冲克。

345

微，如此则甲己失守，后三年化成土疫，晚至丁卯，早至丙寅，土疫至也，大小善恶，推其天地，详乎太一。又只如甲子年，如甲至子而合，应交司而治天，即下己卯未迁正，而戊寅少阳未退位者，亦甲己下有合也，即土运非太过，而木乃乘虚而胜土也，金次又行复胜之，即反邪化也。阴阳天地殊异尔，故其大小善恶，一如天地之法旨也。

假令丙寅阳年太过，如乙丑天数有余者，虽交得丙寅，太阴尚治天也，地已迁正，厥阴司地，去岁太阳以作右间，即天太阴而地厥阴，故地不奉天化也。乙辛相会，水运太虚，反受土胜，故非太过，即太簇之管，太羽不应，土胜而雨化，水复即风，此者丙辛失守其会，后三年化成水疫，晚至己巳，早至戊辰，甚即速，微即徐，水疫至也，大小善恶推其天地数，乃太乙游宫。又只如丙寅年，丙至寅且合，应交司而治天，即辛巳未得迁正，而庚辰太阳未退位者，亦丙辛不合德也，即水运亦小虚而小胜，或有复，

就要发作，发作的大小和轻重，可以根据当年司天在泉之气的盛衰及太乙游宫的情况去推断。又如甲子年，甲年为土运，子年的司天为少阴君火，中运的土运与少阴君火相合，交于司天之位。而本年的阳明燥金未得迁正，上年在泉的少阳相火不得退位，甲己年司天与在泉之气不能相合，也就是土运不算太过，而木气也要乘虚克土，金气又有复气，反而成为邪气。司天、在泉，阴阳属性不同，其变为疫疠之气的大小、轻重和司天在泉失守其位的变化规律是一致的。

假如丙寅年，本为阳年太过，如果上一年的乙丑年司天之气有余，虽然在时间上已交到丙寅年，但太阴湿土仍居于司天之位，本年在泉之气已经迁正，也就是厥阴风木之气进入在泉的位置，上一年的太阳寒水，已经退为在泉的右间。这样，去年司天之太阴不退位在上，本年在泉之厥阴已迁正在下。因此，在泉之气与司天之气不能相协调。由于在上的乙与在下的辛相合，则本应太过的水运，却变虚而为土气所胜，所以就不是太过了，也就是太簇的律管不能与太羽之音相协调。湿土之气胜而雨气布散主持气化，风气来复。这样，上丙与下辛失守其位而不得相会，其后三年则化成水疫，晚至己巳年，早在戊辰年，水疫甚者发作迅速，水疫微者发作徐缓，水疫发作的大小、轻重，可以根据当年司天在泉之气的盛衰及太乙游宫的情况去推断。又如丙寅年，在上的丙与寅相合，交于司天以治天之位，而在下的辛巳未得迁正，上年庚辰在泉的太阳不得退位，也属于上丙与下辛不相合，便使水运小虚而有小的胜气，或有小的复气，其后三年化而为疠，名叫水疫，其症状及治疗方法均同水疫。

后三年化疠，名曰水疠，其状如水疫，治法如前。

假令庚辰阳年太过，如己卯天数有余者，虽交得庚辰年也，阳明犹尚治天，地已迁正，太阴司地，去岁少阴以作右间，即天阳明而地太阴也，故地下奉天也。乙巳相会，金运太虚，反受火胜，故非太过也，即姑洗之管，太商不应，火胜热化，水复寒刑，此乙庚失守，其后三年化成金疫也，速至壬午，徐至癸未，金疫至也，大小善恶，推本年天数及太一也。又只如庚辰，如庚至辰，且应交司而治天，即下乙未未得迁正者，即地甲午少阴未退位者，且乙庚不合德也，即下乙未，干失刚，亦金运小虚也，有小胜或无复，后三年化疠，名曰金疠，其状如金疫也，治法如前。

假令壬午阳年太过，如辛巳天数有余者，虽交得壬午年也，厥阴犹尚治天，地已迁正，阳明在泉，去岁丙申少阳以作右间，即天厥阴而地阳明，故地不奉天者也。丁辛相合会，木运太虚，反受金胜，故非太过也，即蕤（ruí）宾之管，太

假如庚辰之年，本为阳年太过，如果上一年的己卯年司天之气有余，虽然在时间上已交到庚辰年，但阳明燥金仍居于司天之位，本年地气已经迁正，太阴湿土已经进入到在泉的位置，去年在泉的少阴已退为本年在泉的右间，这样，去年司天的阳明燥金不退位在上，本年在泉之太阴已迁正在下，因此，在泉的太阴不能与司天之气相协调。由于在上的己与在下的乙相会，则本应太过的金运，却变虚而为火气所胜，所以就不是太过了，也就是姑洗的律管与太商之音不相协调。火气行而热气胜，寒气来复则寒化，这样上庚与下乙失守其位而不得相会，其后三年化为金疫，甚者发作迅速，微者发作徐缓，金疫发作的大小、轻重，可以根据当年司天在泉之数的盛衰及太乙游宫的情况去推断。又如庚辰年，庚年的金运与辰年的司天太阳寒水之气相合主持天气。但如果本年在泉之气未得迁正，就是上一年的在泉少阴君火未退位，也就是司天在泉之气不协调，也可以使金运小虚，并有小的胜气与小的复气，其后三年化为而疠，名叫金疫，其症状和治疗方法均与金疫相同。

假如壬午年，本为阳年太过，如果上一年的辛巳年司天之气有余，虽然在时间上已交到壬午年，但厥阴风木仍居于司天之位，本年地气已经迁正，阳明燥金已经进入到在泉的位置，去年丙申在泉的少阳已退为本年在泉的右间。这样，去年司天的厥阴不退位在上，本年在泉之阳明已迁正在下。因此，在泉的阳明不能与司天之气相协调。由于在上的辛与在下的丁相会，则本应太过的木运，却变虚而为金气所胜，所以就不是太过了，也就是蕤宾的律管与太角之音不相协

角不应，金行燥胜，火化热复，甚即速，微即徐，疫至大小善恶，推疫至之年天数及太一。又只如壬至午，且应交司而治之，即下丁酉未得迁正者，即地下丙申少阳未得退位者，见丁壬不合德也，即丁柔干失刚，亦木运小虚也，有小胜小复。后三年化疠，名曰木疠，其状如风疫，法治如前。

假令戊申阳年太过，如丁未天数太过者，虽交得戊申年也，太阴犹尚治天，地已迁正，厥阴在泉，去岁壬戌太阳以退位作右间，即天丁未，地癸亥，故地不奉天化也。丁癸相会，火运太虚，反受水胜，故非太过也，即夷则之管，上太徵不应，此戊癸失守其会，后三年化疫也，速至庚戌，大小善恶，推疫至之年天数及太一。又只如戊申，如戊至申，且应交司而治天，即下癸亥未得迁正者，即地下壬戌太阳未退位者，见戊癸未合德也，即下癸柔干失刚，见火运小虚也，有小胜或无复也，后三年化疠，名曰火疠也，治法如前，治之法可寒之泄之。

调。金气行而燥气胜，火气来复则热化，其后化为木疫，甚者发作迅速，微者发作徐缓，木疫发作的大小、轻重，可以根据当年司天在泉之数的盛衰及太乙游官的情况去推断。又如壬午年，在上的壬与午相合，交于司天以治天之位，而在下的丁酉未得迁正，也就是上年甲午在泉的少阳未得退位，也属于上庚与下乙未能合德，也就是下丁的阴干失与上壬刚干的配合，也可以使木运小虚，并有小的胜气与小的复气，其后三年化而为疠，名叫木疠，其症状及治疗方法均与风疫相同。

假如戊申年，本为阳年太过，如果上一年的丁未年司天之气数太过而有余，在时间上虽已交得戊申年，但太阴湿土仍居于司天之位，本年地气已经迁正，厥阴风木之气已经进入在泉的位置，去年戊申在泉的太阳已经退为本年在泉的右间。这样，去年丁未司天之气不退位而仍在上，本年癸亥在泉之厥阴已迁正在下，因此在泉之气与司天之气不相协调。由于在上的丁与在下的癸相会，则本应太过的火运，却变虚而为水气所胜，所以就不是太过了，也就是夷则的律管与太徵之音不相协调。这样上戊与下癸失守其位而不得相会，其后三年化而为疫，迅速的至庚戌年便要发作，发作的大小、轻重，可以根据当年司天之气的盛衰及太乙游官的情况去推断。又如戊申年，在上的戊与申相会，且应交于司天以治天之位，而在下的癸亥未得迁正，也就是上年壬戌在泉的太阳未得退位，属于上戊与下癸未能合德，即下癸的柔干失与戊壬刚干的配合，使火运小虚，有小胜气，或虽有胜气而无复气，其后三年化而为疠，名叫火疠。治法与火疫相同，可以用寒法、泄法治疗。

黄帝曰：人气不足，天气如虚，人神失守，神光不聚，邪鬼干人，致有天亡，可得闻乎？

岐伯曰：人之五脏，一脏不足，又会天虚，感邪之至也。人忧愁思虑即伤心，又或遇少阴司天，天数不及，太阴作接间至，即谓天虚也，此即人气天气同虚也。又遇惊而夺精，汗出于心，因而三虚，神明失守。心为君主之官，神明出焉，神失守位，即神游上丹田[1]，在帝太一帝君泥丸宫[2]下。神既失守，神光不聚，却遇火不及之岁，有黑尸鬼见之，令人暴亡。人饮食劳倦即伤脾，又或遇太阴司天，天数不及，即少阳作接间至，即谓之虚也，此即人气虚而天气虚也。又遇饮食饱甚，汗出于胃，醉饱行房，汗出于脾，因而三虚，脾神失守。脾为谏议之官，智周出焉，神既失守，神光失位而不聚也，却遇土不及之年，或己年或甲年失守，或太阴天虚，青尸鬼见之，令人卒亡。人久坐湿地，强力入水即伤肾。肾为作强之官，伎巧出焉，因而三虚，肾神失守，神志失位，神光不聚，却遇水不及之年，或辛不会符，或丙年失守，或太阳司天虚，有黄尸鬼至，见之令人暴亡。人或恚怒，

黄帝说：人体的正气不足，遇到天地之气失常，人的神志失守，不能内藏于脏中，神气涣散，而邪气乘虚而入，伤害人体，导致暴亡，你可以讲讲这其中的道理吗？

岐伯说：人体五脏，只要有一脏虚弱不足，遇到运气不及，就会感受邪气而使病情加重。人如果过度忧愁思虑就会损伤心脏，又遇到少阴司天之气不及，间气太阴接之而至，这就是所谓天虚，也就是人气与天气同虚。又遇因惊而劫夺精气，汗出而伤心之液，因而形成天气、人气、邪气三虚。心为一身之主，产生精神智慧，心脏受伤，则神明失守其位，浮游于印堂穴，即脑下。心神不得聚敛，又遇到火运不及的年份，就会有水疫之邪的产生，使人突然死亡。人如果饮食不节，劳倦过度就要损伤脾脏，遇到太阴司天之气不及，则间气少阳接之而至，这就是所谓天虚，也就是人气与天气同虚。如果饮食过饱，汗出伤胃之液，或酒醉饱食后行房事，汗出伤脾之液，因而形成天气、人气、邪气三虚。人的精神活动中的"意"藏于脾脏，成为脾神，脾受伤则意不能藏。脾脏为谏议之官，智谋周密由此而出。脾神不能守其位而不得聚敛，又遇土运不及的年份，或己年或甲年失守其位而天地不能合德，或太阴司天不及之年，必有木疫之邪气发病，使人突然死亡。如果久坐湿地，或强力劳动而又入水则伤肾脏。肾的作用强大而有力，人的一切技术灵巧都由此而出，由于人气、天气、邪气三虚，使肾的神志失守，神志失守其位而不得聚敛，又遇水运不及的年份，或上辛与下丙不相符合，或上丙与下辛失守其位，或太阳司天不及之年，必有土疫之邪发生，使人突然死亡。人如果忿怒，肝气上逆而不下，就会损伤肝脏。遇到厥阴司天之气不及，则司天的左

---

[1] 上丹田：指两眉之间印堂穴处。

[2] 帝太一帝君泥丸宫：指脑。

气逆上而不下，即伤肝也。又遇厥阴司天，天数不及，即少阴作接间至，是谓天虚也，此谓天虚人虚也。又遇疾走恐惧，汗出于肝。肝为将军之官，谋虑出焉，神位失守，神光不聚，又遇木不及年，或丁年不符，或壬年失守，或厥阴司天虚也，有白尸鬼见之，令人暴亡也。已上五失守者，天虚而人虚也，神游失守其位，即有五尸鬼干人，令人暴亡也，谓之曰尸厥。人犯五神易位，即神光不圆也，非但尸鬼，即一切邪犯者，皆是神失守位故也。此谓得守者生，失守者死，得神者昌，失神者亡。

间气少阴之气，接替司天的位置，这就是所谓天虚，也就是天气与人气同虚。如果加之奔跑恐惧，则汗出而伤肝之液。肝的作用，如同将军，人的谋虑自此而出，神志失守其位而不聚敛，又遇木运不及的年份，或丁年司天在泉不相符合，或上壬与下丁失守其位，或厥阴司天之气不及，必有金疫之邪的发生，使人突然死亡。上述五种失守其位，都是由于天气虚，加上人气虚，致使神志游离失守本位，五疫之邪侵犯人体，使人突然死亡，名叫尸厥。如果人的五脏不能藏神，就会使神气亏损，不但疫疬之邪侵犯，其他邪气均可乘虚而入。所以说，神志内守的就可以生，神志失守的就要死亡，神气充沛的身体健康，神气涣散的就会死亡。

至真要大论篇第七十四

黄帝问曰：五气交合，盈虚更作，余知之矣。六气分治，司天地者，其至何如？

岐伯再拜对曰：明乎哉问也！天地之大纪，人神之通应[1]也。

帝曰：愿闻上合昭昭，下合冥冥，奈何？

岐伯曰：此道之所主，工之所疑也。

帝曰：愿闻其道也。

岐伯曰：厥阴司天，其化以风；少阴司天，其化以热；太阴司天，其化以湿；少阳司天，其化以火；阳明司天，其化以燥；太阳司天，其化以寒。以所临脏位，命其病者也。

帝曰：地化奈何？

岐伯曰：司天同候，间气皆然。

黄帝问道：五运之气交相配合，太过不及交替为用，我已经知道了。六气分治一年中，主管司天在泉，他们到来时会引起哪些变化呢？

岐伯再次行礼后回答：您问得多么清楚啊！这是自然变化的基本规律，人体的功能活动是与天地变化相适应的。

黄帝问道：我想听听司天之气应于明显的天气，在泉之气应于幽深的地气是怎样的呢？

岐伯说：这是有关医学理论的重要内容，是一般医生疑惑难明的。

黄帝说：我想知道它的道理。

岐伯说：厥阴司天，气从风化；少阴司天，气从热化；太阴司天，气从湿化；少阳司天，气从火化；阳明司天，气从燥化；太阳司天，气从寒化。我们可以根据六气所主持气候的特点及与脏腑的相应关系，来判断病变的所在位置，并对疾病进行命名。

黄帝问道：在泉之气的气化是怎样的？

岐伯说：与司天同一规律，间气也是如此。

---

[1] 人神之通应：指人体内部活动与外界天地变化一致，是受外界变化而改变的。神，指自然规律。

帝曰：间气何谓？

岐伯曰：司左右者，是谓间气也。

帝曰：何以异之？

岐伯曰：主岁者纪岁，间气者纪步也。

帝曰：善。岁主奈何？

岐伯曰：厥阴司天为风化，在泉为酸化，司气为苍化，间气为动化。少阴司天为热化，在泉为苦化，不司气化，居气[1]为灼化。太阴司天为湿化，在泉为甘化，司气为黅化，间气为柔化。少阳司天为火化，在泉为苦化，司气为丹化，间气为明化。阳明司天为燥化，在泉为辛化，司气为素化，间气为清化。太阳司天为寒化，在泉为咸化，司气为玄化，间气为藏化。故治病者，必明六化分治，五味五色所生，五脏所宜，乃可以言盈虚病生之绪也。

帝曰：厥阴在泉而酸化先，余知之矣。风化之行也何如？

岐伯曰：风行于地，所谓本也，余气同法。本乎天者，天之气也；本乎地者，地之气也，天地合气，

黄帝问道：什么是间气呢？

岐伯说：六气分六步主持各时令的气化，在上叫司天，在下叫在泉，其余分别主持司天、在泉左右的四个气，就叫作间气。

黄帝问道：间气与司天在泉有何分别？

岐伯说：司天在泉主岁之气，主管一年的气化，间气之气，主一步的气化，也就是各主六十天八十七刻半。

黄帝说：讲得好。一年之中气化的情况是怎样的呢？

岐伯说：厥阴司天则气从风化，在泉则味从酸化，司运则色从苍化，间气则气从动化；少阴司天则气从热化，在泉则味从苦化，岁运不司气化，间气则气从灼化；太阴司天则气从湿化，在泉则味从甘化，司运则色从黄化，间气则气从柔化；少阳司天则气从火化，在泉则味从苦化，司运则色从丹化，间气则气从明化；阳明司天则气从燥化，在泉则味从辛化，司运则色从素化，间气则气从清化；太阳司天则气从寒化，在泉则味从咸化，司运则色从玄化，间气则气从藏化。所以作为医生，在诊察疾病时，必须明确六气所司的气化，以及五味、五色的产生与五脏之所宜，然后才可以掌握气化的太过、不及和疾病发生的关系。

黄帝说：厥阴在泉而味从酸化，我早就知道了。那风的气化运行又是怎样的呢？

岐伯说：风气运行于地者，为地气之本，其他各气，也与这一规律相同。因为本属于天的，是天之气，本属于地的，是地之气，天地之气相互交合产生了六气变化的节序，于是自然万物就有了生化过程。所以

---

[1] 居气：即间气。

六节分而万物化生矣。故曰：谨候气宜，无失病机。此之谓也。

帝曰：其主病何如？

岐伯曰：司岁备物，则无遗主矣。

帝曰：先岁物何也？

岐伯曰：天地之专精也。

帝曰：司气者何如？

岐伯曰：司气者主岁同，然有余不足也。

帝曰：非司岁物何谓也？

岐伯曰：散也，故质同而异等也，气味有薄厚，性用有躁静，治保有多少，力化有浅深，此之谓也。

帝曰：岁主脏害何谓？

岐伯曰：以所不胜命之，则其要也。

帝曰：治之奈何？

岐伯曰：上淫于下，所胜平之，外淫于内，所胜治之。

帝曰：善。平气何如？

岐伯曰：谨察阴阳所在而调之，以平为期，正者正治，反者反治。

帝曰：夫子言察阴阳所在而调之，论言人迎与寸口相应，若引绳小大齐等，命曰平，阴之所在寸口何如？

说：要谨慎地观察气宜，不要违背疾病发展变化的内在规律，说的就是这个意思。

黄帝说：怎样选择主治疾病的药物呢？

岐伯说：根据每年司岁之气以备取药物，就不会有所遗漏了。

黄帝说：每年司岁气的药物是怎样的呢？

岐伯说：得岁气之物，独得其气之专，为天地之精。

黄帝说：每年司岁运的药物是怎样的呢？

岐伯说：司岁运的药物与主岁气者相同，然而要注意有太过与不及的区别。

黄帝说：非司岁的药物如何呢？

岐伯说：非司岁的药物气散而不专。所以不司岁和司岁的药物比较，形质虽一样，却有等级上的差别，气味有厚薄之分，性能有躁静之别，疗效有多少的不同，药力所及也有深浅差异，说的就是这个道理。

黄帝说：主岁之气伤害五脏，应当怎样来说明？

岐伯说：以脏气所不胜之气来说明，就是这个问题的要领。

黄帝说：治疗的方法是怎样的呢？

岐伯说：司天之气淫胜伤人的，以其所胜之气来平调之；在泉之气淫胜伤人的，以其所胜之气来治疗之。

黄帝说：讲得好。岁气平和之年怎样呢？

岐伯说：仔细观察阴阳病变的所在，来加以调整，以达到平衡为目的。疾病的本质与症状表现一致的，用正治法治疗；疾病的本质与某些症状表现不一致的，用反治法治疗。

黄帝说：先生说观察阴阳之所在来调治，医论中说人迎和寸口脉相应，如同牵引绳索一样大小相等的，称为平脉。那么少阴脉之所在寸口脉应该怎样呢？

岐伯曰：视岁南北[1]可知之矣。

帝曰：愿卒闻之。

岐伯曰：北政之岁，少阴在泉，则寸口不应；厥阴在泉，则右不应；太阴在泉，则左不应。南政之岁，少阴司天，则寸口不应；厥阴司天，则右不应；太阴司天，则左不应。诸不应者，反其诊则见矣。

帝曰：尺候何如？

岐伯曰：北政之岁，三阴在下，则寸不应；三阴在上，则尺不应。南政之岁，三阴在天，则寸不应；三阴在泉，则尺不应，左右同。故曰：知其要者，一言而终，不知其要，流散无穷。此之谓也。

帝曰：善。天地之气，内淫而病何如？

岐伯曰：岁厥阴在泉，风淫所胜，则地气不明，平野昧，草乃早秀。民病洒洒振寒，善伸数欠，心痛支满，两胁里急，饮食不下，膈咽不通，食则呕，腹胀善噫，得后与气，则快然如衰，身体皆重。

岐伯说：看主岁是南政还是北政，就可以知道了。

黄帝说：请您详尽地讲给我听。

岐伯说：北政的年份，少阴在泉，则寸口不应；厥阴在泉，则右寸不应；太阴在泉，则左寸不应。南政的年份，少阴司天，则寸口不应；厥阴司天，则右寸不应；太阴司天，则左寸不应。凡是寸口脉不应于手指的，用相反的诊法脉象就可以应指了。

黄帝说：尺部之候是怎样呢？

岐伯说：北政的年份，三阴在泉，则寸部不应；三阴司天，则尺部不应于手指。南政的年份，三阴司天，则寸部不应于手指；三阴在泉，则尺部不应于手指。左右尺部不应于手指的情况，与前面所述相同。所以说：能掌握其要领的，用很少的语言就可以介绍完了，如果不知其要领，就会毫无头绪，说的就是这个道理。

黄帝说：讲得好。那司天、在泉之气淫胜于内而发病的情况是怎样的？

岐伯说：厥阴在泉之年，风气淫盛，则地气不明，原野昏暗不清，草类提早结实。人们易患洒洒然振栗恶寒，时常伸腰呵欠，心痛而有支撑满，两侧胁肋拘急不舒，饮食不下，胸膈咽部不利，食入则呕吐，腹胀，多嗳气，大便或失气后觉得畅快，身体沉重等症状。

---

[1] 南北：即南政、北政。关于南政、北政有两种解释。一种是认为五运之中除甲己土运为南政外，其他均为北政；另一种认为戊癸火运为南政，其他为北政。

岁少阴在泉，热淫所胜，则焰浮川泽，阴处反明。民病腹中常鸣，气上冲胸，喘不能久立，寒热皮肤痛，目瞑齿痛，颐（zhuō）[1]肿，恶寒发热如疟，少腹中痛腹大，蛰虫不藏。

岁太阴在泉，草乃早荣，湿淫所胜，则埃昏岩谷，黄反见黑，至阴之交。民病饮积，心痛，耳聋浑浑焞（tūn）焞，嗌肿喉痹，阴病血见，少腹痛肿，不得小便，病冲头痛，目似脱，项似拔，腰似折，髀不可以回，腘如结，腨如别。

岁少阳在泉，火淫所胜，则焰明郊野，寒热更至。民病注泄赤白，少腹痛溺赤，甚则血便，少阴同候。

岁阳明在泉，燥淫所胜，则霜雾清瞑。民病喜呕，呕有苦，善大息，心胁痛不能反侧，甚则嗌干面尘，身无膏泽，足外反热。

岁太阳在泉，寒淫所胜，则凝肃惨栗。民病少腹控睾，引腰脊，上冲心痛，血见，嗌痛颔肿。

帝曰：善。治之奈何？

岐伯曰：诸气在泉，风淫于内，治以辛凉，佐以苦；以甘缓之，以辛散之。热淫于内，治以咸寒，佐以甘

少阴在泉之年，热气淫盛，水面上出现热气蒸腾，阴暗处也显得明亮了。人们易患腹中时常鸣响，气逆上冲胸脘，气喘不能久立，皮肤疼痛，视物模糊，腮旁疼痛，恶寒发热如疟疾，少腹疼痛，腹部胀大等病证。气候温热，蛰虫不得伏藏。

太阴在泉之年，草类提早开花，湿气淫盛，则山石峡谷之中雾气昏暗浑浊，黄色见于水位，与至阴之气色相交和。人们易患饮邪积聚，心痛，耳聋，头目不清，咽肿，喉痹，阴病而有出血症状，少腹疼痛，小便不通，气上冲头痛，眼睛胀痛，项部疼痛似拔，腰痛如折断，大腿不能转动，膝弯凝结不灵活，小腿疼痛如裂等病证。

少阳在泉之年，火气淫盛，则郊野焰明，时寒时热。人们易患泄泻如注，下利赤白，少腹痛，小便赤色，甚则血便等病证。其余症状与少阴在泉之年相同。

阳明在泉之年，燥气淫盛，则雾气清冷昏暗。人们易患喜呕，呕吐苦水，常叹息，心胁部疼痛不能转侧，甚至咽喉干，面暗如蒙尘，身体干枯而不润泽，足外侧反热等病证。

太阳在泉之年，寒气淫盛，则天地间肃杀惨栗。人们易患少腹疼痛牵引睾丸、腰脊，寒气上冲而心痛，出血，咽喉疼痛，颌部肿痛等病证。

黄帝说：讲得好。应该怎样治疗呢？

岐伯说：凡是在泉之气，风气太过而侵淫体内的，主治用辛凉药物，辅佐用苦味药物，用甘味药物来缓和肝木，用辛味药物来散其风邪。热气太过而侵淫体内的，主治用咸寒药物，辅佐用甘苦药物，

---

[1] 颐：腮之旁。

苦，以酸收之，以苦发之。湿淫于内，治以苦热，佐以酸淡，以苦燥之，以淡泄之。火淫于内，治以咸冷，佐以苦辛，以酸收之，以苦发之。燥淫于内，治以苦温，佐以甘辛，以苦下之。寒淫于内，治以甘热，佐以苦辛，以咸泻之，以辛润之，以苦坚之。

以酸味药物来收敛阴气，用苦味药物来发泄热邪。湿气太过而侵淫体内的，主治用苦热药物，辅佐用酸淡药物，用苦味药物以燥湿，用淡味药物以渗泄湿邪。火气太过而侵淫体内的，主治用咸凉药物，辅佐用苦辛药物，用酸味药物来收敛阴气，以苦味药物来发散火邪。燥气太过而侵淫体内的，主治用苦温药物，辅佐用甘辛药物，以苦味药物泄下。寒气太过而侵淫体内的，主治用甘热药物，辅佐用苦辛药物，用咸味药物以泻水，用辛味药物以温润，用苦味药物以坚其气。

帝曰：善。天气之变何如？

岐伯曰：厥阴司天，风淫所胜，则太虚埃昏，云物以扰，寒生春气，流水不冰。民病胃脘当心而痛，上支两胁，鬲咽不通，饮食不下，舌本强，食则呕，冷泄腹胀，溏泄瘕水闭，蛰虫不去，病本于脾。冲阳绝，死不治。

黄帝说：讲得好。司天之气的变化会引起什么病变呢？

岐伯说：厥阴司天，风气淫胜，则天空尘埃昏暗，云雾扰动不宁，寒季行春令，流水不能结冰。人们多患胃脘、心部疼痛，上撑两胁，咽膈不利，饮食不下，舌本强硬，食则呕吐，冷泻，腹胀，便溏泄，瘕证，小便不通等病证。蛰虫不去，引起这些病变的根本在脾脏。如冲阳脉绝，多属不治的死证。

少阴司天，热淫所胜，怫热至，火行其政。民病胸中烦热，嗌干，右胠满，皮肤痛，寒热咳喘，大雨且至，唾血血泄，鼽衄嚏呕，溺色变，甚则疮疡胕肿、肩背臂臑及缺盆中痛，心痛肺䐜，腹大满，膨膨而喘咳，病本于肺。尺泽绝，死不治。

少阴司天，热气淫胜，则天气郁热，君火行其政令，人们多患胸中烦热，咽喉干燥，右胁胀满，皮肤疼痛，恶寒发热，咳喘，唾血，便血，衄血，鼻塞流涕，喷嚏，呕吐，小便颜色发生改变，甚则疮疡，浮肿，肩、背、上肢及缺盆等处疼痛，心痛，肺胀，腹胀满，胸部胀满，气喘咳嗽等病证。引起这些病变的根本在肺脏。如尺泽脉绝，多属不治的死证。

太阴司天，湿淫所胜，则沉阴且布，雨变枯槁，胕肿骨痛阴痹，阴痹者按之不得，腰脊头项痛，时

太阴司天，湿气淫胜，则天气阴沉，乌云满布，雨多反使草木枯槁。人们多患浮肿，骨痛，寒湿之邪阻滞经脉而引起的阴痹等病证。阴痹之病按之不知痛处，腰脊头项疼痛，时时眩晕，大便困难，阳痿，饥

眩,大便难,阴气不用,饥不欲食,咳唾则有血,心如悬,病本于肾。太溪绝,死不治。

少阳司天,火淫所胜,则温气流行,金政不平。民病头痛,发热恶寒而疟,热上皮肤痛,色变黄赤,传而为水,身面胕肿,腹满仰息,泄注赤白,疮疡咳唾血,烦心胸中热,甚则鼽衄,病本于肺。天府绝,死不治。

阳明司天,燥淫所胜,则木乃晚荣,草乃晚生,筋骨内变。民病左胠胁痛,寒清于中,感而疟,大凉革候,咳,腹中鸣,注泄鹜溏,名木敛,生菀于下,草焦上首,心胁暴痛,不可反侧,嗌干面尘腰痛,丈夫癞疝,妇人少腹痛,目昧眦,疡疮痤痈,蛰虫来见,病本于肝。太冲绝,死不治。

太阳司天,寒淫所胜,则寒气反至,水且冰,血变于中,发为痈疡,民病厥心痛,呕血血泄鼽衄,善悲时眩仆。运火炎烈,雨暴乃雹,胸腹满,手热肘挛掖肿,心澹澹大动,胸胁胃脘不安,面赤目黄,善噫嗌干,甚则色炲,渴而欲饮,病本于心。神门绝,死不治。所谓动气,知其脏也。

饿而不欲进食,咳唾则有血,心悸如悬等,引起这些病变的根本在肾脏。如太溪脉绝,多属不治的死证。

少阳司天,火气淫胜,则温热之气流行,秋金之令不平。人们多病头痛,发热恶寒而发疟疾,热气在上,皮肤疼痛,小便黄赤,如果进一步传于里则为水病,身面浮肿,腹部胀满,仰面喘息,泄泻暴注,赤白下利,疮疡,咳嗽吐血,心烦,胸中发热,甚至鼻塞流涕,衄血。引起这些病变的根本在肺脏。如天府脉绝,多属不治的死证。

阳明司天,燥气淫胜,则树木繁荣推迟,草类生长较晚。筋骨发生变化,大凉之气使天气反常,树木生发之气被抑制而郁伏于下,草类的花叶均现焦枯,应该蛰伏的虫类反而出动。人们多患胠胁疼痛等病证,寒凉清肃之气感受之后则发为疟疾,咳嗽,腹中鸣响,暴注泄泻,大便稀溏,心胁突发剧痛,不能转侧,咽喉干燥,面色如蒙尘,腰痛,男子癞疝,妇女少腹疼痛,眼目昏昧不明,眼角疼痛,疮疡痈痤等病证。引起这些病变的根本在肝脏。如太冲脉绝,多属不治的死证。

太阳司天,寒气淫胜,则寒气非时而至,水多结冰,如遇戊癸火运炎烈,则有暴雨冰雹。寒气使人血脉发生病变而成为痈疽疮疡。人们易患厥逆心痛,呕血,便血,衄血,鼻塞流涕,善悲,时常眩晕仆倒,胸腹胀满,手热,肘臂挛急,腋部肿痛,心悸,胸胁胃脘不舒,面赤,目黄,善噫气,咽喉干燥,甚至面黑如炲,口渴欲饮等病证。引起这些病变的根本在心脏。如神门脉绝,多属不治的死证。所以说,观察脉气的搏动可以测知其五脏之气的存亡。

帝曰：善。治之奈何？

岐伯曰：司天之气，风淫所
胜，平以辛凉，佐以苦甘，以甘
缓之，以酸泻之。热淫所胜，平
以咸寒，佐以苦甘，以酸收之。
湿淫所胜，平以苦热，佐以酸
辛[1]，以苦燥之，以淡泄之。湿上
甚而热，治以苦温，佐以甘辛，以
汗为故而止。火淫所胜，平以酸冷，
佐以苦甘，以酸收之，以苦发之，
以酸复之。热淫同。燥淫所胜，平
以苦湿[2]，佐以酸辛，以苦下之。
寒淫所胜，平以辛热，佐以甘苦，
以咸泻之。

帝曰：善。邪气反胜，治之
奈何？

岐伯曰：风司于地，清反胜
之，治以酸温，佐以苦甘，以辛平
之。热司于地，寒反胜之，治以甘
热，佐以苦辛，以咸平之。湿司于
地，热反胜之，治以苦冷，佐以咸
甘，以苦平之。火司于地，寒反胜
之，治以甘热，佐以苦辛，以咸平
之。燥司于地，热反胜之，治以平

黄帝说：讲得好。怎样治疗呢？

岐伯说：司天之气，风气淫胜，治以辛凉药物，
佐以甘苦药物，以甘味药物缓其急，以酸味药物泻其
邪；热气淫胜，治以咸寒药物，佐以甘苦药物，以酸
味药物收敛阴气；湿气淫胜，治以苦热药物，佐以酸
淡药物，以苦味药物燥湿，以淡味药物渗利湿邪；如
果湿邪郁于上部而有热，治以苦味温性之药，佐以甘
辛药物，使用汗解法恢复其常态而止；火气淫胜，治
以酸冷药物，佐以苦甘药物，以酸味药物收敛阴气，
以苦味药物发泄火邪，以酸味药物恢复津液，热淫与
火淫所胜相同；燥气淫胜，治以苦温药物，佐以酸味
药物，以苦味药物泻其上逆之气；寒气淫胜，治以辛
热药物，佐以甘味苦味药物，以咸味药物泄其邪。

黄帝：讲得好。本气不足而邪气反胜所致之病，
应当怎样治疗呢？

岐伯说：风气在泉，而反被清气胜的，治以酸温，
佐以苦甘，以辛味药平之；热气在泉，而寒气反胜的，
治以甘热，佐以苦辛，以咸味药平之；湿气在泉，而
热气反胜的，治以苦冷，佐以咸甘，以苦味药平之；
火气在泉，而寒气反胜的，治以甘热，佐以苦辛，以
咸味药平之；燥气在泉，而热气反胜的，治以平寒，
佐以苦甘，以酸味之药平之；以冷热平和为方制所宜；
寒气在泉，而热气反胜的，治以咸冷，佐以甘辛，以
苦味药平之。

---

[1]酸辛：《新校正》："辛，疑当作淡。"

[2]苦湿：《新校正》："湿，当作温。"当为苦温。

寒，佐以苦甘，以酸平之，以和为利。寒司于地，热反胜之，治以咸冷，佐以甘辛，以苦平之。

帝曰：其司天邪胜何如？

岐伯曰：风化于天[1]，清反胜之，治以酸温，佐以甘苦。热化于天，寒反胜之，治以甘温，佐以苦酸辛。湿化于天，热反胜之，治以苦寒，佐以苦酸。火化于天，寒反胜之，治以甘热，佐以苦辛。燥化于天，热反胜之，治以辛寒，佐以苦甘。寒化于天，热反胜之，治以咸冷，佐以苦辛。

帝曰：六气相胜奈何？

岐伯曰：厥阴之胜，耳鸣头眩，愦愦欲吐，胃鬲如寒，大风数举，倮虫不滋，胠胁气并，化而为热，小便黄赤，胃脘当心而痛，上支两胁，肠鸣飧泄，少腹痛，注下赤白，甚则呕吐，鬲咽不通。

少阴之胜，心下热善饥，脐下反动，气游三焦，炎暑至，木乃津，草乃萎，呕逆躁烦，腹满痛溏泄，传为赤沃。

太阴之胜，火气内郁，疮疡于

黄帝问道：司天之气被邪气反胜所致之病，应当怎样治疗呢？

岐伯说：风气司天而清凉之气反胜的，治以酸温，佐以甘苦；热气司天而寒水之气反胜的，治以甘温，佐以苦酸辛；湿气司天而热气反胜的，治以苦寒，佐以苦酸；火气司天而寒气反胜的，治以甘热，佐以苦辛；燥气司天而热气反胜的，治以辛寒，佐以苦甘；寒气司天而热气反胜的，治以咸冷，佐以苦辛。

黄帝说：六气偏胜引起人体发病等情况是怎样的？

岐伯说：厥阴风气偏胜，发为耳鸣，头晕，目眩，胃中翻腾混乱而欲吐，胃脘横膈处寒冷；大风时起，倮虫不能滋生，人们多病胠胁气滞，化而成热，则小便黄赤，胃脘当心处疼痛，上肢两胁，肠鸣，飧泄，少腹疼痛，利下赤白，病甚则呕吐，咽膈之间阻塞不通。

少阴热气偏胜，则病心下热，常觉饥饿，脐下有动气上逆，热气游走三焦；炎暑到来，树木津液外流，草类因之枯萎。人们出现呕逆，烦躁，腹部胀满而痛，大便溏泻，传变为血痢等病证。

太阴热湿偏胜，火气郁于内则蕴藏酿成疮疡，流

---

[1] 风化于天：即风化司天。

中，流散于外，病在胠胁，甚则心痛热格，头痛喉痹项强，独胜则湿气内郁，寒迫下焦，痛留顶，互引眉间，胃满，雨数至，燥化乃见，少腹满，腰脽重强，内不便，善注泄，足下温，头重足胫胕肿，饮发于中，胕肿于上。

少阳之胜，热客于胃，烦心心痛，目赤欲呕，呕酸善饥，耳痛溺赤，善惊谵妄，暴热消烁，草萎水涸，介虫乃屈，少腹痛，下沃赤白。

阳明之胜，清发于中，左胠胁痛溏泄，内为嗌塞，外发癫疝，大凉肃杀，华英改容，毛虫乃殃，胸中不便，嗌塞而咳。

太阳之胜，凝溧且至，非时水冰，羽乃后化，痔疟发，寒厥入胃，则内生心痛，阴中乃疡，隐曲不利，互引阴股，筋肉拘苛，血脉凝泣，络满色变，或为血泄，皮肤否肿，腹满食减，热反上行，头项囟顶脑户中痛，目如脱，寒入下焦，传为濡泻。

帝曰：治之奈何？

岐伯曰：厥阴之胜，治以甘清，佐以苦辛，以酸泻之。少阴之胜，治以辛寒，佐以苦咸，以甘泻之。太阴之胜，治以咸热，佐以辛甘，

散在外则病生于胠胁，甚则心痛，热气阻隔在上部，所以发生头痛、喉痹、项强。单纯由于湿气偏胜而致内郁，寒迫下焦，痛于头顶，牵引至眉间，胃中胀满；多雨之后，鳞虫类出现于陆地，燥化之令后期得行；发生少腹满胀，腰臀部重而强直，时时泄泻如注，足下温暖，头部沉重，足胫浮肿，水饮发于内而浮肿见于上部等病证。

少阳火气偏胜，则出现热气客于胃，见心烦、心痛、目赤、欲吐、呕吐酸水、易饥饿、耳痛、小便赤色、易惊、谵言妄语等病证；暴热之气消烁津液，草木萎枯，水流干涸，介虫类退缩而不长，人们易患少腹疼痛、下利赤白等病证。

阳明燥金偏胜，会出现清凉之气发于内，见左胠胁疼痛、大便溏泄、内则咽喉滞塞、外为颓疝等病证；大凉肃杀之气施布，草木之花叶改变颜色，有毛的虫类死亡，人们易患胸中呼吸不畅、咽喉滞塞、咳嗽等病证。

太阳寒气偏胜，凝冽之气时至，有非时之冰冻，羽类之虫延迟生化。人们易发痔疮，疟疾，寒气入胃则生心痛，阴部生疮疡，小便不利，连及两股内侧，筋肉拘急麻木，血脉凝滞，络脉郁滞充盈而色变，或为大便泄血，皮肤肿胀，腹中痞满，饮食减少，热气上逆，而头、项、囟、顶、脑户等处疼痛，眼珠痛得像要脱出，寒气入于下焦，传变成为水泻等病证。

黄帝说：怎样治疗呢？

岐伯说：厥阴风气偏胜致病，治以甘凉之药物，佐以苦辛，用酸味泻其胜气；少阴君火偏胜致病，治以辛寒之药物，佐以苦咸，用甘味泻其胜气；太阴湿气偏胜致病，治以咸热之药物，佐以辛甘，用苦味泻其胜气；少阳相火偏胜致病，治以辛寒之药物，佐以

以苦泻之。少阳之胜，治以辛寒，佐以甘咸，以甘泻之。阳明之胜，治以酸温，佐以辛甘，以苦泄之。太阳之胜，治以甘热，佐以辛酸，以咸泻之。

帝曰：六气之复何如？

岐伯曰：悉乎哉问也！厥阴之复，少腹坚满，里急暴痛，偃木飞沙，倮虫不荣，厥心痛，汗发呕吐，饮食不入，入而复出，筋骨掉眩清厥，甚则入脾，食痹而吐。冲阳[1]绝，死不治。

少阴之复，懊热内作，烦躁鼽嚏，少腹绞痛，火见燔焫，嗌燥，分注时止，气动于左，上行于右，咳，皮肤痛，暴喑心痛，郁冒不知人，乃洒淅恶寒，振栗谵妄，寒已而热，渴而欲饮，少气骨痿，隔肠不便，外为浮肿哕噫，赤气后化，流水不冰，热气大行，介虫不复，病痱胗疮疡，痈疽痤痔，甚则入肺，咳而鼻渊。天府[2]绝，死不治。

太阴之复，湿变乃举，体重中满，食饮不化，阴气上厥，胸中不

甘咸，用甘味泻其胜气；阳明燥金偏胜致病，治以酸温之药物，佐以辛甘，用苦味泻其胜气；太阳寒气偏胜致病，治以甘热之药物，佐以辛酸，用咸味泻其胜气。

黄帝说：六气报复引起人体发病等情况是怎样的？

岐伯说：您问得真详细啊！厥阴风气之复气，则发为少腹部坚满、腹胁部拘急暴痛等病证，树木倒伏，尘沙飞扬，倮虫不得繁荣。人们易发生厥心痛、多汗、呕吐、饮食不下或食入后又吐出、筋脉抽痛、眩晕、手足逆冷，甚至风邪入脾，食入痹阻不能消化、呕吐等病证。如果冲阳脉绝，多属不治的死证。

少阴君火之复气，郁热从内部发生，发生烦躁、鼻塞流涕、喷嚏、少腹绞痛、咽喉干燥、大小便时利时止，动气生于左腹部而向上逆行于右侧，以及咳嗽、皮肤痛、突然失音、心痛、昏迷不省人事，继则洒淅恶寒、振栗寒战、谵言妄语、寒罢而发热、口渴欲饮水、少气、骨软痿弱、肠道梗塞而大便不通、肌肤浮肿、呃逆、嗳气等病证；火化之令后至，则流水不会结冰，热气流行过甚，介虫不蛰伏，人们易患痱胗疮疡、痈疽痤痔等病证，甚至热邪内入肺，出现咳嗽、鼻渊等病证。如果天府脉绝，多属不治的死证。

太阴湿气之复气，则湿气变化而流行，于是发生身体沉重、胸腹满闷、饮食不消化、阴气上逆、胸

[1]冲阳：穴名，反映胃脉之气。
[2]天府：穴名，反映肺脉之气。

便，饮发于中，咳喘有声，大雨时行，鳞见于陆，头顶痛重，而掉瘛尤甚，呕而密默，唾吐清液，甚则入肾，窍泻无度。太溪[1]绝，死不治。

少阳之复，大热将至，枯燥燔爇（ruò），介虫乃耗，惊瘛咳衄，心热烦躁，便数憎风，厥气上行，面如浮埃，目乃眴瘛，火气内发，上为口糜呕逆，血溢血泄，发而为疟，恶寒鼓栗，寒极反热，嗌络焦槁，渴引水浆，色变黄赤，少气脉萎，化而为水，传为胕肿，甚则入肺，咳而血泄。尺泽[2]绝，死不治。

阳明之复，清气大举，森木苍干，毛虫乃厉，病生胠胁，气归于左，善太息，甚则心痛否满，腹胀而泄，呕苦咳哕烦心，病在鬲中头痛，甚则入肝，惊骇筋挛。太冲[3]绝，死不治。

太阳之复，厥气上行，水凝雨冰，羽虫乃死，心胃生寒，胸膈不利，心痛否满，头痛善悲，时眩仆，

中憋闷不畅、水饮生于内、咳喘有声等病证。大雨时常下降，洪水淹没田地，鱼类游行于陆地，人们易患头顶重痛，振颤抽搐更加严重，呕吐，神情默默，口吐清水，甚则湿邪入肾，泄泻不止等病证。如果太溪脉绝，多属不治的死证。

少阳相火之复气，则大热将至，干燥灼热，介虫类死亡。人们易患惊厥抽搐，咳嗽，衄血，心热烦躁，小便频数，怕风，厥逆之气上行，面色如蒙浮尘，两目抽动，火气内生则在上表现为口糜、呕逆、吐血，在下则表现为便血。还会发为疟疾，则恶寒战栗，寒极转热则见咽喉部干燥、渴而善饮、小便变为黄赤，少气，血脉虚弱，水饮内停，传变为浮肿，甚则邪气入肺，发生咳嗽、便血等病证。如果尺泽脉绝，多属不治的死证。

阳明燥金之复气，则清肃之气大行，树木苍老干枯，毛虫类多发生疫病。人们的病变多发生在胁肋部，燥气偏行于左侧，时常叹息，甚则心痛痞满、腹胀而泄泻、呕吐苦水、咳嗽、呃逆、心烦、病在膈中、头痛，甚则邪气入肝，发生惊骇、筋挛拘急等病证。如果太冲脉绝，多属不治的死证。

太阳寒气之复气，则寒气上行，水结成雨与冰雹，羽虫类因此死亡。人们易患心胃生寒，胸膈阻隔不利，心痛痞满，头痛，容易伤悲，时常眩仆，饮食减少，腰臀部疼痛，屈伸不便等病证。地裂，冰厚而坚，

---

[1] 太溪：穴名，反映肾脉之气。

[2] 尺泽：穴名，反映肺脉之气。

[3] 太冲：穴名，反映肝脉之气。

食减，腰脽反痛，屈伸不便，地裂冰坚，阳光不治，少腹控睾，引腰脊，上冲心，唾出清水，及为哕噫，甚则入心，善忘善悲。神门[1]绝，死不治。

帝曰：善。治之奈何？

岐伯曰：厥阴之复，治以酸寒，佐以甘辛，以酸泻之，以甘缓之。少阴之复，治以咸寒，佐以苦辛，以甘泻之，以酸收之，辛苦发之，以咸耎之。太阴之复，治以苦热，佐以酸辛，以苦泻之，燥之，泄之。少阳之复，治以咸冷，佐以苦辛，以咸耎之，以酸收之，辛苦发之。发不远热，无犯温凉，少阴同法。阳明之复，治以辛温，佐以苦甘，以苦泄之，以苦下之，以酸补之。太阳之复，治以咸热，佐以甘辛，以苦坚之。治诸胜复，寒者热之，热者寒之，温者清之，清者温之，散者收之，抑者散之，燥者润之，急者缓之，坚者耎之，脆者坚之，衰者补之，强者泻之，各安其气，必清必静，则病气衰去，归其所宗，此治之大体也。

阳光不温。人们出现少腹痛牵引睾丸，并连及腰脊，气逆上冲于心，以致唾出清水或呃逆嗳气，甚则邪气入心、善忘善悲等病证。如果神门脉绝，多属不治的死证。

黄帝说：讲得好。复气所致之病应该怎样治疗呢？

岐伯说：厥阴复气所致的病，治以酸寒之药物，佐以甘辛，酸泻其邪，以甘缓其急；少阴复气所致的病，治以咸寒之药物，佐以苦辛，以甘泻其邪，以酸味收敛，以辛苦发散，以咸味软坚；太阴复气所致的病，治以苦热之药物，佐以酸辛，以苦味泻其邪，燥其湿、渗其湿；少阳复气所致的病，治以咸冷之药物，佐以苦辛，以咸味软坚，以酸味收敛，以辛苦发汗。发汗之药不必避忌辛热的药物，但不要触犯温凉的药物。少阴复气所致的病，与此法相同；阳明复气所致的病，治以辛温之药物，佐以苦甘，以苦味渗泄，以苦味通下，以酸味补虚；太阳复气所致的病，治以咸热之药物，佐以甘辛，以苦味坚其气。凡治各种胜气复气所致之病，寒的用热法，热的用寒法，温的用清法，清的用温法，气散的用收敛法，气抑的用发散法，燥的使用润泽法，急的使用缓和法，坚硬的使用柔软法，脆弱的使用坚固法，衰弱的补法，亢盛的泻法。用各种方法安定正气，使其清静安宁，于是病气衰退，各归其类属，自然无偏盛之害。这是治疗上的基本方法。

---

[1] 神门：穴名，反映真心脉之气。

帝曰：善。气之上下何谓也？

岐伯曰：身半以上，其气三[1]矣，天之分也，天气主之。身半以下，其气三矣，地之分也，地气主之。以名命气，以气命处，而言其病。半，所谓天枢也。故上胜而下俱病者，以地名之。下胜而上俱病者，以天名之。所谓胜至，报气屈伏而未发也。复至则不以天地异名，皆如复气为法也。

黄帝说：讲得好。气有上下之分，是什么意思？

岐伯说：身半以上，其气有三，是人身应天的部分，所以是司天之气所主持的；身半以下，其气亦有三，是人身应地的部分，所以是在泉之气所主持的。以司天在泉六步名称以名其所主之气，用六气来指明人身部位而说明疾病。"半"就是指天枢穴的部位。所以上部的三气胜而下部的三气有病的，以地气来命名；下部的三气胜而上部的三气有病的，以天气来命名。以上所说，是指胜气已经到来，而复气潜伏未发者而言；若复气已经到来，则不能以司天在泉之名加以区别，当以复气的情况为准则。

帝曰：胜复之动，时有常乎？气有必乎？

岐伯曰：时有常位，而气无必也。

帝曰：愿闻其道也。

岐伯曰：初气终三气，天气主之，胜之常也。四气尽终气，地气主之，复之常也。有胜则复，无胜则否。

帝曰：善。复已而胜何如？

岐伯曰：胜至而复，无常数也，衰乃止耳。复已而胜，不复则害，此伤生也。

帝曰：复而反病何也？

黄帝说：胜复之气的运动，有固定的时间吗？其气之来有必然的规律吗？

岐伯说：四时有一定的常位，而胜复之气却没有必然的规律。

黄帝说：请问是何道理？

岐伯说：初之气至三之气，司天之气所主，是胜气常见的时位；四之气到终之气，是在泉之气所主，是复气常见的时位。有胜气才有复气，没有胜气就没有复气。

黄帝说：讲得好。复气已退而又有胜气发生，怎么解释呢？

岐伯说：有胜气就会有复气，没有一定的次数限制，直到气衰减才会停止。因之复气之后又有胜气发生，而胜气之后没有相应的复气发生，就会有灾害，这是由于生机被伤的缘故。

黄帝说：复气反而致病，又是什么道理呢？

---

[1]其气三：身半以上之"其气三"指处之气至三之气，为司天所主；身半以下之"其气三"指四之气至终之气，为在泉所主。

岐伯曰：居非其位，不相得也。大复其胜则主胜之，故反病也。所谓火燥热也。

帝曰：治之何如？

岐伯曰：夫气之胜也，微者随之，甚者制之。气之复也，和者平之，暴者夺之。皆随胜气，安其屈伏，无问其数，以平为期，此其道也。

帝曰：善。客主之胜复奈何？

岐伯曰：客主之气，胜而无复也。

帝曰：其逆从何如？

岐伯曰：主胜逆，客胜从，天之道也。

帝曰：其生病何如？

岐伯曰：厥阴司天，客胜则耳鸣掉眩，甚则咳；主胜则胸胁痛，舌难以言。少阴司天，客胜则鼽嚏，颈项强，肩背瞀热，头痛少气，发热耳聋目瞑，甚则胕肿血溢，疮疡咳喘；主胜则心热烦躁，甚则胁痛支满。太阴司天，客胜则首面胕肿，呼吸气喘；主胜则胸腹满，食已而瞀。少阳司天，客胜则丹胗外发，及为丹熛（biāo）疮疡，呕逆喉痹，头痛溢肿，耳聋血溢，内为瘛疭；主胜则胸满咳仰息，甚而有血，手热。阳明

岐伯说：复气所到来之时，不是其时令的正位，与主时之气不相融洽。复气过分的报复胜气，而反被主时之气所胜，因此复气反而致病。这是指火、燥、热三气为复气的时候。

黄帝说：应该如何治疗呢？

岐伯说：对于六气为胜气所致的疾病，轻微的顺从它，严重的制止它；复气所致的，和缓的平调它，暴烈的削弱它。都宜根据病气的轻微与严重程度来进行治疗，不论胜气与复气更替辗转多少次，总以达到和平为目的。这是治疗的一般规律。

黄帝说：好。客气与主气的胜复关系是怎样的呢？

岐伯说：客气与主气二者之间，只有胜没有复。

黄帝说：客气与主气的逆顺是怎样的呢？

岐伯说：主气胜是逆，客气胜是顺，这是自然规律。

黄帝说：客气与主气相胜所致之病是怎样的呢？

岐伯说：厥阴司天，客气胜则病耳鸣，振颤，眩晕，甚至咳嗽；主气胜则病胸胁疼痛，舌强难以说话。少阴司天，客气胜则病鼻塞流涕，喷嚏，颈项强硬，肩背部闷热，头痛，神疲无力，发热，耳聋，视物不清，甚至浮肿，出血，疮疡，咳嗽气喘；主气胜则心热烦躁，甚则胁痛，支撑胀满。太阴司天，客气胜则病头面浮肿，呼吸气喘；主气胜则病胸腹胀满，食后胸腹闷乱。少阳司天，客气胜就会发生皮肤丹胗，以及丹毒、疮疡、呕吐气逆、喉痹、头痛、咽喉肿、耳聋、血溢、肢体抽搐等病证；主气胜则会出现胸满、咳嗽、仰面呼吸，甚至咳而有血、两手发热等病证。阳明司天，清气复胜而有余于内，就会发生咳嗽、衄血、咽喉窒塞、心膈中热等病证。若见咳嗽不止而白血出者，多属于难以治愈的死证。太阳司天，客气胜就会出现呼吸不畅、胸中不利、

司天，清复内余，则咳衄嗌塞，心鬲中热，咳不止而白血出者死。太阳司天，客胜则胸中不利，出清涕，感寒则咳；主胜则喉嗌中鸣。厥阴在泉，客胜则大关节不利，内为痉强拘瘛，外为不便；主胜则筋骨繇并，腰腹时痛。少阴在泉，客胜则腰痛，尻股膝髀腨骱足痛，瞀热以酸，胕肿不能久立，溲便变；主胜则厥气上行，心痛发热，鬲中，众痹皆作，发于胠胁，魄汗不藏，四逆而起。太阴在泉，客胜则足痿下重，便溲不时，湿客下焦，发而濡泻，及为肿隐曲之疾；主胜则寒气逆满，食饮不下，甚则为疝。少阳在泉，客胜则腰腹痛而反恶寒，甚则下白溺白。主胜则热反上行而客于心，心痛发热，格中而呕。少阴同候。阳明在泉，客胜则清气动下，少腹坚满而数便泻；主胜则腰重腹痛，少腹生寒，下为鹜溏，则寒厥于肠，上冲胸中，甚则喘不能久立。太阳在泉，寒复内余，则腰尻痛；屈伸不利，股胫足膝中痛。

鼻流清涕、感受寒邪发生咳嗽等病证；主气胜则会出现呼吸而咽喉发出声响的病证。厥阴在泉，客气胜则发生大关节不利，内为筋脉拘挛抽搐，外为运动不便；主气胜则病筋骨振摇强直，腰腹时时疼痛等病证。少阴在泉，客气胜则患腰痛，臀、大腿、膝、髋、小腿肚、小腿骨、足等部位闷热酸痛，浮肿不能久立，二便失常等病证；主气胜则出现逆气上冲，心痛发热，中脘阻隔不畅，诸痹病发作，病发于胠胁部，自汗不收，四肢厥冷等病证。太阴在泉，客气胜就会发生两足痿软无力、下肢沉重、大小便不时而下等病证；若湿客下焦，则发为濡泻以及浮肿、前阴处疾患的病证。主气胜就会发生寒气上逆而痞满、饮食不下，甚至发为疝痛。少阳在泉，客气胜就会发生腰腹疼痛，反出现恶寒，甚至下利白沫、小便色白；主气胜则热反上行而侵犯到心胸，出现心痛、发热、中焦格拒不通而呕吐。其他各种症状与少阴在泉所致者相同。阳明在泉，客气胜则清凉之气动于下部，症见少腹坚满而频频腹泻；主气胜则症见腰部沉重、腹痛、少腹生寒、大便溏泄、寒气逆于肠、上冲胸中，甚则气喘不能久立。太阳在泉，客气寒水加于寒水位置之上，寒气有余于内，则腰、臀部疼痛，屈伸不利，大腿、小腿、足、膝疼痛。

帝曰：善。治之奈何？

岐伯曰：高者抑之，下者举之，有余折之，不足补之，佐以所利，

黄帝说：讲得好。应该如何治疗呢？

岐伯说：邪气上冲的抑之使其下降，气下陷的举之使其上升，有余的折其势，不足的补其虚，用利于

和以所宜，必安其主客，适其寒温，同者逆之，异者从之。

帝曰：治寒以热，治热以寒，气相得者逆之，不相得者从之，余以知之矣。其于正味何如？

岐伯曰：木位[1]之主，其泻以酸，其补以辛。火位[2]之主，其泻以甘，其补以咸。土位[3]之主，其泻以苦，其补以甘。金位[4]之主，其泻以辛，其补以酸。水位[5]之主，其泻以咸，其补以苦。厥阴之客，以辛补之，以酸泻之，以甘缓之，少阴之客，以咸补之，以甘泻之，以咸收之。太阴之客，以甘补之，以苦泻之，以甘缓之。少阳之客，以咸补之，以甘泻之，以咸软之。阳明之客，以酸补之，以辛泻之，以苦泄之；太阳之客，以苦补之，以咸泻之，以苦坚之，以辛润之。开发腠理，致津液通气也。

帝曰：善。愿闻阴阳之三也何谓？

脏腑经脉的药物作为辅佐，以适宜的药食来调和，必须使主客之气安泰互不相胜，根据其寒温以治之，客主之气相同的用逆治法，相反的用从治法。

黄帝说：治寒用热，治热用寒，主客之气性质相同的用逆治法，相反的用从治法，这些我已经知道了。那应该用哪些适宜的药物性味呢？

岐伯说：厥阴风木主气之时，其泻用酸，其补用辛；少阴君火与少阳相火主气之时，其泻用甘，其补用咸；太阴湿土主气之时，其泻用苦，其补用甘；阳明燥金主气之时，其泻用辛，其补用酸；太阳寒水主气之时，其泻用咸，其补用苦；厥阴客气为病，补用辛，泻用酸，缓用甘；少阴客气为病，补用咸，泻用甘，收用酸；太阴客气为病，补用甘，泻用苦，缓用甘；少阳客气为病，补用咸，泻用甘，软坚用咸；阳明客气为病，补用酸，泻用辛，泄用苦；太阳客气为病，补用苦，泻用咸，坚用苦，润用辛。总之，以达到开发腠理，使津液得到布散，气血畅通无阻为目的。

黄帝说：讲得好。请问阴阳各分之为三，是什么意思？

---

[1] 木位：春分前六十一日，为初之气。

[2] 火位：君火之位为春分之后六十一日，为二之气；相火之位为夏至前后各三十日，为三之气。

[3] 土位：秋分前六十一日，为四之气。

[4] 金位：秋分之后六十一日，为五之气。

[5] 水位：冬至前后各三十日，为终之气。

岐伯曰：气有多少，异用也。

帝曰：阳明何谓也？

岐伯曰：两阳合明也。

帝曰：厥阴何也？

岐伯曰：两阴交尽也。

帝曰：气有多少，病有盛衰，治有缓急，方有大小，愿闻其约奈何？

岐伯曰：气有高下，病有远近，证有中外，治有轻重，适其至所为故也。大要曰：君一臣二，奇之制也；君二臣四，偶之制也；君二臣三，奇之制也；君二臣六，偶之制也。故曰：近者奇之，远者偶之；汗者不以奇，下者不以偶，补上治上制以缓，补下治下制以急，急则气味厚，缓则气味薄，适其至所，此之谓也。病所远而中道气味之者，食而过之，无越其制度也。是故平气之道，近而奇偶，制小其服也。远而奇偶，制大其服也。大则数少，小则数多。多则九之，少则二之。奇之不去则偶之，是谓重方。偶之不去，则反佐以取之，所谓寒热温凉，反从其病也。

帝曰：善。病生于本[1]，余知

岐伯说：因为阴阳之气各有多少，作用各有不同的缘故。

黄帝说：何以称为阳明？

岐伯说：两阳相合而明，故称阳明。

黄帝说：何以称为厥阴？

岐伯说：两阴交尽，故称为厥阴。

黄帝说：气有多少，病有盛衰，治疗有缓急，方剂有大有小，请问其中的一般规律是怎样的呢？

岐伯说：病气有高下之别，病位有远近之分，症状有内外之异，治法有轻重的不同，总之以药力恰好达到病变所在部位为准。《大要》说：君药一味，臣药二味，是奇方的制度；君药二味，臣药四味，是偶方的制度；君药二味，臣药三味，是奇方的制度；君药二味，臣药六味，是偶方的制度。病变部位近的用奇方治疗，病变部位远的用偶方治疗，发汗时不用奇方，攻下时不用偶方；补益与治疗上部的方制宜缓，攻邪与治疗下部的方制宜急。急的药物气味厚，缓的药物气味薄。方制用药要恰好到达病处，就是指此而言。如果病所在的部位远，服药后药力未达到病所而在中途发挥了作用，这是不好的，为解决这个问题，可以在饭前服药，以利用饮食之气推动药力到达病变部位；如果病位近的，可以在饭后服药。应根据病变部位的远近，来确定服药时间，不要违背这个原则。所以适当的治疗方法，病位近用奇方或偶方，宜制小方来服用；病位远的，不论用奇偶之方，宜制大方来服用，方剂大的是药味数少而量重，方剂小的是药味数多而量轻。味数多的可至九味，味数少的可用两味。用一个方而病不去，则用另一个方治疗，这就是重方，也叫作复方。如果用重方而病不去，则用相反的药味来反佐，以达治疗之目的。所谓反佐，就是佐药的性味与病情的寒热温凉相同。

黄帝说：讲得好。病生于六气之本的，我已经知

---

[1] 病生于本：即病生于风寒暑湿燥火。

之矣。生于标[1]者，治之奈何？

岐伯曰：病反其本，得标之病，治反其本，得标之方。

帝曰：善。六气之胜，何以候之？

岐伯曰：乘其至也，清气大来，燥之胜也，风木受邪，肝病生焉。热气大来，火之胜也，金燥受邪，肺病生焉。寒气大来，水之胜也，火热受邪，心病生焉。湿气大来，土之胜也，寒水受邪，肾病生焉。风气大来，木之胜也，土湿受邪，脾病生焉。所谓感邪而生病也。乘年之虚，则邪甚也。失时之和，亦邪甚也。遇月之空，亦邪甚也。重感于邪，则病危矣。有胜之气，其来必来复也。

帝曰：其脉至何如？

岐伯曰：厥阴之至其脉弦，少阴之至其脉钩，太阴之至其脉沉，少阳之至大而浮，阳明之至短而涩，太阳之至大而长。至而和则平，至而甚则病，至而反者病，至而不至者病，未至而至者病，阴阳易者危。

帝曰：六气标本，所从不同奈何？

道了。那生于三阴三阳之标的，应当怎样治疗呢？

岐伯说：懂得病生于本，反过来就会明白病生于标，知晓治疗病生于本的方法，反过来就是治疗病生于标的方法。

黄帝说：讲得好。六气偏盛，应该怎样观察呢？

岐伯说：乘其不及而至者为胜气。清气大来，是燥金之气偏胜，风木受邪，肝病发作；热气大来，是火热之气偏胜，燥金受邪，肺病发作；寒气大来，是寒水之气偏胜，火热受邪，心病发作；湿气大来，是湿土之气偏胜，水气受邪，肾病发作；风气大来，是风木之气偏胜，土气受邪，脾病发作。这些都是感受胜气之邪而生病的。如果遇到运气不足之年，则邪气更甚；如果主客之气不和，也会使邪气加重；在月亮亏缺的时候，感受邪气也很严重。再次感受邪气，则病情危重。有了胜气，其后必然会有复气。

黄帝说：六气为病其脉象是怎样的？

岐伯说：厥阴之气到来，其脉象弦；少阴之气到来，其脉象钩；太阴之气到来，其脉象沉；少阳之气到来，其脉象大而浮；阳明之气到来，其脉象短而涩；太阳之气到来，其脉象大而长。气至而脉和缓的是无病的平脉；气至而脉象盛的是病态的表现；气至而脉象相反的，也是病态的表现；气至而脉象不至的是有病的表现；气未至而脉象已至的，也是有病的表现；如果三阳之气到来而见阴脉，三阴之气到来而见阳脉，阴阳变易交错，则是病情危重的表现。

黄帝说：六气各有标本，所引起的变化也不同，为什么会这样呢？

---

[1] 生于标：即病生于三阴三阳。

岐伯曰：气有从本者，有从标本者，有不从标本者也。

帝曰：愿卒闻之。

岐伯曰：少阳太阴从本，少阴太阳从本从标，阳明厥阴，不从标本从乎中也。故从本者化生于本，从标本者有标本之化，从中者以中气为化也。

帝曰：脉从而病反者，其诊何如？

岐伯曰：脉至而从，按之不鼓，诸阳皆然。

帝曰：诸阴之反，其脉何如？

岐伯曰：脉至而从，按之鼓甚而盛也。是故百病之起，有生于本者，有生于标者，有生于中气者，有取本而得者，有取标而得者，有取中气而得者，有取标本而得者，有逆取而得者，有从取而得者。逆，正顺也。若顺，逆也。故曰：知标与本，用之不殆，明知逆顺，正行无问。此之谓也。不知是者，不足以言诊，足以乱经。故《大要》曰：粗工嘻嘻，以为可知，言热未已，寒病复始，同气异形，迷诊乱经。此之谓也。夫标本之道，要而博，小而大，可以言一而知百病之害，言标与本，易而勿损，察本与标，

岐伯说：六气有从六气之本而变化的，有从三阴三阳之标而变化的，有不从标本而从中气变化的。

黄帝说：我希望听您详细地讲讲。

岐伯说：少阳、太阴从六气之本而变化；少阴、太阳既从六气之本而变化，又从三阴三阳之标而变化；阳明、厥阴不从标本而从其中气变化。所以从六气之本而变化的化生于本；从三阴三阳之标而变化的化生于标；从中气而变化的化生于中气。

黄帝说：脉与病看似相同而实质却又相反，应怎样诊察呢？

岐伯说：如果表现出发热的症状又见到浮洪滑大等阳脉，是病与脉相一致；但如果再按其脉，却并不鼓动有力，这就是各种似乎是阳证而为非阳证的疾病的共同特点。

黄帝说：各种像似阴证的疾病，其脉象是怎样的？

岐伯说：像似阴寒的病证，脉象沉伏，是病与脉相一致；但如果重按其脉，却发现鼓动有力而且应手明显的，就是像似阴证而非阴证的疾病的脉象特点。所以各种疾病开始发生，有生于本的，有生于标的，有生于中气的；治疗时有治其本而愈的，有治其标而愈的，有治其中气而愈的，有既治其标又治其标而得愈的，有逆治而愈的，有从治而愈的。所谓逆其病气而治，其实是顺治；所谓顺其病气而治，其实就是逆治。所以说：知道了标与本的理论，用之于临床就不会有困难；明白了逆与顺的治法，就可正确地进行治疗而不会产生疑问。就是这个意思。不知道这些理论，就不足以谈论诊法的问题，却能扰乱正常的诊断与治疗。所以《大要》说：技术粗浅的医生，沾沾自喜，以为什么疾病都可以做出诊断，结果他认为是热证，在还没有说完诊断为热病时，寒病的症状就开始显露出来了。他不了解同是一气所生的病变而有完全不同的证候。不明白这些道理，就会对疾病诊断迷惑不清，使正常治疗受到干扰。标本的理论，扼要而广博，从小可及大，可以抓住要点而得知百病为害之由。所以懂得了标与本，对病情的分析就比较容易而不致有所损害；

气可令调，明知胜复，为万民式，天之道毕矣。

帝曰：胜复之变，早晏何如？

岐伯曰：夫所胜者，胜至已病，病已愠（yùn）愠[1]，而复已萌也。夫所复者，胜尽而起，得位而甚，胜有微甚，复有少多，胜和而和，胜虚而虚，天之常也。

帝曰：胜复之作，动不当位，或后时而至，其故何也？

岐伯曰：夫气之生，与其化衰盛异也。寒暑温凉盛衰之用，其在四维[2]，故阳之动，始于温，盛于暑；阴之动，始于清，盛于寒。春夏秋冬，各差其分。故《大要》曰：彼春之暖，为夏之暑，彼秋之忿，为冬之怒，谨按四维，斥候[3]皆归，其终可见，其始可知。此之谓也。

帝曰：差有数乎？

岐伯曰：又凡三十度也。

帝曰：其脉应皆何如？

岐伯曰：差同正法，待时而去也。脉要曰：春不沉，夏不弦，冬不涩，秋不数，是谓四塞。沉甚曰病，

察之属本与属标，就可以使六气调和；明确胜复之气的规律，就可以为民众做出养生、治疗方面的示范。这就是掌握天地变化规律的根本目的和意义所在。

黄帝说：胜气复气的变化，时间的早晚是怎样的呢？

岐伯说：大凡六气成为胜气，胜气到来就会发病，待病气积聚之时，而复气就开始萌动了。六气成为复气，则胜气终了的时候才开始发作，得其气之时令则加剧。胜气有轻重，复气也有多少，胜气和缓，复气也就和缓，胜气虚衰，复气也就虚衰，这是自然变化的常规。

黄帝说：胜复之气的发作，有时并不在它所主持的时令与位置，而在其时位之后发生，这是什么原因呢？

岐伯说：因为六气的发生和变化，盛和衰有所不同。寒暑温凉盛衰的作用，表现在春夏秋冬四季中的最后一个月，这就是所谓的“四维”月。阳气的发动，始于温而盛于暑；阴气的发动，始于凉而盛于寒。春夏秋冬四季之间，有一定的时差。《大要》说：因春天的温暖，成为夏天的暑热，因秋天的肃杀，成为冬天的凛冽。仔细观察“四维”的气候变化，就可以了解阴阳之气盛衰开始与终止的时间，从而知道该年春夏秋冬各个季节的气候变化。

黄帝说：四时气候的变迁，在时间上有一定的差数吗？

岐伯说：大约是三十天。

黄帝说：其在脉象上的反映是怎样的？

岐伯说：四时气候的变迁可以有三十天的差数，脉搏的变化也与此相同，等到新的气候到来时，原有的脉象才会退去。《脉要》说：春脉无沉象，夏脉无弦象，冬脉无涩象，秋脉无数象，是四时生气闭

---

[1] 愠愠：郁伏蓄积之意。

[2] 四维：指每季的最后一个月，即三、六、九、十二月。

[3] 斥候：侦查、伺望之意。

弦甚曰病，涩甚曰病，数甚曰病，参见曰病，复见曰病，未去而去曰病，去而不去曰病，反者死。故曰：气之相守司也，如权衡之不得相失也。夫阴阳之气，清净则生化治，动则苛疾起，此之谓也。

帝曰：幽明何如？

岐伯曰：两阴[1]交尽故曰幽，两阳[2]合明故曰明，幽明之配，寒暑之异也。

帝曰：分至[3]何如？

岐伯曰：气至之谓至，气分之谓分。至则气同，分则气异，所谓天地之正纪也。

帝曰：夫子言春秋气始于前，冬夏气始于后，余已知之矣。然六气往复，主岁不常也，其补泻奈何？

岐伯曰：上下所主[4]，随其攸利，正其味，则其要也。左右同法。《大要》曰：少阳之主，先甘后咸；阳明之主，先辛后酸；太阳之主，先咸后苦；厥阴之主，先酸后辛；少阴之主，先甘后咸；太阴之主，

塞，属不正常的脉象。沉而太过的是病脉，弦而太过的是病脉，涩而太过的是病脉，数而太过的是病脉，参差互见的是病脉，去而复见的是病脉，气未去而脉象先去的是病脉，气去而脉象不去的是病脉，脉与气相反的则是死脉。所以说：气与脉息息相关，像秤杆与秤砣一样不可失于平衡。如果自然界的阴阳之气清净、平和，万物生化就可以正常；如果阴阳之气扰动失常，人们就会发生疾病，说的就是这个意思。

黄帝说：幽和明是什么意思？

岐伯说：太阴、少阴两阴交尽，叫作幽；太阳、少阳两阳和明，叫作明。幽和明配合阴阳，就有寒暑的不同。

黄帝说：分和至是什么意思？

岐伯说：气来叫作至，气分叫作分。气至之时其气同，气分之时其气异。所以春分秋分的二分和夏至冬至的二至，是天地正常气化纪时的纲领。

黄帝说：先生所说的春秋之气开始在前，冬夏之气开始在后，我已知道了。然而六气往复运动，主岁之气经常变化，怎样对其进行补泻治疗呢？

岐伯说：根据司天、在泉之气所主之时，随其所宜，正确选用药味，是治疗上的主要准则。左右间气的治法与此相同。《大要》说：少阳主岁，先用甘味药物，后用咸味药物；阳明主岁，先用辛味药物，后用酸味药物；太阳主岁，先用咸味药物，后用苦味药物；厥阴主岁，先用酸味药物，后用辛味药物；少阴主岁，先用甘味药物，后用咸味药物；太阴主岁，先用苦味药物，后用甘味药物。佐以所宜的药物，助其生化之

---

[1] 两阴：指太阴与少阴。

[2] 两阳：指太阳与少阳。

[3] 分至：即春分与秋分，夏至与冬至。

[4] 上下所主：即司天在泉之气。

先苦后甘。佐以所利，资以所生，是谓得气。

源泉，这就叫得气。

帝曰：善。夫百病之生也，皆生于风寒暑湿燥火，以之化之变也。经言盛者泻之，虚则补之，余锡以方士，而方士用之尚未能十全，余欲令要道必行，桴[1]鼓相应，犹拔刺雪污，工巧神圣，可得闻乎？

岐伯曰：审察病机，无失气宜，此之谓也。

帝曰：愿闻病机何如？

岐伯曰：诸风掉眩，皆属于肝。诸寒收引[2]，皆属于肾。诸气膹郁[3]，皆属于肺。诸湿肿满，皆属于脾。诸热瞀瘛[4]，皆属于火。诸痛痒疮，皆属于心。诸厥固泄，皆属于下。诸痿喘呕，皆属于上。诸禁鼓栗，如丧神守，皆属于火。诸痉项强，皆属于湿。诸逆冲上，皆属于火。诸胀腹大，皆属于热。诸躁狂越，皆属于火。诸暴强直，皆属于风。诸病有声，鼓之如鼓，皆属于热。诸病胕肿，疼酸惊骇，皆属

黄帝说：讲得好。许多疾病的发生，都是由于风寒暑湿燥火六气的变化。医经上说：实证用泻法治疗，虚证用补法治疗，我把它告诉了医生们，但是医生们在运用的时候，还不能收到十全的效果。我想使这些重要的理论得到普遍运用，并且能够收到如同用鼓槌敲击到鼓上立刻发出声响那样迅速的效果，如拔掉肉上的刺、洗去衣物上污浊那样立竿见影，对于望闻问切的诊察方法和技术，可以告诉我吗？

岐伯说：审察疾病和发展变化的机制，切勿失却六气的忌宜。这样做就可以了。

黄帝说：请问疾病发生和发展变化机制是怎样的？

岐伯说：凡是风病，振摇眩晕，大都与肝脏有关。凡是寒病，收引拘急，大都与肾脏有关。凡是气病，喘急胸闷，大都与肺脏有关。凡是湿病，浮肿胀满，大都与脾脏有关。凡是热病，神识昏乱，肢体抽搐，大都与火气有关。凡是疼痛、瘙痒、疮疡，大都与心脏有关。凡是厥逆，二便不通或失禁，大都与下焦有关。凡是痿病，喘逆呕吐，大都与上焦有关。凡是口噤不开，寒战颤抖，神志不安，大都与火气有关。凡是痉病，颈项强急，大都与湿气有关。凡是气逆上冲，大都与火气有关。凡是胀满腹大，大都与热气有关。凡是躁动不安，发狂越常，大都与火气有关。凡是突然发生肢体强直，大都与风气有关。凡是发出声响，或敲击时声音如鼓，大都与热气有关。凡是浮肿、疼痛酸楚、惊骇不宁，大都与火气有关。凡是转筋反折、角弓反张、肢体屈伸不利、排出的代谢水液浑浊不清，大都与热气

[1]桴：鼓槌。
[2]收引：即拘急挛缩。
[3]膹郁：膹，指呼吸急促而有上逆之势。郁，指胸部痞闷，呼吸不利。
[4]瞀瘛：瞀，昏闷；瘛，抽搐。

于火。诸转反戾，水液浑浊，皆属于火。诸转反戾，水液浑浊，皆属于热。诸病水液，澄彻清冷，皆属于寒。诸呕吐酸，暴注下迫，皆属于热。故大要曰：谨守病机，各司其属，有者求之，无者求之，盛者责之，虚者责之，必先五胜，疏其血气，令其调达，而致和平。此之谓也。

有关。凡是排泄的水液澄明清冷，大都与寒气有关。凡是呕吐酸水，暴泻如注，大都与热气有关。所以《大要》说：谨慎地掌握病机，分别观察其所属关系，对于已出现的症状，要分析它出现的原因，对于应该出现却没有出现的症状，也要分析它没有出现的原因。实证、虚证都要详细研究，首先分析五脏之气中何气所胜，然后疏通其血气，使之调达舒畅，而归于和平，说的就是这个意思。

帝曰：善。五味阴阳之用何如？

黄帝说：讲得好。药物五味有阴阳之分，它们的作用分别是怎样的呢？

岐伯曰：辛甘发散为阳，酸苦涌泄为阴，咸味涌泄为阴，淡味渗泄为阳。六者或收或散，或缓或急，或燥或润，或耎或坚，以所利而行之，调其气使其平也。

岐伯说：辛甘发散的属阳，酸苦涌泄的属阴，咸味涌泄的属阴，淡味渗泄的属阳。辛甘酸苦咸淡六者，或收敛，或发散，或缓和，或急暴，或燥湿，或润泽，或柔软，或坚实，根据病情之所宜运用，以调理气机，使阴阳归于平衡。

帝曰：非调气而得者，治之奈何？有毒无毒，何先何后？愿闻其道。

黄帝说：有的病不是用调气之法所能治愈的，应该怎样治疗呢？有毒和无毒的药物，哪种先用，哪种后用？我想知道它的方法。

岐伯曰：有毒无毒，所治为主，适大小为制也。

岐伯说：有毒和无毒药物的使用，以适应所治病证的需要为原则，根据病情的轻重制定方剂大小。

帝曰：请言其制。

黄帝说：请您讲讲制定方剂的原则。

岐伯曰：君一臣二，制之小也；君一臣三佐五，制之中也；君一臣三佐九，制之大也。寒者热之，热者寒之，微者逆之，甚者从之，坚者削之，客者除之，劳者温之，结者散之，留者攻之，燥者濡之，急者缓之，散者收之，损者温之，逸

岐伯说：君药一味，臣药二味，是小方的组成法；君药一味，臣药三味，佐药五味，是中等方的组成法；君药一味，臣药三味，佐药九味，是大方的组成法。寒病用热药治疗，热病用寒药治疗。病势轻的，逆其病气而治；病势重的，从其病气而治。邪气坚实的用削弱法，有客邪的用驱除法，因劳伤所致的用温养法，邪气积聚的用发散法，邪气留存的用攻破法，邪气燥结的用濡润法，急症用缓和法，正气耗散的用收敛法，精气虚损的温补法，气血迟滞的用活血法，惊悸不安

者行之，惊者平之，上之下之，摩之浴之，薄之劫之，开之发之，适事为故。

帝曰：何谓逆从？

岐伯曰：逆者正治，从者反治，从少从多，观其事也。

帝曰：反治何谓？

岐伯曰：热因热用，寒因寒用[1]，塞因塞用，通因通用[2]，必伏其所主，而先其所因，其始则同，其终则异，可使破积，可使溃坚，可使气和，可使必已。

帝曰：善。气调而得者何如？

岐伯曰：逆之从之，逆而从之，从而逆之，疏气令调，则其道也。

帝曰：善。病之中外何如？

岐伯曰：从内之外者，调其内；从外之内者，治其外；从内之外而盛于外者，先调其内而后治其外；从外之内而盛于内者，先治其外而后调其内；中外不相及，则治主病。

的用平静法。在上者使之上越，在下者使之下夺，或用按摩，或用汤浴，或迫使其外出，或劫截其发作，或用开导，或用发泄，以适合病情为原则。

黄帝说：什么叫逆从？

岐伯说：逆就是正治法，从就是反治法。反治药的多少，要根据病情而定。

黄帝说：反治是怎样的？

岐伯说：疾病中出现热的现象，治疗时仍使用热性药；疾病中出现有寒象，治疗时仍使用寒性药；疾病中有阻塞不通的现象，治疗时仍使用补益的药物；疾病中有通利的现象，治疗时仍使用通利的药物。这样做的目的，就是要从根本上治疗疾病。因而，使用从治法时首先要抓住疾病的病因。从表面上看，从治法好像是药性与疾病的性质相同，但实质上药性与疾病的性质仍然是相反的。使用这种治疗方法，可以用来破除积滞，消散坚块，调畅气机，使疾病痊愈。

黄帝说：讲得好。通过调畅气机而使疾病痊愈的是怎样的呢？

岐伯说：或用逆治，或用从治，或先逆后从，或先从后逆，疏通气机，使其调达，这就是调气的治法。

黄帝说：讲得好。病有内脏与体表相互影响的，如何治疗？

岐伯说：从内脏影响到体表的，先治其内脏的病；从体表影响到内脏的，先治其体表的病；病生于内脏而到达体表，与体表邪气相合，而使病势盛于体表的，要先调内脏的病，然后治疗体表的病；病生于体表而到达内脏，与内脏原有的疾病相合，而使病势盛于内脏的，要首先治疗体表的疾病，然后调治内脏的病变。如果内脏有病不影响体表，体表有病也不影响内脏，内与外不相涉及的，只要治疗主要的病证就可以了。

---

[1] 热因热用，寒因寒用：根据临床所见，某些严重疾病，往往出现假象，如果病的本质是热，却出现寒象，就要用寒凉药治疗，这就叫"寒因寒用"；如果病的本质是寒，却出现热象，就要用热性药物治疗，这就叫"热因热用"。

[2] 塞因塞用，通因通用：也是在某些严重疾病出现假象时用。例如，脾虚严重时出现腹胀满的假实象，就要使用补法，这就是"塞因塞用"；积滞严重时出现下利不止的假象，需用通下的方法治疗，这就是"通因通用"。

帝曰：善。火热复，恶寒发热，有如疟状，或一日发，或间数日发，其故何也？

岐伯曰：胜复之气，会遇之时，有多少也。阴气多而阳气少，则其发日远；阳气多而阴气少，则其发日近。此胜复相薄，盛衰之节，疟亦同法。

帝曰：论言治寒以热，治热以寒，而方士不能废绳墨而更其道也。有病热者寒之而热，有病寒者热之而寒，二者皆在，新病复起，奈何治？

岐伯曰：诸寒之而热者取之阴；热之而寒者取之阳，所谓求其属也。

帝曰：善。服寒而反热，服热而反寒，其故何也？

岐伯曰：治其王气[1]，是以反也。

帝曰：不治王而然者何也？

岐伯曰：悉乎哉问也！不治五味属也。夫五味入胃，各归所喜，故酸先入肝，苦先入心，甘先入脾，辛先入肺，咸先入肾，久而增气，物化之常也。气增而久，夭之由也。

黄帝说：对。火热之病，又见恶寒发热，像疟疾一样，或一天一发，或间隔数天一发，这是什么缘故？

岐伯说：因为胜复之气相遇的时候，阴阳之气有多有少的缘故。阴气多而阳气少，则发作的间隔时日就长；阳气多而阴气少，则发作的间隔时日就短。这是胜气与复气的相互搏斗，也是寒热盛衰的关键。疟疾的原理也是这样的。

黄帝说：医学论著上说，治寒证当用热药，治热证当用寒药，医生们尽管没有违背这个原则而更换治疗方法。但是有些热病，服寒药后更热；有些寒病，服热药后更寒。不但原有的寒与热仍旧存在，而且更有新病增加，这应该怎样治疗呢？

岐伯说：凡是用寒药而反热的，应该滋其阴，用热药而反寒的，应该补其阳，这就是探求其根本而治的方法。

黄帝说：对。服寒药而反热，服热药而反寒，是什么原因呢？

岐伯说：这是因为没有抓住疾病的本质进行治疗，单纯治疗虚假的旺盛之气，所以导致了相反的结果。

黄帝说：有的并不是虚假的旺盛之气，也发生了这种现象，是什么原因呢？

岐伯说：您问得真详尽啊！如果不是这种状况，那就是由于不知道五味所属的关系。大凡五味入胃后，各归入所喜的脏。所以酸味先入肝，苦味先入心，甘味先入脾，辛味先入肺，咸味先入肾。服用日久便能使内脏之气增长，这就是气化作用的一般规律。脏气增长过久就会偏盛，这便是导致疾病的原因。

---

[1] 王气：即亢盛之气。

帝曰：善。方制君臣何谓也？

岐伯曰：主病之谓君，佐君之谓臣，应臣之谓使，非上下三品之谓也。

帝曰：三品何谓？

岐伯曰：所以明善恶之殊贯也。

帝曰：善。病之中外何如？

岐伯曰：调气之方，必别阴阳，定其中外，各守其乡，内者内治，外者外治，微者调之，其次平之，盛者夺之，汗之下之，寒热温凉，衰之以属，随其攸利，谨道如法，万举万全，气血正平，长有天命。

帝曰：善。

黄帝说：好。方剂的制度分君臣，是什么意思？

岐伯说：主治疾病的药叫作君，辅助君药的叫作臣，应顺臣药的叫作使，并不是指上、中、下三品的意思。

黄帝说：什么叫三品？

岐伯说：三品是用来说明药性有毒无毒的分类法。

黄帝说：好。疾病是怎样辨别内外的呢？

岐伯说：调治病气的方法，必须辨别阴阳，确定它在内还是在外，根据病之所在，在内的治内，在外的治外。病情轻微的，就使用调理法；病情稍重的，就使用平定法；邪气亢盛的，就使用攻泻法。此外，在表的用发汗法，在里的用泻下法，根据寒热温凉的不同属性，而衰减其所属的病证，随其所宜为准。谨慎地遵守如上的法则，可以万治万全，而使人们的气血平和、健康长寿。

黄帝说：讲得好极了。

卷第二十三

著至教论篇第七十五

黄帝坐明堂，召雷公而问之曰：子知医之道乎？

雷公对曰：诵而未能解，解而未能别，别而未能明，明而未能彰，足以治群僚，不足治侯王。愿得受树天之度，四时阴阳合之，别星辰与日月光，以彰经术，后世益明，上通神农，著至教疑于二皇[1]。

帝曰：善。无失之，此皆阴阳表里上下雌雄相输应[2]也，而道上知天文，下知地理，中知人事，可以长久，以教众庶，亦不疑殆[3]，医道论篇，可传后世，可以为宝。

雷公曰：请受道，讽诵用解。

黄帝坐在明堂之上，召见雷公问道：您懂得医学的道理吗？

雷公回答：我读过一些医书，但不能完全理解其中的意义；有的虽能粗浅地理解，但不能分析辨别清楚；有的虽能分析辨别，但不能深入了解其中的原因；有的虽能了解其精奥，但不能在临证实践中加以广泛应用。所以，我也只能治疗一般官吏的病，没有治疗侯王之疾的资格。我很希望您能给我讲授天地运动的法则，以及结合四时阴阳、日月星辰运动变化的学问，以进一步阐发其道理，并加以发扬光大传给后人，使后世更加明了。这是可以与伏羲、神农二皇相媲美的功德。

黄帝说：好！不要忘掉，这些都是阴阳、表里、上下、雌雄相互联系的道理，就医学而言，必须上知天文，下知地理，中知人事，才能长久地流传下去，用以教导群众，也不致发生疑惑，只有这样的医学书籍，才能流传于后世，成为宝贵的遗产。

雷公说：请把这些医学道理传授给我，以便我进一步背诵和理解。

---

[1] 疑于二皇：疑，《黄帝内经太素》作"拟"。二皇，指伏羲和神农。

[2] 相输应：相互感应，相互联系的意思。

[3] 殆：即疑之意。

帝曰：子不闻《阴阳传》乎？

曰：不知。

曰：夫三阳天为业，上下无常，合而病至，偏害阴阳。

雷公曰：三阳莫当，请闻其解。

帝曰：三阳独至者，是三阳并至，并至如风雨，上为颠疾，下为漏病。外无期，内无正，不中经纪，诊无上下，以书别。

雷公曰：臣治疏愈，说意而已。

帝曰：三阳者，至阳也，积并则为惊，病起疾风，至如礔（pī）砺，九窍皆塞，阳气滂溢，干嗌喉塞。并于阴，则上下无常，薄为肠澼。此谓三阳直心，坐不得起，卧者便身全，三阳之病。且以知天下，何以别阴阳，应四时，合之五行。

雷公曰：阳言不别，阴言不理，请起受解，以为至道。

帝曰：子若受传，不知合至道以惑师教，语子至道之要。病伤五脏，筋骨以消，子言不明不别，是世主学尽矣。肾且绝，惋（wǎn）惋日暮，从容不出，人事不殷。

黄帝说：您没有听说过《阴阳传》这部书吗？

雷公说：我没听说过。

黄帝说：三阳之气，护卫着人身的表层，以适应天气的变化，如果人的上下经脉循行失常，就会使内外之邪相合而产生疾病，并使阴阳有所偏盛而对人体造成损害。

雷公说："三阳之气到来不可阻挡"这句话，应当怎样理解？

黄帝说：所谓三阳之气独自到来，实际上是三阳之气合并而到来，三阳之气一起到来则阳气过于亢盛，其来势疾如风雨，若犯于人体的上部，则发为头顶部疾病，若犯于人体的下部，则发为大小便失禁的漏病。由于这种病变化无常，在身体外表没有明显的气色变化等症状可察，在身体内部没有一定的征象可以预期，即与一般疾病的变化规律不同，所以在诊断时也就无法记录分辨其病变的部位是在上还是在下。

雷公说：我很少治愈这类病人，请您详尽地解释一下，以解除我的疑惑。

黄帝说：三阳经自身就有很强的阳气，若三阳之气积聚并一起到来，则会发生令人惊骇的病变，病起迅如疾风，病至猛如霹雳，人体九窍闭塞不通，阳气亢盛而盈溢就会损伤津液，表现为咽干喉塞。这种过分亢盛的阳气侵犯到阴经，就会使阴经之气上下运行紊乱，如果迫于肠道，则发为"肠澼"。若三阳之气直冲心膈，使人坐而不能站立，躺着觉得舒适，这些都是三阳之气积聚合并造成的病变。由此而知，欲通晓人与天地相应的关系，必须知道如何区别阴阳，及其上应天之四时，下合地之五行等道理。

雷公说：对于这些道理，您这样讲解，我还不能够分辨清楚，如果您隐晦地说我就更不能领会了，请您再解释一下其中的细节，使我能更好地领会这一深奥的道理。

黄帝说：你尽管接受了老师的传授，如果不能领会其精神实质，反而会对老师的传授产生疑惑，我现在告诉你这些深刻道理的要点。如果病人患病伤及了五脏，那么病人的筋骨就会日渐瘦削，就像你说的那样，连这样的道理也不明白，世上的医学岂不要失传吗！例如肾气将要绝断时，病人终日心中郁闷不安，在天黑的时候更加严重，想留在安静的地方而不想出门，更不想频繁的人事往来。

示从容论篇第七十六

黄帝燕坐[1]，召雷公而问之曰：汝受术诵书者，若能览观杂学[2]，及于比类，通合道理，为余言子所长，五脏六腑，胆胃大小肠脾胞膀胱，脑髓涕唾，哭泣悲哀，水所从行，此皆人之所生，治之过失，子务明之，可以十全，即不能知，为世所怨。

雷公曰：臣请诵《脉经·上下篇》甚众多矣。别异比类，犹未能以十全，又安足以明之。

帝曰：子别试通五脏之过，六腑之所不和，针石之败，毒药所宜，汤液滋味，具言其状，悉言以对，请问不知。

雷公曰：肝虚肾虚脾虚，皆令人体重烦冤，当投毒药刺灸砭石汤液，或已或不已，愿闻其解。

帝曰：公何年之长而问之少，余真问以自谬也。吾问子窈冥[3]，子言上下篇以对，何也？夫脾虚浮似肺，肾小浮似脾，肝急沉散似肾，

黄帝悠闲地坐着休息，召唤雷公问道：您学过医术，诵读过医书，还能博览群书，掌握了取类比象的方法，可以说已经将医学道理融会贯通了。现在对我讲讲你的心得和体会吧。比如五脏、六腑，或胆、胃、大小肠，或脾、胞宫、膀胱，或脑髓、涕唾，或哭泣、悲哀，或人体水液的运行等，这一切都是人赖以生存的最基本的物质基础，也是治疗中容易出现差错的地方，所以您务必明了这些道理，只有这样，治病时才不会出错，做到十全十美。若不能通晓，就会在诊治疾病时经常出现差错从而被世人抱怨。

雷公回答：我诵读过《脉经·上下篇》中的许多内容，但在取类比象、诊治疾病方面还不能做到完全正确，又怎么能说是完全明白了呢？

黄帝说：请你在《脉经·上下篇》之外，根据所知道的理论，来解释五脏的病变、六腑的不和、针刺砭石治疗的失败、毒药治疗的适宜，以及汤液的滋味等方面的内容，并具体说明它们的状况，尽量详尽地解释我所提出的问题，如果有不知道的地方，请提出来。

雷公说：肝虚、肾虚、脾虚都能使人身体沉重和烦冤，我曾用过药物、刺灸、砭石、汤液等方法治疗，有的治愈了，有的没有治愈，这是什么原因呢？

黄帝说：为什么你年纪这么大，提出的问题却这么幼稚呢？也可能是我提的问题不太恰当吧。我本来想问你比较深奥的道理，而你却以《脉经·上下篇》中的内容来回答我，是什么缘故呢？脾脉本应微软，现在病变而虚浮，与肺脉相似；肾脉本应微沉，现在病变而小浮，与脾脉相

---

[1]燕坐：燕，即休息；燕坐就是坐着休息。

[2]杂学：指医学以外的各种学问。

[3]窈冥：指义理玄妙。

此皆工之所时乱也，然从容[1]得之。若夫三脏土木水参居，此童子之所知，问之何也？

雷公曰：于此有人，头痛筋挛骨重，怯然少气，哕噫腹满，时惊不嗜卧，此何脏之发也？脉浮而弦，切之石坚，不知其解，复问所以三脏者，以知其比类也。

帝曰：夫从容之谓也。夫年长则求之于腑，年少则求之于经，年壮则求之于脏。今子所言皆失，八风菀热，五脏消烁，传邪相受。夫浮而弦者，是肾不足也。沉而石者，是肾气内著也。怯（qiè）然少气者，是水道不行，形气消索也。咳嗽烦冤者，是肾气之逆也。一人之气，病在一脏也。若言三脏俱行，不在法也。

雷公曰：于此有人，四肢解墯，喘咳血泄，而愚诊之，以为伤肺，切脉浮大而紧，愚不敢治，粗工下砭石，病愈多出血，血止身轻，此何物也？

帝曰：子所能治，知亦众多，与此病失矣。譬以鸿飞，亦冲于天。夫圣人之治病，循法守度，援物比类，

似；肝脉本应微弦，现在病变而急沉散，与肾脉相似，这些都是医生时常所易于混乱的，但是如果能够从容不迫地去诊视，还是可以分辨清楚的。至于脾、肝、肾三脏，分属于土、木、水，三者均居膈下，部位相近，这是小孩子都知道的问题，你问它有什么意义呢？

雷公说：有这样一位病人，头痛、筋脉拘挛、骨节沉重、畏怯少气、干哕噫气、腹部胀满、时常惊骇、不能安卧，这是哪一脏所发生了病变呢？他的脉搏轻按则弦，重按则坚硬如石，我不知应如何解释，所以就再次提出肝、脾、肾三脏的问题，就是想知道怎么样进行类比区别。

黄帝说：这应从容地进行分析。一般的说，老年人的病，应从六腑来探求；少年的病，应从经络来探求；壮年的病，应从五脏来探求。现在您只讲脉证，不谈致病的根由。自然界的病邪侵入人体，郁结停留不去，都会化为热而损伤五脏的阴精，邪气在体内流传，就会引起各种病理变化。病人的脉象轻按如弦，是肾气不足的表现。用力按脉沉而坚硬如石的，是肾气内著而不行的表现。畏怯少气的，是因为水液通行的道路不通，而形气消散。咳嗽烦闷的，是肾气上逆所致。以上所说的这个人，其病变在肾脏，如果说是三脏俱病，是不符合诊病法则的。

雷公问：还有这样一个病人，四肢懈怠无力、气喘咳嗽、大便带血，我诊断了一下，以为是肺气受到了损伤，切按病人的脉搏，脉浮大而紧，我未敢治疗，一个技术不高的医生用砭石给他治疗，病愈，但出血多，血止以后，身体觉得轻快，病也就好了，这是什么病呢？

黄帝说：你所能治的和知道的病已经很多了，但对这个病的诊断却错了。至于那个医术并不高明的医生能够治愈此病，就好比鸿雁平时飞得很低，但偶尔也会飞到高空。高明的医生治疗疾病，遵循法

[1] 从容：指从容不迫，沉着细致地观察病人，分析病情。

381

化之冥冥[1]，循上及下，何必守经。今夫脉浮大虚者，是脾气之外绝，去胃外归阳明也。夫二火不胜三水[2]，是以脉乱而无常也。四肢解堕，此脾精之不行也。喘咳者，是水气并阳明也。血泄者，脉急血无所行也。若夫以为伤肺者，由失以狂也。不引比类，是知不明也。夫伤肺者，脾气不守，胃气不清，经气不为使，真脏坏决，经脉傍绝，五脏漏泄，不衄则呕，此二者不相类也。譬如天之无形，地之无理，白与黑相去远矣。是失吾过矣，以子知之，故不告子，明引比类《从容》，是以名曰诊轻[3]，是谓至道也。

度，引物比类，掌握变化于冥冥莫测之中，察上可以及下，不一定拘泥于常法。这个病人的脉浮大而虚，是病人脾阳虚弱的表现，脾气虚不能正常输送水液，水液停留于阳明经中，胃中阳气受损，脾虚不能运化精微，经脉得不到胃摄入的食物精华的营养，导致脉象紊乱，失去正常的状态。四肢懈怠无力，是脾精不能输布的缘故。气喘咳嗽，是水气泛滥于胃所致。大便出血，是由于血脉不通利，血液不循正常途径运行溢出脉外而引起的。假如把本病诊断为肺伤，是毫无根据的妄言。诊病不能做到引物比类，诊断就不能明确。如果肺气受伤而引起脾气不能内守，致胃气的功能紊乱，经气也不为其所使，反过来又使肺脏损坏，经脉之气也因而衰竭，最终导致五脏之气俱漏泄，出现鼻出血和皮下出血的症状，或者出现呕血的症状，而不是大小便出血，所以病在肺在脾，二者是不相同的。如果不能辨别，就如天之无形可求，地之无位可理，黑白不分，未免相距太远了。这个失误是我的过错，我以为你已经知道了，所以没有告诉你。现在我明确地用《从容》中的内容，用类比的方法，分析给你听。由于这些内容是有关诊断方面的理论，所以也称作"诊经"，这些都是很高明和很重要的理论。

疏五过论篇第七十七

黄帝曰：呜呼远哉！闵闵乎[4]若视深渊，若迎浮云，视深渊尚可测，迎浮云莫知其际。圣人之术，为万民式，论裁志意，必有法则，循经守数，按循医事，为万民副。

黄帝说：医学理论真是太深奥了！研究医学理论就好像是探视万丈深渊，又好像迎看浮云，深渊尚可探测，而飘游的云彩却摸不到其边际。圣人的医术，是众人学习的榜样，论载人的志意必然有一定的法则，只有遵守医学的常规和法则治疗疾病，才能给众人造福，所以，对医生来说有"五过"和"四德"，您知

---

[1] 化之冥冥：指通过思考、分析，加以灵活运用。

[2] 二火不胜三水：二火即二阳，为胃；三水即三阴，为脾。

[3] 诊轻：《黄帝内经太素》作"诊经"。

[4] 闵闵乎：形容深奥。

故事有五过四德，汝知之乎？

雷公避席再拜曰：臣年幼小，蒙愚以惑，不闻五过与四德，比类形名，虚引其经，心无所对。

帝曰：凡未诊病者，必问尝贵后贱，虽不中邪，病从内生，名曰脱营[1]。尝富后贫，名曰失精[2]，五气留连，病有所并。医工诊之，不在脏腑，不变躯形，诊之而疑，不知病名。身体日减，气虚无精，病深无气，洒洒然时惊，病深者，以其外耗于卫，内夺于荣。良工所失，不知病情，此亦治之一过也。凡欲诊病者，必问饮食居处，暴乐暴苦，始乐后苦，皆伤精气，精气竭绝，形体毁沮。暴怒伤阴，暴喜伤阳。厥气上行，满脉去形。愚医治之，不知补泻，不知病情，精华日脱，邪气乃并，此治之二过也。善为脉者，必以比类奇恒从容知之，为工而不知道，此诊之不足贵，此治之三过也。诊有三常[3]，必问贵贱，封君败伤，及欲侯王。故贵脱势，虽不中邪，精神内伤，身必败亡。始富后贫，虽不

道吗？

雷公离开席位再拜回答：我年幼小，蒙昧无知，不曾听说过"五过"和"四德"，虽然也能从病的症状和现象上来比类，但只是空洞的引用经典医书上的理论而已，但心里还不明白，所以不能回答。

黄帝说：在没有诊病前，应询问病人的生活改变情况，如果病人以前地位高贵而后来失势变得卑贱了，虽然没有感受外邪，疾病会从身体内部产生，这种病叫"脱营"。如果是以前富有后来贫困了，发病叫作"失精"，这是由于五脏之气留连不运郁结而成。一般医生诊察这种病，病的初期，由于病不在脏腑，形体也无改变，而常常发生疑惑，不知道是什么病。但是病人日久则身体逐渐消瘦，精气衰竭，病势深重，病人感到疲乏无力并且怕冷，常感到惊恐不安。病人之所以病势日益深重，是因为在外耗损了卫气，在内劫夺了营血。这种病即便是技术高明的医生，若不问明病人的情况，不知其致病的原因，同样也不能治愈，这是诊治上的第一个过失。凡给病人诊治疾病时，一定要问病人的饮食和居住环境，以及是否有精神上的突然欢乐，或突然忧苦，或先乐后苦等情况，因为突然的苦乐改变都会损伤精气，使精气竭绝，形体坏坏。暴怒则会损伤人体的阴气，暴喜则会损伤人体的阳气，造成气的运行紊乱，向上逆行，形成经脉胀满、躯体消瘦的症状。技术低劣的医生，在诊治这种疾病时，既不能恰当地运用泻法，又不了解病情，致使精气日渐耗散，邪气就会乘虚而入，这是诊治上的第二个过失。善于诊脉的医生，必定要把病人的脉象进行分类归纳，用正常的脉象与病人的脉象进行比较，并从容地判断病情。如果医生不懂得这个道理，他的诊治技术就没有什么可贵之处，他作出的诊断就不会被重视。这是诊病上的第三个过失。诊病时须注意三种情况，即必须问其社会地位的贵贱，是否经历过挫折，是

---

[1] 脱营：病名，为情志抑郁忧思所致。

[2] 失精：病名，为情志抑郁所致。

[3] 三常：此处指贵贱、贫富、苦乐。

伤邪，皮焦筋屈，痿躄为挛。医不能严，不能动神，外为柔弱，乱至失常，病不能移，则医事不行，此治之四过也。凡诊者，必知终始，有知余绪[1]，切脉问名，当合男女。离绝菀结，忧恐喜怒，五脏空虚，血气离守，工不能知，何术之语。尝富大伤，斩筋绝脉，身体复行，令泽不息。故伤败结，留薄归阳，脓积寒炅。粗工治之，亟刺阴阳，身体解散，四肢转筋，死日有期，医不能明，不问所发，唯言死日，亦为粗工，此治之五过也。凡此五者，皆受术不通，人事不明也。

故曰：圣人之治病也，必知天地阴阳，四时经纪，五脏六腑，雌雄表里，刺灸砭石，毒药所主，从容人事，以明经道，贵贱贫富，各异品理，问年少长，勇怯之理，审于分部，知病本始，八正九候，诊必副矣。治病之道，气内[2]为宝，

否有当官的欲望。因为原来地位高贵，失势以后，其情志必抑郁不舒，这种人虽然未中外邪，但由于精神已经内伤，身体必然败坏甚至死亡。如果原来很富有，一旦贫困，虽未伤于邪气，也会发生皮毛憔枯，筋脉拘屈，足痿软弱不能行走。对这类病人，医生如果不能严肃地对他进行开导，不能说服他改变其精神面貌，而一味的对其柔弱顺从，任其发展下去，这不但违背了诊治的常规，病人的疾病也一定不会得到解除，医治也不会有效果，这是诊治上的第四个过失。凡诊治疾病，必须了解其发病初期和现在的病情，又要了解其他与疾病有关的事情，只有这样，才能掌握疾病的未来。在诊脉问证时，应结合男女在生理及脉证上的特点。如因亲爱之人分离而怀念不绝，致情志郁结难解，及忧恐喜怒等，都可使五脏空虚，血气离守，医生若不知道这些道理，还有什么诊治技术可言。有的病人曾经受过严重的创伤，使筋骨受损，营养断绝，病人又不注意休养，这样就会消耗精华物质从而影响到创伤的康复，使气血停留在经脉的局部，日久就会腐烂成脓，而产生发热寒战等症状。粗心的医生治疗这种病，由于他不了解疾病发生的原因，而多次刺其阴经或阳经，使其气血更虚，致身体虚弱，四肢转筋，这样的病人就快要死了。医生如果不能了解整个病变过程的机制，又不问其发病原因，只是说病已危重，那就是一个庸医，此为诊治上的第五个过失。上述的五种过失，都是由于医生的学术不精及人情事理不明所造成的。

所以说：高明的医生诊治疾病，必须知道自然界阴阳的变化，四时寒暑的规律，五脏六腑之间的关系，经脉的阴阳表里，刺灸、砭石、药物治疗的适应证，能周密详细地审察人情事理，明白诊治疾病的常规。人有贵贱贫富之分，又各有不同的品质和个性，年龄的长幼不同，体制的强弱也有区别，医生都要予以注意。医生还要谨慎地审察疾病发生的部位，了解疾病的根本原因及其症状表现，结合全年八个重要节气的气候特点，并参照人体三部九候的脉象，只有这样做了才能说诊断是比

---

[1] 有知余绪：查其本而知其末的意思。

[2] 气内：内脏之气，统属正气。

循求其理，求之不得，过在表里。守数据治，无失俞理，能行此术，终身不殆。不知俞理，五脏菀熟[1]，痈发六腑。诊病不审，是谓失常，谨守此治，与经相明，《上经》《下经》，揆度阴阳，奇恒五中，决以明堂[2]，审于终始，可以横行。

征四失论篇第七十八

黄帝在明堂，雷公侍坐。黄帝曰：夫子所通书受事[3]众多矣。试言得失之意，所以得之，所以失之。

雷公对曰：循经受业，皆言十全，其时有过失者，请闻其事解也。

帝曰：子年少智未及邪？将言以杂合耶。夫经脉十二，络脉三百六十五，此皆人之所明知，工之所循用也。所以不十全者。精神不专，志意不理，外内相失，故时疑殆。诊不知阴阳逆从之理，此治之一失矣。受师不卒，妄作杂术，谬言为道，更名自功，妄用砭石，后遗身咎，此治之二失也。不适贫富贵贱之居，坐

较全面的。治疗疾病的关键在于保护人体的正气，这是最重要的。从其正气的强弱变化中，探求其病，如果人体正气强弱变化不明显，其病便是在阴阳表里之间。治病时应遵守一定的规范进行治疗，并且不违背针灸取穴的原则，能这样来进行医疗，则终生可不发生差错。如果不知取穴的理法，妄施针石，就会使五脏功能紊乱，气郁化热，或使六腑发生痈肿。若诊病不能详审周密，便是违背了医疗常规，医生应谨守这些诊治法则，遵循《上经》《下经》中的有关理论，推断疾病是发生在阴还是发生在阳，并通过视察鼻部及整个面部的色泽变化辨明五脏内的病变。只有仔细观察研究了疾病的全过程，才可能在治疗上得心应手，而广为行医了。

黄帝坐在明堂，雷公侍坐于旁，黄帝说：先生所通晓的医书和所从事的医疗工作，已经有很长时间了，您能不能谈谈治疗疾病成功和失败的经验或教训呢？为什么能成功，为什么会失败？

雷公说：我遵循医经学习医术，书上都说这样可以得到十全的效果，但在医疗中有时还是有过失的，请问这应该怎样解释呢？

黄帝说：这是因为您年纪轻并且知识不够全面的原因呢？还是受到了众人各种学说的影响而缺乏分析呢？经脉有十二，络脉有三百六十五，这是人们所知道的，也是医生所遵循应用的。治病之所以不能收到十全的疗效，是由于医生在治疗时精神不够专一，又没有认真地分析思考，不能将外在的脉证与内在的病情综合一起分析，所以时常发生疑惑从而造成治疗上的过失。诊病不知阴阳逆从的道理，这是治病失败的第一个原因。随老师学习没有达到毕业的水平就半途而废，学术未精，随便用旁门杂术，把荒谬的东西当作真理，变易其说，好大喜功，乱施砭石，就会造成病人身体的损害，这是治病失

---

[1]五脏菀熟：即五脏郁热。菀，同郁；熟，热也。

[2]明堂：面鼻部位称为"明堂"。

[3]书受事：遵循医书学习医学。

之薄厚[1]，形之寒温，不适饮食之宜，不别人之勇怯，不知比类，足以自乱，不足以自明，此治之三失也。诊病不问其始，忧患饮食之失节，起居之过度，或伤于毒，不先言此，卒持寸口，何病能中，妄言作名，为粗所穷，此治之四失也。是以世人之语者，驰千里之外，不明尺寸之论，诊无人事。治数之道，从容之葆，坐持寸口，诊不中五脉，百病所起，始以自怨，遗师其咎，是故治不能循理，弃术于市，妄治时愈，愚心自得。呜呼！窈窈冥冥[2]，孰知其道。道之大者，拟于天地，配于四海，汝不知道之谕，受以明为晦。

败的第二个原因。治病不能了解病人的贫富贵贱生活特点、居处环境的好坏、病人体质的强弱、不能适合饮食之所宜，不知道用比类的方法进行分析，这种做法，只能扰乱自己的思路，不能保持清醒认识，这是治病失败的第三个原因。诊病时不问病人开始发病的情况，是由于忧患等精神上的刺激，还是由于饮食上失于节制，或是生活起居无正常规律，是否被毒药所伤的原因，如果诊病时不首先问清楚这些情况，便仓促去切按病人的脉搏，怎么能正确地诊断出疾病呢，只能是乱言病名，使疾病被这种粗枝大叶的治疗作风所困，这是治病失败的第四个原因。所以社会上的一些医生，虽学道于千里之外，但却不明白尺寸的道理，诊治疾病时，也不了解社会环境和人事关系对疾病的影响。更不知诊病之道以能作到比类从容为最宝贵。只知道切按寸口脉象，这种做法，既诊不中五脏之脉，更不知疾病的起因，就开始埋怨自己的学术不精，继而归罪于老师传授不明。所以治病如果不能遵循医理，仅一知半解，必为群众所不信任，即使乱治中偶然治愈疾病，也不知道这只是侥幸的成功，反而自以为是。医学的道理真是太深奥微妙了，有谁能彻底了解其中的真谛呢？医道之大，可以比拟于天地，配于四海，所以一定要深入刻苦地学习钻研。如果不明白这个道理，即使老师讲得很清楚，你也仍然不能明白医学的奥秘。

[1] 坐之薄厚：指居住环境的优劣。
[2] 窈窈冥冥：指医学理论的深奥。窈窈，深远；冥冥，幽深。

阴阳类论篇第七十九

孟春始至[1]，黄帝燕坐，临观八极，正八风之气，而问雷公曰：阴阳之类，经脉之道，五中所主[2]，何脏最贵。

雷公对曰：春甲乙青，中主肝，治七十二日，是脉之主时，臣以其脏最贵。

帝曰：却念上下经阴阳从容[3]，子所言贵，最其下也。雷公致斋七日，旦复侍坐。帝曰：三阳为经，二阳为维，一阳为游部，此知五脏终始。三阳为表[4]，二阴为里，一阴至绝作朔晦，却具合以正其理。

雷公曰：受业未能明？

帝曰：所谓三阳者，太阳为经。

立春的这一天，黄帝很安然地坐着，一边观看八方的远景、观察八风的方向，一边向雷公问道：按照阴阳的分类方法和经脉理论，以及五脏和季节相对应的关系看，您认为哪一脏最珍贵？

雷公回答：春季为一年之首，属甲乙木，其色青，五脏中和肝脏相对应，肝气旺于春季七十二日，此时也是肝脉当令的时候，所以我认为肝脏最珍贵。

黄帝说：如果依据《上经》《下经》及阴阳、从容等篇所说，你认为最珍贵的，却是其中最次要的。雷公斋戒了七天，早晨又侍坐于黄帝的一旁。黄帝说：三阳为经，二阳为维，一阳为游部，懂得这些，就可以知道五脏之气运行的终始了。三阴为表，二阴为里，一阴是阴尽，阴尽则阳生，如朔晦的交界，与自然界阴阳之气的消长变化规律相符。

雷公说：我还没有明白其中的意义。

黄帝说：所谓"三阳"，是指太阳经，其脉至于

---

[1] 孟春始至：农历正月为"孟春"，孟春始至意思是立春之日。

[2] 五中所主：五脏主时。

[3] 从容：详细分析。

[4] 三阳为表：此"阳"当为"阴"。

三阳脉至手太阴，弦浮而不沉，决以度，察以心，合之阴阳之论。所谓二阳者，阳明也，至手太阴，弦而沉急不鼓，炅至以病皆死。一阳者，少阳也，至手太阴，上连人迎，弦急悬不绝，此少阳之病也，专阴[1]则死。三阴者，六经之所主也，交于太阴，伏鼓不浮，上空志心。二阴至肺，其气归膀胱，外连脾胃。一阴独至，经绝，气浮不鼓，钩而滑。此六脉者，乍阴乍阳，交属相并，缪通五脏，合于阴阳。先至为主，后至为客。

雷公曰：臣悉尽意，受传经脉，颂得从容之道，以合《从容》，不知阴阳，不知雌雄。

帝曰：三阳为父，二阳为卫，一阳为纪；三阴为母，二阴为雌，一阴为独使。二阳一阴，阳明主病，不胜一阴，脉耎而动，九窍皆沉。三阳一阴，太阳脉胜，一阴不为止，内乱五脏，外为惊骇。二阴二阳，病在肺，少阴脉沉，胜肺伤脾，外

手太阴肺经的寸口部位，脉象应该是洪大的，如果见弦而沉象，应当根据气候变化的规律来判断，用心体察，再依据阴阳理论，以明好坏。所谓"二阳"，就是阳明经，其脉也至于手太阴肺经寸口脉，脉象应该是浮大而短，如果见弦而沉急、应指无力的脉象，同时出现火热症状，大都有死亡的危险。"一阳"就是少阳经，其脉也至于手太阴肺经寸口部位，上连颈部人迎脉，正常的脉象是微弦而调和的，如果出现弦急并且悬而不断的脉象，这是少阳经的病脉，如见有阴而无阳的真脏脉象，那么病人就要死亡。"三阴"为手太阴肺经和足太阴脾经，肺主管全身之气并且朝会百脉，脾主管消化吸收和输送饮食精华，所以三阴经为六经之主，其气交于手太阴肺经寸口，脉象沉伏鼓动而不浮，是太阴之气陷下而不能上升，以致心气空虚。"二阴"是少阴，其脉至于手太阴肺经寸口部，其气归于膀胱，外与脾胃相连。"一阴"是厥阴经，其脉独至于手太阴肺经寸口部，是有阴无阳，经气内绝，其脉气虽浮而不鼓指，如钩而滑。以上六种脉象，或阳脏见阴脉，或阴脏见阳脉，相互交错，会聚于寸口，都和五脏相通，诊脉也就能知五脏阴阳之合与不合，如出现此种脉象，那么以先出现的脉象为主，后出现的脉象为客。

雷公说：我已经完全懂得您的意思了，把您以前传授给我的经脉道理，以及我自己从书本上读到的从容之道，使之能合于古经《从容》之旨，但我还不明白其中阴阳与雌雄的意义。

黄帝说：三阳如父亲那样高尊，二阳如外卫，一阳如枢纽；三阴如母亲那样善于养育，二阴如雌雄那样内守，一阴如使者一般，能交通阴阳。二阳一阴是阳明主病，二阳不胜一阴，则阳明脉软而动，九窍之气沉滞不利。三阳一阴为病，则太阳脉胜，寒水之气大盛，一阴肝气不能制止寒水，故内乱五脏，外现惊骇。二阴二阳则病在肺，少阴脉沉，少阴之气胜肺伤脾，在外伤及四肢。二阴与二阳交互为患，则土邪侮水，其病在肾，骂詈妄行，癫疾狂乱。二阴一阳，其病出于肾，阴气上逆于心，并使下脘如被堤坝阻隔一

---

[1] 专阴：指脉无胃气，即真脏脉。

伤四支。二阴二阳皆交至，病在肾，骂詈妄行，颠疾为狂。二阴一阳，病出于肾。阴气客游于心，脘下空窍，堤闭塞不通，四肢别离。一阴一阳代绝，此阴气至心，上下无常，出入不知，喉咽干燥，病在土脾。二阳三阴，至阴皆在，阴不过阳，阳气不能止阴，阴阳并绝，浮为血瘕[1]，沉为脓胕。阴阳皆壮，下至阴阳，上合昭昭，下合冥冥，诊决死生之期，遂合岁首。

雷公曰：请问短期，黄帝不应。雷公复问。

黄帝曰：在经论中。

雷公曰：请闻短期。

黄帝曰：冬三月之病，病合于阳者，至春正月脉有死徵，皆归出春。冬三月之病，在理已尽，草与柳叶皆杀，春阴阳皆绝，期在孟春。春三月之病，曰阳杀，阴阳皆绝，期在草干。夏三月之病，至阴不过十日，阴阳交，期在溓（lián）水[2]。秋三月之病，三阳[3]俱起，不治自己。阴

样闭塞不通，四肢好像离开身体一样不能为用。一阴一阳为病，其脉代绝，这是厥阴之气上至于心发生的病变，或在上部，或在下部，而无定处，饮食无味，泄泻无度，咽喉干燥，病在脾土。二阳三阴为病，包括至阴脾土在内，阴气不能至于阳，阳气不能达于阴，阴阳相互隔绝，出现脉与证相反的现象，如脉浮者病当在外为血瘕，脉沉者病当在内为脓肿；若阴阳之气都盛壮，而病变趋向于下，会使男女病人下部发生病变。上观天道，下察地理，必以阴阳之理来决断病人死生之期，同时还要参合一岁之中何气为首。

雷公说：请问疾病的死亡日期。黄帝没有回答。雷公又问。

黄帝说：在医书上已有说明。

雷公又说：我想请您谈谈短期内就会死亡的疾病。

黄帝说：冬季三个月发生的病变，如果病见阳证阳脉，到春季正月如果脉象有死征，到春尽夏来之时，阳气更加旺盛，病人便会有死亡的危险。在冬季三个月里，如果脉象已经表现出死亡的征兆，病人生命势必将尽，在草和柳叶发芽的时候就会死亡。如果交春之后，脉阴阳皆绝，那么其死期就在正月。春天的三个月阳气初生，此时病变往往损伤阳气，因而名为"阳杀"。如果脉阴阳皆绝，那么死期往往在枯草还没有返青之时。夏天三个月是阳气最旺盛的季节，如果病人表现出一派阳气极度衰竭的症状和脉象，那么死期不超过十日；如果阴阳脉交错出

---

[1]血瘕：血液不能正常运行停聚局部形成的病证。

[2]溓水：水清之时，相当于中秋时节。

[3]三阳：应作"三阴"。

阳交合者，立不能坐，坐不能起。三阳独至，期在石水[1]。二阴独至，期在盛水[2]。

现，那么死期在冬初之时。秋天三个月是阴气逐渐旺盛的季节，三阴经气不足的病变，在此时往往能不经治疗而自行痊愈。如果是阴阳交错为病，那么就会表现出不能坐下，坐下又不能立起的症状。如果三阳之脉独至，那么死期就在水冰如石之时；如果二阴之脉独至，那么死期在正月雨水之时。

方盛衰论篇第八十

雷公请问：气之多少，何者为逆，何者为从？

黄帝答曰：阳从左，阴从右，老从上，少从下，是以春夏归阳为生，归秋冬为死，反之，则归秋冬为生，是以气多少逆皆为厥。

问曰：有余者厥耶？

答曰：一上不下，寒厥到膝，少者秋冬死，老者秋冬生。气上不下，头痛颠疾，求阳不得，求阴不审，五部隔无徵，若居旷野，若伏空室，绵绵乎属不满日。是以少气之厥，令人妄梦，其极至迷。三阳绝，三阴微，是为少气。是以肺气虚则使人梦见白物，见人斩血借借，得其时则梦见兵战。肾气虚则使人梦见舟船溺人，得其时则梦伏水中，若有畏恐。肝气虚则梦见菌香生草，得其时则梦伏树下不敢起。心气虚

雷公问道：气多和气少哪种是逆？哪种是顺？

黄帝回答：阳气从左上升为顺，阴气从右边下降为顺，相反就是逆。老年人的气从上而下为顺，少年的气从下而上为顺，相反就是逆。因此春夏之病见阳证阳脉，则为顺为生，若见阴证阴脉，则为逆为死，反之，秋冬之病见阴证阴脉，则为顺为生，若见阳证阳脉，则为逆为死。所以不论气盛或气衰，气逆行不通就会形成厥病。

雷公又问：气有余也能造成厥病吗？

黄帝答道：阳气上逆而不下，阴阳两气不相顺接，则足部发冷一直到膝盖，如果是少壮人患此病，到秋冬则死，而老年人患此病，在秋冬可生。阳气上而不下，则上实下虚，会出现头痛等头顶部位的疾患，这种厥病，很难诊断，看起来好像是阳证，但又不是阳证，说它属阴，又查不出证据，五脏之气隔绝，没有显著征象，好像置身于旷野中又好像居住在空室里面，视物不清，而病势绵绵不息。所以，气虚不足引起的厥病，使人梦多荒诞；厥逆盛极，就会产生迷乱昏昧的现象。三阳之脉悬而绝，三阴之脉细而微，就是少气之候。肺气虚就会梦见白色物品，或梦见人被杀流血，尸体狼藉，到了肺气旺盛的秋季，就会梦见战争。肾气虚就会梦见舟船淹死人，到了肾气旺盛的冬季就会梦见自己潜入水中，好像遇到让人害怕的事情。肝气虚，就会做梦见菌香草木，到了肝气旺盛的春季，就会梦见自己在树下不敢起来。心气虚，就会梦到救

---

[1] 石水：水冰如石之时，即冬季。

[2] 盛水：雨水时节。

则梦救火阳物，得其时则梦燔灼。脾气虚则梦饮食不足，得其时则梦筑垣盖屋。此皆五脏气虚，阳气有余，阴气不足，合之五诊，调之阴阳，以在《经脉》。

火的情景和属火的事物，像太阳雷电，到了心气旺盛的夏季，就会梦到大火在燃烧。脾气虚就会梦到饮食不足，到了脾气旺盛的长夏季节，就会梦见砌墙盖屋。这些都是由于五脏气虚，阳气有余，阴气不足所致。当参合五脏见证，调其阴阳，其内容已在《经脉》篇中论述过了。

诊有十度（duó）[1]，度人脉度、脏度、肉度、筋度、俞度。阴阳气尽，人病自具。脉动无常，散阴颇阳，脉脱不具，诊无常行，诊必上下，度民君卿，受师不卒，使术不明，不察逆从，是为妄行，持雌失雄，弃阴附阳，不知并合，诊故不明，传之后世，反论自章。至阴虚，天气绝；至阳盛，地气不足。阴阳并交，至人之所行。阴阳并交者，阳气先至，阴气后至。是以圣人持诊之道，先后阴阳而持之，奇恒之势乃六十首，诊合微之事，追阴阳之变，章五中之情，其中之论，取虚实之要，定五度之事[2]，知此乃足以诊。是以切阴不得阳，诊消亡，得阳不得阴，守学不湛，知左不知右，知右不知左，知上不知下，知先不知后，故治不久。知

诊法有十度，就是衡量人的脉度、脏度、肉度、筋度、俞度。揆度它的阴阳虚实，对病情就可以得到全面了解。脉息之动本无常体，或脉阴阳散乱而有偏颇，或脉象搏动不明显，所以诊察时也就没有固定的常规。诊病时必须知道病人身份的高低，是平民还是君卿。如果对老师传授的知识不能全部接受，医术不高明，不仅不能辨别逆从，而且会使诊治带有盲目性和片面性，看到了一面，看不到另一面，抓住了一点，放弃了另一点，不知道结合全面情况加以综合分析，所以诊断也就不能明确，如以这种诊断方法传给后人，在实际工作中自会明显地暴露出它的错误。至阴虚，则天之阳气离绝；至阳盛，则地之阴气不足。能使阴阳互济交通，这是有修养的医生的能事。阴阳之气互济交通，是阳气先至，阴气后至。所以，高明的医生诊病时，能够掌握阴阳先后的规律，根据《奇恒之势》六十首辨明正常和异常，把各种诊察所得的点滴细微的临床资料综合起来，追寻阴阳的变化，了解五脏的病情，做出中肯的结论，并根据虚实纲要及五诊十度来加以判断，知道了这些，方可以诊病。所以切其阴而不能了解其阳，这种诊法是不能行于世上的；切其阳而不能了解其阴，其所学的技术也是不高明的。知左而不知其右，知右而不知其左，知上而不知其下，知先而不知其后，他的医道就不会长久。要知道不好的，也要知道好的；要知道有病的，也要知道无病的；既知道高，亦知道下，既知道坐，也要

---

[1]十度：就是衡量脉、脏、肉、筋、俞的阴阳虚实。度，衡量之意。

[2]定五度之事：根据五诊十度加以决断。

丑知善，知病知不病，知高知下，知坐知起，知行知止，用之有纪，诊道乃具，万世不殆。起所有余，知所不足，度事上下，脉事因格。是以形弱气虚，死；形气有余，脉气不足，死；脉气有余，形气不足，生。是以诊有大方，坐起有常，出入有行，以转神明，必清必净，上观下观，司八正邪，别五中部，按脉动静，循尺滑涩，寒温之意，视其大小，合之病能，逆从以得，复知病名，诊可十全，不失人情，故诊之或视息视意，故不失条理，道甚明察，故能长久。不知此道，失经绝理，亡言妄期，此谓失道。

知道起；既知道行，也要知道止。能做到这样有条不紊，反复推求诊断的步骤，才算全备，也才能永远不出差错。疾病的初期，见到邪气有余，就应考虑其正气不足，因虚而受邪；检查病人的上下各部，脉证参合，以探究其病理。例如形弱气虚的，主死；形气有余的，脉气不足的，亦死；脉气有余，形气不足的，主生。所以，诊病有一定的大法，医生应该注意起坐有常，一举一动，保持很好的品德；思维敏捷，头脑清静，上下观察，分别四时八节之邪，辨别邪气中于五脏的何部；触按其脉息的动静，探切尺肤滑涩寒温的概况；视其大小便的变化，与症状相参合，从而知道是逆是顺，同时也知道了病名，这样诊察疾病，可以十不失一，也不会违背人情。所以诊病之时，或视其呼吸，或看其神情，都能不失于条理，技术高明，能保持永久不出差错；假如不知道这些，违反了原则真理，乱谈病情，妄下结论，这是不符合治病救人的医道的。

解精微论篇第八十一

黄帝在明堂，雷公请曰：臣授业传之，行教以经论，从容形法，阴阳刺灸，汤液所滋。行治有肾不肖，未必能十全。若先言悲哀喜怒，燥湿寒暑，阴阳妇女，请问其所以然者，卑贱富贵，人之形体，所从群下通使[1]，临事以适道术，谨闻命矣。请问有毚（chán）愚仆漏之

黄帝坐在明堂中，雷公向黄帝请教说：我接受了您传给我的医道，再教给我的学生，教的内容是经典所论，如《从容》《形法》《阴阳》《刺灸》《汤液》《药滋》等。然而他们在临证上，因有贤愚之别，所以未必能十全。至于教的方法，是先告诉他们悲哀喜怒，燥湿寒暑，阴阳以及女性的生理病理特点等方面的理论，让他们回答其中的道理，并向他们讲述贫贱富贵及人之形体的适从等，使他们通晓这些理论，再通过临证适当地运用，这些内容我已经听您讲过了。现在我还有一些粗浅愚陋的问题，因在经典中找不到，所以想请您解释一下。

---

[1] 群下通史：群下，指雷公所教的学生；通史，使之全面了解。

问，不在经者，欲闻其状。

帝曰：大矣。

公请问：哭泣而泪不出者，若出而少涕，其故何也？

帝曰：在经有也。

复问：不知水所从生，涕所从出也。

帝曰：若问此者，无益于治也，工之所知，道之所生也。夫心者，五脏之专精也，目者其窍也，华色者其荣也，是以人有德也，则气和于目，有亡，忧知于色。是以悲哀则泣下，泣下水所由生。水宗者积水也，积水者至阴也，至阴者肾之精也。宗精之水所以不出者，是精持之也，辅之裹之，故水不行也。夫水之精为志，火之精为神，水火相感，神志俱悲，是以目之水生也。故谚言曰：心悲名曰志悲。志与心精，共凑于目也。是以俱悲则神气传于心，精上不传于志而志独悲，故泣出也。泣涕者脑也，脑者阴也，髓者骨之充也，故脑渗为涕。志者骨之主也，是以水流而涕从之者，其行类也。夫涕之与泣者，譬如人之兄弟，急则俱死，生则俱生，其志以早悲，是以涕泣俱出而横行也。夫人涕泣俱出而相从者，所属之类也。

雷公曰：大矣。请问人哭泣而泪不

黄帝说：你钻研的问题实在太大了。

雷公问道：有哭泣而泪不出的，或泪出而很少有鼻涕的，这是什么道理？

黄帝说：这在医学经典中有记载。

雷公又问：眼泪是怎样产生的？鼻涕是从哪里来的？

黄帝说：你问的这些问题，对治疗没有多大帮助，但也是医生应该知道的，因为这些是正常的生理现象。心为五脏之专精，是五脏六腑的主宰，两目是心神外现的孔窍，光华色泽是它的外荣。所以一个人健康愉快，则两眼表现为和悦有神；假如一个人心有所失意，则面部会表现出忧愁之色。因此，悲哀就会哭泣，泪水是由水液所产生的。这些水的来源是体内积聚的水液；积聚的水液，是至阴。所谓至阴，就是肾藏之精。来源于肾精的水液，平时之所以不排出，是受肾气的约制。水火相互交感，心肾相互影响，心神与肾志俱悲，泪水就会流出来。所以俗语说：心悲叫作志悲。因为肾志与心神，同时上注于目，所以心肾俱悲，则神气传于心精，心的功能就会受到影响，心肾之间的平衡也会受到破坏，阴精失去了约制，阴精化生水液而从眼中流出。鼻涕和眼泪属于"脑"，脑属阴，髓充于骨并且藏于脑，而鼻窍通于脑，所以脑髓渗漏而成涕。肾志是骨之主，所以泪水出时鼻涕也随之而出，是因为涕与泪是同类物质。涕与泪，譬如兄弟，危急则同死，安乐则共存，肾志先悲而脑髓随之，所以涕随泪出而涕泪横流。涕泪所以俱出而相随，是由于涕泪同属水类的缘故。

雷公说：您讲的道理太深奥博大了！请问有人哭泣时没有眼泪流出，或虽出而量少，且涕不

出者，若出而少，涕不从之何也？

帝曰：夫泣不出者，哭不悲也。不泣者，神不慈也。神不慈则志不悲，阴阳相持，泣安能独来。夫志悲者惋，惋则冲阴，冲阴则志去目，志去则神不守精，精神去目，涕泣出也。且子独不诵不念夫经言乎，厥则目无所见。夫人厥则阳气并于上，阴气并于下。阳并于上，则火独光[1]也；阴并于下，则足寒，足寒则胀也。夫一水[2]不胜五火[3]，故目眦盲。是以冲风，泣下而不止。夫风之中目也，阳气内守于精，是火气燔目，故见风则泣下也。有以比之，夫火疾风生乃能雨，此之类也。

随出的，这是什么道理？

黄帝说：哭而没有眼泪，是内心上并不悲伤。不出眼泪，是心神没有被感动；神不感动，则志亦不悲，心神与肾志相持而不能相互交感，因而眼泪就不会流出。大凡志悲就会有凄惨之意，凄惨之意冲动于脑，而神志离开眼睛，眼睛失去神志的控制，所以眼泪和鼻涕才能流出。你难道没有读过医经上的话吗？医经上说：气厥则目无所见。当一个人因气逆而罹患厥病时，阳气并走于上部，阴气并走于下部，阳并于上，则上部亢热；阴并于下，则足冷并且发胀。因为一水不胜五火，所以双目就不能视物。迎风就会流泪不止，是因为风邪侵于目，阳气亢于上部，遇风吹后，如同火势遇风加剧，因而会遇风流泪。这就好像自然界中火热过极就要生风，疾风过后往往要下雨一样。

---

[1] 火独光：阳气独盛亢于上部，如火光向上一样。

[2] 一水：指目之精。

[3] 五火：指五脏之亢阳。